全国高等医药院校医学检验专业"十二五"规划教材

供医学检验等专业使用

临床分子诊断学

主　编　郑　芳　陈昌杰

副主编　梁　统　张　展　常晓彤

编　者　（以姓氏笔画为序）

马　佳　蚌埠医学院
王秀青　宁夏医科大学
伊正君　潍坊医学院
刘忠民　广州医科大学
庄文越　北华大学
邢少姬　包头医学院
张　红　成都医学院
张　展　郑州大学第三附属医院
张琳琳　郑州大学第三附属医院
李　猛　潍坊医学院
陈昌杰　蚌埠医学院
周　静　赤峰学院医学院
郑　芳　武汉大学医学部
姜　勇　吉林医药学院
常晓彤　河北北方学院
梁　统　广东医学院
熊陈岭　武汉大学医学部
蔡　贞　南方医科大学南方医院

编辑秘书

熊陈岭　武汉大学医学部

华中科技大学出版社
http://www.hustp.com

中国·武汉

内 容 简 介

本书是全国高等医药院校医学检验专业"十二五"规划教材。

本书充分结合了分子诊断学基本理论和技术以及当今国际分子诊断学在临床应用的最新成果。全书共分为十三章,主要包括分子诊断学基本理论和技术和分子诊断技术的临床应用两大部分。前九章主要介绍临床分子诊断学的基本概念、基本理论、基本知识和技术;第十章至第十三章主要介绍分子诊断技术的临床应用,重点阐述分子诊断技术在感染性疾病、遗传性疾病、肿瘤、产前诊断以及法医鉴定等领域的应用。

本书主要作为高等医药院校医学检验等专业的教材,也可作为临床工作人员的参考书。

图书在版编目(CIP)数据

临床分子诊断学/郑芳,陈昌杰主编.—武汉:华中科技大学出版社,2014.5
ISBN 978-7-5680-0076-5

Ⅰ.①临… Ⅱ.①郑… ②陈… Ⅲ.①分子生物学-实验室诊断-医学院校-教材 Ⅳ.①R446

中国版本图书馆 CIP 数据核字(2014)第 100156 号

临床分子诊断学　　　　　　　　　　　　　　　　郑　芳　陈昌杰　主编

策划编辑:荣　静
责任编辑:熊　彦
封面设计:范翠璇
责任校对:祝　菲
责任监印:周治超
出版发行:华中科技大学出版社(中国·武汉)　　　电话:(027)81321913
　　　　　武汉市东湖新技术开发区华工科技园　　　邮编:430223
录　　排:华中科技大学惠友文印中心
印　　刷:北京虎彩文化传播有限公司
开　　本:787mm×1092mm　1/16
印　　张:19　插页:1
字　　数:462千字
版　　次:2019 年 6 月第 1 版第 7 次印刷
定　　价:48.00 元

全国高等医药院校医学检验专业
"十二五"规划教材

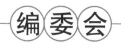

主任委员 尹一兵　徐克前

委　员（按姓氏笔画排序）

王庆林	湖南师范大学医学院	陈育民	河北工程大学医学院
王晓娟	佛山科学技术学院医学院	郑　芳	武汉大学医学部
尹一兵	重庆医科大学	姜　傥	中山大学中山医学院
刘永华	包头医学院	胡志坚	九江学院临床医学院
刘晓斌	延安大学医学院	赵建宏	河北医科大学
权志博	陕西中医学院	夏　薇	北华大学
邢　艳	川北医学院	徐克前	中南大学湘雅医学院
阮　萍	绍兴文理学院医学院	贾天军	河北北方学院
吴俊英	蚌埠医学院	陶元勇	潍坊医学院
吴晓蔓	广州医科大学	陶华林	泸州医学院
张　展	郑州大学第三附属医院	高荣升	佳木斯大学检验医学院
李　艳	吉林医药学院	梁　统	广东医学院
肖露露	南方医科大学南方医院	曾照芳	重庆医科大学
陈昌杰	蚌埠医学院		

总序

ZONGXU

2011年《国家中长期教育改革和发展规划纲要(2010—2020年)》的颁发宣告新一轮医学教育改革的到来。教育部要求全面提高高等教育水平和人才培养质量,以更好满足我国经济社会发展和创新型国家建设的需要。近年来,随着科学技术的进步,大量先进仪器和技术的采用,医学检验也得到飞速发展。医学检验利用现代物理的、化学的、生物的技术和方法,为人类疾病的预防、诊断、治疗以及预后提供重要的信息。它在临床医学中发挥着越来越重要的作用。据统计,临床实验室提供的医学检验信息占患者全部诊疗信息的60%以上,因此医学检验已成为医疗的重要组成部分,被称为临床医学中的"侦察兵"。基于此,国家教育部2012年颁布的专业目录将医学检验专业人才培养定位于高水平医学检验技术人才的培养。

这些转变都要求教材的及时更新,以适应新形势下的教学要求和临床实践。但是已经出版的医学检验教材缺乏多样性、个性和特色,不适应新的教学计划、教学理念,与临床实践联系不够紧密。已出版的相关教材与新形势下的教学要求和人才培养不相适应的矛盾日益突出,因此,加强相关教材建设已成为各相关院校的目标和要求,新一轮教材建设迫在眉睫。

为了更好地适应医学检验专业的教学发展和需求,体现最新的教学理念,突出医学检验的特色,在认真、广泛调研的基础上,在医学检验专业教学指导委员会相关领导和专家的指导和支持下,华中科技大学出版社组织了全国40所医药院校的近200位老师编写了这套全国高等医药院校医学检验专业"十二五"规划教材。本套教材由国家级重点学科的教学团队引领,副教授及以上职称的老师占85%,教龄在20年以上的老师占70%。教材编写过程中,全体参编人员进行了充分的研讨,各参编单位高度重视并大力支持教材的编写工作,各主编及参编人员付出了辛勤的劳动,这确保了本套教材的编写质量。

本套教材充分反映了各院校的教学改革成果和研究成果,教材编写体系和内容均有所创新,在编写过程中重点突出以下特点。

(1) 教材定位准确,体现最新教学理念,反映最新教学成果,紧密联系最新的教学大纲和临床实践,注重基础理论和临床实践相结合,体现高素质复合型人才培养的要求。

(2) 适应新世纪医学教育模式的要求,注重学生的临床实践技能、初步科研能力和创新能力的培养。突出实用性和针对性,以临床应用为导向,同时反映相关学科的前沿知识和发展趋势。

(3) 实验课程教材内容包括基础实验(基础知识、基本技能训练)、综合型实验、研究创新型实验(以问题为导向性的实验)等,所选实验项目内容新、代表性好、实用性强,反映新技术和新方法。

（4）实现立体化建设,在推出传统纸质教材的同时,很多教程立体化开发各类配套电子出版物,打造为教学服务的共享资源包,为学校的课程建设服务。

本套教材得到了医学检验专业教学指导委员会相关领导专家和各院校的大力支持与高度关注,我们衷心希望这套教材能为高等医药院校医学检验教学及人才培养作出应有的贡献。我们也相信这套教材在使用过程中,通过教学实践的检验和实际问题的解决,能不断得到改进、完善和提高。

全国高等医药院校医学检验专业"十二五"规划教材
编写委员会

前言
QIANYAN

为适应信息化社会和新世纪医学检验技术教育的要求,基于课程目标多层次和教学对象多元化的现状,《临床分子诊断学》教材充分结合了分子诊断学基本理论和技术以及当今国际分子诊断学在临床应用的最新成果。每章均设置了"知识链接"模块,既方便学有余力的本科生扩展课外知识,也不会给课堂学习增加负担,还利于本课程的深入学习。此外,也在实现本科教材的趣味化方面进行了尝试,为使教材生动和有吸引力,在部分章节中以病例或故事开始阐述,旨在调动学生的学习积极性。

全书共分为十三章,主要包括分子诊断学理论和分子诊断技术的临床应用两大部分。前九章主要介绍临床分子诊断学的基本概念、基本理论、基本知识和技术;第十章至第十三章主要介绍分子诊断技术的临床应用,重点阐述分子诊断技术在感染性疾病、遗传性疾病、肿瘤、产前诊断以及法医鉴定等领域中的应用。

本书主要供高等医药院校医学检验及相关专业本科和成人教育(专升本)各层次学生使用,也可作为医学系本科生和研究生必修课或选修课教材,还可作为临床检验工作者继续教育的参考用书。

在本教材编写中,得到了武汉大学、蚌埠医学院等全国 14 所高等医药院校的关心和支持,教材副主编梁统教授、张展教授、常晓彤教授为教材的编写做了大量认真细致的组稿、定稿和审稿工作,各位编委完成了许多撰稿和审稿工作,为教材的出版付出了艰辛的劳动。在此一并表示真诚的感谢!

虽然本教材编者已经尽心尽力、认真负责地完成了编写工作,但由于时间和能力有限,难免存在缺憾,不妥之处恳请使用本教材的广大读者提出宝贵意见,以便再版时完善。

郑 芳 陈昌杰

目录

MULU

第一章 绪论

▌案例分析▐

今天，雷弟博士的同行兼好友介绍了一个病例，说他们医院整形外科诊室新来了两位患者。这两位患者是一对姐妹，但其女性的第二性征都不明显，相反她们嗓音粗哑，有喉结，体内的总睾酮水平远远高于普通男性，超声未见睾丸仅见幼稚的子宫和卵巢，外生殖器也表现出两性畸形。染色体核型分析的结果提示两名患者的核型是46,XX。患者要求进行整形手术。然而，摆在整形外科手术医生面前的问题是"整形为男性还是女性对患者更合适？"对患者的基因检测发现两名患者的父母虽然不是近亲，却都不幸是21-羟化酶基因不同突变的携带者。两名患者均继承了父母双方各一个突变，成为复合杂合突变患者，导致21-羟化酶活性严重低下，雄激素前体物质代谢障碍，雄激素堆积。女性患者出生即表现出两性畸形和雄激素增高的症状和体征，属于假两性畸形。鉴于这种情况，虽然患者有整形成为男性的强烈愿望，医生还是建议其整形为女性。

以上介绍了一个单基因遗传病"临床分子诊断"的典型例子，帮助医生选择了一种适合患者的手术模式，也为明确患者的诊断及选择后续的治疗方案提供了重要的根据和线索。实际上这种假两性畸形基因突变的携带者（也就是患者的父母），如果进行临床分子诊断的筛查，并且在妊娠期进行产前的分子诊断，同时在胚胎期就对患儿进行早期干预，可以预防疾病的发生。运用临床分子诊断技术可以改变患者自身和家庭的命运。

其实，"临床分子诊断学"并不仅仅局限于以上的单基因遗传病的分子诊断，它目前已经广泛地应用到感染性疾病的病原体和耐药性检测、肿瘤的个体化医疗、亲子关系鉴定和移植配型等医学领域中，而且随着科技的进步，其应用领域还在不断地扩展。今天，就让我们来学习这门"临床分子诊断学"，并尽力推动该学科在临床的实践，以帮助更多的患者。

> **▌知识链接▌**
>
> ### 单基因遗传病
>
> 单基因遗传病是单个基因发生突变导致的疾病。据在线《人类孟德尔遗传》(OMIM)统计,有超过 6000 种人类疾病是由于单个基因的缺陷引起的。常见单基因遗传病的遗传方式符合孟德尔遗传规律。通常在罹患单基因遗传病的家族成员中,后代是否会患病也可通过检测基因突变来预测。导致人类患上单基因遗传病的因素常常是某一个等位基因的突变造成的。单基因遗传病可通过多种遗传方式由患者传递给其后代,见图 1-1 和图 1-2。
>
>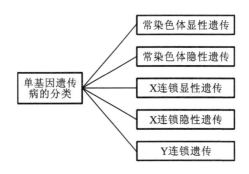
>
> **图 1-1 单基因遗传病按不同遗传方式分类**
>
>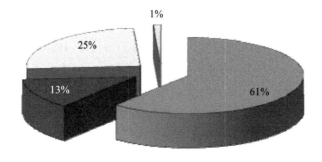
>
> **图 1-2 单基因遗传病不同遗传方式的比例**

🔬 第一节 临床分子诊断学的概念和学科发展

一、临床分子诊断学的概念

临床分子诊断学是以分子生物学的理论为基础,采用分子生物学的方法和技术检测人体内的生物大分子的变化,从而为疾病的早期预警、诊断、治疗和预后提供辅助手段的应用科学。

临床分子诊断学的研究对象是在临床上影响健康或疾病状态的生物大分子,寻找其致病的分子机制,从而建立临床诊断、治疗监测和预后评估的辅助分子诊断方法。

分子诊断相比临床常用的细胞学检验、生化检验、免疫学检验等的区别在于,前者是从基因型的角度检测疾病发生、发展的规律,后者均是从疾病的表型出发研究疾病的致病机制;由于表型的诊断往往预示着疾病的中晚期,而基因型的诊断能够在疾病发生前预测疾病的可能性,实现疾病的预警和早期干预。

二、临床分子诊断学的学科发展

临床分子诊断学来源于分子生物学,是分子生物学的临床应用学科。临床分子生物学的学科发展还要从分子生物学谈起。

分子生物学是分子水平的生物学,是在分子水平研究生命现象的科学,它研究的是生物大分子如核酸与蛋白质的结构、功能和生物大分子之间的相互作用。在分子生物学的学科发展史上,有几件大事(图 1-3)。首先是 19 世纪后期法国学者 Louis Pasteur 发现了细菌。随后 20 世纪初期,Buchner 兄弟发现酵母的无细胞提取液可以使糖发酵,人们开始认识到更细分的细胞成分也可能完成细胞的功能。接着,又发现了许多在细胞生命活动中起重要作用的酶和其他蛋白质大分子,开启了分子生物学的新纪元。第二件大事是 1953 年 Watson 和 Crick 提出的 DNA 双螺旋结构,阐释了 DNA 复制的原理,使人们认识到 DNA 而非蛋白质,才是遗传物质的载体。此后对 DNA 的研究成为分子生物学研究的热点,促使了遗传密码的破译。第三件大事是 1978 年 DNA 重组技术的问世。最初是 DNA 重组技术的一系列基础材料例如 DNA 聚合酶、RNA 聚合酶、逆转录酶、mRNA 和质粒等被发现。然后建立了 DNA 重组子的导入技术,标志着基因工程技术时代的到来。科学家利用 DNA

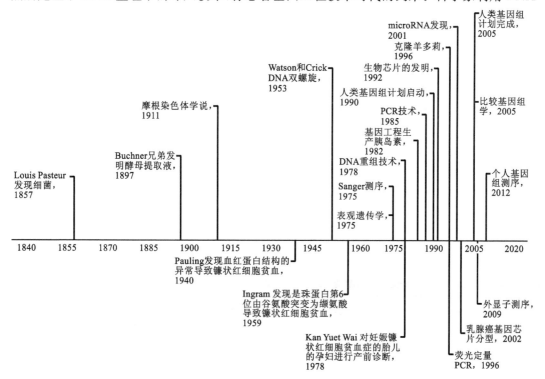

图 1-3 分子生物学和临床分子诊断学大事记

重组技术合成人工胰岛素救治糖尿病,生产单克隆抗体,建立疾病血清学诊断、预防和治疗的方法。

如果说细胞遗传学的染色体核型分型技术仅仅能够检测染色体数目和结构的大的改变,分子生物学领域的比较基因组杂交技术则能够将疾病的缺陷基因准确地定位到染色体短臂或长臂的某区某带。21世纪人类全基因组计划启动和完成,第一次全面地描绘了人类遗传物质的蓝图,使检测疾病致病基因的单个碱基的改变成为可能。如今高通量测序技术的发展和个人全基因组测序仪的出现,实现了在一天内检测一个个体全部基因组的DNA碱基序列的梦想,这意味着基因组测序技术正在走进临床实践,逐步"飞入寻常百姓家"。

对基因的研究揭示了基因对表型的重要指导作用,而表观遗传学将环境对遗传物质的影响揭示开来。表观遗传学的主要研究对象也是核酸等生物大分子,它是指DNA序列在不发生改变的情况下,可以影响表型变化并通过体细胞遗传的现象,也称为后生遗传。表观遗传学研究使人们意识到人工辅助生育向卵细胞胞质中注射精子出生的儿童,由于介入了表观遗传学的关键发育期,患遗传病Prader-Willi和Angleman综合征的概率升高。

▎ 知识链接 ▎

表观遗传学

表观遗传学(epigenetic)是指DNA序列在不发生改变的情况下,可以影响表型变化并通过体细胞遗传的现象,也称为后生遗传。目前表观遗传学的研究主要包括DNA共价修饰和组蛋白修饰、染色质重塑和非编码RNA调控(如miRNAs调控作用),见图1-4。这些改变往往会影响基因的表达水平,并受到DNA甲基化酶、组蛋白乙酰化酶等因素的控制。

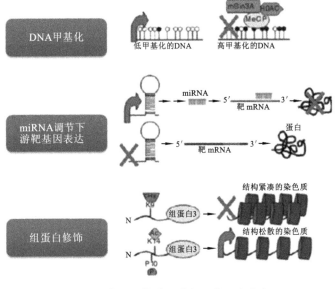

图1-4 表观遗传学目前主要的研究内容

在这样一个分子生物学理论和技术大爆炸的时代,对分子生物学理论和技术的临床需求应运而生,从而产生了临床分子诊断学。镰状红细胞贫血症的分子诊断是分子生物学在临床应用的首个例子,也是临床分子诊断学的奠基石。镰状红细胞贫血顾名思义,是以红细胞变形为镰状为特征的常见贫血病。这种镰状的红细胞不具备正常红细胞的功能,导致患者出现严重的贫血。1940 年 Pauling 发现镰状红细胞贫血症的病因是血红蛋白结构的异常,1959 年 Ingram 则进一步发现这一异常的原因是珠蛋白第 6 位氨基酸由谷氨酸突变为缬氨酸。1978 年华裔科学家 Kan Yuet Wai 利用 DNA 多态性与致病基因的相关性,第一次对妊娠镰状红细胞贫血症胎儿的孕妇成功地进行了产前诊断,此举开创了临床分子诊断学的时代。从此,分子诊断成为疾病诊断和治疗监控的重要辅助手段。

随着 1985 年 PCR 技术和 1996 年美国 ABI 公司建立的荧光定量 PCR 的问世,分子生物学技术更加普遍地应用到医学领域。感染科医生需要进行病毒和细菌的荧光定量 PCR 检测以明确患者的感染状况和监测治疗效果。20 世纪 90 年代发明的生物芯片使得内科医生可以采用基因芯片技术对患者进行分类,评价患者对药物的敏感性和代谢动力学,以确定用药策略和药物剂量。放化疗科的医师通过对肿瘤发生通路上靶向标志物的基因测序预测患者的药物反应,估计化疗药物耐药性产生的可能性,确定不同的治疗方案;遗传学家们更需要分子诊断学技术对遗传病进行基因诊断,明确疾病的病因以便于开展产前诊断和早期预防。

所有这些分子生物学技术在临床辅助诊断领域的应用所涉及的理论和技术,都可以称为临床分子诊断学。

第二节 临床分子诊断学的应用

在临床分子诊断学领域,医学和分子生物学的结合使得医学研究上升到全新的分子水平。医学逐渐自此呈现出从经验决策向科学决策的转变,从疾病表型的研究深入到基因水平。

一、病原体的临床分子诊断

首先被临床广泛应用的分子诊断技术是对病原微生物的检测。许多病原微生物如病毒、结核分枝杆菌、衣原体等的分离和培养都存在一定的难度,对其抗体的检测又存在窗口期的检测限制。所谓窗口期,是指病毒或其他病原体侵入机体以后,机体需经过一段时间才能产生对应的抗体。这段时间病原体已经在体内存在,却检测不到抗体,称作窗口期。在这一时期,病原体的检测要大大地依赖于对病原体核酸的检测。利用病原体和人体基因组序列的差异,采用敏感的 PCR 技术检测病原体微生物基因组,不仅可以明确病原体的载量,结合其他的核酸分析技术如测序,而且可以明确病原体的基因型,分析病原体的耐药性和致病强度。目前临床实验室开展较多的病原体检测项目就是乙肝病毒的荧光定量 PCR 检测,不仅可以明确乙肝病毒的载量,评估抗病毒治疗的效果,而且可以进行乙肝病毒的基因分型和耐药性分析。而对人类乳头瘤病毒(HPV)的分型检测,是判断病原体致病毒力的案例,可以辅助妇瘤科医师对感染不同型别的 HPV 患者采用不同的随访和复查方案。

二、肿瘤的个体化医疗相关诊断

肿瘤性疾病由于其发病机制复杂,异质性强,致死率高,一直是医学领域的难点和重点。对遗传背景明确的肿瘤如家族性乳腺癌、大肠息肉病,可以采用早期分子诊断和手术干预,来预防肿瘤的发生。而其他一些散发的肿瘤,也已经发现了其某些共通的发病通路。然而即使是同一种类型的肿瘤,在不同的患者身上发生的机制也是不同的,而且患者对化疗药物的代谢机制和能力也不一样。以放化疗为主的肿瘤性疾病的治疗手段,对人体的正常机能有很大的损伤,甚至有不少的患者死于过度治疗引起的并发症而非肿瘤本身。医师需要尽快地确定对患者有益的治疗方案,以免延误病情。因而患者需要区别对待,给予"量体裁衣"式的治疗方案。然而如何评判化疗药物的有效性呢?分子诊断技术通过对肿瘤患者外周血和肿瘤组织特定基因的分型,能够预测患者对化疗药物的不良反应和治疗效果,为临床医师选择治疗方式提供帮助。如鉴于表皮生长因子受体(epithelial growth factor receptor,EGFR)通路在肿瘤性疾病的发病机制中所起的关键作用,通过检测 EGFR 的表达水平和基因突变,并基于 EGFR 基因不同的突变位点对药物的敏感性不同,有的突变是对药物敏感,有的突变容易导致耐药,建议调整药物剂量或换药。

三、遗传性疾病的临床分子诊断学

遗传性疾病(简称遗传病)一直以来是被临床医生忽略的一个领域,因为遗传性疾病大都没有好的治疗方法,进行疾病的分子诊断和后期的预防有一定的难度。

在大家系中采用连锁分析的方法可以定位疾病的致病基因位点,甚至在致病基因不明确的情况下,根据家系中患者共有的单体型(单倍型)对个体患病与否做出准确的判断。在遗传学上有多个这样的例子,X 染色体隐性遗传的进行性肌营养不良的诊断就常常采用这一方法。通过对先证者(第一个患者)X 染色体单体型的分析明确致病的那条 X 染色体,对其他的个体通过 X 染色体单体型的分析,就可以明确诊断。然而由于现代社会的家庭小型化,以往的遗传病大家系已经很少见了。连锁分析由于目前的家庭小型化而无法施展。

▌知识链接▌

连锁分析,单体型

连锁分析:基因定位克隆方法的核心内容。它是基于家系的研究,先采用遗传标记(STR 或 SNP),对家系中的成员进行基因分型(genotyping),随后运用统计方法估算家系中遗传标记是否与疾病共分离(图 1-5)。根据孟德尔遗传规律中的分离率,如果同一染色体上的遗传标记和致病基因位点不连锁,那么遗传标记与致病基因位于同一单倍体或不同单倍体的机会各占一半,反之则提示存在连锁。只要家系足够大可提供足够的遗传信息,按孟德尔遗传规律传递的疾病就可以实现致病基因的定位。

单体型:每个基因的一整套单等位基因组成的一个基因型,或者一条染色体上紧密连锁的两个或两个以上的遗传标记组成的基因型,通常作为一个遗传单位传递给后代(图 1-6)。

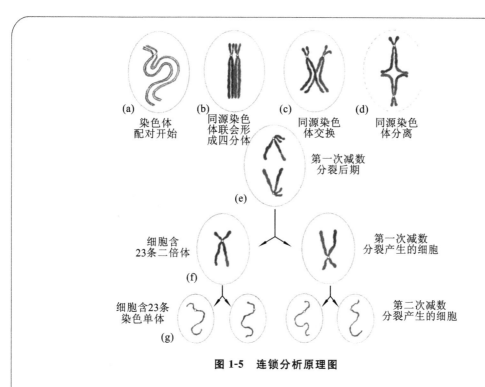

图 1-5 连锁分析原理图

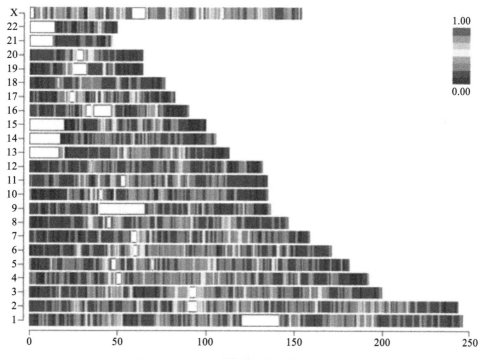

图 1-6 Nature 杂志染色体单体型示意图

注:LD 值越大的区域越可作为一个整体(单体型)遗传。

幸运的是,到目前为止大多数单基因遗传病都已经明确其致病基因。于是针对小型家系和散发患者的候选基因筛查技术,也被广泛应用于遗传病的临床分子诊断。然而这种工作模式的有效性,有赖于对遗传病的深入、广泛地认识。我国在这一领域的突出贡献是对地中海贫血的分子诊断和筛查。地中海贫血在广东、广西地区有很高的发病率,我国的遗传病分子诊断学者已经逐渐明确了我国的常见多发突变,针对这些常见多发突变设计的检测方法,可以筛查出90%以上的患者。

　　然而由于基本上所有的单基因遗传病都不止一种致病基因,其致病的突变形式也多种多样,有缺失、插入还有各种各样的点突变。在某个种族的常见致病基因不明确的情况下,利用现有的常规技术手段,去寻找某种特定遗传病的致病基因位点,需针对疾病可能的候选基因的不同片段合成上十条引物。对遗传病家系中的每个成员进行 PCR 扩增再测序。一个家系的候选基因筛查常常要扩增上千次,存在工作量大、效果差的缺点,大约有 1/3 的家系在已知的候选基因上找不到相关的突变。这一方面可能因为存在尚不清楚的疾病致病基因,另一方面可能有我们所不知道的疾病发病机制。

四、其他应用

　　通过对微卫星 DNA 或单核苷酸多态性(SNP)的检测,临床分子诊断还被用于个体的基因分型,从而被运用于法医学领域。对个体基因型的检测可以判断生物检材的个体归属,个体之间的血缘关系,如亲子关系或亲戚关系。随着经济的快速发展,在孩子出生之前就确定亲子关系的需求越来越大,尤其在发达的地区和国家,增长趋势较为显著。目前的产前亲子鉴定主要利用羊水穿刺或者绒毛膜穿刺及脐带血取样等方法获取胎儿基因组 DNA 进行检测,寻找胎儿靶位的微卫星 DNA 或 SNP 位点,对比胎儿亲属的相应位点,对亲子关系进行鉴定。

　　通过多种分子生物学技术建立起的人类白细胞抗原(HLA)基因分型技术,可以提高器官移植供、受体之间的相容匹配和移植物存活率。HLA 是迄今为止发现的多态性最高的基因系统之一,它与同种异体器官移植的排斥反应密切相关,而且该基因的高度多态性在法医上的亲子鉴定、个人识别以及疾病相关性和人类进化研究方面也起重要作用。在器官移植中,HLA 配型是十分必要的,HLA 相容性程度是决定移植物能否长期存活的主要因素之一,而配型吻合程度高的移植手术成功的概率普遍高于吻合程度低的。临床实践表明,在器官移植中 HLA 配型需要尽量满足高分辨分型,只有达到高分辨分型才能提高配型效果,使患者的康复更加有保障。现在基于高通量测序技术的 HLA 高分辨配型,仅仅通过一次实验可获取数以千计样本的 HLA 序列数据,并达到 HLA 分型的最高分辨率,同时还可以发现新的等位基因。高通量的 HLA 分型技术,其成本不及传统分型技术的一半,在实际应用中既能避免多次配型带给患者的经济负担和精神压力,也为配型和治疗节约了宝贵的时间。

 # 第三节　临床分子诊断学的展望

　　虽然临床分子诊断学逐渐形成其完善的理论和知识体系,也已经在临床医学的很多方面得到广泛的应用,但是对生命世界的探索是永无止境的。以下的领域正是临床分子诊断学的热点和前沿。

一、新病原体及其耐药性的快速检验

临床分子诊断对病原体核酸的检测已经被临床广泛采用,但是其目前检测的病原体还比较少。而且社会的发展、人口的增多伴随着环境的污染和随之带来的新发传染病的产生。正如 21 世纪初发生的严重急性呼吸综合征(severe acute respiratory syndromes,SARS),它的病因 SARS 病毒就是一种新的病原体。当新的病原体产生并造成流行的时候,病原体感染诊断的最好、最快的方法是检测新病原体的核酸。

同时临床上也迫切需要一种快速检测耐药性的方法,典型的例子是结核分枝杆菌的耐药性检测,用现有的培养方法检测耐药性,需要一个多月才能出结果,往往在耐药性结果出来的时候,已经发生了严重的并发症。而对结核分枝杆菌耐药基因的检测可以在检测当天获得患者耐药性的结果,帮助医生选择有效的药物治疗方法。

二、肿瘤疾病的转移趋势预测

基因芯片技术检测肿瘤转移相关基因的不同表达水平,可以区分高度转移性和低转移性乳腺癌,对于临床医师选择适当的乳腺癌切除手术有很大的帮助。对于循环肿瘤细胞数量的检测也可以早期预测肿瘤的转移和预后。循环肿瘤细胞(circulating tumor cells)是进入人体外周血的肿瘤细胞。已经有公司研发出了检测循环肿瘤细胞的试剂并已经取得美国 FDA 的论证,但目前仅局限于大肠癌、前列腺癌和乳腺癌。

三、无创性产前诊断

在遗传性疾病基因诊断的基础上,产前诊断,特别是无创性、以母体血浆为检测样品的,针对胎儿游离 DNA、胎儿有核红细胞的单细胞、痕量 DNA 分子的产前基因诊断将极大地开拓临床分子诊断的市场。据目前统计情况,每年我国出生的患有遗传性疾病的新生儿占相当大的比例,给社会和家庭带来巨大的精神和经济压力,在怀孕早期对其进行诊断、指导后期妊娠极具必要,而目前进行产前诊断的常规方法主要为有创手段,可能导致流产、感染和畸形。当前,临床分子诊断学的最新研究热点是寻求无创产前筛查的新方法。借助产前分子诊断,可以建立遗传性疾病产前诊断新方法的模型,为临床上更好地检测遗传性疾病提供新的技术支持。近年来的临床实践证明,行之有效的遗传性疾病产前预测,在疾病的早期预防和治疗上具有无穷潜力。

四、遗传病的高通量测序分子诊断

小家系中散发的遗传病患者的基因诊断,一直以来是临床分子诊断领域的难点。由于家系小,患者少,连锁分析难以达到理想的 LOD 值,难以定位致病基因。而候选基因筛查的工作事倍功半。再回到本章最前面谈到的女性假两性畸形的病例。在完成上述两位姐妹的分子诊断后,又有一位患者被介绍到雷弟博士的实验室进行分子诊断。这名患者的临床表现和那两位姐妹的极为相似,通过对候选基因的筛查并没有发现任何突变位点和疾病相关。

这样的患者亟须要通过个体基因组测序来解决分子诊断中的难题,相信在不久的将来单基因遗传性疾病的基因诊断会提升到一个全新的境界。到那时,散发的遗传病患者也将通过快速且价格低廉的全基因组测序得到明确的基因诊断。

临床分子诊断学正方兴未艾,面临众多的机遇和挑战。通过对疾病分子机制的研究和探讨,将建立起一系列在临床医学领域高度敏感和特异的分子诊断理论、方法和技术。

小 结

临床分子诊断学是以分子生物学的理论为基础,采用分子生物学的方法和技术检测人体内的生物大分子的变化,从而为疾病的早期预警、诊断、治疗和预后提供辅助手段的应用科学。本章回顾了临床分子诊断学的发展简史,重点阐述该学科的临床应用,主要内容包括:① 病原体的临床分子诊断;② 肿瘤的个体化医疗相关诊断;③ 遗传性疾病的临床分子诊断学;④ 亲子鉴定、HLA 配型等。同时简要地介绍了临床分子诊断学在国内、国际上的研究热点,以及前景展望。

思 考 题

1.何谓临床分子诊断学?
2.举例说明分子诊断学的临床应用。
3.试述临床分子诊断学和分子生物学的区别和联系。

(郑芳)

第二章 基因组及蛋白质组

学 习 目 标

掌握：基因组、基因组学、质粒、蛋白质组及蛋白质组学的基本概念,原核生物基因组、真核生物基因组的一般特征,病毒基因组的一般结构特点。

熟悉：原核生物的类核结构,质粒的分类、命名、生物学特征,线粒体 DNA 的特点,病毒基因组的类型,蛋白质组研究采用的主要技术及特点。

了解：人类基因组计划、HBV、HCV、艾滋病病毒基因组结构特征。

　　基因是遗传信息的携带者,而全部生物功能的执行者却是蛋白质,仅从基因的角度来研究生命的活动是远远不够的,必须对基因、转录和翻译等进行研究,才能真正揭示生命的活动规律,揭开生命之谜,使之为人类社会服务。随着基因组学研究的不断深入,转录组学、蛋白质组学、代谢组学等组学的不断涌现,生物学研究已经跨入后基因组时代。

　　基因组(genome)是德国汉堡大学植物学教授汉斯·温克勒(Hans Winkler)1920 年提出的,指一个细胞或一种生物体的整套遗传物质。基因组学(genomics)是研究生物基因组的组成,组内各基因的精确结构、相互关系及表达调控的科学,是涉及基因作图、测序和整个基因组功能分析的遗传学分支。基因组学研究包括两方面的内容:以全基因组测序为目标的结构基因组学和以基因功能鉴定为目标的功能基因组学。随着人类基因组被破译,"生命之图"被绘就,很多疾病的病因将被揭开,利用基因治疗更多的疾病不再是一个奢望,人类的整体健康状况将会大大得到改善。

　　蛋白质组(proteome)是由澳大利亚 Macquarie 大学的 Wilkins 和 Williams 于 1994 首先提出,指全部基因表达的所有蛋白质及其存在方式,是每一个基因、一个细胞或组织所表达的全部蛋白质成分。蛋白质组学是对不同时间和空间发挥功能的特定蛋白质群体的研究,旨在阐明生物体全部蛋白质的表达模式及功能模式,内容包括鉴定蛋白质表达、存在方式、结构、功能和相互作用方式等,为临床诊断、病理研究、药物筛选、药物开发、新陈代谢途径等提供理论依据和基础。

　　转录组(transcriptome)是指从一种细胞或者组织的基因组所转录出来的 RNA 的总和,包括编码蛋白质的 mRNA 和各种非编码 RNA。狭义转录组是指所有参与翻译蛋白质的 mRNA 总和。与基因组不同的是转录组包括了所有在细胞里的 mRNA 的转录,反映了在任何给定时间内活跃表达的基因。自 20 世纪 90 年代中期以来,随着微阵列技术被用于大规模的基因表达水平研究,转录组学作为一门新技术开始在生物学前沿研究中崭露头角并逐渐成为生命科学研究的热点。

代谢组(metabolome)是1998年由Tweeddale等在研究大肠杆菌的代谢时首次提出的,是生物体内源性代谢物质的动态整体。而传统的代谢概念既包括生物合成,也包括生物分解,因此理论上代谢物应包括核酸、蛋白质、脂类生物大分子以及其他小分子代谢物质。但为了有别于基因组、转录组和蛋白质组,代谢组目前只涉及相对分子质量小于1000的小分子代谢物质。相对于基因组学、转录组学和蛋白质组学来说,基因、转录子、蛋白质的存在是为某生物学事件或过程的发生奠定物质基础,但这个事件或过程有可能不发生;而代谢物的存在则反映生命过程中已经发生的生物化学反应,其变化正是对该生物事件或过程的反映。代谢组学是对其他三种组学的重要补充。代谢组学是通过考察生物体系在受到外界刺激后对其体液(血液、尿液、淋巴液等)及组织代谢产物的组成变化或其随时间的变化,来研究生物体系代谢途径的一种技术。

外显子组(exome)是指全部外显子区域的集合,该区域包含合成蛋白质所需要的重要信息,涵盖了与个体表型相关的大部分功能性变异。外显子组是真核生物基因组的一部分,人类基因组大约含180000个外显子(约30 Mb),约占人类基因组的百分之一。近年应用全外显子组测序(whole exome sequencing,WES)技术开展单基因遗传病致病基因和复杂疾病易感基因的鉴定研究成为了热点,外显子组测序是介于全基因组关联分析与全基因组测序之间的基因分析策略。该技术能较系统地发现基因组中蛋白质编码区的主要遗传变异,与全基因组测序相比,工作量与分析成本相对较低。

第一节 基 因 组

不同生物体,其基因组组成差别很大。病毒基因组有的是DNA,有的是RNA,结构较简单,所含基因数量较少;原核生物多数只有一条染色体,其整条染色体就是基因组,基因数量远多于病毒基因组,且有较为完善的表达调控体系;真核生物体的基因组是指一套完整单倍体DNA(染色体DNA)与线粒体DNA的全部序列,包括了编码序列及非编码序列,所含的基因数量巨大,表达调节系统也更为精细。基因组大小和复杂程度不同,所储存的遗传信息量差别很大。不同生物体基因组大小见表2-1。

表2-1 不同生物体基因组大小

生 物	基因组大小(碱基对)
病毒,噬菌体 Φ-X174;	5387(最早完成测序的基因组)
病毒,噬菌体 λ	5×10^4
细菌,大肠杆菌	4×10^6
变形虫,无恒变形虫(*Amoeba dubia*)	67×10^{10}(2005年12月已知的最大基因组)
植物,一种贝母(*Fritillary assyriaca*)	13×10^{10}
真菌,酿酒酵母	2×10^7

续表

生 物	基因组大小(碱基对)
线虫,秀丽隐杆线虫	8×10^7
昆虫,黑腹果蝇	2×10^8
哺乳动物,人	3×10^9

一、原核生物基因组

原核生物(prokaryote)是细菌、支原体、衣原体、立克次氏体、螺旋体、放线菌及蓝绿藻等原始生物的总称,是最简单的细胞生物体。其繁殖迅速、容易获得突变株,其生命活动主要是利用外界环境中的营养成分获取能量,合成自身生长所需的材料(核苷酸、氨基酸等)。原核生物基因组的研究发展十分迅速,自 1995 年完成了第一个原核生物——流感嗜血杆菌基因组全序列测定至今已测出了 190 多种原核生物(包括真菌及古细菌)基因组 DNA 序列。

(一)原核生物基因组特征

1. 基因组分子质量较小 一般原核生物基因组碱基对在 $10^6\sim10^7$ bp 之间,如大肠杆菌基因组 DNA 分子大约有 4.6×10^6 bp,是人类基因组(3×10^9 bp)的 0.1%。基因数目也少,大约为 3500 个基因。

2. 环状双链 DNA 分子 原核生物基因组通常是一条环状双链 DNA 分子,只有一个复制起始点。基因组 DNA 虽然与蛋白结合,但并不形成染色体结构,只是习惯上仍将之称为染色体。

3. 具有类核结构 原核生物没有典型的细胞核结构,基因组 DNA 位于细胞中央的核区,没有核膜将其与细胞质隔开,在蛋白质的协助下,以高度折叠、盘绕聚集在一起,形成致密的类核(nucleoid)。类核中央部分由 RNA 和支架蛋白组成,外周是双链闭合的超螺旋 DNA。类核中 80% 为 DNA,其余为 RNA 和蛋白质。见图 2-1。

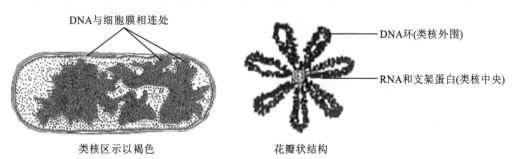

图 2-1 原核生物基因组的类核结构

4. 广泛存在操纵子结构 原核生物的结构基因大多数按功能相关性串联排列在一起,结构基因连同其上游的调控区(包括调节基因、启动基因和操纵基因)以及下游的转录终止信号,共同组成了一个基因表达单位,即操纵子结构。如乳糖操纵子、阿拉伯糖操纵子及色氨酸操纵子等。原核生物的 mRNA 是多顺反子 mRNA,即一个 mRNA 分子带有几种蛋白质的遗传信息,转录出的 mRNA 分子可以编码几种不同的但多为功能相关的蛋白。

5. 多为单拷贝　编码蛋白质的结构基因多为单拷贝,重复基因很少;但编码 rRNA 和 tRNA 的基因有多个拷贝,这有利于核糖体的快速组装和蛋白质的急需合成。结构基因中没有内含子成分,RNA 合成后不需要剪切加工。

6. 结构基因无重叠现象　基因重叠是指基因组 DNA 中的某些序列被两个或两个以上的基因所共有。基因重叠现象在病毒基因组中普遍存在,但未在原核生物的结构基因中发现。

7. 具有编码同工酶的不同基因(isogene)　这是一类结构不完全相同的基因,但其表达的产物功能相同。如在大肠杆菌基因组中有两个编码分支酸变位酶同工酶的基因,两个编码乙酰乳酸合成酶同工酶的基因。

8. 具有可移动的 DNA 序列　包括插入序列、转座子及质粒等。这些可移动的 DNA 序列通过不同的转移方式发生基因重组,改变生物体的遗传性状,使生物体更适应环境的变化。自然界中不同物种或个体之间的 DNA 重组和基因转移经常发生,它是基因变异、物种演变及生物进化的基础。

9. 非编码区内主要是一些调控序列　原核生物基因组中编码区所占的比例约为50%,远大于真核生物基因组(人类基因组编码序列仅占全基因组的 2%～3%),远小于病毒基因组(>90%)。非编码区域中常有反向重复序列存在,并形成特殊结构,具有一定的调控作用。如大肠杆菌色氨酸操纵子的终止子富含 GC 的反向重复序列,可以形成茎环结构,使转录终止。

(二) 质粒

质粒(plasmid)是存在于细菌、真菌等微生物细胞中、独立于染色体外、能进行自我复制的遗传因子。质粒通常是共价、闭合、环状双链 DNA(简称 cccDNA)分子,但自 20 世纪80 年代中期以来,在链霉菌、酵母、丝状真菌等微生物中都发现了线状 DNA 质粒,甚至还有 RNA 质粒。质粒分子大小为 1～1000 kb,其可以整合到染色体上,也可以游离于染色体外。质粒的存在与否对宿主细胞生存没有决定性的作用,但在某些条件下,质粒能赋予宿主细胞以特殊的功能。如抗药性质粒能使宿主细胞在有相应药物的环境中生存。在基因工程和分子生物学的发展过程中,质粒起着非常重要的作用。如以质粒为载体进行的基因克隆技术已在工、农、医等各个领域中得到广泛应用。

1. 质粒的命名　质粒命名原则是用小写字母 p 代表质粒,在 p 字母后用两个大写字母代表发现这一质粒的作者或实验室名称,如 pUC119,其中 p 代表质粒,U 和 C 是构建该质粒的研究人员的姓名,119 代表构建一系列质粒的编号。

2. 质粒的分类　质粒的类型较多,可根据质粒的功能、复制机制、转移方式等进行分类。

(1) 按质粒的功能分为:F 质粒、R 质粒及 Col 质粒。① F 质粒(fertility factor,又称致育因子或性因子),是大肠杆菌等细菌中发现的一种最有代表性的单拷贝的接合型质粒,其决定性别并有转移功能。F 质粒的分子质量为 $62×10^6$ D (62 MD,1 D=1 u),有长 94.5 kb 的环状 DNA 分子,其中 1/3 基因(tra 区)与接合作用有关。② R 质粒(resistance factor,又称抗药性质粒或耐药性质粒)具有使宿主菌对链霉素、四环素等抗生素产生抗药性的基因群,通过接合进行转移,获得该因子的细菌同时获得对多种药物的抗性。R 质粒由相连的两个 DNA 片段即抗性转移因子(resistance transfor factor，RTF)和抗性决定 R 因子组成。RTF 分子质量约为 11 MD，控制质粒拷贝数及复制，可使耐药性自一菌转移至另一菌；抗性决定质粒大小，不固定，从几 MD 到 100 MD 以上，含有抗生素的抗性基因，如抗青霉素(Pen^r)、抗氨苄青霉素(Amp^r)、抗氯霉素(Chl^r)等抗性基因。R 因子在细胞内的拷贝数可从 1~2 个到几十个，分为严紧型和松弛型两种，经氯霉素处理后，松弛型质粒可达 2000~3000 个/细胞。③ Col 质粒(Col plasmid)又称大肠杆菌素生长因子，因在大肠杆菌中发现而得名，该质粒含有编码大肠杆菌素的基因。大肠杆菌素是一类由大肠杆菌某些菌株所产生的细菌素，具有通过抑制复制、转录、翻译或能量代谢等方式专一杀死其他肠道菌或同种其他菌株的能力。Col 质粒可分为两类：Col E1 及 Col Ib。Col E1 的特点是分子质量小，约为 5 MD，无接合作用，是松弛型控制、多拷贝质粒，被广泛地用于重组 DNA 的研究；Col Ib 的特点是分子质量大，约为 80 MD，与 F 质粒相似，具有通过接合而转移的功能，属严紧型控制质粒，只有 1~2 个拷贝。凡带有 Col 质粒的菌株，因质粒本身可编码免疫蛋白，故对大肠杆菌素有免疫作用，不受其伤害。

(2) 按质粒的复制机制分为：严紧型质粒(stringent plasmid)和松弛型质粒(relaxed plasmid)。严紧型质粒复制时受到宿主细胞的严格控制，只在细胞周期的一定阶段进行复制，当染色体不复制时，它也不能复制，通常每个细胞内只含有 1 个或几个质粒分子，如 F 质粒。松弛型质粒复制时不受宿主细胞的严格控制，在整个细胞周期中随时可以复制，在每个细胞中有许多拷贝，一般在 20 个以上，如 Col E1 质粒。如使用蛋白质合成抑制剂-氯霉素时，细胞内蛋白质合成、染色体 DNA 复制和细胞分裂均受到抑制，严紧型质粒复制停止，而松弛型质粒继续复制，质粒拷贝数可由原来 20 多个扩增至 1000~3000 个。

(3) 按质粒的转移方式分为：接合型质粒、可移动型质粒及自传递型质粒。接合型质粒只能使细菌接合，本身不能被传递。其含有自我复制基因，还带有一套控制细菌配对和质粒接合转移的基因，如 F 质粒、部分 R 质粒等。可移动型质粒可以被动传递，但不能使细菌接合；自传递型质粒兼具上述两种质粒功能，如 F 质粒兼有接合和可移动的双重性质。

3. 质粒的生物学特征

(1) 质粒的大小和拷贝数　　质粒的大小以分子质量 MD 或碱基对数 kb 表示，1 MD 的双链 DNA=1.65 kb。质粒的大小一般在 1~200 kb，最大的可达 1400 kb(如苜蓿根瘤菌质粒 pRm141a)。质粒的拷贝数是指同一质粒在每个细胞中的数量，不同的质粒在同一细胞中的拷贝数有差异。一般而言，质粒的拷贝数与其分子大小成反比关系，分子大的拷贝数低，分子小的拷贝数高。如 F 质粒，DNA 长 94.5 kb，每个细胞中只有 1~2 个拷贝；分子质量小的，DNA 长为 6.6 kb 的 ColE1 质粒，每个细胞中有 10~30 个拷贝。

(2) 质粒的转移　　分子质量在 25 MD 以上的质粒可以从供体细胞把它的一个复本转移给受体细胞，如 F 质粒和 R 质粒。而分子质量在 10 MD 以下的小质粒一般无自我转移能力。质粒的这种转移可以在同一种属的菌体内转移或菌体间转移；也可以在不同种属的菌体间转移，携带的遗传性状也可随之转移。如质粒可以从抗生素耐受细菌转移到抗生素敏感的同种或异种细菌中，使后者变为耐药菌。

(3) 质粒的复制　　质粒的复制主要有 θ 型复制和滚环复制两种方式，以 θ 型复制为主。θ 型复制有单向复制和双向复制两种类型。革兰氏阴性菌中多数质粒是以 θ 型方式复制，R1、R100 等是单向复制，F、R6k 等是双向复制类型。在革兰氏阳性菌中大多数质粒是以滚环方式复制。

复制起点即 ori 位点,是一段特定的 DNA 序列,长约几百个碱基对,含有参与 DNA 合成起始调控因子的结合位点。在大多数质粒中,ori 位点周围的小范围 DNA 是质粒复制所必需的,因为与复制有关的蛋白质基因位于它们的作用位点 ori 序列附近。如果质粒 DNA 的大部分区域被去掉,而只保留质粒的 ori 序列,而且质粒是环状的,则质粒仍然能进行复制。将 ori 区克隆到一个不能自主复制的环状双链 DNA 分子上并引入到原核细胞后,该重组 DNA 具有自主复制能力。分子克隆中常用的质粒载体就是以这种方法构建的。

如 Col E1 质粒 DNA 的复制,是从特定的复制起点 ori 开始,单向进行。在复制时,首先合成前 RNAⅡ,即前引物,并与 DNA 形成杂交体;而后 RNase H 切割前 RNAⅡ,使之成为成熟的 RNAⅡ,并形成三叶草二级结构,该引物引导质粒的复制。形成的 RNAⅠ可控制 RNAⅡ形成二级结构,同时 Rop 增强 RNAⅠ的作用,从而控制质粒的拷贝数。控制此种质粒 DNA 复制启动的两种关键因素 RNAⅠ和 RNAⅡ,以及另一种负调控因子 Rop 蛋白,都是由 Col E1 DNA 转录产生的。Col E1 质粒复制起点结构见图 2-2。

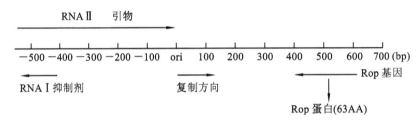

图 2-2 Col E1 质粒复制起点结构

(4) 质粒的标记 按其用途可将质粒标记基因分为选择标记基因和筛选标记基因。选择标记用于鉴别目标 DNA(载体)的存在,将成功转化了载体的宿主挑选出来;筛选标记可用于将特殊表型的重组子挑选出来。

选择标记有多种,如抗药性基因、营养缺陷型基因、抗重金属基因等。最常见的是抗药性基因,即带有一种或多种抗生素的抗性基因,可赋予宿主菌抵抗某种抗生素的能力。如氨苄青霉素抗性(Amp^r)基因,能编码 β-内酰胺酶,该酶能水解氨苄青霉素内的 β-内酰胺环使之失效,从而使细菌具有抗氨苄青霉素的能力。另外,还有四环素抗性(Tet^r)基因、氯霉素抗性(Chl^r)基因、卡那霉素抗性(Kan^r)基因等。

筛选标记主要用来区别重组质粒与非重组质粒,当一个外源 DNA 片段插入到一个质粒载体上时,可通过该标记来筛选插入了外源片段的质粒,即重组质粒。

(5) 质粒具有不相容性 两个质粒在同一宿主中不能共存的现象称为质粒的不相容性。同一类群的不同质粒通常不能在同一菌株中稳定共存,如在大肠杆菌中现已发现 30 多个不相容群,如 Col E1 和 pMB1,pSC101 和 p15A。而有些不同群质粒(如 F 和 Col E1)可以在同一菌株内稳定共存,这些质粒具有相容性。质粒产生不相容性的原因在于同群质粒 DNA 具有同源性,可以产生相同的阻遏蛋白,抑制质粒 DNA 的复制,因此彼此间有相互抑制作用,不能共存于同一细胞中。

二、病毒基因组

病毒(virus)是一类个体微小,结构简单,只含单一核酸(DNA/RNA),必须在活细胞内寄生并以复制方式增殖的非细胞型微生物。它不能独立地复制,必需进入宿主细胞中借助细胞内的一些酶类和细胞器才能使其得以复制。病毒主要由内部的遗传物质核酸和蛋白质外壳组成。核酸为病毒的核心,构成病毒基因组,为病毒的复制提供遗传信息;蛋白质包围在核心周围,形成了衣壳,衣壳是病毒颗粒的主要支架结构和抗原成分,有保护核酸及介导病毒与宿主细胞结合等作用。人类许多疾病是由病毒引起的,如艾滋病、流感、病毒性肝炎等。

（一）病毒基因组特征

1. 病毒基因组大小相差大 与原核生物或真核生物基因组相比,病毒的基因组很小,而不同的病毒之间其基因组大小相差很大,变化范围一般在$(1.5\sim3.6)\times10^3$ kb 之间。如乙肝病毒 DNA 只有 3.2 kb 大小,所含信息量较小,只能编码 6 种蛋白质;而痘病毒的基因组有 300 kb 之大,可以编码几百种蛋白质,不仅为病毒复制所涉及的酶类编码,还可以为核苷酸代谢的酶类编码,因此,痘病毒对宿主的依赖性较乙肝病毒小很多。

2. 基因组的核酸类型 病毒基因组可以由 DNA 组成,也可以由 RNA 组成,有双链或单链,有环状分子,也有线性分子等多种类型。如腺病毒是线性的双链 DNA,而乳头瘤病毒是闭环的双链 DNA;脊髓灰质炎病毒基因组是单链的 RNA 分子,而呼肠孤病毒由双链的 RNA 组成。一般说来,大多数 DNA 病毒的基因组是双链 DNA 分子,而大多数 RNA 病毒的基因组是单链 RNA 分子。每种病毒颗粒中只含有一种核酸,为 DNA 或 RNA,两者一般不共存于同一病毒颗粒中。

3. 有基因重叠现象 基因重叠指同一段 DNA 片段参与编码 2～3 种蛋白质分子。有些病毒基因间出现互相重叠,这种结构使较小的基因组能够携带较多的遗传信息。这种现象在其他的生物细胞中仅见于线粒体和质粒 DNA。重叠基因有以下几种情况:①一个基因完全在另一个基因里面。如基因 A 和 B 是两个不同的基因,而基因 B 包含在基因 A 内。同样,基因 E 在基因 D 内。②部分重叠。如基因 K 和基因 A 及 C 的一部分基因重叠。③两个基因只有一个碱基重叠。如基因 D 的终止密码子的最后一个碱基是基因 J 起始密码子的第一个碱基。见图 2-3。这些重叠基因尽管它们的 DNA 大部分相同,但是由于将 mRNA 翻译成蛋白质时的读框不一样,产生的蛋白质分子往往并不相同。

4. 基因组中大部分是编码区 病毒基因组的大部分是用来编码蛋白质的,编码序列一般大于 90%,只有非常少的部分不被翻译。不翻译的 DNA 序列通常是基因表达的调控序列,如 ΦX174 的基因 H 和基因 A 之间的序列(3906～3973),共 67 个碱基,包括 RNA 聚合酶结合位点,转录的终止信号及核糖体结合位点等基因表达的调控区。

5. 相关基因丛集 病毒基因组 DNA 序列中功能上相关的蛋白质的基因或 rRNA 的基因往往丛集在基因组的一个或几个特定的部位,形成一个功能单位或转录单元。它们可被一起转录成多顺反子 mRNA,然后加工成各种蛋白质的模板 mRNA。如腺病毒晚期基因编码病毒的 12 种外壳蛋白,在晚期基因转录时是在一个启动子的作用下生成多顺反子 mRNA,然后加工成各种 mRNA,编码病毒的各种外壳蛋白,它们在功能上都是相关的。

6. 基因可连续也可间断 如噬菌体(细菌病毒)的基因是连续的;而真核细胞病毒的基因是不连续的,具有内含子。除了正链 RNA 病毒之外,真核细胞病毒的基因都是先转录成 mRNA 前体,再经加工切除内含子才能转变成为成熟的 mRNA。

7. 基因组是单倍体 除了逆转录病毒以外,其他病毒基因组都是单倍体,每个基因在

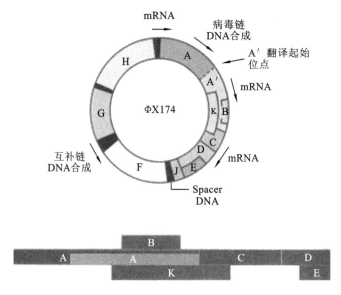

图 2-3　噬菌体 ΦX174 基因组的重叠结构

病毒颗粒中只出现一次。逆转录病毒基因组有两个拷贝。

8. 分段基因组　分段基因组指基因组 RNA 由不连续的几条核酸链组成。多数 RNA 病毒的基因组是由连续的核糖核酸链组成,但也有些病毒的基因组 RNA 由不连续的几条核酸链组成。如甲、乙型流感病毒的基因组 RNA 分子是节段性的,由 8 条 RNA 分子构成,每条 RNA 分子都含有编码蛋白质分子的信息;而呼肠孤病毒的基因组由双链的节段性的 RNA 分子构成,共有 10 个双链 RNA 片段,同样每段 RNA 分子都编码一种蛋白质。目前,还没有发现有节段性的 DNA 分子构成的病毒基因组。

（二）DNA 病毒基因组

DNA 病毒广泛存在于人、脊椎动物、昆虫体内以及多种传代细胞系中,每种病毒只能感染一种动物（个别例外）,仅少数致病。病毒颗粒有空心和实心两种形态;氯化铯浮力密度为 1.39～1.42,病毒耐热、耐酸、耐乙醚;病毒本身不携带以 DNA 为模板的 RNA 聚合酶,其转录依赖于宿主的转录酶,因此必须在细胞核内复制。

DNA 病毒基因组可分为双链 DNA 和单链 DNA 两种,其中以双链 DNA 为多数,它们可以是线性分子或环状分子。

1. 双链线状 DNA 病毒　包括疱疹病毒科、腺病毒科和痘病毒科等。该类病毒基因组一般都有特殊的序列结构。如腺病毒科双链 DNA 末端有反向重复序列,可产生黏性末端;痘病毒科双链 DNA 末端有反转发夹结构,可形成末端共价交联。不同病毒的复制过程有所不同。如单纯疱疹病毒和腺病毒在宿主细胞核内的 RNA 聚合酶作用下,从病毒 DNA 上转录病毒 mRNA,然后转移到胞浆核糖体上,指导合成蛋白质。复制的结果是合成核酸分子和蛋白质衣壳,然后装配成新的有感染性病毒。一个复制周期需 6～8 h。

2. 双链环状 DNA 病毒　包括乳头瘤病毒科及多瘤病毒科等,其基因组以超螺旋形式存在。

3. 单链线状 DNA 病毒　细小病毒科属于该类,如鹅细小病毒,基因组 DNA 长约 5.2 kb,其特点是对外界因素具有强大抵抗力,病毒对氯仿、乙醚、热（56 ℃,30 min）及酸（pH 3.0,

60 min)均稳定。

4. 单链环状 DNA 病毒 圆环病毒科属此类。单链环状 DNA 病毒是目前已知最小病毒,基因组 DNA 长 1.7～2.3 kb,抵抗力很强,60 ℃,30 min,pH 3～9 稳定。

(三) RNA 病毒基因组

RNA 病毒的遗传物质由 RNA 组成,是活细胞内寄生物,它不可单独进行繁殖,必须在活细胞内才能进行繁殖。RNA 病毒有:艾滋病病毒、烟草花叶病毒、SARS 病毒、西班牙流感病毒、甲型 H1N1 流感病毒、禽流感病毒等。

RNA 病毒基因组有线性单链(single-stranded RNA,ssRNA)及双链(double-stranded RNA,dsRNA),但以单链 RNA 为多见。基因组所携带的遗传信息一般都在同一条链上,单链的 RNA 病毒根据其 RNA 能否直接起 mRNA 作用而分为正链 RNA 病毒及负链 RNA 病毒两种。

1. 正链 RNA 病毒基因组 包括脊髓灰质炎病毒、烟草花叶病毒、小 RNA 病毒、冠状病毒等。该类病毒 RNA 的碱基序列与 mRNA 完全相同,可直接起病毒 mRNA 的作用,附着到宿主细胞核糖体上,翻译出病毒蛋白。

2. 负链 RNA 病毒基因组 包括正黏病毒、副黏病毒、弹状病毒等。该类病毒 RNA 碱基序列与 mRNA 互补,负链 RNA 病毒的颗粒中含有依赖 RNA 的 RNA 聚合酶,可催化合成互补链,成为病毒 mRNA,翻译出病毒结构蛋白和酶,同时又可作为模板,在依赖 RNA 的 RNA 聚合酶作用下合成子代负链 RNA。

(四) 逆转录病毒基因组

所有逆转录病毒基因组的一个共同特点是能携带或编码逆转录酶,当病毒感染敏感细胞后,以其自身的 RNA 为模板,在逆转录酶的催化下合成 DNA 中间体,这种 DNA 分子称为原病毒或前病毒 DNA,前病毒 DNA 可以整合到宿主细胞染色体 DNA 中,并能作为细胞基因的一部分,随细胞基因组的复制和细胞分裂而传递下去。

逆转录病毒是 RNA 病毒,基因组由两条相同正链 RNA 通过氢键形成双体结构,称为二倍体基因组。这种双体结构经加热变性可重新分开,成为单体 RNA 分子。RNA 两端是长末端重复序列(long terminal repeat,LTR),5' 端有帽子结构,3' 端有 poly(A)尾。基因组含有三个基因:*gag* 基因编码病毒的核心蛋白;*pol* 基因编码逆转录酶;*env* 基因编码病毒的被膜糖蛋白。有的逆转录病毒还带有癌基因(*vonc*),即具有致癌作用。

> **知识链接**
>
> #### 人类免疫缺陷病毒(HIV)基因组
>
> 人类免疫缺陷病毒(human immunodeficiency virus, HIV)是一种感染人类免疫系统细胞的慢病毒(lentivirus),属逆转录病毒的一种。HIV 主要通过性接触、输血或血制品的应用以及母—婴垂直传播等途径导致艾滋病(AIDS)。HIV 分为两型:HIV-1 与 HIV-2。多数国家的 HIV 感染是由 HIV-1 造成的,并且感染 HIV-1 后超过 90% 的患者会在 10～12 年内发病,成为艾滋病患者;HIV-2 主要分布在非洲西部,其感染往往没有相关的病症。临床上,AIDS 以机会感染、恶性肿瘤和神经系统症状为特点,是一种引起

免疫功能低下的致死性传染病。为了早期发现感染者和控制 AIDS 流行,有必要对 AIDS 高危人群和临床上不明原因感染、皮肤肿瘤患者及时定期检查。HIV 抗体的存在表明有 HIV 感染,而检出 HIV 则是病毒存在的确凿证据。

(1) HIV 基因组结构　病毒基因组是两条相同的正链 RNA,每条 RNA 长 9.2～9.8 kb,两端是长末端重复序列,5′ 端有帽子结构,3′ 端有 poly(A)尾,两条链通过 5′ 端的氢键结合在一起。

(2) HIV 结构基因　HIV 基因组 LTR 之间的序列编码了至少 9 个蛋白,基因组结构见图 2-4。

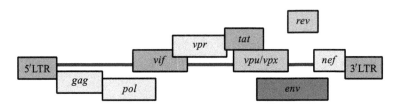

图 2-4　HIV 基因组结构示意图

① *gag* 基因　*gag* 基因编码组成病毒核心颗粒蛋白质,长约 1.5 kb。翻译生成 55 kD 的 gag 蛋白前体 p55。p55 由病毒编码的一个蛋白酶切成 4 个小蛋白:p17、p24、p9 及 p6。p17 为基质蛋白,构成病毒颗粒的内膜;p24 为核衣壳蛋白;p9 及 p6 为结合蛋白。使 RNA 不受外界核酸酶破坏。

② *pol* 基因　*pol* 与 *gag* 基因有部分重叠,编码病毒复制所需要的酶类,长约 3.0 kb。先翻译成一个 160 kD 的蛋白前体,经蛋白水解酶水解生成 4 个小蛋白,分别是 p10 蛋白酶、p50 逆转录酶、p15 RNA 酶 H 及 p31 整合酶。均为病毒增殖所必需。

③ *env* 基因　*env* 基因编码病毒的包膜蛋白,长约 2.6 kb,先生成一个 80 kD 的蛋白前体,经糖基化后生成包膜糖蛋白前体 gp160,后经蛋白酶水解生成 gp120 及 gp41 两个蛋白,这两种糖蛋白参与了病毒感染过程。

(3) HIV 调节基因　调节基因有 *vif*、*vpr*、*tat*、*vpu*、*rev*、*nef* 等,参与了病毒基因的表达调控及病毒的复制、装配等。

三、真核生物基因组

真核生物基因组较庞大,远大于原核生物的基因组,具有许多复制起点,但每个复制子的长度较小。基因组中大多为非编码序列,大部分结构基因含有内含子。真核生物体细胞内的基因组分细胞核基因组与细胞质基因组,细胞核基因组是双份的(二倍体,diploid),即有两份同源的基因组;细胞质基因组可有许多拷贝。

(一)细胞核基因组

1. 染色体的组成　细胞核基因组的 DNA 与蛋白质结合形成染色体(chromosome)。除配子细胞外,体细胞有两个同源染色体,因此基因组有两份同源的基因组。染色体储存于细胞核内,是基因组遗传信息的载体。染色体的基本组成单位是核小体,由 5 种组蛋白和 DNA 构成。组蛋白 H_2A、H_2B、H_3 及 H_4 各两分子组成一个八聚体,DNA 盘绕其上形成核心颗粒,核心颗粒之间由 DNA 和组蛋白 H_1 构成的连接区连接起来,彼此靠拢高度压缩,其中核小体的形成使 DNA 压缩 6～7 倍,从核小体到形成 30 nm 螺线管纤维又使 DNA 压缩了 6 倍,30 nm 螺线管纤维再缠绕在一个由某些非组蛋白构成的中心轴骨架上形成螺线管纤维环再一次使 DNA 压缩,最后,从螺线管纤维环到包装形成染色体是 DNA 压缩程度最高的阶段,因此染色体形成后 DNA 总共被压缩了 8100 多倍。

2. 细胞核基因组的特征

(1)单顺反子结构 真核细胞每个结构基因单独构成一个转录单位,经过转录生成一个单顺反子 mRNA 分子,翻译成一条多肽链,真核生物基本上没有操纵子结构。

(2)断裂基因 真核细胞的基因大多由不连续的几个编码序列所组成,称为断裂基因(split gene)。真核细胞基因组的编码序列(结构基因)只占少部分,大部分序列属于非编序列,结构基因常被非编序列所间断分为不连续的片段。真核生物基因组中编码蛋白质的基因绝大多数都是断裂基因,断裂基因内部的非编码序列称为内含子(intron)。结构基因中的编码序列称为外显子(exon),当基因转录后,mRNA 在成熟过程中切去内含子,外显子被拼接成完整的序列,成为成熟的 mRNA,作为指导蛋白质合成的模板。

(3)重复序列 重复序列是指多拷贝的相同或近似序列的 DNA 片段。重复序列是真核生物基因组的主要特征,按复性动力学的方法可将真核生物基因组 DNA 的重复序列分为三类。

①高度重复序列 重复频率高达百万(10^6)以上的重复序列称为高度重复序列。在人类基因组中约占 20%,其序列长度为 10～300 bp,常集中在一起串联排列,其复性速率很快。高度重复序列按其结构特点又分为两种:

反向(倒位)重复序列 反向重复序列由两个相同顺序的互补拷贝在同一 DNA 链上反向排列而成。这种重复序列在人类基因组中约占 5%,复性速度极快,即使在极稀的 DNA 浓度下,也能很快复性。变性后再复性时,同一条链内的互补的拷贝可以形成链内碱基配对而形成发夹式或"＋"字形结构。反向重复(即两个互补拷贝)之间可有若干个核苷酸的间隔,也可以没有间隔。没有间隔的又称为回文(palindrome)结构,回文结构约占所有反向重复序列的三分之一。

卫星 DNA(satellite DNA) 在基因组中有一类序列的碱基组成不同于其他部分,可用等密度梯度离心法将其与主体 DNA 分开,称为卫星 DNA 或随体 DNA。在人类基因组中卫星 DNA 占 5%～6%,重复单位一般由 2～70 bp 组成,成串排列。按照其浮力密度差异,人类卫星 DNA 可分为 Ⅰ、Ⅱ、Ⅲ、Ⅳ 四种。

高度重复序列主要有以下功能:(a)参与复制水平的调节。反向重复序列常存在于 DNA 复制起点区的附近,是一些蛋白质(包括酶)和 DNA 的结合位点。(b)参与基因表达的调控。(c)参与转位作用。几乎所有转位因子的末端都包含反向重复序列,这种序列可以形成回文结构,在转位作用中既能连接非同源基因,又可被参与转位的特异酶所识别。(d)与进化有关。不同种属的高度重复序列的核苷酸序列不同,具有种属特异性,但相近种属又有相似性。(e)与个体特征有关。同一种属中不同个体的高度重复序列的重复次数不一样,这可以作为每个个体的特征,即 DNA 指纹。(f)与染色体减数分裂时染色体配对有关。

②中度重复序列　中度重复序列是指在真核生物基因组中重复数十至数万次（<10⁵）的重复序列。其复性速度快于单拷贝序列，但慢于高度重复序列。少数在基因组中成串排列在一个区域，大多数与单拷贝基因间隔排列。依据重复序列的长度，中度重复序列可分为两种类型。

短散在重复序列（short interspersed repeated segments，SINES）　重复序列的平均长度为 300 bp（一般<500 bp），与平均长度为 1000 bp 左右的单拷贝序列间隔排列，拷贝数可达 10 万左右。如 Alu 家族、Hinf 家族等属于这种类型的中度重复序列。

Alu 家族是哺乳动物基因组中含量最丰富的一种中度重复顺序家族，占人类基因组的 3%～6%。Alu 家族每个成员的长度约 300 bp，每个单位长度中有一个限制性核酸内切酶 Alu 的切点（AG↓CT），Alu 可将其切成两段，130 bp 和 170 bp，因而命名为 Alu 序列（或 Alu 家族）。Alu 家族的功能可能与核内不均一 RNA（hnRNA）的加工成熟、DNA 复制及转录调节有关。

Alu 序列具有种属特异性，以人的 Alu 序列制备的探针只能用于检测人类基因组中的 Alu 序列，由于在大多数含有人的 DNA 的克隆中都含有 Alu 序列，因此，可用以人的 Alu 序列制备的探针与克隆杂交来进行筛选。

长散在重复序列（long interspersed repeated segments，LINES）　重复序列的长度大于 1000 bp，平均长度为 3500～5000 bp，如 Kpn I 家族等。中度重复序列在基因组中所占比例在不同种属之间差异很大，在人类基因组中约为 12%。

中度重复序列多数不编码蛋白质，其功能可能类似于高度重复序列。有少数中度重复序列则是编码蛋白质或 rRNA 的结构基因，如 HLA 基因、rRNA 基因、tRNA 基因、组蛋白基因、免疫球蛋白基因等。中度重复序列可存在于结构基因之间、基因簇之中，甚至存在于内含子内部等。中度重复序列一般具有种属特异性，因此在适当的情况下，可以应用它们作为探针以区分不同种属哺乳动物细胞来源的 DNA。

③低度重复序列（单拷贝序列）　低度重复序列在单倍体基因组中只出现一次或数次，因而复性速度很慢。人类基因组中，有 60%～65% 的序列属于这一类。低度重复序列中储存了巨大的遗传信息，编码各种不同功能的蛋白质。目前尚不清楚单拷贝基因的确切数字，在低度重复序列中只有一小部用来编码各种蛋白质，其他部分的功能尚不清楚。

（4）多基因家族与假基因

①多基因家族　多基因家族（multigene family）是指由某一祖先基因经过重复和变异所产生的一组基因。多基因家族可分为两类：一类是基因家族成簇地分布在某一条染色体上，其可同时发挥作用，合成某些蛋白质（如：组蛋白基因家族就成簇地集中在 7 号染色体 3 区 2 带到 3 区 6 带区域）；另一类是一个基因家族的不同成员成簇地分布在不同的染色体上，这些不同成员编码一组功能上紧密相关的蛋白质（如珠蛋白基因家族）。

②假基因　假基因（pseudo gene）指在多基因家族中，某些并不产生有功能的基因产物的成员。假基因与有功能的基因是同源的，原来可能也是有功能的基因，但由于缺失、倒位或点突变等，使这一基因失去活性，成为无功能的基因。

（5）多态性　基因多态性（gene polymorphism）指基因组中某个基因在同种生物的不同个体中，同时和经常存在的两种或两种以上的变异型或基因型的现象。真核生物基因组中基因多态性的表述常采用以下两种方式:限制性片段长度多态性(restriction fragment length polymorphism,RFLP)及单核苷酸多态性(single nucleotide polymorphism,SNP)。

①限制性片段长度多态性　RFLP 常常出现在限制性核酸内切酶的酶切位点序列中,因此,用某个限制性核酸内切酶来酶解基因组的某段序列时,在同种的不同个体之间该段序列可能被酶解成长短不等的几个 DNA 片段,这段序列在该种生物的群体中形成多态性。

RFLP 分为两种类型:一类是点多态性(point polymorphism),是由于限制性核酸内切酶位点上发生了单个碱基突变而使这一限制性位点发生丢失或获得而产生的多态性。这类多态性实际上是双态的,即有(十)或无(-)。另一类是由于 DNA 分子内部发生较大的顺序变化所致。这一类多态性又可以分成两个亚类:第一亚类是 DNA 顺序上发生突变,如缺失、重复、插入。第二亚类是近几年发现的所谓"高变区"。高变区(highly variable region)是由多个串联重复序列组成,不同的个体高变区内所串联重复的拷贝数相差悬殊,因而高变区的长度变化很大,从而使高变区两侧限制性核酸内切酶识别位点的固定位置随高变区的大小改变而发生相对位移。所以这一类型的 RFLP 是由于高变区内串联重复序列的拷贝数不同所产生的,其突出特征是限制性核酸内切酶识别位点本身的碱基没有发生改变,改变的只是它在基因组中的相对位置。

②单核苷酸多态性　SNP 是基因组 DNA 上单个碱基的变异引起的 DNA 序列多态性。据估计,人类基因组中每 1 kb 就有一个 SNP 位点,共有约 300 万个之多,远多于其他类型的 DNA 多态性,是人群中个体差异最具代表性的 DNA 多态性。据 SNP 在基因组中的位置可分为编码区 SNP(coding region SNP, cSNP)、基因周边区 SNP(perigenic SNP, pSNP)及基因间 SNP(intergenic SNP, iSNP)。编码区 SNP 有 20%~30% 引起蛋白质氨基酸序列的改变,称为非同义 SNP;70%~80% 不引起蛋白质氨基酸序列的改变,称为同义 SNP。大多数 SNP 位点十分稳定,SNP 被认为是一种能稳定遗传的早期突变。

(6)端粒及端粒酶　端粒(telomere)是存在于真核细胞线状染色体末端的一小段 DNA-蛋白质复合体,它与端粒结合蛋白一起构成了特殊的"帽子"结构,维持染色体的完整。端粒 DNA 是由简单的 DNA 高度重复序列组成的,染色体末端沿着 5′到 3′方向的链富含 GT。原生动物四膜虫端粒的重复单位为 TTGGGG(仅列一条链的序列);哺乳类和其他脊椎动物的端粒为 TTAGGG,串联重复 500~3000 次,序列长度为 2~20 kb。端粒在维持染色体的稳定性及 DNA 复制的完整性中有重要作用。

端粒酶(telomerase)是细胞中负责端粒的延长的一种酶,具有逆转录酶活性。人端粒酶由三部分组成:人端粒酶 RNA(human telomerase RNA,hTR),约有 150 个核苷酸,富含 CA;人端粒酶相关蛋白(human telomerase-associated protein 1,hTP1)和人端粒酶逆转录酶(human telomerase reverse transcriptase,hTRT)。端粒酶与一般 DNA 聚合酶不同的是以自己的 RNA 组分作为模板,以逆转录复制的方式将端粒序列添加于染色体的 3′端。最近研究发现,端粒及端粒酶在细胞的生长中有非常重要的作用,还与人的衰老、肿瘤的发生等有密切关系。

(二)细胞质基因组

大多数的基因存在于细胞核中,但真核细胞中线粒体细胞器也拥有自己的基因组,编码细胞器的一些蛋白质。真核生物的线粒体基因组(细胞质基因组)一般是一个环状 DNA 分子。人线粒体基因组全序列共 16569 bp,两条链都具有编码功能,DNA 中没有内含子,几乎每一对核苷酸都参与一个基因的组成,有许多基因的序列是重叠的。人线粒体 DNA(mtDNA)共包含 37 个基因,这 37 个基因中有 22 个编码转移核糖核酸(tRNA),2 个编码核糖体核糖核酸(12 S 和 16 S rRNA),有 13 个为多肽链编码,即细胞色素 b、细胞色素氧化酶的 3 个亚基、ATP 酶的 2 个亚基以及 NADH 脱氢酶的 7 个亚基的编码序列。由于一个细胞里有许多个线粒体,而且一个线粒体里也有几份基因组拷贝,所以一个细胞里也就有许多个线粒体基因组。不同物种的线粒体基因组的大小相差悬殊。哺乳动物的线粒体基因组最小,果蝇和蛙的稍大,酵母的更大,而植物的线粒体基因组最大。

虽然线粒体基因组能够单独进行复制、转录及合成蛋白质,但线粒体自身结构和生命活动都需要核基因的参与并受其控制。真核细胞内存在的两个遗传系统,一个在细胞核内,一个在细胞质内,各自合成一些蛋白质和基因产物,造成了细胞核和细胞质对遗传的相互作用;但是,核基因在生物体的遗传控制中仍起主宰作用。

与核 DNA 相比,mtDNA 具有以下遗传特点:①突变率高,是核 DNA 的 10 倍左右,这是由于 mtDNA 缺少组蛋白的保护并且线粒体中无 DNA 损伤的修复系统。②母性遗传(maternal inheritance),因为精子的细胞质极少,子代的 mtDNA 基本上都是来自卵细胞,所以 mtDNA 是母性遗传,且不发生 DNA 重组,因此,具有相同 mtDNA 序列的个体必定是来自一位共同的雌性祖先。但是,近年来 PCR 技术证实,精子也会对受精卵提供一些 mtDNA,这是造成线粒体 DNA 异质性(heteroplasmy)的原因之一。异质性对于种系发生的分析研究会造成一些困难。

线粒体基因组中的基因与线粒体的氧化磷酸化作用密切相关,因此关系到细胞内的能量供应。近年来发现人的一些神经肌肉变性疾病如 Leber 氏遗传性视神经病、帕金森病、早老痴呆症、线粒体脑肌病、母系遗传的糖尿病和耳聋等,都同线粒体基因有关。也有人指出,衰老可能与 mtDNA 损伤的积累有关。

四、人类基因组

人类基因组(human genome)包括细胞核内的核基因组及细胞质内的线粒体基因组,正常体细胞(二倍体)基因组包括两个核基因组和多个线粒体基因组。

核基因组由 23 对染色体构成,分别是 22 对常染色体及 X、Y 性染色体。最大的染色体约含有 25000 万个碱基对,最小的则约有 3800 万个碱基对。这些染色体通常以细丝状存在于细胞核内,若将单一细胞内的染色体拉成直线,大约有 6 英尺长。基因组含有约 31.6 亿个 DNA 碱基对,其中一部分的碱基对组成了 2 万~2.5 万个基因。

功能相似或相关的基因分布在不同的染色体中,蛋白质编码序列(外显子)在人类基因组中少于 1.5%。除了蛋白质编码基因外,基因组还包含了数千个 RNA 基因,其中包括转录转运 RNA(tRNA)、核糖体 RNA(rRNA)与信使 RNA(mRNA)的基因。

基因组还含有许多不同的调控序列,调控基因表达。这些序列是典型的短序列,出现在靠近基因的位置。由于高通量表达(指利用电脑与机器辅助以进行大量的序列分析)技术与比较基因组学研究的出现,人们开始系统性地了解这些调控序列,以及它们共同构成的基因调控网路(gene regulatory network)。

在基因与调控序列之外,仍然有许多功能未知的区域。科学家们估计这些区域在人类基因组中约占 97%,其中许多属于重复序列(repeated sequence)、转位子(transposon)与伪基因(pseudogene)。除此之外,还有大量序列不属于上述的已知分类。

线粒体基因组在线粒体疾病(mitochondrial disease)中具有一定的重要性。而且这些基因也可以用来研究人类的演化。若分析人类线粒体基因组的变异情况,将能够帮助科学家描绘出人类的共同祖先,称为线粒体夏娃(Mitochondrial Eve)。之所以称为夏娃,是因为线粒体位于细胞质中,而人类的精子与卵子结合时,源自母亲(女性)的卵子提供了绝大多数的细胞质,因此人类细胞中的线粒体基因来自母亲。

（一）人类基因组计划

1985 年美国科学家率先提出人类基因组计划(human genome project, HGP),于 1990 年正式启动,美国、英国、法国、德国、日本和中国科学家共同参与了这一价值达 30 亿美元的人类基因组计划。其宗旨在于测定组成人类染色体(指单倍体)中所包含的 30 亿个碱基对组成的核苷酸序列,从而绘制人类基因组图谱,并且辨识其载有的基因及其序列,达到破译人类遗传信息的最终目的。基因组计划是人类为了探索自身的奥秘所迈出的重要一步,是人类科学史上的又一个伟大工程,与曼哈顿计划和阿波罗计划并称为三大科学计划。

2000 年 6 月 26 日,参加人类基因组工程项目的美国、英国、法国、德国、日本和中国的 6 国科学家共同宣布,人类基因组草图绘制完成,获得基因组 90% 以上的基因序列。美国和英国科学家于 2006 年 5 月 18 日在英国 Nature 杂志网络版上发表了人类最后一个染色体——1 号染色体的基因测序结果。在人体全部 22 对常染色体中,1 号染色体包含基因数量最多,达 3141 个,是平均水平的两倍,共有超过 2.23 亿个碱基对,破译难度最大。由 150 名英国和美国科学家组成的团队历时 10 年才完成了 1 号染色体的测序工作。科学家不止一次宣布人类基因组计划完工,但推出的均不是全本,这一次杀青的"生命之书"更为精确,覆盖了人类基因组的 99.99%。

HGP 主要包括四项任务:①遗传图谱的绘制;②物理图谱的绘制;③序列图谱的绘制;④基因图谱的绘制。

1. 遗传图谱 遗传图谱(genetic map)是由遗传重组测验结果推算出来的、在一条染色体上可以发生的突变座位的直线排列(基因位点的排列)图,即在基因组中寻找可以表明基因之间位置关系的遗传标志,标志越细找到基因就越方便。它是通过计算连锁的遗传标志之间的重组频率,确定它们的相对距离,一般用厘摩(cM,即每次减数分裂的重组频率为1%)来表示。通过遗传图分析,我们可以大致了解各个基因或 DNA 片段之间的相对距离与方向,了解哪个基因更靠近着丝粒,哪个更靠近端粒等。遗传距离是通过遗传连锁分析获得的,绘制遗传连锁图的方法有很多,早期使用的多态性标志有 RFLP(限制性酶切片段长度多态性)、RAPD(随机引物扩增多态性 DNA)、AFLP(扩增片段长度多态性);20 世纪80 年代后出现的有 STR(短串联重复序列,又称卫星)DNA 遗传多态性分析和 20 世纪 90 年代发展的 SNP(单个核苷酸的多态性)分析。1994 年底,完成了应用 RFLP 标志和可用PCR 方法进行批量分析的微卫星 DNA 为标志,包含 5826 个位点,覆盖 400 cM,分辨率高达 0.7 cM 的遗传图谱的制作。这些工作的完成不仅为进一步的物理图谱构建提供了重要的依据,还可应用这张遗传图谱,通过基因组扫描技术,对那些具有复杂性状的多基因病(如高血压、糖尿病、冠心病等)进行连锁分析,以完成这些疾病所涉及的易感基因的定位。

2. 物理图谱 物理图谱(physical map)是在 DNA 分子水平描述基因与基因间或 DNA片段之间相互关系的图谱。即描绘 DNA 上可以识别的标记的位置和相互之间的距离(以碱基对的数目为衡量单位),这些可以识别的标记包括限制性核酸内切酶的酶切位点、基因等。人类基因组物理图谱包括两层含义。一是获得分布于整个基因组 30000 个序列标志位点(STS)。将获得的目的基因的 cDNA 克隆,进行测序,确定两端的 cDNA 序列,约 200 bp,设计合成引物,并分别利用 cDNA 和基因组 DNA 作为模板扩增;比较并纯化特异带;利用 STS 制备放射性探针与基因组进行原位杂交,使每隔 100 kb 就有一个标志。二是在此基础上构建覆盖每条染色体的大片段:先是构建数百 kb 的 YAC(酵母人工染色体),对 YAC 进行作图,得到重叠的 YAC 连续克隆系,被称为低精度物理作图,然后在几十个 kb 的 DNA 片段水平上进行,将 YAC 随机切割后装入黏粒的作图(称为高精度物理作图)。对于人类基因组来说,最粗的物理图谱是染色体的条带染色模式,最精细的图谱是测出 DNA 的完整碱基序列。

3. 序列图谱 序列图谱(sequence map)是分子水平上最高层次、最详尽的物理图,测定出总长 1 m,由 30 亿个核苷酸组成的人类基因组序列图。序列图谱的绘制是人类基因组计划中最明确、最艰苦的定时、定量、定质的任务,是 HGP 的核心部分。计划用 15 年时间在 2005 年之前完成的全部人类基因组测序工作,由六国科学家经 13 年的共同努力,于 2003 年 4 月 14 日宣布人类基因组序列图提前绘制成功,包含基因序列中的 98%(原预计为 95%)获得了测定,精确度为 99.99%。

4. 基因图谱 基因图谱是在识别基因组所包含的蛋白质编码序列的基础上绘制的结合有关基因序列、位置及表达模式等信息的图谱。在人类基因组中鉴别出占具 2% ~ 5% 长度的全部基因的位置、结构与功能,最主要的方法是通过基因的表达产物 mRNA 反追到染色体的位置。基因图谱的意义在于它能有效地反映在正常或受控条件中表达的全基因的时空图,通过这张图可以了解某一基因在不同时间、不同组织、不同水平的表达;也可以了解一种组织中不同时间、不同基因中不同水平的表达,还可以了解某一特定时间、不同组织中的不同基因中不同水平的表达。基因图谱的研究常采用的策略有二:其一,从基因组 DNA 顺序中识别那些转录表达顺序即基因;其次,随机从 cDNA 文库中挑取克隆并进行部分测序,这些随机测出的部分 cDNA 顺序称为表达顺序标签(EST)。

（二）人类基因组如何改变未来

人类基因组图谱绘制完成仅表明科学家们开始了解人类"生命天书"所蕴涵的部分内容,只是人类基因组研究的第一步。然而,这些基因是如何调控的?这些基因编码什么蛋白质?这些蛋白质又有什么样的结构和功能?彼此之间如何相互反应,等等?只有完整地解答这些问题,才可以说有了"一本完整地讲述人体构造和运转情况的指南"。人类基因组、蛋白质组和药物是生命科学研究路上的 3 个阶段。只有通过蛋白质组研究才能使药物开发方面有实质性突破,使得生命科学研究能实现其最终目标,即研制出治疗各种疾病的药物。

一、人类基因组研究应用前景广阔

人类基因组研究是一项基础性研究,有科学家把基因组图谱看成是指路图,也有科学家把基因组图谱比作字典;但不论是从哪个角度去阐释,其应用前景都是相当广阔的,尤其是在促进人类健康、预防疾病、延长寿命等方面,将为医药产业带来翻天覆地的变化。

（1）提高疾病的诊疗水平、延长人类寿命 美国国家人类基因组研究所所长柯林斯博士说,今后 10 年内,基因检验将成为预测个体对疾病敏感性的例行手段。50 年内,以基因组学为基础的综合卫生保健在美国将成为平常事,在许多情况下可以预防疾病,并有利于设计出个性化的治疗方案。人类基因组图谱绘制完成之后,科学家们将深入认识各种疾病基因,以及这些基因同其他基因和环境的互相作用。在 2010—2020 年间,对少部分疾病患者来说,基因疗法可能将成为一种普通的治疗方法。

也许再过三四十年,如果你去看病,医生会问你是否带上了自己的基因图谱档案,你也会质疑医生是否具有解读某种级别的个人基因图谱的资格。中国科学院遗传研究所人类基因组中心于军教授认为,随着技术的不断进步,或许在一二十年后,基因组测序所需的时间和成本就能降低到个人可以接受的程度。届时,医生可根据这些信息对某些疾病做出正确的基因诊断和预测某些疾病发生的可能性,进而对患者实施基因治疗和生活指导等。

随着基因和基因组研究的进展,对人类"衰老基因"和"长寿基因"的详细了解也将有利于人类延长自己的寿命。目前,一些国家的人口平均寿命已突破 80 岁,中国也突破了 73 岁。柯林斯预测说,到 2050 年,人类的平均寿命将达到 90～95 岁。中国工程院院士、中国医学科学院院长巴德年教授则说,再过 20 年人类有望攻克癌症,心脑血管疾病可望得到有效防治,在 2020—2030 年间,可能出现人口平均寿命突破 100 岁的国家。

(2) 促进医药产业的发展 国家人类基因组南方中心陈竺院士认为,人类基因的信息以及相应的染色体位置被阐明后,将成为医学和生物制药产业知识和技术创新的源泉。人类基因组项目德国首席科学家汉斯·雷尔拉赫教授预计,今后 5 年中人类基因组研究将走向深化和细化,科学家们将逐个探明单一基因的功能和操纵蛋白质合成的机理,在这一阶段所获得的知识将是研制与基因相关疾病特效药的关键。他认为,从对疾病机理的理论性认识突破到技术性新药物或治疗方法的出现,平均需要 5～10 年,因此未来 10 年甚至 20 年将是医药领域的"伟大时代",治疗与基因缺陷相关的特效药将以 5 年为周期不断涌现。此外,人类基因组计划将促进生命科学与信息科学、材料科学与高新技术产业相结合,刺激相关学科与技术领域的发展,带动起一批新兴的高技术产业。基因研究中发展起来的技术、数据库及生物学资源,还将推动对农业、畜牧业、能源、环境等相关产业的发展,改变人类的社会生产、生活和环境的面貌。

二、人类基因组研究可能带来的负面影响

人类遗传基因研究的重大突破意味着,人的寿命"增加一倍,并可望活到 120 岁"。但人类如此长寿到底是福还是祸? 由此带来的人口爆炸等诸多社会问题,该如何解决? 还有,如果创造出的基因能够在其周围制造出细胞,那么就有可能凭空制造出全新的生命,由此带来的社会伦理问题绝不会比克隆少。同时,由于个人的基因序列成为每个人的最基本的生理隐私,什么人有权利获知就会成为一个法律和伦理问题。而对某类疾病易感的人群,是否出现基于基因序列的歧视,也成为生命伦理学家们关注的一个新课题。美国 2000 年曾做过调查,在被调查对象中有 75% 的人不希望保险公司知道他们的遗传信息。如何防止生命科学新突破被误用和滥用,在伦理和法律层面上认识基因,将成为我们不得不面对的问题。

科学家们已排出人类基因组纵深研究的时间表:2002 年—2010 年,进行首次全面基因扫描,了解哪些基因可能与癌症、糖尿病、中风等疾病有关,并进行临床治疗实验。2015

年,掌握个人独特的基因组合,并提供针对性治疗,运用基因疗法治疗某些癌症。2025年,医生能修补基因缺陷,根治某些先天性疾病。2050年,许多潜在疾病将被消灭在分子水平状态,人均寿命可达90~95岁,各种族间的关系将更清楚。基因革命已历经百年,科学家预言要彻底完成这场革命还要一个世纪,凭借破译出人类基因组全盘密码,从理论上讲,人类可望"长命千岁"。

人类基因组计划究竟会怎样改变未来?这是很难评估的。人类基因组研究的知名专家、美国塞莱拉公司首席科学家范特教授曾说过一句话:破译基因组密码的意义就如同发现电的那个时代,没有人能想象出电脑、互联网一样,未来是难以预料的。

第二节 蛋白质组

人类基因组计划已成功破译了人类全部遗传密码即基因组序列,为基因表达与疾病的相关性提供了大量数据。然而基因的表达方式错综复杂,在人体发育的不同时期以及不同的生理病理条件下同一基因可能会起到完全不同的作用。蛋白质是基因功能的实施者,虽然根据基因编码信息翻译合成,但它还存在着翻译后加工修饰、转移定位、构象变化、蛋白质与蛋白质及蛋白质与其他生物大分子相互作用等自身特点,这些信息都难以从DNA和mRNA水平获得,因此对蛋白质的数量、结构、定位、蛋白质-蛋白质相互作用以及生物学功能进行全面深入的研究才能为阐明生命现象的本质提供直接的基础。

传统的蛋白质研究注重单个蛋白质的功能研究,然而在执行生理功能时蛋白质的构象、表达水平、修饰状态等往往是动态变化的,需要有多个蛋白质的同时或级联参与,而且会受到多种因素的影响。基于此,蛋白质组学应运而生。依研究内容和研究目的,蛋白质组学可被分为几个不同的亚科目。在医学领域,有关蛋白质组学的研究主要分为表达蛋白质组(profiling/expression proteomics)和功能蛋白质组学(functional proteomics)。表达蛋白质组学主要研究在特定时间或环境下某个细胞或组织内所有蛋白质的表达模式,包括表达数量、种类、丰度和定位等。有学者也称其为"无偏倚(unbiased)"或"发现指向(discovery-oriented)"蛋白质组学,因为这是一种客观的描述性研究,在这样的实验研究中,所有已知及未知的蛋白质都同样被显现和鉴定。而功能蛋白质组学则可被称为"聚焦(focused)"或"系统指向(system-oriented)"蛋白质组学,主要针对某一类蛋白(如序列相近或功能相关的蛋白质),并着重于蛋白质的生物学功能、蛋白质翻译后修饰及蛋白质与蛋白质分子及与其他生物大分子的相互作用的研究。

一、蛋白质组学的主要研究技术

蛋白质组学研究的目的是在全景意义上对细胞内所有蛋白质进行大规模的平行分析和研究。由于存在基因内重组或在转录过程中经过不同的剪接和翻译,人类1个基因平均可编码10个蛋白质,加上蛋白质合成后还会进行不同的翻译后修饰,包括磷酸化、糖基化、巯基化、酰基化、甲基化等,所以人类基因组的33000个基因将可能生产出几十万种蛋白质。对于表达蛋白质组学研究,以双向凝胶电泳为代表的蛋白质分离技术和以质谱为代表的蛋白质鉴定技术仍然是主要的研究技术;而在功能蛋白质组学研究方面,酵母双杂交系统和蛋白质芯片技术应用比较广泛。

（一）蛋白质分离技术

1. 双向凝胶电泳（two-dimensional electrophoresis，2DE） 2DE 是蛋白质组学研究的经典技术，也是应用最为广泛的技术之一。它由 O'Farrell 于 1975 年首先创立，其原理是利用蛋白质分子的等电点（isoelectric point，pI）和分子质量差别将各种蛋白质区分开（见文后彩图 1）。第一向电泳是指在高压电场下对蛋白质进行等电聚焦（isoelectric focusing，IEF），即根据蛋白质等电点的不同进行分离。IEF 时，蛋白质处于一个 pH 梯度中，在电场的作用下，每一蛋白质分子移向其等电点位置。IEF 的聚焦效应可以在等电点附近浓集蛋白质，从而分离电荷差别极微的蛋白质。第二向电泳是 SDS 聚丙烯酰胺凝胶电泳（SDS-PAGE），根据蛋白质的分子质量不同进行分离。SDS 聚丙烯酰胺凝胶可分离分子质量为 10~100 kD 的蛋白质，蛋白质分子质量的对数与其在胶中移动的距离基本呈线性关系。经过 2DE 以后，胶的二维平面上每一个点一般代表了一种蛋白质，这样成千种不同的蛋白质即可被分离，并且同时可以获取蛋白质分子的等电点、分子质量及表达丰度等信息。

2DE 完成后，需要通过染色以显现分离的蛋白质分子。目前常用的染色方法有考马斯亮蓝染色、银染色及荧光染色等。考马斯亮蓝染色敏感度较低，一些低丰度蛋白质点难以显现，但染色均一性好，对后续质谱分析干扰较小。银染色较考马斯亮蓝染色敏感性高，但银染色线性效果略逊，对后续质谱分析干扰较大。荧光染色的敏感性、线性都很好，对质谱干扰小，缺点是成本较高。实验时，可以根据不同的目的选用不同的方法。

双向凝胶电泳具有很好的分辨率，尤其是固相 pH 梯度等电聚焦技术的完善，使 IEF 可以区分 pI 仅相差 0.1 的蛋白质，更进一步提高了 2DE 的敏感性。目前一张双向凝胶电泳图谱上已可以分离到近万个蛋白质点，灵敏度达 fmol 水平。而 2DE 的缺点是由于细胞内蛋白质理化性质和表达水平的差异很大，不同蛋白质的表达丰度跨度可达 7~8 个数量级，以目前染色技术的灵敏度和 2DE 分离的线性范围还不足以呈现细胞内所有的蛋白质。一些低丰度蛋白质、疏水性的膜蛋白、极酸或极碱蛋白质以及分子质量极大或较小的蛋白质等很难用此法分离。

尽管 2DE 有其固有的技术缺陷，但它是目前唯一能直观显现细胞内大量蛋白质并进行定量的方法。且根据其分离原理，2DE 可以将一些蛋白质分子的翻译后修饰形式与其母体蛋白质分离。这些无可比拟的优势使得 2DE 仍然是目前分离蛋白质组分的最常用方法。2DE 技术的不断完善和改进，与日益发展的样品预处理技术和染色技术相结合，其灵敏度和分辨率仍有很大的提升空间。同时，一些公司推出了平行电泳装置和 2DE 自动化操作系统，更提升了双向凝胶电泳的重复性、精确度和自动化水平。

2. 液相色谱（liquid chromatography，LC） 液相色谱是蛋白质组学研究中常用的一种非胶蛋白质分离方法。色谱法也称为层析法，是一种高效能的物理分离技术，它的分离原理是利用待分离的样品混合物中各组分在性质和结构上的差异，与固定相之间产生的作用力的大小、强弱不同，随着流动相的移动，混合物在两相间经过反复多次的分配平衡，使得各组分被固定相保留的时间不同，从而按一定次序由固定相中先后流出，实现混合物中各组分的分离与检测。常用的液相色谱包括分子筛色谱、离子交换色谱和反相色谱等。

由于蛋白质组的高度复杂性，在实际研究中经常采用二维液相色谱（two dimensional liquid chromatography，2D-LC）来分离待检样品。二维液相色谱是将分离机理不同而又相互独立的两支色谱柱串联起来构成的分离系统。二维液相色谱通常采用两种不同的分离机理分析样品,即利用样品的不同特性把复杂混合物(如肽)分成单一组分,这些特性包括分子尺寸、等电点、亲水性、电荷、特殊分子间作用等。在一维分离系统中不能完全分离的组分,可以在二维系统中得到更好的分离,分离能力、分辨率得到极大的提高。对分离的样品直接进行质谱分析,即为所谓的 shotgun 蛋白质组分析策略。

液相色谱分离技术的最大优势是分离蛋白质分子不受分子质量、等电点以及表达丰度的限制,且具有快速、敏感,易于自动化等特点。二维离子交换-反相色谱(2D-IEC-RPLC)是目前蛋白质组学研究中最常用的多维液相色谱分离系统,此外,二维毛细管电泳(2D capillary chromatography, 2D-CE)、液相色谱-毛细管电泳(LC-CE)等新型分离技术也相继出现。但 LC 不具备定量的功能,后续介绍的定量蛋白质组学技术在一定程度上弥补了这一缺陷。

(二)蛋白质鉴定技术

对分离的蛋白质进行鉴定是蛋白质组学研究中必不可少的内容,这一领域的支撑技术为质谱分析技术(mass spectrum,MS)。其基本原理是样品分子离子化后,根据不同离子之间的质量电荷比(质荷比,m/z)的大小来分离并确定分子质量。

质谱技术的历史可追溯到 20 世纪初期,最初主要用来测定元素或同位素的原子质量。20 世纪 80 年代末期电喷雾离子技术(electrospray ionization,ESI)和基质辅助激光解吸电离技术(matrix-assisted laser desorption/ionization,MALDI)这两项电离技术的诞生使得质谱技术从传统主要应用于小分子物质研究扩展到能极微量水平上准确分析分子质量高达几万甚至几十万的生物大分子,从而真正走入了生命科学研究领域。这两项伟大的技术变革也让其发明者美国科学家约翰·芬恩和日本科学家田中耕一荣膺 2002 年诺贝尔化学奖。质谱技术的两个基本步骤是样品分子的离子化和带电离子质荷比检测。MALDI 离子源产生的离子常用飞行时间(time-of-flight,TOF)检测器来检测,而 ESI 产生的离子更常用离子阱质谱分析仪来检测。

1. 基质辅助激光解吸电离-飞行时间质谱(MALDI-TOF-MS) MALDI 的基本原理是将分析物分散在基质分子中并形成晶体,当用激光照射晶体时,基质分子吸收激光能量,基质晶体升华,样品解吸,基质和分析物膨胀并进入气相。MALDI 产生的离子常用飞行时间(time-of-flight,TOF)检测器来检测,理论上讲,只要飞行管的长度足够,TOF 检测器可检测分子的质量数是没有上限的,因此 MALDI-TOF 质谱很适合蛋白质、多肽、核酸和多糖等生物大分子的研究。MALDI-TOF-MS 产生的质谱可以通过数据库搜索运算,与蛋白质序列数据库信息进行比对鉴定出蛋白质分子,这一技术称为肽质量指纹图谱(peptide mass fingerprinting, PMF)。MALDI-TOF-MS 检测快速(每次分析只需 3~5 min)、灵敏(可达到 fmol 水平),常常用于双向凝胶电泳技术分离的蛋白质点鉴定,图 2-5 为 2DE 与 MALDI-TOF-MS 技术联用的蛋白质组学研究策略示意图。

2. 电喷雾质谱技术(electrospray ionization mass spectrometry, ESI-MS) ESI-MS 是利用高电场使质谱进样端的毛细管柱流出的液滴带电,随液滴溶剂蒸发,液滴表面积缩小,表面电荷密度不断增加,最后液滴崩解为大量带一个或多个电荷的离子,致使分析物以单电荷或多电荷离子的形式进入气相。电喷雾离子化的特点是产生高电荷离子而不是碎片离子,使质荷比(m/z)降低到多数质量分析仪器都可以检测的范围,从而大大扩展了分析

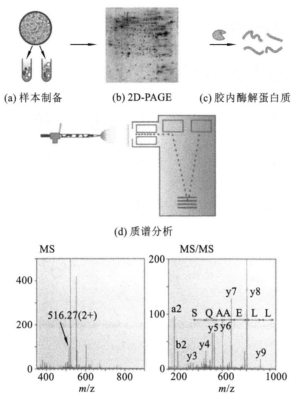

(a) 样本制备　　(b) 2D-PAGE　　(c) 胶内酶解蛋白质

(d) 质谱分析

图 2-5　2DE 与 MALDI-TOF-MS 技术联用的研究步骤示意图

范围。电喷雾质谱的优势就是它可以方便地与多种分离技术联合使用，还可以给出肽段的精确氨基酸序列，但分析时间一般较长。

3. 串联质谱（tandem mass spectrometry，MS-MS）　串联质谱，也称为二级质谱，是将2个上述质谱连接在一起构成的，可以更精确、更灵敏地分析蛋白质样品。利用质谱仪的第一级分析仪对蛋白质样品进行初步检测，从混合样品中选择特定的肽段，再将这个特定的肽段与惰性气体（如氮气、氩气等）碰撞，从而将肽段进一步解离分析后，经第二级质谱分析仪分析产生 MS-MS 谱。应用串联质谱分析，可以将差别只有 1 个氨基酸的相邻肽段区分开，不仅可以获得肽段的相对分子质量，也可以得到检测肽段的氨基酸序列信息。

（三）蛋白质芯片技术

蛋白质芯片又被称为蛋白质微阵列（protein microarray），最早由 Roger Ekin 在 20 世纪 80 年代提出。蛋白质芯片是一种高通量的蛋白质功能分析技术，可用于蛋白质表达谱分析以及蛋白质与蛋白质的相互作用，甚至 DNA-蛋白质、RNA-蛋白质的相互作用等。蛋白质芯片技术的原理是将已知的蛋白质分子产物（如酶、抗原、抗体、受体、配体、细胞因子等）固定于固相载体作为探针，捕获能与之特异性结合的待测蛋白，检测待测样品的标记物分子（通常为荧光色素标记）即可获知蛋白质相互作用的信息。捕获的蛋白质分子经洗涤纯化后，还可进行进一步确认和功能分析。根据检测方法的不同，蛋白质芯片可分为正相蛋白质芯片（forward phase protein microarray）和反相蛋白质芯片（reverse phase protein microarray）。所谓正相蛋白质芯片是指先将待测蛋白质样品进行标记，再将这些样品与制备好的抗体微阵列进行温育,然后用生物芯片扫描仪检测各个阵列分子点上标记信号;而反相蛋白质芯片是用微量组织或者细胞样品点样制成芯片,再用特定的已知抗体或其他生物大分子进行检测(图 2-6)。

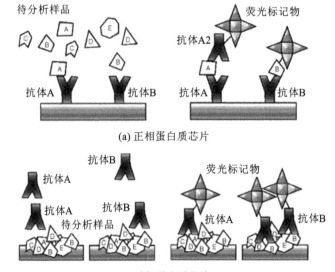

图 2-6 正相及反相蛋白质芯片工作原理示意图

蛋白质芯片具有高度特异性和极高的敏感性,可以检测到待测样品中 pmol 水平的抗原分子,测定样品用量少,且可以直接使用粗生物样品如血清、尿、体液等作为检测样品,这些特点使得这一技术特别适用于肿瘤组织和血清中肿瘤标志物的筛查。尤其是反相蛋白质芯片,可以减少检测蛋白质抗原所需的抗体探针用量,特别适合于大量临床标本的平行检测。此外,蛋白质芯片技术也为体外研究蛋白质-蛋白质、蛋白质与-脂质分子、蛋白质-核酸等相互作用提供了一个理想的方法,在功能蛋白质组学方面显示出巨大的应用前景。

（四）表面增强激光解吸电离-飞行时间质谱分析技术（surface-enhanced laser desorption /ionization time of flight mass spectrometry，SELDI-TOF-MS）

SELDI-TOF-MS 技术可以说是蛋白质芯片技术的特殊应用,主要由三部分组成:蛋白质芯片（protein chip）、芯片阅读器（protein chip reader）和分析软件。蛋白质芯片是 SELDI-TOF- MS 的核心技术。早期的飞行时间质谱为基质辅助激光解吸电离-飞行时间质谱（MALDI 技术）,基质及分析的蛋白质经离子化后再进行质谱分析。SELDI 技术把基质改为以色谱原理设计的蛋白质芯片,芯片表面经化学（阳离子、阴离子、疏水、亲水和重离子螯合等）或生物化学（抗体、受体、核酸等）处理,根据蛋白质的化学特性如疏水性或亲水性及所带电荷而选择性地捕获特异蛋白质,再通过选择性清洗,获得高分辨率的保留蛋白谱（第一次分离）。当加入能量吸收分子后,芯片上保留的蛋白质形成晶体。在特异的激光照射下,晶体发生解离作用,带电分子在通过电场时加速,检测仪记录飞行时间的长短。质荷比（m/z）越小,飞行时间越短,就会最先被检测到。这样被测定蛋白质以一系列峰值的形式呈现,这些特异性波峰即构成了该疾病特有的蛋白质指纹图谱(protein fingerprinting)(图 2-7)。

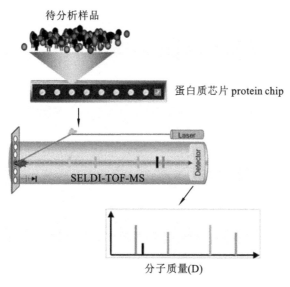

待分析样品

蛋白质芯片 protein chip

Laser

Detector

SELDI-TOF-MS

分子质量(D)

图 2-7 SELDI-TOF-MS 原理示意图

SELDI-TOF-MS 技术具有蛋白质芯片技术的优点,如可以直接分析生物标本(血清、尿液、体液等),检测样品用量少,敏感性高,且可检测的蛋白质分子质量范围大(0~500 kD),非常适合肿瘤标志物筛选、肿瘤早期诊断、复发早期预警等,有非常广阔的应用前景。其缺陷是不能对检测蛋白质进行定量,且不能直接鉴定蛋白质种类。

(五)酵母双杂交系统(yeast two hybrid system)

酵母双杂交系统是利用在酵母菌的同一细胞中共同表达不同蛋白质,以鉴定蛋白质之间相互作用的一种分析方法,主要应用于验证已知蛋白质之间的相互作用或筛选与靶蛋白特异作用的候选蛋白。真核细胞基因转录激活因子的转录激活作用需要由功能相对独立的 DNA 结合结构域(binding domain,BD)和转录活化结构域(activation domain,AD)共同完成,这两个结构域可通过共价或非共价连接导致结合和激活转录因子转录。根据这一特点,可将待研究的两种蛋白质 X 和 Y 的基因分别克隆到酵母表达质粒的转录激活因子如 GAL4 DNA 结合结构域基因和 GAL4 转录活化结构域,构建成融合表达载体。如果待研究蛋白质 X 与 Y 之间存在相互作用就可以使 BD 和 AD 在空间结构上重新联结为一个整体,从而与报告基因上游激活序列(upstream activation sequence,UAS)结合而启动转录,使受调控的报告基因得到表达。根据这一原理,双杂交系统通过对报告基因表型进行检测即可实现对蛋白质间相互作用的研究(图 2-8)。

酵母双杂交系统是目前用于研究真核生物蛋白质相互作用(除膜蛋白以外)的最好体系,主要应用于验证已知蛋白质间可能的相互作用、确定蛋白质特异相互作用的关键结构域和氨基酸、筛选文库以得到与已知蛋白质存在特异相互作用的蛋白质等方面的研究。用这一技术,已鉴定出多种受体、转录因子、蛋白激酶以及参与细胞周期调控、肿瘤发生的蛋白质分子。但在具体操作中,筛选结果往往出现假阳性,需要大量后续的验证工作,近年来发展的酵母菌株多重报告基因筛选机制、新型表达载体的构建等新技术使酵母杂交体系不

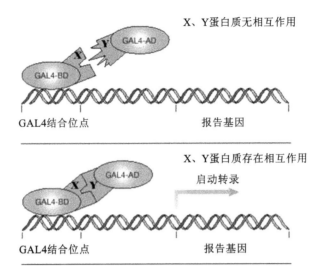

图 2-8 酵母双杂交系统原理示意图

断得到完善和提高,推动了其在生命科学领域的广泛应用。

（六）定量蛋白质组学技术

研究不同生理和病理条件下细胞内蛋白质的含量和状态变化是比较蛋白质组学的核心内容。目前常用的定量蛋白质组学研究技术有基于双向凝胶电泳技术的双向荧光差异凝胶电泳(two-dimensional fluorescence difference gel electrophoresis,2D-DIGE),和基于质谱技术的细胞培养氨基酸稳定同位素标记(stable isotope labeling with amino acids in cell culture,SILAC)技术、同位素亲和标记(isotope-coded affinity tag,ICAT)技术、同位素标记相对和绝对定量(isobaric tagging for relative and absolute quantitation,iTRAQ)技术等。

1. 双向荧光差异凝胶电泳(two-dimensional fluorescence difference gel electrophoresis,2D-DIGE) 2D-DIGE 是在传统的双向凝胶电泳基础上结合了多重荧光标记和图像分析技术发展起来的定量蛋白质组学分析方法。其原理是将两个待比较样品中的蛋白质用不同的荧光染料标记混合后进行常规 2DE,在同一块胶上共同分离,凝胶在成像仪上用 2 种不同的波长激发成像(见文后彩图 2)。与常规 2DE 技术相比,由于在同一块胶内进行分离,避免了电泳时的人为操作误差及胶与胶之间的差异,极大地提高了结果的准确性、可靠性和可重复性。2D-DIGE 还第一次引入了内标的概念,分析时软件可根据每个蛋白点的内标对其表达量进行校准,保证检测结果的准确性。另外,由于荧光染料的使用,使得 2D-DIGE 具有高灵敏度的特性,可检测到表达差异小于 10% 的蛋白质,统计学可信度达到95% 以上,能够满足高通量差异蛋白质组学研究分析的要求,是蛋白质组学凝胶定量的代表性技术。

2. 细胞培养氨基酸稳定同位素标记(stable isotope labeling with amino acids in cell culture,SILAC)技术 SILAC 是 2002 年由 Ong 等人发明的一种体内标记定量技术,其基本原理是稳定同位素标记的必需氨基酸如赖氨酸、亮氨酸等取代细胞培养基中相应氨基酸,细胞经 5～6 个倍增周期后,稳定同位素标记的氨基酸完全掺入到细胞新合成的蛋白质中替代了原有氨基酸。与正常培养基中培养收获的细胞样品混合酶解,进行质谱鉴定。质谱图上可得到成对出现的肽段信号峰,再通过相应的软件分析得到蛋白质相对定量信息。SILAC 技术的标记效率可高达 100%,使用的稳定同位素标记的氨基酸与天然氨基酸化学性质基本相同,对细胞无毒性,不影响标记细胞的生物学行为。但这一方法只适用于培养细胞,而对生物医学研究中常用的组织样品、体液样品等无法进行分析;且受到同位素材料的限制,不可能对整个动物个体进行标记。

3. 同位素亲和标记(isotope-coded affinity tag,ICAT)技术 和同位素标记相对和绝对定量(isobaric tagging for relative and absolute quantitation,iTRAQ)技术。

ICAT 和 iTRAQ 技术均为体外标记的蛋白质组学相对定量方法。ICAT 技术是瑞典科学家 Ruedi Aebersold 发明的,这一技术中的关键是用不同质量同位素标记的半胱氨酸亲和标签试剂,所带的同位素标记为含 8 个氢原子的(D0)轻试剂和 8 个氘原子的(D8)重试剂。通常将不同状态的两个蛋白质样品分别用轻试剂和重试剂标记,将两个样品混合、酶解为肽片段进行质谱分析,来自两个不同样品中的同一种蛋白质会形成相差 8 个质量数的成对 D0 和 D8 峰,由 D0 和 D8 峰的相对强度即可进行相对定量。ICAT 技术可以对混合样品进行直接测试,能够快速定性和定量鉴定低丰度蛋白质,可以广泛地应用在细胞和组织的定量蛋白质组学分析上,提供精确的蛋白质相对定量数据。但 ICAT 只能标记半胱氨酸,无法分析没有半胱氨酸或其巯基被修饰的蛋白质;而且每次实验只能实现两个样品的比较,在一定程度上限制了它的应用。

新近出现的 iTRAQ 技术在一定程度上克服了 ICAT 的缺陷。iTRAQ 是一种多肽标记技术,采用 4 种或 8 种同位素的标签,可同时对 2~8 个样品进行蛋白质差异分析。一般实验程序为:将待分析的蛋白质样品裂解为肽段,用几种 iTRAQ 试剂分别对不同样品进行标记,再将标记的样品相混合,进行串联质谱分析(图 2-9)。iTRAQ 试剂由三部分组成:报告基团(reporter group,相对分子质量分别为 114、115、116 和 117)、质量平衡基团(balance group,相对分子质量分别为 31、30、29 和 28)和肽反应标记试剂基团(peptide reactive group),形成 4 种相对分子质量均为 145 的等量异位标签,iTRAQ 试剂标记酶解后的肽段氨基基团。在质谱图中,任何一种 iTRAQ 试剂标记的不同样品中的同一蛋白质表现为相同的质荷比。在二级质谱中,报告基团、质量平衡基团和多肽反应基团之间的键断裂,质量平衡基团丢失,带不同同位素标签的同一多肽产生分子质量为 114D、115D、116D 和 117D 的报告离子,根据报告离子的丰度可获得样品间相同肽段的定量信息。iTRAQ 标记效率提高,具备良好的精确性,几乎可鉴定任何类型的蛋白质,包括低丰度蛋白质、分子质量小于 10 kD 或大于 200 kD 的蛋白质、强碱性蛋白质以及不溶性膜蛋白等,并且可同时定量多个样品。在进行多个时间点、细胞周期、细胞信号传导整个过程蛋白质组动态变化的监测方面的研究具有其特有的优越性。

二、蛋白质组学在医学研究中的应用

(一)蛋白质组学在疾病诊断中的应用

在疾病发生、发展过程中,由于和疾病相关的遗传信息的变化常常会导致蛋白质表达的种类和数量发生变化,出现不同的翻译后修饰形式等。蛋白质组学技术高通量、高敏感的特点特别适宜于寻找不同时期、不同生理病理状态下蛋白质表达谱的变化,有利于发现用于疾病诊断、判断预后的疾病相关蛋白。

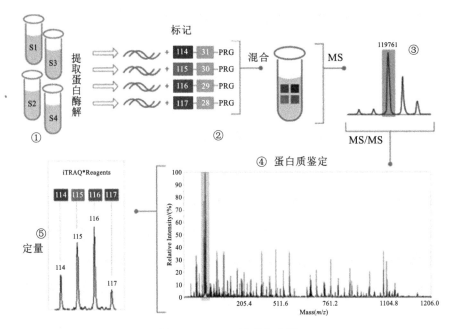

图 2-9　iTRAQ 原理示意图

蛋白质组学技术已被广泛应用到人类多种疾病如心脑血管疾病、神经系统疾病以及消化系统疾病等的深入研究中并已取得了一定的进展,但其在肿瘤研究方面的应用最为广泛。比较蛋白质组学是这一领域经常采用的策略,即通过比较患者正常组织与癌组织或同一个体肿瘤细胞与正常起源细胞之间蛋白质在表达数量、表达位置和修饰状态上的差异,寻找肿瘤相关的特异性蛋白质。这些蛋白质可作为肿瘤诊断的分子标记物,或者治疗和药物开发的靶点。在这方面,2DE 联合 MALDI-TOF 是应用最为成熟的技术平台。DIGE 技术的出现不仅提高了双向凝胶电泳的检测敏感性,也使蛋白质定量比较更加准确;在组织样品前处理阶段利用激光捕获显微切割(laser capture microdissection,LCM)技术在显微镜直视下准确获取肿瘤细胞亚群,排除肿瘤组织中间质细胞及血管结缔组织等的干扰,更有助于提高后续蛋白质组学分析的特异性与灵敏度。这些新技术的出现有助于突破 2DE 的技术局限,更拓展了其在肿瘤研究领域的应用。目前,肿瘤蛋白质组学的研究已在大肠癌、肝癌、乳腺癌、前列腺癌等多种恶性肿瘤中的研究中发现了多种具有应用前景的肿瘤标志物。肿瘤蛋白质组学另一个重要的研究目的是建立细胞信号传导通路网络图谱,并研究蛋白质之间的相互作用,从而解码肿瘤复杂的发生、发展机制。蛋白质芯片技术在这一领域体现出其强大的应用价值。例如,Wulfkuhle 的研究小组将 40 例不同组织学类型不同病理分期的卵巢癌组织 LCM 样品制备成反相蛋白质芯片,分别与 ERK1/2 及磷酸化-ERK1/2,Akt 及磷酸化 Akt 抗体杂交,比较它们在不同组织学类型和不同病理分期的卵巢癌组织中的表达水平,实验结果提示 Akt 信号途径的活跃程度并不与组织类型和疾病分期相关;Jessani 的研究则发现在具有高转移能力的肿瘤细胞中一组膜相关酶类如尿激酶和酶 KIAA1363 的活性升高。这些研究成果都为阐明肿瘤发生、发展机制奠定了基础。

(二) 蛋白质组学在新药研发中的应用

蛋白质是生物细胞各种代谢和调控途径的主要执行者,与疾病相关的蛋白质不仅可以作为疾病诊断标志物,也可能成为药物的作用靶点。将蛋白质组学的概念用于药物研究领域,通过对比健康状态与疾病状态的细胞或组织的蛋白质组表达差异,可以寻找药物作用的靶点蛋白质;通过比较药物治疗前后细胞蛋白质组表达状况,能帮助评价药物的结构与活性关系以寻找高活性药物,由此发展起来的一门学科称为药物蛋白质组学。在新药研发领域,从药物靶点筛选、先导化合物鉴定和优化、药物毒理学研究、药物作用机制及耐药相关机制研究、疗效判断直至临床个体化给药的实现,都是蛋白质组学发挥其技术的舞台。此外,蛋白质组学高通量的特点也特别适合研究中药复方多组分、多靶点、多途径作用的物质基础,揭示其内在的配伍规律,对中医药基础理论现代化研究和中药研发都具有重要的理论和临床意义。

小 结

基因组指一个细胞或一种生物体的整套遗传物质。不同生物体,其基因组大小和复杂程度各不相同,进化程度越高生物基因组越复杂,其所储存的遗传信息量有很大的差别。

原核生物是最简单的细胞生物体,基因组分子质量较小,没有细胞核,由 DNA、RNA 和支架蛋白组成类核结构。操纵子结构是原核生物的转录单位,转录产物 mRNA 为多顺反子。基因组多为单拷贝、结构基因无重叠现象、具有可移动的 DNA 序列,非编码区内主要是一些调控序列。质粒通常是共价、闭合、环状双链 DNA。质粒可以转移,其携带的遗传性状也能随之转移。

病毒由内部的核酸和蛋白质外壳组成,不能独立地复制,需借助宿主细胞才能复制。基因组为单倍体(逆转录病毒除外),由单一种类的核酸 RNA 或 DNA 组成,储存着病毒的全部遗传信息。病毒的基因组较小,有基因重叠现象,基因组中大部分是编码区,编码序列一般大于 90%。功能上相关的基因丛集形成一个功能单位或转录单位。

真核生物基因组较庞大,分为细胞核基因组与线粒体基因组。细胞核基因组为线性双链的 DNA 分子,与蛋白质结合形成染色体。基因组中的结构基因单独构成一个转录单位,转录生成单顺反子 mRNA。结构基因绝大多数都是断裂基因,非编码序列内含子占绝大部分。大多数的基因存在于细胞核中,但细胞质中也拥有基因组,编码细胞器的一些蛋白质。线粒体基因组一般是环状 DNA 分子,DNA 中没有内含子,具有突变率高、母性遗传等特点。

人类基因组计划于 1990 年正式启动,其任务是绘制遗传图谱、物理图谱、序列图谱及基因图谱,于 2006 年全部完成。随着测序任务的完成,进入了以基因功能研究为核心的后基因组时代,大规模的基因组学、蛋白质组学、转录组学、代谢组学等研究成为了热点,从分子生物学时代转向了系统生物学时代。

蛋白质组学是研究在特定时间或特定生理病理状态下细胞或组织中基因组表达的全部蛋白质,并探索其作用模式、功能机理、调节调控以及蛋白质组群内的相互作用,从而为临床诊断、病理研究、药物筛选、新药开发、新陈代谢途径研究等提供理论依据和基础。蛋白质组学研究的主要技术平台包括以双向凝胶电泳和液相色谱为代表的蛋白质分离技术和以质谱为代表的蛋白质鉴定技术,以及近年来发展的蛋白质芯片技术、酵母双杂交系统和各种定量蛋白质组学技术。在医学领域里,蛋白质组学技术已被广泛应用于疾病诊断标志物鉴定、发病机制研究以及药物研发领域,并且伴随着技术进步及其与其他大规模科学如基因组学、转录组学、生物信息学等的联合应用,其在未来生命科学领域中的应用会更加广泛和深入。

思 考 题

1.简述原核生物基因组一般特征。

2.何谓质粒? 质粒的生物学特征有哪些?

3.真核生物染色体基因组的一般特点有哪些?

4.线粒体 DNA 与核 DNA 有哪些不同之处?

5.病毒基因组与原核生物基因组结构特征有哪些异同点?

6.简述病毒基因组的一般结构特点。

7.正链和负链单链 RNA 病毒基因组有何区别?

8.蛋白质组和蛋白质组学的概念是什么?

9.简述蛋白质组学的主要研究技术。

10.简述定量蛋白质组学的概念和主要研究技术。

(梁统 蔡贞)

第三章 生物信息学

美国科学家在 1985 年率先提出了以阐明人类基因组核苷酸序列，破译人类全部遗传信息为目的的人类基因组计划（human genome project，简称 HGP），HGP 于 1990 年正式启动，随着 HGP 产生的数据爆炸，一门新兴学科——生物信息学应运而生。

生物信息学是一门研究生物信息的采集、处理、存储、传播、分析和解释等各方面的新兴的交叉学科，它通过综合利用生物学、计算机科学和信息技术而揭示生物学本质。随着包括人类基因组计划在内的生物基因组测序工程里程碑式的进展，人们把研究的重点转向了功能基因组的研究，由此产生的包括生物体生、老、病、死的生物数据以前所未有的速度递增，目前已达到每 14 个月翻一番的速度。同时随着互联网的普及，数以百计的生物学数据库也正迅速出现和成长。对于生物信息的研究内容也不仅仅是简单的数据的查询和同源性的比较，而是延伸到了生命现象的核心，即从基因、蛋白质研究生命的本质，理解结构与功能、发育与疾病的关系。因此，生物信息学的研究和应用具有极大的潜力，同时也对相关工作者提出严峻的挑战。为了更有效地利用生物信息学分析生物信息，从而为临床分子诊断提供充实的理论依据，本章对生物信息学的概念、常用生物信息学数据库及其应用软件三个方面进行了概述，并选择一些有代表性的实例来使读者加深对生物信息学的概念和方法的理解和记忆。

第一节 生物信息学

一、生物信息学的学科发展

（一）生物信息学的概念及意义

生物信息学是一门新兴的交叉学科。它所研究的材料是生物学的数据，通过综合利用生物学、计算机科学和信息技术而揭示生物学本质。生物信息学旨在揭示"基因组信息结构的复杂性及遗传语言的根本规律",是 21 世纪自然科学和技术科学领域中"基因组"、"信息结构"和"复杂性"这 3 个重大科学问题的有机结合。

广义上,生物信息学的发展必然会推动与之相关的各个学科的进一步发展,并以此为基础萌生出一系列分支学科,如分子计算(将 DNA 作为一种信息存储器,并应用 PCR 技术和生物芯片等来进行计算)。一方面,给各个相关领域的发展带来了无限的机会;另一方面,伴随着生物信息学的发展,人类必将揭示更多的生命活动本质规律,其中包含大量与人类自身健康、疾病、衰老、死亡相关的生物信息,从而获得对人类疾病的基因诊断和个性化治疗,实现人类文明的巨大发展。

具体来讲,生物信息学的产生与发展对于生命科学的研究具有划时代的意义。它在生物学中引入了大量的数学模型,标志着生物学已经从实验学科向理论学科转变。在生物信息学形成之前,一切的生物学理论的发展都是通过实验证据所得到的经典理论,然而在生物信息学出现以后,我们便逐步将生物学理论的研究具体地应用到指导、验证临床分子诊断学中。它可以支持和推动生命科学中一系列重要的基础性研究,如基因组遗传语言的破译,基因的结构与其功能的关系,生命的起源和进化,细胞发育、分裂和分化的分子机理,疾病发生的机理等。

(二) 生物信息学的研究内容及应用

生物信息学的研究内容是伴随着基因组研究而发展的。生物信息学是对基因组研究相关生物信息的获取、加工、存储、分配、分析和解释。这个定义的含义是双重的:一是对海量数据的收集、整理与服务,即管理好这些数据;二是从中发现新的规律,也就是利用好这些数据。具体地说,生物信息学是把基因组 DNA(脱氧核糖核酸)序列信息分析作为源头,找到基因组序列中代表蛋白质和 RNA(核糖核酸)基因的编码区。同时,阐明基因组中大量存在的非编码区的信息实质,破译隐藏在 DNA 序列中的遗传语言。在此基础上,归纳、整理与基因组遗传信息释放及其调控相关的转录谱和蛋白质谱的数据,从而认识代谢、发育、分化和进化的规律。其研究及应用范围十分广泛,大体包括以下方面:基因组序列分析和解释,生物大分子结构模拟和药物设计,基因多态性分析,基因进化,基于遗传的流行病学研究,疾病相关基因鉴定,蛋白质结构与功能的预测等。

1. 基因组序列分析和解释　1977 年,噬菌体 Φ-X174 成为第一个被完整测定基因组序列的生物体。此后,越来越多生物体的 DNA 序列被人类测定。通过对这些序列的分析,人们希望获知其中对应蛋白质编码的基因和基因调控序列。不同物种间的基因比对既能够解释和预测它们蛋白质的功能的相似性,又能够揭示不同物种间的联系。由于数据量巨大,依靠人工分析 DNA 序列早已变得不切实际,这使得人们不得不采用计算机分析数千种生物体的数十亿个核苷酸组成的 DNA 序列。另外,DNA 序列作为遗传语言,既包含在编码区,又隐含在非编码区中,在人类基因组中并非所有的序列都被编码,已完成编码部分仅占人类基因总序列的 3%～5%,而且在 DNA 序列中普遍存在着变异现象,这些大量相关但是不完全相同的序列,仅靠手工是难以完成的,必须通过计算机程序实现基因识别。

2. 生物大分子结构模拟和药物设计　蛋白质结构比对和预测的基本问题是比较两个生物信息学所提供的数据资料,可以指导对药物作用靶位的选定和药物分子的设计。这种方法有快速、高效的特点,它的研究包括大分子结构功能的模拟和预报,药物分子与大分子结合的模拟,关键性基因的致病机制及生物分子同源性的分析,生物分子在指定细胞中的分布和位点等。

3. 基因多态性分析 即使一个基因的序列已经确定,但是它只是有代表性的序列之一。在群体的分布中,仍存在有基因的多态性。由于多态性的存在,生物表型及对环境、外源物和药物的反应即不同。研究基因多态性可以对群体的基因共性及其中的基因个性(如SNP、STR 等)都有明确的认识。

4. 基因进化 根据多种生物的基因组数据及对垂直进化和平行演化的研究,可以对生命至关重要的基因结构及它的调控进行研究,对此需要建立较完整的生物进化模型,用基因组的数据来鉴别出环境因素对其进化的影响。这些研究成果将对生态环境、环境卫生提出指导性的建议,对研究生命的起源也有重要的科学意义。

5. 基于遗传的流行病学研究 流行病学研究是医学信息学的重要课题之一。将流行病学的遗传性和非遗传性的研究与分子基因信息结合起来,会对疾病的机理、个体对某种疾病的易感性以及疾病在群体中的分布有更明确的认识,对疾病的预防和治疗有极大的指导意义。

6. 疾病相关基因鉴定 生物信息学的研究不仅具有重要的理论价值,而且已经应用在了医疗实践中,特别是临床分子诊断的工作当中。很多疾病与基因突变有关,研究表明,有 6000 种以上的人类疾患与各种人类基因的变化相关联,其他更多的疾病则是环境(包括微生物)与人类基因(基因产物)相互作用的结果。因此,不同的个体对于致病因素及疾病的药物治疗的反应既有共性又有不同。随着人类基因组计划及蛋白质组计划的实施,已经有很多与疾病相关的基因被鉴定,人们可以有效地判定引起各种疾病的分子机制,有针对性地发展更有效、更便捷的诊断和治疗手段。为了实现这一目标,曾经需要付出很大代价才能鉴定出的遗传疾病的基因,现在由于人类基因组序列信息的公开,强大的计算机程序的开发,以及网络的广泛应用,科学工作者们已经可以较快地确定"候选基因",开拓了利用生物信息学研究疾病基因的新时代。

7. 蛋白质结构与功能的预测 蛋白质结构预测是生物信息学的重要应用。所谓的蛋白质结构预测是指从蛋白质的氨基酸序列预测出其三维空间结构。蛋白质的氨基酸序列与其三维空间结构间的关系对于理解生命现象的本质具有重要意义。由于蛋白质结构测定的速度跟不上序列测定增长的速度,因而蛋白质三维结构的信息对于蛋白质结构预测来说,成为一种迫切的需要。同源性是生物信息学中的一个重要概念。在基因组的研究中,同源性被用于分析基因的功能:若两基因同源,则它们的功能可能相近;在蛋白质结构的研究中,同源性被用于寻找在形成蛋白质结构和蛋白质反应中起关键作用的蛋白质片段。在一种被称为同源建模的技术中,这些信息可与已知结构的蛋白质相比较,从而预测未知结构的蛋白质。目前为止,这是唯一可靠的预测蛋白质结构的方法。例如,人类血色素和豆类血色素的氨基酸序列大不相同,但是它们的蛋白质结构几乎一样,且两种血色素都可以在各自的生物体内运输氧气。

(三)生物信息学的研究方法

1. 生物信息学数据库的建立 数据库是生物信息学的主要内容,各种数据库几乎覆盖了生命科学的各个领域。生物信息数据库可以分为一级数据库和二级数据库:一级数据库的数据都直接来源于实验获得的原始数据,只经过简单的归类整理和注释。二级数据库是在一级数据库、实验数据和理论分析的基础上针对特定目标衍生而来,是对生物学知识和信息的进一步整理。国际上著名的一级核酸数据库有 Genbank、EMBL 和 DDBJ 等;蛋白质序列数据库有 SWISS-PROT、PIR 等;蛋白质结构库有 PDB 等。国际上二级生物学数据库非常多,它们因针对不同的研究内容和需要而各具特色。随着生物信息学(bioinformatics)的发展,在进行核酸序列同源性检索、蛋白质功能分析、基因鉴定等方面,检索数据库发挥了重要作用,已成为人们认识生物个体生长发育、繁殖分化、遗传变异、疾病发生、衰老死亡等生命过程的有利工具。

2. 生物信息数据库的搜索 随着生命科学研究的发展,生物学数据呈爆炸式增长,各种生物信息数据库层出不穷。它们各自按一定的目标收集和整理生物学实验数据,使数据库呈现信息量大、数据动态化、结构复杂化的特点。因此,人们必须要依靠生物信息数据库的检索系统来查找自己所需要的信息。分子生物学数据库的应用可以分为两个主要方面,即数据库查询和数据库搜索。所谓数据库查询,是指对序列、结构以及各种二级数据库中的注释信息进行关键词匹配、查找。数据库搜索在分子生物信息学中有特定的含义,它是指通过特定的序列相似性比对算法,找出核酸或蛋白质序列数据库中与检测序列具有一定程度相似性的序列。Entrez(基于 Web 界面的综合生物信息数据库检索系统)和 SRS(欧洲分子生物学实验室开发的开放性数据库查询系统)是应用比较广泛的两个数据检索系统。

3. 序列比对工具 序列比对又称为序列联配,其意义在于从核酸或氨基酸序列的层面上分析序列之间的相似性,从而推测其结构、功能和进化上的相互关系。BLAST(基本局部比对搜寻工具)和 FASTA 是目前使用最为频繁的两套序列比对工具。它们的功能相近,都是把用户提交的一个核酸序列或蛋白质序列拿去与指定的数据库中的全部序列作比较。两个搜索程序都各具特色,一般认为,BLAST 运行速度快,对蛋白质序列的搜寻更为有效。FASTA 运行较慢,对核酸序列更为敏感。关于序列比对的具体使用方法将在本章第二节进行阐述。

4. 统计模型 生物信息学中常用模型有隐马尔可夫模型(hidden Markov model,HMM),用于 DNA 编码区/非编码区的建模、蛋白质结构预测研究、基因识别以及药物设计;最大似然模型(maximun likelihood model,ML),应用在序列进化分析,使用进化参数估值算法对一对 DNA 序列相关的进化参数进行估值,然后利用估算出来的参数值对 DNA 序列进行比对。

5. 数学算法 如自动序列拼接、外显子预测和同源比较、遗传算法、人工神经网络(artificial neural network)等。

(四)生物信息学的发展及研究现状

迄今为止,生物信息学的发展主要经历了三大阶段。首先,是前基因组时代,其研究方向主要集中在生物学数据库的构建,各种检索工具的开发、应用以及对核酸和蛋白质序列的比对和分析;第二阶段就是基因组时代,此阶段的主要工作就是完成了对核苷酸序列的测定、分析以及发现新基因,还包括基于网络和交互界面的大量数据库的开发和应用以及对基因序列信息的提举和分析等;第三阶段,随着人类基因组图谱的绘制完成,生物信息学的发展进入后基因组时代,这个阶段主要的工作包括蛋白质组学的研究、表观遗传组学、疾病表型组学及人类基因组注释等的研究。在后基因组时代,如何快速、精确地获取生物体的遗传信息仍然是生命科学研究中的一个重要问题。基因组包括一个生物体的全部遗传信息,是全面揭示物种复杂性与多样性的源泉。遗传信息的获取是进行基因组、转录组、蛋白质组、基因表型组、表观遗传组等研究的基础,随着二代测序技术的发展,基因组、转录组的遗传信息能够被精确地阐释,从而为生物信息学的研究提供了更丰富的资源,并且极大地推动了生物信息学的研究进展。

国内对生物信息学领域也越来越重视,在很多领域取得了一定成绩,相继成立了北京大学生物信息学中心、华大基因组信息学研究中心、中国科学院上海生命科学院生物信息中心,部分高校已经或准备开设生物信息学专业。但是从全国总体上来看与国际水平差距仍然很大。一方面,国内生物科学研究与开发对生物学、医学研究和服务的需求市场非常广阔;另一方面,真正开展生物信息学具体研究和服务的机构或公司却相对较少,仅有的几家科研机构主要开展生物信息学理论研究,提供生物信息学服务,而且所提供的服务也仅局限于简单的计算机辅助分子生物学实验设计方面。目前生物信息学领域的研究趋势有:①基因组组装机构和比较演化的方法研究;②细胞进化的溯祖理论;③复杂系统及形状建模和网络结构与状态分析;④非编码 RNA 系统发现及功能研究中的生物信息学理论和方法;⑤蛋白质和 RNA 结构修饰与功能预测的方法;⑥多层次数据整合的理论和方法;⑦生物信息学特有数据库的构建和应用;⑧生物信息学新理论、新技术和新方法。生物信息学作为一门新兴的工程技术学科,对刚起步的中国来说充满了机会和挑战,"后基因组时代"为我国的生物信息学发展提供了很大的舞台。

二、常用生物信息学数据库

众多模式生物的全基因组序列已经陆续完成测定,产生了海量的 DNA 序列资料。这些通过生物学实验获取的原始资料经数字化以特殊的电子文本格式保存在计算机的存储设备中,形成具有特定目标和功能的数据库。随着计算机网络的发展,互联网在全球的普及,分子生物信息数据库不仅在数量上突飞猛进,而且在数据的蓄积量上更是呈现指数增长,构成了宝贵的生物信息网上资源。据 *Nucleic Acids Research* 杂志 2012 年第 1 期报道,目前实际运行的分子生物学信息数据库已达到 1380 个,分为 14 个大类 41 个亚类。

分子生物信息数据库种类繁多。归纳起来,大体可分为 4 个大类,即基因组数据库、核酸和蛋白质一级结构序列数据库、生物大分子(主要是蛋白质)三维结构空间数据库,以及以上述 3 类数据库和文献资料为基础构建的二级数据库。基因组数据库来自基因组作图,序列数据库来自序列测定,结构空间数据库来自 X 射线衍射和核磁共振等结构测定。这些数据库是分子生物信息学的基本数据库、初始数据库,也称为一级数据库。根据生命科学不同研究领域的实际需要,对基因组图谱、核酸和蛋白质序列、蛋白质结构以及文献等数据进行分析整理、归纳、注释,构建具有特殊生物学意义和专门用途的二级数据库,是数据库开发的有效途径。近年来,世界各国的生物学家和计算机科学家合作,已经开发了几百个二级数据库和复合数据库,也称为专门数据库、专业数据库和专用数据库。

(一)一级数据库

1. 基因组数据库 基因组数据库是分子生物信息数据库的重要组成部分。基因组数据库内容丰富、名目繁多、格式不一,分布在世界各地的信息中心、测序中心以及和医学、生物学、农业等有关的研究机构和大学。基因组数据库的主体是模式生物基因组数据库,其中主要有世界各国人类基因组研究中心、测序中心构建的各种人类基因组数据库。小鼠、河豚、拟南芥、水稻、线虫、果蝇、酵母、大肠杆菌等各种模式生物基因组数据库或基因组信息资源都可以在网上查询。除模式生物基因组数据库外，基因组信息资源还包括染色体、基因突变、遗传疾病、分类学、比较基因组、基因调控和表达、放射杂交、基因图谱等各种数据库。

基因组数据库是重要的人类基因组数据库，现由加拿大儿童医院生物信息中心负责管理。GDB 数据库以表格方式给出基因组结构数据。

2. 核酸序列数据库 序列数据库是分子生物信息数据库中最基本的数据库，包括核酸和蛋白质两类，以核苷酸碱基顺序或氨基酸残基顺序为基本内容，并附有注释信息。序列数据库早期的数据主要由数据录入人员通过查阅文献杂志搜索，或者由科研人员以磁盘、电子邮件方式向国际生物信息数据库中心递交。数据中心搜集到的序列数据来自核酸和蛋白质序列测定；注释信息包括两部分，一部分由计算机程序经过分析生成，另一部分则依靠生物学家通过查阅文献资料获得。随着基因组大规模测序计划的迅速开展，序列数据库特别是核酸序列数据库的数据量迅速增长，数据来源主要集中于国际上几大著名的测序中心，如位于剑桥南郊基因组园区的 Sanger 中心、华盛顿大学基因组研究中心等。我国于1999 年加入国际人类基因组研究项目，已经于 2000 年 4 月按计划完成人类基因组 1% 序列的测定。

EMBL、GenBank 和 DDBJ 是国际上三大主要核酸序列数据库。EMBL 由欧洲分子生物学实验室(European Molecular Biology Laboratory)于 1982 年创建，其名称也由此而来，目前由欧洲生物信息研究所负责管理。美国国立卫生研究院(National Institute of Health, NIH)于 20 世纪 80 年代初委托 Los Alamos 国家实验室建立 GenBank，后移交给国家遗传研究所负责管理。DDBJ(DNA Data Base of Japan)创建于 1986 年，由日本国家遗传研究所负责管理。1988 年，EMBL、GenBank 和 DDBJ 共同成立了国际核酸序列联合数据库中心，建立了合作关系。根据协议，这三个数据库中心各自搜集世界各国有关实验室和测序机构所发布的序列数据，并通过计算机网络每天都将新测定或更新过的数据进行交换，以保证这三个数据库序列信息的完整性。

(1)EMBL EMBL 数据库中记录的基本成分为核苷酸碱基序列和注释两部分。序列记录由字段组成，每个字段由标识字起始，后面为该字段的具体说明。有些字段又分为若干次子字段，以次标识字或特征性表说明符开始，最后一双斜杠"//"作为本序列条目结束的标记。记录的关键字段代表的含义如表 3-1 所示。

(2)GenBank 根据 2011 年 4 月的统计信息，GenBank 的传统分类中约有 135440924 条记录，含 126551501141 个碱基，而全基因组短枪法数据库(WGS)类中有 62715288 条记录，含 191401393188 个碱基。完整的 GenBank 数据库包括序列文件、索引文件以及其他有关文件。索引文件是根据数据库作者、参考文献等建立的，用于数据库查询。GenBank 中最常用的是序列文件，其基本单位是序列记录，包括核苷酸碱基排列顺序和注释两部分。序列记录由字段组成，每个字段由关键字起始，后面为该字段的具体说明。有些字段又分为若干个子字段，以次关键字或特征表说明符开始。每个序列条目以双斜杠"//"作结束标记。表 3-1 列出了 EMBL 和 GenBank 的主要关键词及其含义。

表 3-1　EMBL 和 GenBank 的关键词及其含义

EMBL	GenBank	含义	EMBL	GenBank	含义
ID	LOCUS	序列名称	RL	JOURNAL	相关文献杂志名或递交序列的作者单位
DE	DEFINITION	序列简单说明			
AC	ACCESSION	序列编号	RX	MEDLINE	相关文献 Medline 引文代码
SV	VERSION	序列版本号	RC	REMARK	相关文献注释
KW	KEYWORD	与序列相关的关键词	RP		相关文献其他注释
OS	SOURCE	序列来源的物种名	CC	COMMENT	关于序列的注释信息
OC	ORGANISM	序列来源的物种名称和分类学位置	DR		相关数据库交叉引用
PN	REFERENCE	相关文献编号或递交序列的注册信息	FH	FEATURE	序列特征表起始
			FT		序列特征表子项
RA	AUTHORS	相关文献作者或递交序列的作者	SQ	BASE COUNT	碱基种类统计数
				ORIDIN	序列
RT	TITLE	相关文献题目	//	//	序列结束符号

下面以人类 IL-6 为例,介绍如何在 GenBank 中查找其 DNA 及其 mRNA 序列。

①进入 GenBank 主页:http://www.ncbi.nlm.nih.gov/genbank/。

②在第一个框的下拉选项中选择"Gene",第二个框中填写需要查找的基因的名字"IL-6",点击"search"。可看到不同物种的同名基因序列,根据每个序列的介绍选择目的基因。本次选择人类的 IL-6 基因(interleukin 6(interferon, beta 2)) [Homo sapiens(human)],点击基因名称进入基因介绍界面。

③在页面右侧"Related Information"中点击"Order cDNA clone"后点击"Clone Sequence"后面的链接即可得到 cDNA 序列。点击后如图 3-1(a)所示(只抓取其中一部分),每一行由上述表中的关键词开始的,每个关键词代表着每行所含信息的类别。图 3-1(b)所示为 DNA 序列一部分。

(3) DDBJ　DDBJ 以官方的名义从研究人员那里收集 DNA 序列,并向序列提交者发布全球认可的序列接收号。DDBJ 主要收集来自日本研究人员测定的序列,也接收来自其他国家测定的序列。由于 DDBJ、NCBI 以及 EMBL 每天都进行新数据的互换和更新,因此这三个数据库内的数据基本是相同的。

DDBJ 数据库内,接收号码前面加有前缀"C"、"D"、"E"、"AB"、"AG""AK""AP"、"AT"、"AU"、"AV"、"BA"、"BB"、"BD"、"BJ"、"BP"、"BS"、"BW"和"BY"的所有序列都是由 DDBJ 收集、处理得到的,而其他的则是来自 GenBank 及 EMBL。DDBJ 的关键词基本与 GenBank 的关键词相同。

3. 蛋白质序列数据库　由于蛋白质序列测定技术先于 DNA 序列测定技术问世,蛋白

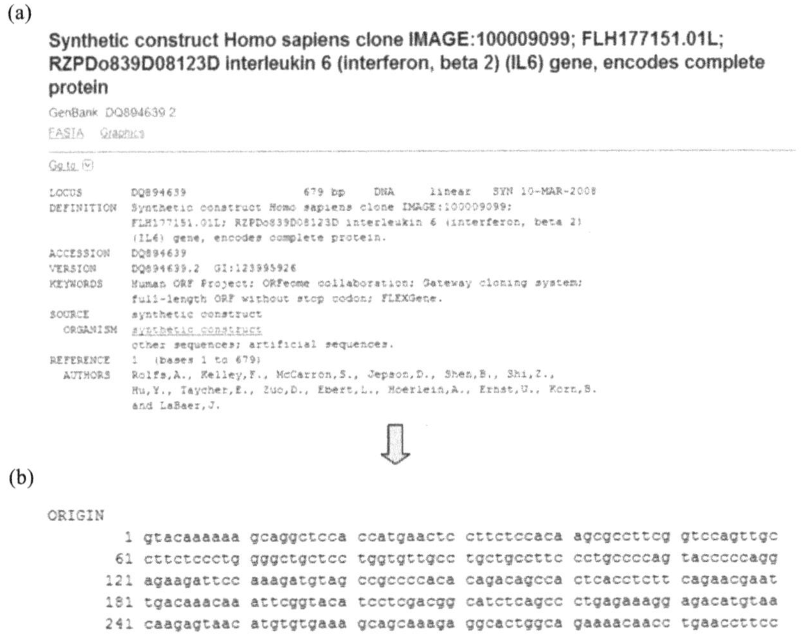

(a)

Synthetic construct Homo sapiens clone IMAGE:100009099; FLH177151.01L;
RZPDo839D08123D interleukin 6 (interferon, beta 2) (IL6) gene, encodes complete
protein

GenBank DQ894639.2

FASTA   Graphics

Go to (▼)

```
LOCUS       DQ894639              679 bp    DNA     linear   SYN 10-MAR-2008
DEFINITION  Synthetic construct Homo sapiens clone IMAGE:100009099;
            FLH177151.01L; RZPDo839D08123D interleukin 6 (interferon, beta 2)
            (IL6) gene, encodes complete protein.
ACCESSION   DQ894639
VERSION     DQ894639.2  GI:123995926
KEYWORDS    Human ORF Project; ORFeome collaboration; Gateway cloning system;
            full-length ORF without stop codon; FLEXGene.
SOURCE      synthetic construct
  ORGANISM  synthetic construct
            other sequences; artificial sequences.
REFERENCE   1  (bases 1 to 679)
  AUTHORS   Rolfs,A., Kelley,F., McCarron,S., Jepson,D., Shen,B., Shi,Z.,
            Hu,Y., Taycher,E., Zuo,D., Ebert,L., Moerlein,A., Ernst,U., Korn,B.
            and LaBaer,J.
```

⇩

(b)

```
ORIGIN
        1 gtacaaaaaa gcaggctcca ccatgaactc cttctccaca agcgccttcg gtccagttgc
       61 cttctccctg gggctgctcc tggtgttgcc tgctgccttc cctgcccag taccccagg
      121 agaagattcc aaagatgtag ccgccccaca cagacagcca ctcacctctt cagaacgaat
      181 tgacaaacaa attcggtaca tcctcgacgg catctcagcc ctgagaaagg agacatgtaa
      241 caagagtaac atgtgtgaaa gcagcaaaga ggcactggca gaaaacaacc tgaaccttcc
```

图 3-1   GenBank 中查找目的基因序列示意图

质序列的收集也早于 DNA 序列。蛋白质序列数据库的雏形可以追溯到 20 世纪 60 年代。20 世纪 60 年代中期到 20 世纪 80 年代初，美国国家生物医学研究基金会（National Biomedical Research Foundation, NBRF）Dayhofff 教授领导的研究组将收集到的蛋白质序列和结构信息以"蛋白质序列和结构图谱集"（Atlas of Protein Sequence and Structure）的形式发表，主要用来研究蛋白质的进化关系。而今已经构建了多个蛋白质序列数据库，主要有 PRI、SwissProt、TrEMBL、UniPort 等。与核酸序列数据库不同，用户在使用蛋白质序列数据库时，不能只用其中一个，而必须根据实际情况进行选择，如有可能，则应该尽量选择几个不同的数据库，并对结果加以比较。但在 UniPort 出现之后，由于该数据库是对各大蛋白质序列数据库的一种集成，并进行了数据库功能以及信息的进一步开发，旨在为用户提供一个既全面又综合，且高度集成的蛋白质序列数据库，相信 UniPort 将成为研究工作者首选的蛋白质序列数据库。

4. 蛋白质结构数据库　除了基因组数据库和序列数据库外，生物大分子三维空间结构数据库则是另一类重要的分子生物信息数据库。根据分子生物学中心法则，DNA 序列是遗传信息的携带者，而蛋白质则是主要的生物大分子功能单元，蛋白质分子的各种功能的实现是与其三维空间结构紧密相关的。蛋白质分子的结构具有多样性，因此，蛋白质空间结构数据是生物大分子结构数据库的组成部分。20 世纪 90 年代以来，随着 X 射线晶体衍射和核磁共振技术的进步，越来越多的蛋白质分子结构被测定，这大大扩充了蛋白质结构数据库的蓄积量，而蛋白质结构分类研究的不断深入，则衍射出蛋白质家族、折叠模式、结构域等分类结构相关的数据库。

据 2012 年 9 月统计，蛋白质结构数据库中已经存放了 84645 多套原子坐标，其中大部分为蛋白质，包括多肽和病毒。此外，还有核酸、蛋白质和核酸复合物、极少量多糖分子。

（二）二级数据库

以基因组、序列和结构数据库为基础，结合文献资料，研究开发更具特色、更便于使用的二级数据库，或专用数据库信息系统，已成了生物信息研究的一个重要方面。例如，德国生物工程研究所开发的真核生物基因调控转录调控因子数据库 TransFac，瑞士生物信息研究所 SIB 维护的 Prosite 数据库，在蛋白质结构数据库 ODB 基础上构建的蛋白质二级结构构象参数数据库（Definition of Secondary Structure of Proteins，DSSP），蛋白质家族数据库（Family of Structurally Similar Proteins，FSSP），同源蛋白质数据库（Homology Derived Secondary Structure of Proteins，HSSP）。需要说明的是，二级数据库和一级数据库之间，其实并没有明确的界限，上述 GDB 和 AceDB 基因组数据库、SCOP 和 CATH 结构分类数据库，无论从内容，还是用户界面，实际上都具有二级数据库的特色。

上面介绍的几类数据库，只是众多数据库中的一小部分。*Nucleic Acids Research* 杂志 2012 年第 1 期专门介绍各种分子生物信息学数据库。近年来，随着基因组计划的迅速实施，各种模式生物基因组数据库迅速出现。上述数据库分类方法显然已经不适用于这些数据库，特别是已经完成全序列测定的基因组数据库。例如美国 Stanford 大学构建的酵母基因组数据库（Saccharomyces genome Database，SGD），包括基因图谱、核酸和蛋白质序列、蛋白质结构等各种信息。这种综合的基因组数据库系统，是当今生物信息数据库研究开发的新方向。

重要数据库网址：

北大生物信息网：http://www.cbi.pku.edu.cn/chinese/mirrors.html

GDB：http://gdbwww.gdb.org/gdbhome.html

AceDB：http://www.acedb.org/

SGB：http://genome-www.stanford.edu/Saccharomyces/

GenBank：http://www.ncbi.nlm.nih.gov/genbank/

EMBL：http://www.ebi.ac.uk/embl/

SWISS-PROT：http://www.expasy.ch/　国内镜像 http://expasy.mirror.edu.cn/

PIR：http://pir.georgetown.edu/

PDB：http://www.rcsb.org/pdb/

SCOP：http://scop.mrc-lmb.cam.ac.uk/scop/

PDBsum：http://www.biochem.ucl.ac.uk/bsm/pdbsum/

PDBreport：http://swift.embl-heidelberg.de/pdbreport/

第二节　常用生物信息学软件

近年来，各种生物学数据库的建立以及完善，迄今为止世界上大概有超过 500 个的生物医学数据库，人们在面对越来越多的生物学数据以及信息时，仅靠人工比对以及计算是远远达不到生物信息学对数据处理的要求的，即在短时间内对大量的生物医学数据进行分析处理,实现从数据向信息的转化。因此,生物信息学软件的开发以及应用在生物信息学的研究中起到了至关重要的作用,并且随着生物医学数据库的发展,基于各种数据库的软件也在不断被开发出来。由于生物信息学的主要研究内容包括序列比对(alignment)、结构比对、蛋白质结构的预测以及计算机辅助基因识别等诸多研究领域,相应的软件也不断地被开发出来,最为大家所熟悉的序列比对软件是 BLAST 和 FASTA,还有用于蛋白质氨基酸序列对比鉴定的软件 Mascot 以及各种蛋白质二级、三级结构预测的软件如 PSA、TopPred 2 等等。这些软件基于各种不同的数据库可以在短时间内进行蛋白质以及核酸序列的搜索比对,以及蛋白质结构的预测,因此这些软件给生命科学的研究带来巨大的便利,极大地推动了生命科学的进步。本章主要通过以列举实例的方式介绍序列比对软件 BLAST 和 FASTA 以及引物设计软件 Oligo 和 Primer,来同大家一起探讨生物信息学软件在实际生物医学研究中的应用。

一、序列比对软件

提起序列比对软件,首先要明确的概念就是序列相似性。通过序列相似性来搜索数据库,可以找到与所查询数据库相似的序列,利用这些找到的序列信息来预测查询序列的结构或者功能。现代化数据库中生物大分子的序列是分子进化(molecular evolution)的产物。所谓分子进化就是在生物进化过程中生物大分子的演变过程,包括蛋白质分子的演变、核酸分子的演变。因此当一部分序列拥有一个共同的祖先序列时,它们往往在序列、结构和其生物学功能上具有一定的相似性。生物信息学就是通过这个思想来进行各种预测的。例如对于一个从基因组测序得来的新的序列,研究者便会搜索数据库期望找到一个相似序列,这个相似序列的结构以及功能是已知的,根据分子进化的理论,这个相似序列就可以作为研究者预测新序列结构以及功能的基础。在进行序列相似性搜索时应用的软件主要就是 BLAST 以及 FASTA。

(一) BLAST

1. BLAST 的简介 BLAST 的全称为 Basic Local Alignment Search Tool,是一套在蛋白质数据库或核酸数据库中进行相似性比较的分析工具,是基于 Altschul 等人在 J. Mol. Biol 上发表的方法,在序列数据库中对查询序列进行同源性比对工作,并且已经从最初的 BLAST 发展到现在的 BLAST 2.0。BLAST 可以处理蛋白质序列以及核酸序列,目前版本的 BLAST 2.0 已经可以处理缺口比对的序列。除此之外,BLAST 也可以选择多个数据库进行数据的搜索,但是这些数据库必须是同一类型的,即核酸数据库或者是蛋白质数据库。由于序列比对就是指将查询序列同数据库中的序列依次联配,然后选出序列相似性最高的序列也就是得分最高的序列,这个过程可以通过动态规划算法来完成,虽然通过这种算法可以找到两个序列之间的最佳搭配,但是由于这种算法在实际应用的过程中特别是在搜索大型数据库的过程当中花费的时间要长达几个小时,因此不是那么实用。BLAST 的出现很好地解决了这个问题,其速度是动态规划算法的 50 倍,虽然精确性方面不如动态规划算法,但是速度的大幅提升弥补了这一不足。

2. BLAST 的种类 目前认为 NCBI 的 BLAST 服务器是最好的,可以用来搜索许多一般用途的序列的数据库,在 NCBI 上基本的 BLAST 有以下五种。

（1）BLASTN 即核酸序列到核酸数据库中的查询,此种查询的方式就是将数据库中的核酸序列同所查核酸序列做一一比对,然后得出结果。

（2）BLASTP 即蛋白质序列到蛋白质数据库中的查询,此种查询的方式就是将数据库中的蛋白质序列同所查蛋白质序列做一一比对,然后得出结果。

（3）BLASTX 即核酸序列到蛋白质数据库中的查询,此种查询的方式就是先将核酸序列翻译成为蛋白质序列(一条核酸序列会被翻译成为 6 条可能的蛋白质序列),再将每一条蛋白质序列与蛋白质数据库中的序列做一对一的比对,然后得出结果。

（4）TBLASTN 即蛋白质序列到核酸库中的查询,同 BLASTX 的查询方法不一样的是,TBLASTN 是先将核酸数据库中的序列全部翻译成蛋白质序列,再同所要查询的蛋白质序列做一一比对,然后得出结果。

（5）TBLASTX 也是核酸序列到核酸数据库中的一种查询,此种查询将库中的核酸序列和所查的核酸序列都翻译成蛋白质(每条核酸序列会产生 6 条可能的蛋白质序列),这样每次比对会产生 36 种比对阵列。此种比对较为复杂,比对的时间也会很长,但是比对的结果较为精密。

除了以上常用的 5 种 BLAST 之外还有其他的 BLAST,例如可以用来进行引物的设计以及验证的 Primer-BLAST,查询单核苷酸多态性的 SNP-BLAST 以及同抗体有关的 Ig-BLAST 等等很多的特殊的 BLAST 软件。

3. BLAST 的应用 下面列举使用 BLAST 进行 HLA-G 第 8 外显子 14 bp 缺失多态性引物的验证。

（1）首先进入"NCBI"的 BLAST 网页 http://www.ncbi.nlm.nih.gov/BLAST/。

（2）点击"Basic BLAST"中的"nucleotide blast"选项后就进入"Basic Local Alignment Search Tool"界面。

①在"Enter Query Sequence"栏中输入引物序列:根据文献报道 HLA-G 14 bp 缺失多态性的引物为:上游 5'-GTGATGGGCTGTTTAAAGTGTCACC-3';下游 5'-GGAAGGAATGCAGTTCAGCATGA-3'。简便的做法是同时输入上、下游引物。输入的上、下游引物序列均是 5'→3'方向。输入上游引物后,加上≥20 个字母 n,再输入下游引物,如图 3-2(a)所示;②在"Choose Search Set"栏中:Database 根据所测基因的种属进行操作,本引物可选"Human genomic ＋ transcript"或"Others(nr etc.)",此处选后者;③在"Program Selection"中:选择"Somewhat similar sequences(blast)"项;④点击"Algorithm parameters"参数设置,进入参数设置界面,如图 3-2(b)所示。

（3）参数设置:

①在"General Parameters"中:"Expect threshold"期望阈值须改为 1000;在"Word size"的下拉框将数字改为 7,如图 3-2(c)所示;②"Scoring Parameters"不需修改,如图 3-2(d)所示;③"Filters and Masking"中,一般来说也没有必要改,如图 3-2(e)所示。

（4）点击最下面一栏的"BLAST"按钮。

（5）等待若干秒之后,自动跳转出现显示 BLAST 结果的网页(图 3-3(a))。该网页用三种形式来显示 blast 的结果。①图形格式:有＜40 分,40～50 分,50～80 分,80～200 分等几个等级,分值越高,特异性越好;线段代表上或下游引物,其颜色和上面对照后就可

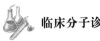

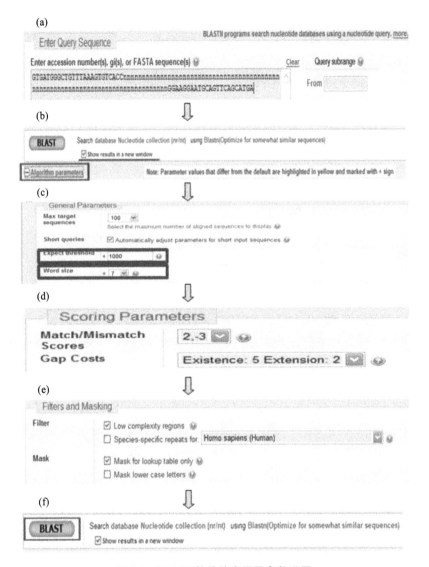

图 3-2　BLAST 软件的应用及参数设置

得出该条引物的分值；图中两线段间有连线的（红色线条标注的）代表这些序列与上游引物匹配（Strand＝Plus/Plus）、并与下游引物互补（Strand＝Plus/Minus），理论上可以扩增出基因片段；没有连线的，表示单条引物与该基因一致。点击线段，如图 3-3(b)所示，就能跳转到该基因的结果信息概要。②结果信息概要如图 3-3(c)所示："Accession"——数据库系列的身份证，点击之后可以获得该序列的信息；"Description"——系列的简单描述；"Total score"高的就是两线段间有连线的，如图 3-3(c)中画线的。"E value"——被比对的两个序列不相关的可能性。E 值最低的最有意义，也就是说序列的相似性最大。最后一栏有的有"UEG"字样，其中"U"代表 Unigene 数据库，"E"代表 GEO profiles 数据库，"G"代表 Gene 数据库。③结果详细信息如图 3-3(d)所示。

（6）结果判断。

①验证文献报道的引物是否正确：如果可以在所显示的结果中找出目的基因，一般说

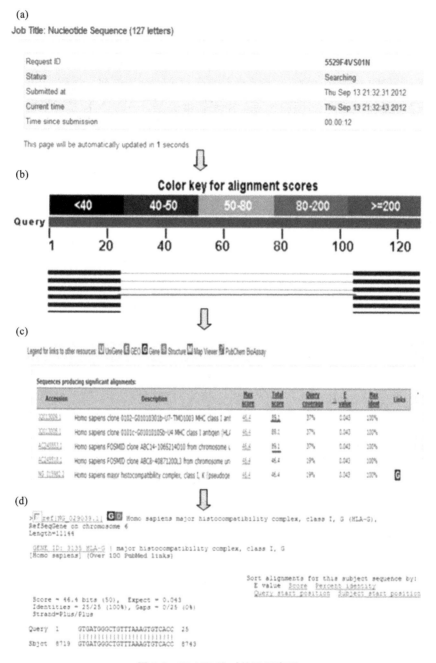

图 3-3 BLAST 比对结果示意图

明引物正确性没问题。如果 BLAST 后没有发现目的基因,或者分值很低,该引物就可能
不适用。②检测该对引物是否可与其他序列匹配,引起 PCR 的非特异性扩增。如果找到
了目的基因名称,而且找到了一大批同物种的不同基因(上、下游引物分别搜索到相同的
基因),分数也较高,这时表明引物设计的特异性不高,极有可能在扩增产物中出现非特异
性产物。

（二）FASTA

FASTA 具有同 BLAST 相似的搜索功能，是 FASTN 和 FASTP 程序的新版本，可以将已知的序列同数据库中的序列一一比对然后得出结果并输出。因此，FASTA 也是一套基于核酸序列和蛋白质氨基酸序列比对的程序。同 BLAST 相似，FASTA 也需要以数据库为依托进行相同核酸序列之间的比对。需要指出的是，FASTA 程序不仅仅用于生物信息学的研究，实际上，FASTA 程序是一个被广泛应用的数据库相似性搜索程序。程序引用取代矩阵实行局部对比以获得最佳的搜索。但是，这种策略会非常耗时，因此为了提高工作速度，在进行最耗时的工作之前，程序使用已知的字串检索出最佳的匹配。FASTA 首先要建立一个长度由 K-tuple（ktup 值）决定的所有可能的"字典"。FASTA 使用 ktup 值来表示初始的相配序列的长度。然后程序要对待检序列和序列库中的所有序列进行处理，找出字典中长度与 K-tuple 相等的所有序列段的位置。比较两个序列的字典要比比较两个序列本身快得多，可以有效地找出小段相似区。一旦通过初始的快速检索找到一批评分最高的序列，就可以仅对这些高分序列进行第二轮比较。第二轮的序列比对是采用 Needleman-Wunsch 算法（1970）进行空位联配计算，得出分析的最后结论。

二、引物设计软件

自 20 世纪 80 年代中期，由美国公司和加利福尼亚大学联合创建聚合酶链式反应（polymerase chain reaction，PCR）以来，PCR 技术因其特异性高、敏感度高、产率高、速度快、简便、重复性好、易自动化等优点，已然成为分子生物学研究中使用最多、最广泛的手段之一，其中引物设计是 PCR 技术中至关重要的一环。

现在 PCR 引物大多由计算机软件进行设计，部分也可以直接提交模板序列到特定网页，得到设计好的引物。一般来说，专门进行 PCR 引物设计的专业软件功能更为强大，本节将就引物设计的原则及软件使用问题进行介绍。

（一）引物设计的原则

引物设计的基本原则包括：①引物与模板的序列要紧密互补；②引物与引物之间避免形成稳定的二聚体或发夹结构；③引物不能在模板的非目的位点引发 DNA 聚合反应（即错配）。

围绕这几条基本原则，设计引物还需要考虑诸多具体因素，如引物长度（primer length）、产物长度（product length）、序列 T_m 值（melting temperature）、ΔG 值（引物与模板形成双链的内部稳定性，internal stability）、引物二聚体及发夹结构（duplex formation and hairpin）、错误引发位点（false priming site）、引物及产物 GC 含量（composition）等。必要时还需要对引物进行修饰，如增加限制性核酸内切酶位点、引进突变等。

（二）引物设计软件

引物设计软件的功能主要体现在两个方面：①引物分析评价功能，该功能只有少数商业版软件能够做到，其中以"Oligo"最突出；②引物的自动搜索功能，各种软件在这方面的侧重点不同，因此自动搜索的结果也不尽相同。自动搜索功能以"Premier Primer"最为强大且方便使用，"Oligo"其次，其他软件如"Vector NTI Suit"、"Dnasis"、"Omiga"和"Dnastar"都有引物自动搜索功能，但搜索结果不是十分理想。下面以"Oligo"引物设计软件为例进行介绍。

1. Oligo

1）Oligo 的简介

Oligo 是一个从序列文件中搜索和选择寡核苷酸的多功能程序，应用于聚合酶链式反应（PCR），DNA 测序，定点突变及各种各样的杂交研究。Oligo 根据最近邻热力学值计算寡核苷酸的杂交温度和二级结构。这个工具也用于构建合成基因，在已合成的基因中发现适当的序列引物，发现和多元化一致的引物和探针。

2）Oligo 产品的特色

① 分析 T_m 值和内部稳定性，绘制熔解温度图和稳定性图；② 给出寡核苷酸的重要相关信息；③ 显示正向引物、反向引物，潜在的二聚物也可显示出来；④ 分析显示在选中的正向引物或反向引物中基本的成分和熔解温度；⑤ 精确地分析出生物信息软件中的错配位点；⑥ 正向引物和反向引物选中后，能自动产生 PCR 实验条件和 PCR 产物信息。

3）Oligo 的应用　Oligo 是目前最好、最专业的引物设计软件，其功能很强。使用 Oligo 设计引物时有 3 个标准：①T_m值曲线以选取 5′到 3′的下降形状有利于引物引发聚合反应；②Frq（为邻近 6 至 7 个碱基组成的亚单位在一个指定数据库文件中的出现频率。该频率高则可增加错误引发的可能性）曲线宜选用 3′端 Frq 值相对较低的片段；③ΔG 值在 5′端和中间值比较高，而在 3′端相对较低。其具体操作如下。

（1）首先，打开 Oligo，主页的信息栏中包括"File"、"Edit"、"Search"、"Change"、"View"和"Help"5 部分。单击"File"然后单击"Open"，打开目的序列所在的文件夹，选中目的序列"drosfr"，单击"打开"，点击信息栏中的"Select"—"Forward Primer"和"Reverse Primer"选择上、下游引物，如图 3-4（a）所示：图中显示了上游引物（470 位点）和下游引物（1017 位点）所在的位置，以及 PCR 产物的大小（568 bp）。

（2）点击信息栏中的"Analyze"可以对上、下游引物进行评价，包括"key information of primer（引物的主要信息）"、"duplex information（引物二聚体）"、"hairpin information（发夹结构）"、"key information of primer"、"PCR information"等。引物分析是引物设计最为关键的步骤：①检查二聚体，尤其是 3′端二聚体形成的可能性，然后查看"hairpin loop"，检查有无发夹结构；②其次是检查 GC 含量，以 45%～55%为宜。有一些模板本身的 GC 含量偏低或偏高，导致引物的 GC 含量不能被控制在上述范围内，这时应尽量使上、下游引物的 GC 含量以及 T_m 值保持接近，以有利于退火温度的选择。从图 3-4（b）可看到，上、下游引物的 GC 含量都是 52.4%。

（3）最后点击"PCR"，总结性地显示该引物的位置、产物大小、T_m值等参数，如图 3-4（c）所示。

比较简单的引物通过这几步就可以设计好，复杂的引物设计还包括引物的修饰，例如改变引物的长短，加一些限制性内切酶识别位点的修饰等等。

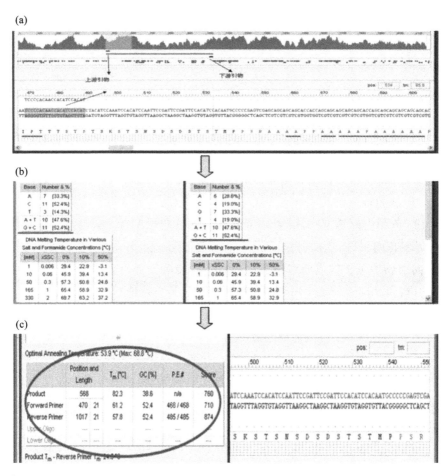

图 3-4　Oligo 软件使用示意图

小　结

　　生物信息学是用数理和信息科学的观点、理论和方法去研究生命现象、组织和分析呈现指数增长的生物学数据的一门学科。生物信息学的目的是通过对生物 DNA 和蛋白质的序列和结构进行收集、整理、储存、发布、提取、加工、分析和研究,逐步认识生命的起源、进化、遗传和发育的本质,破译隐藏在 DNA 序列中的遗传语言,揭示人体生理和病理过程的分子基础,为人类疾病的预测、诊断、预防和治疗提供最合理和有效的途径。本章主要介绍了生物信息学的发展历程,主要的生物信息学数据库,常用的序列比对软件 BLAST 和 FASTA 的应用、引物设计的原则以及引物设计软件 Oligo 的使用。

思 考 题

1.何谓生物信息学?

2.常用的生物信息学数据库分几类,各自代表性的数据库有哪些?

3.引物设计的基本原则是什么?

(张展　张琳琳)

第四章　核酸与蛋白质的分离与纯化

学习目标

掌握：DNA、RNA 及蛋白质的分离与纯化原理。
熟悉：分离与纯化核酸与蛋白质的方法及注意事项。
了解：核酸与蛋白质分离与纯化技术的应用前景。

随着科学技术的发展，从分子水平上认识生命的现象已经成为现代生物科学发展的主要方向。核酸和蛋白质作为体内最重要的生物大分子，存在于一切生物体中，它们是生命体结构和功能的重要基础。蛋白质是生物功能的执行者，担负着生物催化、物质运输、防御、调控等多种生理功能；而核酸是遗传信息的携带者，在生物体中指导蛋白质的合成。获得高纯度同时具有生物活性的生物大分子是研究核酸和蛋白质性质和功能的前提，而分离与纯化技术在此过程中起决定性作用，核酸及蛋白质样品的制备质量将直接影响后续的研究与应用。

第一节　核酸分离与纯化的基本原则及技术路线

核酸包括脱氧核糖核酸（DNA）和核糖核酸（RNA）两大类。无论是 DNA 或 RNA，在生物体中一般都会与蛋白质结合形成核蛋白（nucleoprotein），RNA 与蛋白质结合成核糖核蛋白（ribonucleoprotein，RNP），而 DNA 与蛋白质结合成脱氧核糖核蛋白（deoxyribonucleoprotein，DNP）。因此，分离与纯化核酸的基本原理是细胞破碎后，将核酸与蛋白质解偶联并除去蛋白质等其他杂质，同时维持核酸的天然性状。核酸分离与纯化的方法很多，应根据具体生物材料的性质与起始量、待分离核酸的性质与用途而采取不同的方案。无论采取何种方法，都应遵循总的原则：一是保证核酸一级结构的完整性，因为完整的一级结构是核酸结构和功能研究的最基本的要求；二是尽量排除其他分子的污染，保证核酸样品的纯度。

一、核酸分离与纯化的基本原则

（一）保持核酸结构的完整性

在操作过程中，存在多种有害因素对核酸有破坏作用，为了保持核酸的完整性，应尽量简化操作的步骤，缩短操作时间。实验中影响核酸完整性的因素很多，包括物理、化学与生物学等因素:①过酸或过碱都可破坏核酸中的 $3'$,$5'$-磷酸二酯键,在提取过程中,应把缓冲溶液酸碱度控制在 pH4~10。②机械剪切力(包括剧烈振荡、搅拌、核酸样品反复冻融等)可引起核酸的降解,对大分子线性 DNA 危害较大,对小分子环状 DNA 危害相对较小。③高温(如长时间煮沸)破坏核酸分子中的化学键,因此核酸提取操作常在 0~4 ℃条件下进行,此温度还可以降低核酸酶的活性,减少核酸的生物降解。④细胞内或外来的核酸酶会降解核酸,其中 DNA 酶(DNase)的激活需要 Mg^{2+}、Ca^{2+} 等二价金属离子,若使用乙二胺四乙酸(ethylene diamine tetraacetic acid,EDTA)、枸橼酸盐等二价金属离子螯合剂并在低温条件下操作,可以抑制 DNA 酶的活性;而 RNA 酶(RNase),不但分布广泛、极易污染,而且耐酸碱、耐高温,不易失活,所以成为 RNA 提取的主要危害因素。

（二）尽量排除其他分子的污染

纯化核酸的起始步骤是破碎细胞,细胞破碎后,细胞内容物释放出来(包括核酸、蛋白质、多糖和脂质等),纯化后的核酸样品要排除蛋白质、多糖和脂质这类生物大分子杂质。而在核酸的分离与纯化试剂中常需要用到有机溶剂和高浓度的金属离子,这些对生物酶有抑制作用,不利于后续进行的核酸操作(如酶切、PCR 等),因此也需要充分除去。此外,还应排除其他核酸分子的污染,如提取 DNA 时,应除去 RNA。

二、核酸分离与纯化的技术路线

临床常见的标本来源广泛,包括血液、尿液、唾液、脑脊液、组织及培养细胞等。同时,核酸分离与纯化的方法非常多,因此,如何恰当地收集与准备材料,选择适宜的分离与纯化方法是一个首要的问题。首先应当明确核酸的分离与纯化并不是最终的目的,不同的实验研究与应用对核酸的产量、完整性、纯度和浓度可能有不同的要求;同时还必须考虑制备核酸所需的时间与成本,在不影响核酸质量的情况下,应选择安全无毒的试剂与方案。近年来,有关试剂盒的开发与自动化仪器的使用,能批量制备核酸样品,大大提高了分离与纯化的效率。

核酸分离与纯化的主要技术路线大致相同,包括:①制备并破碎细胞;②去除与核酸结合的蛋白质、多糖、脂类等生物大分子;③除去其他核酸分子;④沉淀核酸并去除盐类、有机溶剂等杂质;⑤核酸的鉴定与保存。

（一）核酸的释放

一般情况下,无论是 DNA 还是 RNA 均位于细胞内(病毒除外),所以核酸分离与纯化的第一步就是裂解细胞、释放核酸。破碎细胞的方法很多,分为机械法和非机械法两大类。机械法是通过剪切力破坏细胞,但同时机械剪切力会损坏高分子质量的线性 DNA 分子,故该类方法不适合于真核染色体 DNA 的分离与纯化。非机械法可分为干燥法和溶胞法,后者可采用适宜的化学试剂和酶高效裂解细胞,方法柔和,能保证较高的得率并较好地保持核酸的完整性,得以广泛使用(图 4-1)。而对于富集在细胞特定区域的核酸,事先收集该部分,之后再用常规方法提取核酸,可获得高纯度、高浓度且结构较完整的核酸分子。

（二）核酸的分离与纯化

细胞裂解后即得到含核酸的复杂混合物,核酸分子可能仍与蛋白质结合在一起。利用核酸与其他物质的差异(包括细胞定位、理化性质等方面的不同)以及各自独特的生物学特

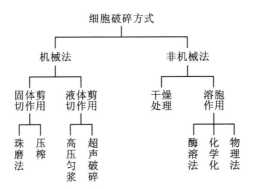

图 4-1 常用的细胞破碎方法

性,可以设计有效方案进而从复杂的混合物中纯化出核酸。其中,应清除的杂质主要包括三部分:非核酸的大分子污染物(如蛋白质、多糖及脂类等)、非需要的核酸分子(即制备DNA 时 RNA 为杂质,制备 RNA 时 DNA 为杂质)及在纯化过程中加入的对后续研究与诊断有影响的溶液和试剂。

　　一般情况下,分离与纯化的步骤越多,制备的核酸纯度也越高,但得率会逐步下降,完整性亦难以保持。相反,使用简化的纯化步骤可以得到较多完整性较好的核酸分子,但纯度不一定很高。这就需要结合核酸制备的用途加以合适设计。

　　(三)核酸的浓缩、沉淀与洗涤

　　1. 核酸的浓缩　在提取过程中,核酸分子不可避免地逐渐丢失,样品中核酸的浓度将逐步下降,当不能满足后续研究需要时,应对核酸样品进行浓缩。通常用有机溶剂沉淀法浓缩核酸,但如果溶液中的 DNA 含量较低,且容积较大,不宜直接进行有机溶剂沉淀时,可用固体聚乙二醇吸水浓缩法或丁醇抽提浓缩法对核酸进行浓缩,再进一步进行沉淀和洗涤。固体聚乙二醇能吸收大量的水,将 DNA 溶液装入透析袋,包埋于固体聚乙二醇中使DNA 脱水而达到浓缩效果。正丁醇或仲丁醇同样具有吸水能力,可吸收大量水,但 DNA不溶于丁醇,振荡混合后离心,去除有机相,可显著减少 DNA 溶液体积。

　　2. 核酸的沉淀与洗涤　沉淀是浓缩核酸最常用且高效的方法,其优点是核酸沉淀后,可以很容易地将核酸溶液调至所需浓度,同时还可以改变溶解核酸的缓冲溶液种类。此外,还能清除部分杂质与某些盐离子。核酸的沉淀法是基于:核酸在水溶液中以多聚离子化合物的形式存在,它与 K^+、Na^+、Mg^{2+}、Li^+ 及 NH_4^+ 等阳离子形成盐,屏蔽带负电荷的磷酸基团,使 DNA、RNA 分子聚集在一起,这种聚集体不溶于有机溶剂,但也不被有机溶剂变性。因此,在加入一定浓度的盐后,可用有机溶剂沉淀核酸,常用盐类有乙酸钠、乙酸钾、乙酸铵、氯化钾、氯化钠及氯化镁,其中乙酸钠最常用;常用的有机溶剂主要有乙醇、异丙醇和聚乙二醇(PEG),不同浓度的 PEG 可选择沉淀不同分子质量的 DNA 片段。核酸沉淀中常含有少量共沉淀的盐,可用 $70\%\sim75\%$ 的乙醇洗涤去除。

　　(四)核酸的鉴定与保存

　　1. 核酸浓度鉴定　核酸浓度的定量可通过紫外分光光度法与荧光光度法进行。

　　(1)紫外分光光度法　是基于核酸分子中的碱基具有共轭双键结构,可以吸收紫外线,其最大吸收波长为 260 nm。可利用此性质进行核酸的定性、定量和结构分析。如果

DNA 样品中含有盐，会使 A_{260} 偏高，此时需测 A_{310} 以扣除背景，并以 A_{260} 与 A_{310} 的差值作为定量计算的依据。紫外分光光度法适用于测定浓度高于 $0.25~\mu g/mL$ 的核酸溶液。

（2）荧光光度法 核酸可被荧光染料溴化乙锭（ethidium bromide，EB）染色，EB 可嵌入碱基平面，本身无荧光的核酸在紫外线激发下发出橙红色荧光，且荧光强度的积分与核酸的含量成正比。DNA 样品可与已知浓度的 DNA 同时进行电泳，染色后比较待测与已知 DNA 条带的荧光强度，估算待测 DNA 的浓度。该法灵敏度高达 $1\sim5~ng$，适合低浓度核酸溶液的定量分析。但 EB 具有强致癌性，可使用新型荧光染料替代 EB，如 Syber Green I，无致癌性，并可以从琼脂糖凝胶中检出低至 $20~pg$ 的 dsDNA。

2. 核酸纯度鉴定 紫外分光光度法或荧光光度法也可用于核酸制品的纯度鉴定。

（1）紫外分光光度法 该法主要通过 A_{260} 与 A_{280} 的比值来判定有无蛋白质污染和鉴定核酸纯度。核酸的最大吸收峰在 260 nm 处，蛋白质的最大吸收峰在 280 nm 处，而盐和小分子的最大吸收峰在 230 nm 处，纯 DNA 的 A_{260}/A_{280} 为 1.8，纯 RNA 的比值为 2.0。比值升高与降低均提示核酸样品不纯。蛋白质与在核酸提取过程中加入的酚均会使比值下降。通过酚在 270 nm 处的高吸收峰可以鉴别主要是蛋白质的污染还是酚的污染。RNA 污染可致 DNA 样品的比值高于 1.8，故比值为 1.8 的 DNA 溶液不一定为纯 DNA 溶液，可能兼有蛋白质、酚和 RNA 的污染，需结合其他方法加以鉴定。A_{260}/A_{280} 是衡量蛋白质污染的一个良好指标，2.0 是高质量 RNA 的标志。但由于 RNA 二级结构的不同，其比值可能会在 $1.8\sim2.1$ 之间。A_{230}/A_{260} 的比值应在 $0.4\sim0.5$ 之间，若比值高说明有残余盐的存在。此外，溶解 RNA 样品所用溶液的 pH 值会影响比值，如 RNA 在水溶液中的 A_{260}/A_{280} 比其在 Tris 缓冲溶液（pH7.5）中的要低 $0.2\sim0.3$。因此，要精确测定 RNA 的浓度，应使用水溶液并加空白对照来测定。

（2）荧光光度法 用溴化乙锭等荧光染料示踪的核酸电泳结果可判定核酸制品的纯度。

由于 DNA 分子较 RNA 大得多，电泳迁移率低。总 RNA 中，rRNA 最多，占 $80\%\sim85\%$，tRNA、snRNA 占 $15\%\sim20\%$，mRNA 占 $1\%\sim5\%$，因此，总 RNA 变性电泳后可呈现三条特征性的区带：原核生物为明显可见的 23 S、16 S 及 5 S 的 rRNA 条带；真核生物为 28 S、18 S 的 rRNA 及由 5 S、5.8 S 的 rRNA 和 tRNA 构成的谱带。通过分析电泳结果，可以鉴定 DNA 制品中有无 RNA 的存在，亦可鉴定在 RNA 中有无 DNA 的污染。

3. 核酸完整性鉴定 以溴化乙锭为示踪剂的核酸凝胶电泳结果可判定核酸制品的完整性。基因组 DNA 片段的相对分子质量很大，在电场中迁移率很低，若发生降解，电泳图呈拖尾状。完整的或降解很少的总 RNA 电泳图中，三条带的荧光强度应呈特定的比值，沉降系数大的核酸区带，分子质量大，电泳迁移率低，荧光强度高；反之，分子质量小，电泳迁移率高，荧光强度低。一般而言，28 S（23 S）rRNA 的荧光强度约为 18 S（16 S）rRNA 的 2 倍，否则提示有 RNA 的降解。若在点样孔附近有着色条带，则说明存在 DNA 的污染。

必要时，还可通过一些特殊的实验来分析 RNA 的完整性，如小规模的第一链 cDNA 的合成反应，用放射性同位素标记的寡脱氧胸苷酸 oligo(dT) 为探针的 Northern 印迹杂交以及对已知大小的某种 mRNA 的 Northern 印迹杂交。

近年来，随着毛细管电泳及生物芯片技术的飞速发展，核酸的分离、纯化、鉴定与回收的方法日益丰富。

4. 核酸的保存 核酸的结构与性质相对稳定,一次性制备的核酸若保存完好,可满足多次研究的需要。由于 DNA 与 RNA 的理化性质不同,所以两者的保存条件也不尽相同。

(1)DNA 的保存 DNA 溶于 TE 缓冲溶液(pH8.0,含 EDTA)可在-70 ℃冰箱中保存数年。pH 值为 8.0 可减少 DNA 的脱氨反应,pH 值低于 7.0 时 DNA 易变性。EDTA 可络合 Mg^{2+}、Ca^{2+}等二价金属离子,能有效抑制 DNase 活性。在 DNA 样品中加入少量氯仿,可有效避免细菌与霉菌对核酸的污染。

(2)RNA 的保存 RNA 可溶于 0.3 mol/L 的乙酸钠溶液或三蒸水中,在-70 ℃保存。如用焦碳酸二乙酯(diethyl pyrocarbonate,DEPC)水溶解 RNA 或者在 RNA 溶液中加入 RNase 阻抑蛋白(RNasin)或氧钒核糖核苷复合物(vanadyl-ribonucleoside complex,VRC),保存时间可延长。另外,RNA 沉淀溶于 70% 的乙醇或去离子的甲酰胺溶液中,可在-20 ℃冰箱中长期储存。需要注意的是,RNA 酶抑制剂或有机溶剂的加入仅是一种暂时保存的需要,如果它们对后续的研究与运用有不利影响,则应予以去除。

由于反复冻融产生的机械剪切力对核酸样品有断裂作用,在实际保存时,最好将核酸制品小量分装保存。

🔬 第二节 DNA 的分离与纯化

真核生物的 DNA 有染色体 DNA 与细胞器 DNA 之分。前者位于细胞核内,约占 95%,为双链线性分子;后者存在于线粒体或叶绿体等细胞器内,约占 5%,为双链环状分子。除此之外,在原核生物中还有双链环状的质粒 DNA;在非细胞型的病毒颗粒内,DNA 的存在形式多种多样,有双链环状、单链环状、双链线状和单链线状之分。DNA 分子的总长度在不同生物间差异很大。如人的 DNA 大约由 3.0×10^9 个碱基对(base pair,bp)组成,与 5243 bp 的猿猴病毒(simian virus 40,SV40)相比,其长度约为后者的 5.7×10^5 倍。不同类型及来源的 DNA 存在不同的理化性质和细胞定位,因此需要采取不同的分离与纯化方法。例如裂解动物细胞多采用化学溶胞法,而细菌、酵母的裂解,常需要用溶菌酶(lysozyme)处理。在分子生物学及临床分子诊断中,常涉及基因组 DNA 的分离与纯化及质粒 DNA 的分离与纯化。

一、基因组 DNA 的分离与纯化

制备基因组 DNA 是研究基因结构及功能的重要步骤,双链 DNA 因固有的结构特点,是一种惰性很强的化学分子,可用于重现犯罪现场和进行古生物学分析。但由于是很长的线性分子(如人的染色体 DNA 平均长度为 100~150 Mb)而且缺乏横向的稳定性,因此很容易断裂。在溶液中,由于碱基堆砌力的相互作用与磷酸基团的静电排斥作用,DNA 分子非常黏稠,沉淀后很难溶解,而且也增加了它对剪切力的敏感性。即便是最轻柔的方式,高分子质量的 DNA 也很容易因剪切力发生横向断裂。用常规方法分离基因组 DNA 时,大于 150 kb 的 DNA 分子很容易发生断裂,因此,在提取过程中应尽量避免 DNA 断裂和降解,以使提取的 DNA 符合后续研究需要。

（一）真核细胞基因组 DNA 的分离与纯化

真核生物的一切有核细胞都可以用来提取基因组 DNA。真核细胞的破碎裂解有多种方法，包括超声破碎法、匀浆法、低渗法等物理方法及蛋白酶 K、去污剂等温和处理法，为获得大分子质量的 DNA，一般多采用温和处理法裂解细胞。

真核细胞基因组 DNA 的分离与纯化主要有酚抽提法、甲酰胺解聚法、玻棒缠绕法及各种快速方法。可根据不同的实验要求选择不同的实验方法，见表 4-1。

表 4-1 哺乳动物基因组 DNA 提取方法比较

方　　法	DNA 长度	得率	适用范围
蛋白酶 K-酚抽提法	100～150 kb	高	PCR、Southern 印迹杂交、文库构建
甲酰胺解聚法	＞200 kb	低	文库构建、脉冲电泳
培养板细胞 DNA 提取法	常规	中	PCR、Southern 印迹杂交
小样品制备 DNA 法	常规＜20 kb	中	PCR、Southern 印迹杂交（＜20 kb）、转基因检测
哺乳动物 DNA 快速分离法	20～50 kb	高	PCR

1. 酚抽提法 本法最初于 1976 年由 Stafford 及其同事提出，通过改进，以含 EDTA、SDS 及无 DNA 酶的 RNA 酶的裂解缓冲溶液裂解细胞，经蛋白酶 K 处理后，用 pH8.0 的 Tris 饱和酚抽提 DNA，重复抽提至一定纯度后，根据不同需要进行透析或沉淀处理，获得所需的 DNA 样品。

其中，EDTA 为二价金属离子螯合剂，可以抑制 DNA 酶的活性，同时降低细胞膜的稳定性；SDS 为生物阴离子去垢剂，主要引起细胞膜的降解并能乳化脂质和蛋白质，与这些脂质和蛋白质的结合可以使它们沉淀，其非极性端与膜磷脂结合，极性端使蛋白质变性、解聚，所以 SDS 同时还有降解 DNA 酶的作用；无 DNA 酶的 RNA 酶可以有效水解 RNA，而避免 DNA 的消化；蛋白酶 K 则有水解蛋白质的作用，可以消化 DNA 酶、DNA 上的蛋白质，也有裂解细胞的作用；酚可以使蛋白质变性沉淀，也抑制 DNA 酶的活性；pH8.0 的 Tris 溶液能保证抽提后 DNA 进入水相，而避免 DNA 滞留于蛋白质层。

多次抽提可提高 DNA 的纯度。一般在第三次抽提后，移出含 DNA 的水相，做透析或沉淀处理。透析处理能减少对 DNA 的剪切效应，因此可以得到 200 kb 的高分子质量 DNA。沉淀处理常用乙酸铵等盐类，用 2 倍体积的无水乙醇沉淀，并用 70% 的乙醇洗涤除盐，最后得到的 DNA 大小在 100～150 kb。

在本法操作过程中，染色体 DNA 会发生机械断裂，产生大小不同的片段，因此操作应尽量在温和条件下进行，如尽量减少酚-氯仿抽提次数，混合时要温和，以尽量保证 DNA 完整性。在整个提取过程中应考虑两个原则：防止 DNase 对 DNA 的降解以及减少对 DNA 的机械剪切破坏。

运用该法可以从单层或悬浮培养细胞、新鲜组织及血液标本中制备少于 10 μg 至大到数百μg 的 DNA 样品。由于分离与纯化的每一步都有剪切力的影响，最后得到的 DNA 样品中分子质量超过 100～150 kb 的很少，但这种大小的 DNA 足以作为 PCR 反应的模板和进行 Southern 印迹杂交以及构建以 λ 噬菌体为载体的基因组 DNA 文库。从 5×10^7 个培养的哺乳动物细胞(如 HeLa 细胞)可以制备分子质量在 $100 \sim 150$ kb 的 DNA 约200 μg，自 20 mL 血液中可得 250 μg。

2. 甲酰胺解聚法 为构建高容量载体的 DNA 文库和进行分子质量巨大的 DNA 片段的脉冲场凝胶电泳(pulsed field gel electrophoresis，PFGE)分析，需要制备分子质量大于 200 kb 的 DNA。该法的细胞裂解与蛋白质水解同酚抽提法相似，但不进行酚的抽提，而是以高浓度的甲酰胺裂解 DNA 与蛋白质的复合物(即染色质)，然后通过火棉胶袋的充分透析以除去蛋白质和有机溶剂。甲酰胺是一种离子化溶剂，既可以裂解蛋白质与 DNA 的复合物，还可使释放的蛋白质变性。但甲酰胺对蛋白酶 K 的活性无显著影响。本法因操作步骤少，尤其省却了酚的多次提取，所得 DNA 分子质量一般可以大于 200 kb。

3. 玻棒缠绕法 玻棒缠绕法适于同时从不同的细胞或组织标本中提取 DNA。与前两个方案不同，它有两个关键步骤：一是基因组 DNA 沉淀于细胞裂解液与乙醇液的交界面；二是要将沉淀的 DNA 缠绕于带钩玻棒上。通过带钩玻棒将高分子质量 DNA 沉淀从乙醇溶液中转移到 pH8.0 的 TE 溶液重溶。小的 DNA 片段与 RNA 不能有效形成凝胶状线卷。该方案以盐酸胍裂解细胞，制备的 DNA 分子质量只有大约 80 kb，不能有效构建基因组 DNA 文库，但用于 Southern 印迹杂交和 PCR 反应可以获得很好的结果。

(二) 原核细胞基因组 DNA 的分离与纯化

原核生物包括细菌、支原体、衣原体、立克次氏体、放线菌等，是最简单的细胞生物体，在临床中常作为病原微生物引起感染性疾病。应用分子诊断方法对感染性疾病进行诊断时，第一步就是必须对这些病原微生物的核酸进行分离与纯化，获得原核细胞基因组 DNA。

原核生物基因组 DNA 的制备与真核生物有很多共同之处，但与病毒相比，原核生物 DNA 的制备较困难，因为通常原核生物 DNA 分子比较大(细菌 DNA 一般可达 2×10^9 bp)，易受机械剪切力的破坏；同时细菌内所含 DNA 种类比病毒的复杂，除染色体 DNA 外还有质粒 DNA 等；另外原核生物的外部有一层细胞壁，破壁也比较困难。与真核生物 DNA 提取相似，从原核生物中分离 DNA 主要包括三个步骤：①破碎菌体；②去除蛋白质；③去除 RNA 等其他杂质。无论哪一步骤都应尽量避免机械剪切力和脱氧核糖核酸酶对 DNA 的降解。

1. 破碎菌体 与真核生物不同，原核生物有细胞壁结构(支原体除外)，在原核 DNA 提取中，首先必须充分破碎细胞壁。通常可采用去垢剂 SDS 或溶菌酶处理，对于细胞壁很厚的菌体，化学试剂消化、裂解破壁往往不充分，需先用溶菌酶处理或加入 SDS 后，在高温下($70 \sim 75$ ℃)溶菌；有些菌体孢子对溶菌酶不敏感，还需加入巯基试剂(如巯基乙醇等)，或结合使用 8 mol/L 尿素，也可试用脱氧胆酸盐。如仍有困难，则可采用玻璃粉混合研磨或反复冻融，但这样可能导致 DNA 的低分子化。在溶菌过程中 DNase 与 DNA 同时从细胞中游离出来，为了抑制 DNase 的活性，在加入解偶联剂 SDS 之前，须先加入 EDTA 以络合 DNase 所必需的 Mg^{2+}。有时还在溶菌酶中加入适量蔗糖以提高溶液的黏度，减缓细胞破裂的速度，避免因细胞迅速破裂而使 DNA 分子断裂。破壁之后，可用各种化学试剂如 SDS、对氨基水杨酸钠(DNA 蛋白的有效解偶联剂)将细胞破裂，同时使核蛋白解偶联释放出 DNA。SDS 的浓度一般在 1% 左右，低浓度的 SDS 只能抽提 RNA，不能抽提 DNA。

2. 去除蛋白质 去除蛋白质主要用盐析法和有机溶剂处理的方法。盐析法是在溶菌酶和 SDS 溶菌后,直接加入固体 NaCl 或 NaClO₄ 使盐浓度为 1 mol/L(高浓度的盐有助于 DNA 与蛋白质解偶联),被盐析出来的蛋白质再用离心法除去。有机溶剂抽提法与真核生物 DNA 提取类似,利用氯仿、苯酚、氯仿-异戊醇等有机溶剂使蛋白质变性,离心分层后,变性蛋白质将在水相与有机相之间的界面析出,很容易除去。

3. 去除 RNA 等其他杂质 RNA 主要是利用核糖核酸酶(如 RNaseA、RNaseTl)处理除去,也可以利用 CsCl 密度梯度离心或蔗糖密度梯度离心,或利用异丙醇选择性沉淀 DNA 等方法将其从核酸混合物中除去。

4. 常用方法学及评价

(1)溶菌酶法:菌液离心沉淀后,首先用溶菌酶破坏菌体细胞壁,经蛋白酶 K 处理后,用酚-氯仿-异戊醇去蛋白,再加无水乙醇及 70% 乙醇沉淀并洗涤 DNA。

(2)CTAB 法:CTAB 即十六烷基三甲基溴化铵,是一种阳离子表面活性剂,能溶解细胞膜和核膜蛋白,使核蛋白解聚,且在高离子强度的溶液中(>0.7 mol/L NaCl),CTAB 与蛋白质和多聚糖会形成复合物,只是不能沉淀核酸;而将盐浓度降低到一定程度(0.3 mol/L NaCl)时,CTAB 与 DNA 形成复合物从溶液中沉淀,因此通过离心便可将 DNA 与蛋白质、多糖分开。通常以 SDS 溶液破壁后加入蛋白酶 K 处理菌体,再加入 CTAB-NaCl,后续步骤同溶菌酶法。

(3)超声破碎提取法:菌液离心沉淀后,加入裂解缓冲溶液(1.0 mol/L NaCl,50 mmol/L EDTA,50 mmol/L Tris-HCl,30 μL 10 mg/mL 溶菌酶)冰水浴 30 min 后超声处理,设置合适的超声条件,使菌体破碎释放 DNA,后续步骤同溶菌酶法。

通过对多种微生物基因组的提取来看,溶菌酶法较适合革兰氏阳性菌,而不适合提取革兰氏阴性菌(如大肠杆菌)的基因组 DNA,原因可能与溶菌酶的作用机理有关,溶菌酶作用于肽聚糖的 N-乙酰胞壁酸的 1 位碳和 N-乙酰葡萄胺的 4 位碳之间的 β-1,4-糖苷键。由于在革兰氏阳性菌中含 40%～90% 的肽聚糖,而革兰氏阴性菌只含 10% 的肽聚糖。所以其应用受到一定的限制,不适合革兰氏阴性菌。CTAB 法适合于大多数微生物基因组的提取,且提取的 DNA 较其他两种方法纯,但由于有些微生物经 CTAB-NaCl 处理后,经高速离心很难吸出上清液,使得基因组 DNA 中有较多的杂质无法除去,在这种情况下,需采用改进的超声破碎法。超声破碎法由于具有强烈的机械作用、空化作用和乳化作用,对微生物细胞的细胞壁破碎较为完全,且经酚-氯仿-异戊醇提取,可以较为完全地将 DNA 和蛋白质及其他杂质分开,但由于作用条件剧烈,会造成 DNA 部分降解,使 DNA 产率降低。由于细菌 DNA 分子较大,想制备纯度既高分子质量又大的 DNA,在技术上有一定困难。一般而言,在室温下将菌体溶菌后,经过 SDS 和氯仿-异戊醇多次抽提,可以制得长度均一且纯度较高的 DNA,但分子质量一般仅能达到 10^7 水平。如果采用蔗糖密度梯度离心分离的方法,则可制得沉降系数约 160S,分子质量为 $1.8 \times 10^9 \sim 2.5 \times 10^9$ D 的 DNA。在实验中应根据所研究的微生物的特点灵活选择提取分离方法,可结合不同提取分离方法的优点,综合运用以达到最大限度地除去杂质并且不影响基因组 DNA 产量的目的。

(三)病毒基因组 DNA 的分离与纯化

为了从病毒中提取高纯度的完整 DNA,必须首先纯化病毒颗粒。病毒颗粒很容易从宿主细胞中分离与纯化,通常一个病毒颗粒只含一种核酸分子,因此一般无需进一步纯化。病毒外壳也较容易除去,常用的方法是用 SDS 或酚处理或两者结合处理,富含脂肪外壳的病毒用 1% 的 SDS 经 37 ℃ 保温几秒钟即可,烟草花叶病毒(TMV)可于 1%SDS 介质中升温至 50 ℃ 5 min,或者加入同等体积的 88% 的酚 0～20 ℃ 用力振荡 5 min,均可较好地裂解外壳。之后一般采用温和的条件即可将 DNA 抽提出来。但是 DNA 一旦失去了外壳蛋白的保护便容易被机械剪切力切断,因此在向病毒悬液中加入蛋白变性剂(SDS、酚等)之后,应尽量避免剧烈振荡及搅拌,最好使用宽口吸管吸取 DNA 溶液。

病毒核酸的提取一般采用 SDS-酚法,它广泛用于口蹄疫病毒、多瘤病毒、单纯疱疹病毒、Shope 乳头状瘤病毒等核酸的抽提。

二、质粒 DNA 的分离与纯化

质粒是携带外源基因在细菌中克隆或表达的重要载体,在分子克隆中运用十分广泛。有关质粒分离与纯化是必须掌握的基本操作。大多数质粒都是双链的共价闭合环状 DNA(covalently closed circular DNA,cccDNA)分子,没有游离末端。质粒 DNA 分子通常有三种不同的构型:超螺旋 DNA、半开环 DNA 及线性 DNA。当其两条核苷酸链均保持完整的环形结构时,为共价闭合环状 DNA 分子,这样的 DNA 常以超螺旋状态存在。如果两条链中有一条保持完整的环形结构,另一条链出现一至数个缺口时,为半开环 DNA。若两条链均有缺口并发生断裂则成为线性 DNA 分子。在琼脂糖凝胶电泳时,其泳动速度的快慢依次为超螺旋 DNA 分子、线性 DNA 分子和半开环 DNA 分子。

质粒 DNA 分子具有一般核酸分子的理化性质,例如能溶于有机溶剂、可嵌入 EB 染料等,而质粒 DNA 又有本身的特性,质粒 DNA 和细菌染色体 DNA 有显著差异,质粒 DNA 分子相对较小且为共价闭合环状分子,结构紧密而不易解链,因此抗变性、抗剪切能力较强;而染色体 DNA 为分子较大的双链线性分子,容易变性和断裂。这种差异是质粒 DNA 与染色体 DNA 分离的基础。

质粒 DNA 提取与纯化的方法很多,经典的方法包括碱裂解法、SDS 裂解法和煮沸裂解法等。其基本过程大致相同,包括质粒 DNA 的扩增(细菌的培养)、质粒 DNA 的释放(菌体的裂解)及质粒 DNA 的分离与纯化三大步骤。按制备量的不同,质粒 DNA 分离与纯化可分为质粒的小量(1～2 mL)制备、中量(20～50 mL)制备及大量(500 mL)制备。

(一) 质粒 DNA 的分离

1. 碱裂解法 在 NaOH 提供的强碱性(pH12.0～12.6)条件下,用 SDS 破坏细胞膜使细胞裂解,释放出细胞内 DNA 及蛋白质。强碱溶液使染色体 DNA 及蛋白质变性,但质粒 DNA 因缠绕紧密而不易解链,只发生轻微变性。当溶液调至中性时,质粒 DNA 就可重新恢复天然的超螺旋,而染色体 DNA 不能再复性。在高盐条件下,变性的蛋白与 SDS 结合并与染色体 DNA 及细胞碎片缠绕在一起形成大的复合物而发生共沉淀,质粒 DNA 则保留于上清液中通过离心得以分离。用预冷无水乙醇沉淀上清液中的质粒 DNA,再用 70% 的乙醇洗涤除盐,即获得质粒 DNA。该法提取的高拷贝数的质粒,其产量一般为 3～5 μg/mL 菌液,纯度能满足 DNA 测序、细菌转化及 PCR 等实验的要求,操作简单、重复性好且成本低,能从所有的 *E. coli* 菌株中提取质粒 DNA,制备量可大可小,是最常用的质粒提取方法。

2. 煮沸裂解法 煮沸裂解法是将细菌悬浮于含溶菌酶和 TritonX-100 的缓冲溶液中,溶菌酶和 TritonX-100 能破坏细胞壁,再用沸水浴裂解细胞,并使宿主细胞的蛋白质与 DNA 变性。质粒 DNA 因结构紧密不会解链,当温度下降后,可重新恢复其天然超螺旋结构,通过离心去除变性的蛋白质及染色体 DNA,然后回收上清液中的质粒 DNA。

该法是条件比较剧烈的一种方法,只能用于小分子质量质粒 DNA(<15 kb)的制备,适用于大多数 *E.coli* 菌株。但由于糖类难以去除,且会抑制限制性核酸内切酶和聚合酶的活性,故该法不适用于在去垢剂、溶菌酶和加热条件下可释放大量糖类的 *E.coli* 菌株,如 HBl01 及其衍生菌株(TGl)。此外,煮沸不能完全灭活核酸内切酶 A(endonuclease A,EndA)的活性,会导致质粒 DNA 的降解,因此,本法亦不适用于表达 EndA 的菌株。

3. SDS 裂解法 SDS 裂解法是将细菌悬浮于预冷的等渗的蔗糖溶液中,用溶菌酶和 EDTA 处理破坏细胞壁,再用 SDS 裂解去壁细胞,从而温和地释放质粒到溶液中,然后用酚-氯仿抽提,用乙醇沉淀、用 70%乙醇洗涤质粒 DNA。

由于条件温和,该法特别适用于大分子质量质粒 DNA(>15 kb)的提取。但部分质粒 DNA 会与细胞碎片缠绕在一起而丢失,故产率不高。

4. 其他方法 包括小量一步提取法、牙签少量制备法及 Triton-溶菌酶法等,这些方法各有特点及适用范围。

小量一步提取法:直接将酚-氯仿与细菌培养物混合,同时完成细菌裂解与蛋白质变性两个过程,然后离心除去大部分蛋白质和染色体 DNA,最后从上清液中回收质粒 DNA。本法简便、快捷、成本低,提取的质粒可用于限制性核酸内切酶酶切图谱分析。

牙签少量制备法:用牙签直接挑取生长在平板上的细菌菌落来制备质粒 DNA,此法制备的质粒 DNA 有较多污染,故不能用于分子克隆中的酶学反应,但可用于质粒的鉴定。通过电泳,可判断转化的质粒的大小,并能比较各种质粒在同一宿主细胞中的拷贝数。

(二) 质粒 DNA 的纯化

使用各种裂解法制备的质粒 DNA,通常有较多的 RNA 与不等量的染色体 DNA 污染。这种质粒的粗制品可进行电泳鉴定,也能用于限制性酶切反应和 PCR,但对要求较高的实验,如哺乳动物细胞的转染,不但要求除去非质粒 DNA 的杂质,而且不能使用开环的或带切口的环状质粒 DNA,这就必须对质粒 DNA 做进一步纯化。纯化的方法很多,效果好且适用范围广的主要包括氯化铯-溴化乙锭密度梯度平衡离心法(简称 CsCl-EB 法)、聚乙二醇沉淀法和柱层析法。

1. CsCl-EB 法 溴化乙锭与线状 DNA 及闭环 DNA 的结合量有所差异,在含有饱和量溴化乙锭的氯化铯溶液中两种 DNA 的浮力密度也有所不同,经超速离心,离心介质 CsCl 形成连续的密度梯度,在 EB 过量存在的条件下,各种不同浮力密度的物质经离心平衡后得以分开。其中蛋白质由于密度小(1.3~1.4 g/cm³)而浮于液面,RNA 由于密度大(2.0 g/cm³)而沉于管底,各种 DNA 的密度介于蛋白质和 RNA 之间,位于中部。过量 EB 处理前,细菌的染色体 DNA 及不同分子构型的质粒 DNA 的密度均为 1.7 g/cm³左右,难以区分;经过量 EB 处理后,不同分子构型的 DNA 与 EB 的结合能力不同,因而其密度下降不一致,可将它们有效分离(图 4-2)。回收的闭环质粒 DNA 中含有嵌入的 EB,可采用有机溶剂抽提或离子交换层析加以去除。

经典的 CsCl-EB 法由于容量大、分辨率高及纯化

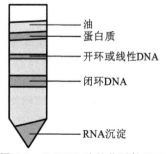

油
蛋白质
开环或线性DNA
闭环DNA
RNA沉淀

图 4-2 CsCl-EB 法纯化质粒 DNA

效果好,至今仍是质粒 DNA 纯化的首选方法,但该法费时且费用昂贵,目前主要用于纯化易出现切口的超大质粒 DNA 和具有某些特殊用途的闭环 DNA,如哺乳动物细胞的微注射。

2. 聚乙二醇沉淀法　聚乙二醇(polyethylene glycol,PEG)沉淀法是一种分级沉淀法。质粒 DNA 的粗制品首先用氯化锂沉淀去除大分子 RNA,并用 RNase 消化小分子 RNA,然后在高盐条件下,用 PEG 选择性沉淀质粒 DNA,沉淀用酚-氯仿抽提和乙醇沉淀、洗涤。

该法简单、经济、适用范围广,尤其对碱裂解法提取的质粒 DNA 纯化效果好,纯化的质粒 DNA 适用于分子克隆中所有的常规酶学反应,亦可用于哺乳动物细胞的高效转染。但该法不能有效分离带切口的环状质粒与闭环质粒。

3. 柱层析法　该法纯化质粒 DNA 的关键是用于填充层析柱的树脂。树脂可分为两类:一类是利用疏水作用纯化质粒 DNA;另一类是通过离子交换及吸附作用进行纯化。通常以硅基质作为填充材料,其纯化原理是:在高盐条件下,依靠 DNA 与硅基质的可逆结合进行纯化。高盐会导致磷酸脱氧核糖骨架的脱水,暴露出的磷酸盐残基,使 DNA 吸附到硅基质上;用 50% 的乙醇洗去 RNA 和糖类等杂质后,加入 TE 或水溶液使 DNA 分子重新水合,并通过离心将 DNA 洗脱出来。DNA 与硅基质的吸附作用与 DNA 的碱基组成和拓扑结构无关,故环状 DNA 和线性 DNA 都可用此方法纯化。该法有商品化的试剂盒,但纯化效果并不优于其他方法,且成本较高。

以上纯化方法得到的质粒 DNA 都足以胜任分子克隆中的各种复杂工作,包括哺乳动物细胞的转染及利用核酸外切酶产生成套的缺失突变体。对于更常规的操作,则不需要进一步纯化,目前所用质粒大多为高拷贝数质粒,小量制备即可得到足量 DNA 用于各项分子生物学研究。

三、DNA 片段的回收

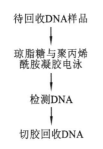

待回收DNA样品

↓

琼脂糖与聚丙烯
酰胺凝胶电泳

↓

检测DNA

↓

切胶回收DNA

图 4-3　DNA 回收的基本流程

从含有各种不同大小 DNA 的混合物中,回收特定分子质量的 DNA 片段,是分子克隆及分子诊断的基础工作。在常规工作中,DNA 片段的回收通常是在琼脂糖凝胶或聚丙烯酰胺凝胶电泳后进行的,可完成对各种大小和来源的 DNA 片段的分离与纯化和鉴定(图 4-3)。

(一)DNA 片段回收的原则与要求

无论采用何种方法、从何种支持介质中纯化与回收 DNA 片段,都应注意两个原则:提高回收量和尽量清除杂质。

1. 提高回收量　为提高 DNA 片段的回收量,可以通过提高 DNA 样品的上样量和选择合适的方法与材料实现。由于回收量与样品中 DNA 片段的含量相关,故在不超过凝胶分离容量的前提下,提高样品的上样量可得到较高的回收量;而在能实现一定回收率的情况下,一般选择减少回收体积的做法。

2. 清除杂质　回收的 DNA 样品常因支持介质不纯、回收溶液的使用及操作不慎等而引入杂质,这些杂质可能严重影响后续研究。这就需要对回收的 DNA 片段进行纯化,以去除污染物。常用的纯化方法包括有机溶剂抽提法和商品化的柱层析法。柱层析法利用阴离子交换层析原理,主要利用带负电荷的 DNA 在低离子强度的缓冲溶液中会与阴离子交换树脂结合,洗去杂质,然后用高离子强度的缓冲溶液洗脱。有机溶剂抽提法与柱层析法以及其他方法最终要在有盐的情况下进行无水乙醇沉淀,并以 70% 的乙醇除去有机分子及共沉淀的盐。

(二)从琼脂糖凝胶中回收 DNA 片段

从琼脂糖凝胶中纯化 DNA 片段的方法主要有低熔点琼脂糖凝胶挖块回收法、二乙氨基乙基(diethyl aminoethyl,DEAE)纤维素膜插片电泳法、电泳洗脱法、冷冻挤压法及试剂盒法等。

1. 低熔点琼脂糖凝胶挖块回收法 从低熔点琼脂糖凝胶中切下含待回收 DNA 的凝胶,利用低熔点琼脂糖凝胶具有纯度高、熔点低(65 ℃)及凝固温度低(30 ℃)的特点,凝胶经温育或琼脂酶水解变为液体后,可直接进行连接、限制性核酸内切酶消化、转化及放射性标记探针合成等操作,可省去 DNA 的回收步骤。

如果要对 DNA 片段进行回收,依据不同的提取方案,又可分为琼脂酶水解法、有机溶剂提取法及玻璃珠洗脱法等。琼脂酶水解法是对切下的含待回收 DNA 的凝胶块进行消化,把琼脂糖水解为二糖,释放 DNA 并用酚抽提,无水乙醇沉淀回收。该法非常温和,因此对 PFGE 中高分子质量 DNA 的回收特别有用,也可高效分离小分子 DNA 片段。有机溶剂法以酚-氯仿抽提 DNA,可高效回收 0.5~5 kb 的 DNA 片段。玻璃珠洗脱法是将琼脂糖凝胶溶于高浓度 NaI 溶液或高氯酸钠溶液中,随后加入玻璃珠以结合 DNA,经离心及洗涤后,在低盐缓冲溶液中把 DNA 洗脱下来,该法较有机溶剂提取法快捷,但回收率略低。

2. DEAE 纤维素膜插片电泳法 DEAE 纤维素是一种阴离子交换纤维素,可结合带负电的 DNA 分子。将 DEAE 纤维素膜插入到经琼脂糖凝胶电泳分离的 DNA 区带前,继续电泳直至所需的 DNA 片段转移到膜上。取出膜片,先在低盐条件下洗去杂质,再经高盐条件洗脱出 DNA 分子,最后采取酚提取法对 DNA 进行纯化。该法操作较简单,可同时回收多种 DNA 片段,对于 500 bp~5 kb 的 DNA 片段回收率较好,回收的 DNA 片段纯度高,能满足包括转基因动物实验在内的大多数实验要求。但大于 5 kb 的 DNA 片段,特别是10 kb 左右或单链 DNA 因与滤膜结合得牢固而难以回收。因此,本法不适合于分子质量大于 5 kb 的 DNA 片段的回收,也不能回收单链 DNA。

3. 电泳洗脱法 该法包含两个主要步骤:①回收的 DNA 片段电泳出凝胶介质,进入一个便于回收的小体积溶液中;②分离与纯化出 DNA 片段。主要采用透析袋电泳洗脱法和非透析袋电泳洗脱法两大类。透析袋电泳洗脱法需切下含待回收 DNA 片段的凝胶条,然后放入透析袋中进行电泳,使 DNA 分子迁移出凝胶条进入透析液,最后经酚抽提、纯化、回收 DNA 分子。这种方法适用于回收较大量(3~4 μg)的 200 bp~50 kb 的 DNA 片段,尤其对 5 kb 以上的 DNA 有良好的回收效果。回收的 DNA 片段可用于探针制备、DNA 重组及限制性核酸内切酶消化等。非透析袋电泳洗脱法又可分为 V 形内槽电泳洗脱法、槽沟电泳洗脱法、"眼镜"槽电泳洗脱法及自制高效快速电泳洗脱法等。

4. 冷冻挤压法 将切下的含待回收 DNA 的凝胶块置于液氮储罐中快速冷冻、融化,然后挤压,挤压出的缓冲溶液中含有所需 DNA。该法适于回收长度小于 5 kb 的 DNA 片段,快速、廉价,但回收率低。

虽然有许多可从琼脂糖凝胶中回收 DNA 片段的方法,但每种方法各有其适用范围,应根据不同要求精选不同的方法。

（三）从聚丙烯酰胺凝胶中回收 DNA 片段

从聚丙烯酰胺凝胶中回收 DNA 的常用方法是碾碎浸泡法。它是将含待回收 DNA 条带的凝胶块切出，再将其压碎，然后以洗脱缓冲溶液浸泡，使 DNA 洗脱出来。该法能很好地回收小于 1 kb 的单链或双链 DNA，但对于大于 3 kb 的 DNA 片段，回收效率小于 30％。如将切下的聚丙烯酰胺凝胶包埋于琼脂糖凝胶中，再进行 DEAE 纤维素膜插片电泳法或透析袋电泳洗脱，可以缩短双链 DNA 的回收时间。

第三节　RNA 的分离与纯化

RNA 是联系 DNA 与蛋白质的重要纽带，其分离与纯化是分子生物技术的重要方法。RNA 主要存在于细胞质中，细胞核及细胞器中也有少量分布。RNA 种类繁多，主要有信使 RNA（mRNA）、核糖体 RNA（rRNA）、转运 RNA（tRNA）等。其中以 rRNA 的数量最多，占总量的 80％～85％；tRNA 及核内小分子 RNA 占 15％～20％；mRNA 仅占 1％～5％，但其种类最多，一级结构差异也很大，其核苷酸数量的变化范围为 500～20000 bp。由于各种 RNA 的结构与功能已基本阐明，从基因克隆、表达、DNA 序列测定及疾病诊断的目的出发，目前对 RNA 的分离与纯化主要是指总 RNA 与 mRNA 的分离与纯化。由于 RNA 种类、结构以及功能的多样性，DNA 与 RNA 性质上的差异决定了两者的最适分离与纯化的条件是不一样的。

一、RNA 分离与纯化的一般原则与环境

RNA 极易被 RNase 降解，RNase 分布广泛，且生物学活性非常稳定，加热煮沸或一般的变性剂均不能使其完全失活，且去除变性剂后，RNase 的活性又可恢复。RNase 的激活不需要二价阳离子，故 EDTA 等金属离子螯合剂对其活性无任何影响，因此，在 RNA 的分离与纯化过程中，排除 RNase 的污染且抑制其活性是纯化成功与否的关键。

为获得完整的 RNA 分子，一方面避免细胞外 RNase 的污染并抑制其活性，另一方面要尽可能地灭活细胞内 RNase。

空气中弥漫的烟雾与飞扬的灰尘都可能因携带各种微生物而致 RNase 的污染，故实验室应保持洁净。操作者本人亦是 RNase 污染的一个重要原因，因此操作时必须戴手套和口罩。对实验用的试剂与器材也应严格选择，如尽量选用一次性材料及新包装的化学试剂，并对各种材料和试剂进行严格地洗涤、消毒处理；所用的玻璃器皿需在干燥箱中 200 ℃烘烤 2 h，对于不能高温烘烤的材料及溶液均应以 RNase 的抑制剂 DEPC 水进行处理，并于处理后除去残留的 DEPC；另外，在冰浴条件下进行操作也可降低 RNase 的活性。

二、总 RNA 的分离与纯化

在最初阶段，可选择性地使用 RNase 的变性剂（如酚、氯仿及胍类变性剂）、蛋白酶 K 及能与蛋白质结合的阴离子去污剂（如 SDS、十二烷基肌氨酸钠或脱氧胆酸钠），并联合使用 RNase 的特异抑制剂（如 RNasin 与 DEPC 等），这将极大地防止内源性 RNase 对 RNA

的降解。若使用高浓度胍类,为防止 SDS 沉淀,常改用十二烷基肌氨酸钠。同时,在变性剂中加入 β-巯基乙醇、二硫苏糖醇(DTT)等还原 RNase 中的二硫键,有利于 RNase 的灭活。

在 RNA 提取时,应使用 pH4.5~5.5 的水饱和酚,这既有利于 DNA 的变性又有利于 RNA 的分离;另外,在 RNA 的提取过程中,酚与氯仿结合、交替使用去除蛋白质的效果更佳,而且氯仿也可有效抑制 RNase,并通过使酚脱水防止 mRNA 的丢失,加速水相与有机相的分层,去除样品中的痕量酚;而在抽提过程中加入少量异戊醇,可消除因抽提过程中蛋白质变性而产生的泡沫从而稳定两相界面。对 RNA 含量较低的样品,可加入糖原提高回收率。

总 RNA 的分离与纯化方法主要分两类,即有机溶剂分级提取法和差速离心沉淀法。总 RNA 提取法中最常使用的有机溶剂分级提取法是异硫氰酸胍-酚-氯仿一步法。该方法以异丙醇沉淀 RNA,由于其选择性地沉淀大分子 RNA,故提取的总 RNA 中含有的小分子质量 RNA 较少,mRNA 和 rRNA 所占比例相应增高,而大多数研究需要分子质量较高的 mRNA,所以一步法仍能满足实际需要。

(一)异硫氰酸胍-酚-氯仿一步法

该法是 1987 年由 Chomczynski 等人报道的经典方法,用于从培养细胞和大多数动物组织中分离总 RNA。它以含异硫氰酸胍、十二烷基肌氨酸钠和 β-巯基乙醇的变性液裂解细胞,然后在 pH4.0 的条件下用酚-氯仿抽提,最后通过异丙醇沉淀及 75% 的乙醇洗涤而获得总 RNA。本法与异硫氰酸胍-CsCl 超速离心法、LiCl-尿素法、盐酸胍-有机溶剂法及热酚法(这些方法目前已较少用)相比,具有简便、快速、高效、经济及提取的 RNA 质量高等优点,且 RNA 的完整性和纯度均很高;总 RNA 产量取决于标本的起始量,每 mg 组织能制备 4~7 μg 总 RNA,每 10^6 个细胞可制备 4~10 μg。但该法不适于从脂肪组织中提取总 RNA,脂肪组织中总 RNA 的提取可以采用异硫氰酸胍-CsCl 超速离心法。而且 RNA 有时会掺有多糖和蛋白多糖,这些杂质将会影响异丙醇沉淀后 RNA 的溶解且抑制 RT-PCR 反应;同时污染物还会结合到膜上影响 Northern 印迹杂交。当存在较严重的多糖与蛋白多糖的污染时,可通过增加有机溶剂抽提步骤及改变 RNA 的沉淀条件加以去除。

使用一步法分离 RNA 时应注意两点:尽可能使用新鲜组织,如果不是新鲜组织,应先将组织储存于液氮中,温度控制在 -70 ℃。不要让最后形成的 RNA 沉淀完全干燥,否则会降低其溶解性。

(二)商品化的单相裂解试剂法分离总 RNA

本法是异硫氰酸胍-酚-氯仿一步法的改进方法。它以异硫氰酸胍-酚的单相裂解液裂解细胞,再加入氯仿后可形成两相。变性的 DNA 与蛋白质位于两相的交界面,RNA 保留于上层的水相,通过异丙醇沉淀及 75% 乙醇洗涤获得总 RNA。RNA 沉淀液中有 1.2 mmol/L NaCl 和 0.8 mmol/L 柠檬酸二钠,可大大降低 RNA 样品中多糖和蛋白多糖的污染,适用于 mRNA 的纯化、cDNA 合成、Northern 印迹杂交和 RT-PCR 等。位于界面的 DNA 与蛋白质可使用乙醇和异丙醇分级沉淀。目前,已有多种商品化的单相裂解试剂可供选择,成为实验室最常用的总 RNA 提取方法,其产量及质量与前法相当。

(三)其他方法

RNA 分离与纯化的方法还有异硫氰酸胍-CsCl 超速离心法、LiCl-尿素法、盐酸胍-有机溶剂法及热酚法等,但这些方法目前已经较少使用。

三、mRNA 的分离与纯化

与大小和序列明确的 rRNA、tRNA 及核内小分子 RNA 不同,真核生物的 mRNA 在细胞中含量少、种类多且分子质量大小不一。但绝大多数蛋白质的 mRNA 在其 $3'$ 末端带有一个长短不同的 poly A 尾巴,以 poly(A^+)表示。依据 mRNA 的这种结构特征,利用核酸的碱基配对原则,以总 RNA 样品为起始材料,通过 oligo(dT)-纤维素或 poly U-琼脂糖凝胶的亲和层析,可很容易地从总 RNA 中分离与纯化 mRNA。

(一) oligo(dT)-纤维素柱层析法

oligo(dT)-纤维素柱层析法是 mRNA 制备的一个标准方法。该法以 oligo(dT)-纤维素填充层析柱,加入总 RNA 样品,其中的含有 poly(A^+)的 mRNA 在高盐条件下,可借助碱基互补与 oligo(dT)-纤维素形成稳定的 mRNA-DNA 杂交体,再洗去未结合的其他 RNA,然后用低盐缓冲溶液洗脱并回收 poly(A^+)RNA。oligo(dT)-纤维素柱可在 4 ℃ 储存并反复使用。

从哺乳动物细胞制备大量 mRNA 时,该法是首选方法,10^7 个哺乳动物细胞能提取 $1\sim5\ \mu g$ 的 mRNA,提取的 mRNA 可达总 RNA 的 1%～10%。其缺点是分离速度较慢、柱易堵塞及不适用同时处理多个标本,而且很难回收到全部的 poly(A^+)RNA,不适于对少量 RNA 样品的分离与纯化。

在整个实验过程中必须防止 RNase 的污染,可将总 RNA 溶液于 65 ℃ 中温育再冷却至室温后上样,这样可破坏 RNA 的二级结构,尤其是 mRNA 的 poly A 尾处的二级结构被破坏后,可使 poly(A^+)充分暴露,提高 mRNA 的回收率;同时也能解离 mRNA 与 rRNA 的结合,减少 rRNA 污染。

(二) oligo(dT)-纤维素柱离心法

该法克服了 oligo(dT)-纤维素柱层析法流速慢、易阻塞等不足,通过一系列可离心的分离层析柱,达到快速制备的目的。该法适用于多个样品的批量处理,具有快速、产量高及质量好等优点,制备的 mRNA 可用于 Northern、RT-PCR 及体外翻译。

(三) oligo(dT)-纤维素液相结合离心法

该法不用填柱,而是把 oligo(dT)-纤维素直接加入到一系列含不同 RNA 样品的微量离心管中,使之与 poly(A^+) RNA 结合,通过离心收集吸附有 poly(A^+)RNA 的 oligo(dT)-纤维素,经漂洗后,用含 70% 的乙醇将 poly(A^+)RNA 从 oligo(dT)-纤维素上洗脱并沉淀出来。本法能同时批量提取多个样品,且可从少量的 RNA 样品中分离出 poly(A^+)RNA,缩短了分离时间。用本法制备 mRNA 时,需选用等级较高的 oligo(dT)-纤维素,如 oligo(dT)$_{18\sim30}$纤维素,而填充层析柱常用 oligo(dT)$_{12\sim18}$。

(四) 磁珠分离法

该法联合利用了 oligo(dT)与 poly(A^+)的互补配对、生物素与链亲和素的结合特异性以及磁性分离原理,可对 poly(A^+)RNA 进行高效、快捷及灵敏的分离。磁珠分离法与常规的 oligo(dT)-纤维素柱层析法相比,其产量有所提高,回收率达 70%～100%,且分离到的 mRNA 具有更高的纯度。提取的 mRNA 几乎适用于所有的分子生物学实验。但该法的最大缺点是它对组织或细胞的处理量每次不超过 1 g,磁珠价格昂贵且需要专门的磁性分离架。

（五）其他方法

还有 poly U-凝胶层析法及 poly U-滤纸法等其他商品化提取试剂盒。poly U-凝胶层析法利用 poly U 与 poly A 的互补配对原理。在琼脂糖凝胶上连接长达 100 个核苷酸的 poly U，比纤维素上连接的 oligo(dT) 长许多，能有效分离 poly A 尾较短的 mRNA 分子，poly U-琼脂糖凝胶层析比 oligo(dT)-纤维素柱层析的流速快，适合处理大批量标本。缺点是 poly U-琼脂糖凝胶不及 oligo(dT)-纤维素耐用，结合容量亦相对较小，且需要使用含甲酰胺的溶液进行洗脱。poly U-滤纸法是在共价交联有 poly U 的滤纸上点样总 RNA，再经洗涤后加热洗脱。每平方厘米的 poly U-滤纸可结合 20 μg 的 mRNA，这对于从多个样品中同时分离小量的 mRNA 非常适用。

第四节　蛋白质的分离与纯化

蛋白质是生命活动的载体，是各种生物过程的具体执行者，是生命现象的直接体现者，了解其结构和功能是探索生命奥秘的重要内容。从蛋白质前沿研究的发展方向来看，侧重蛋白质结构与功能研究的同时，以蛋白质组学为核心的新技术开发研究等也成为主要趋势。然而，所有的这一切都与分离与纯化目的蛋白质有着密不可分的联系。

蛋白质的分离与纯化是从动植物及微生物等原材料中提取一种具有良好生物活性及化学结构完整性的某种特定蛋白的过程。蛋白质的分离与纯化是进行生物大分子结构和功能研究的前提。本节主要介绍蛋白质分离与纯化的基本原理与方法。

一、蛋白质分离与纯化的基本原则

（一）蛋白质分离与纯化技术及其依据

不同蛋白质的理化性质由氨基酸残基的种类、数目和序列决定，而这些特性可以作为不同蛋白质从复杂混合物中分离与纯化的依据。蛋白质分离与纯化的主要依据和方法如表 4-2 所示。

表 4-2　蛋白质分离与纯化的主要依据和方法

依据	分离方法
分子的大小与形状	超滤、透析、密度梯度离心、凝胶过滤层析、凝胶电泳
在不同溶剂中的溶解度	沉淀法、相分配法、分配层析法、结晶、溶剂抽提、逆流分配
电荷分布性质	电泳技术、等电点沉淀、离子交换层析、聚焦层析、等电聚焦电泳
生物功能专一性	亲和层析(DNA 亲和层析、免疫亲和层析、外源凝集素亲和层析等)
疏水性	疏水作用层析、反相 HPLC

（二）蛋白质分离与纯化的一般设计原则

为获得一种纯度和活性均理想的纯化产物，在选择原材料时应遵守来源方便、成本低、易操作的原则,并且要求其目的蛋白质含量及生物活性高,可溶性、稳定性强。由于绝大多数蛋白质位于细胞内,在分离蛋白质前要选择适当的方法进行细胞破碎。破碎细胞后,一些蛋白质仍与膜、DNA、RNA 等结合,为进一步除去杂质,应用化学裂解液进行处理。常用的去污剂有 SDS、Triton 等。为在分离和纯化过程中始终监测目的蛋白质的活性,在开始纯化前,应建立一个特异、快速、精确、可重复、经济的目的蛋白质活性检测方法。

蛋白质分离与纯化工艺的设计应该遵循分级分离、先粗后细的原则。为了避免蛋白质在分离和纯化过程中变性,一般在温和条件下进行,如在冰水浴或 4 ℃水浴中,其原因在于低温可抑制蛋白质的降解反应。由于蛋白酶种类繁多,且蛋白酶具有专一性的特点,因此复合使用蛋白酶抑制剂是抑制蛋白酶活性的常用方法。

二、原材料的准备及处理

合适的原材料应富含所要纯化的蛋白质并易于处理。通常采用的生物材料有动物组织(如肌肉、内脏、脑组织等)、植物组织(叶片、种子等)、微生物细胞(如酵母细胞、大肠杆菌细胞等)。根据目的蛋白质在选定的组织或细胞中存在位置的不同,所采取的方法也有差异。例如,目的蛋白质存在于细胞外,如微生物的培养基中或者血浆中,则不需要破碎过程;若目的蛋白质存在于细胞质内或某种细胞器中,则需要首先进行细胞破碎,然后进一步分离细胞器。常用的破碎方法有高速组织破碎法、玻璃匀浆器匀浆法、超声波处理法、反复冻融法、裂解法等。不同的破碎方法适用于不同的生物材料。动物组织(如肌肉、内脏等)适于用组织捣碎法或匀浆器匀浆法;植物叶片、种子与酵母细胞适于用研磨法;细菌细胞(如大肠杆菌细胞)则适于用高压挤压法(如 French Press)或超声破碎法。

三、蛋白质的粗制分离

蛋白质的粗制分离是在分离与纯化蛋白质之前必经的步骤。它是指将经过预处理或破碎的细胞置于特定溶剂中,使待纯化的蛋白质充分释放到溶剂中,并尽量保持其原来的天然状态,不丢失生物活性的过程。这一过程的目的是将目的蛋白质与细胞中其他物质分离,即由固相转入液相,或从细胞内转入到外界特定的溶液中。

根据蛋白质可溶于水、稀盐、稀酸或稀碱溶液及有机溶剂,可采用不同的方法来粗分离蛋白质。稀盐和缓冲系统的水溶液对蛋白质具有稳定性好、溶解度大的优点,同时也是提取蛋白质最常用的溶剂。在提取的过程中既要注重提取液的用量,也要注意控制好提取分离的条件,尤其是提取温度和 pH 值。蛋白质是具有等电点的两性电解质,提取液的 pH 值应偏离等电点。从一般意义上来讲,碱性蛋白质常用偏酸性的提取液提取,而酸性蛋白质常用偏碱性的提取液提取。盐浓度对蛋白质也有一定的影响,浓度较小的盐溶液对蛋白质有盐溶作用,即稀盐溶液可促进蛋白质的溶解。在稀盐溶液中,盐离子可与蛋白质部分结合,具有保护蛋白质不易变性的优点,提取液中加入少量 NaCl 等中性盐,浓度一般在 0.15 mol/L。缓冲溶液常采用 0.02~0.05 mol/L 磷酸盐或碳酸盐的等渗盐溶液。一些和脂质结合比较牢固的蛋白质或分子中非极性侧链较多的蛋白质,不溶于水、稀盐溶液、稀酸或稀碱中,鉴于有机溶剂如乙醇、丙酮、丁醇等具有一定的亲水性和较强的亲脂性,也可作为理想的提取液。

四、蛋白质的精制纯化

蛋白质粗制分离后,需进一步对含有的目的蛋白质的样品进行精制纯化。理想的蛋白质分离方法要求具有高的分辨率,能够将目的蛋白质(包括蛋白质的修饰物)从复杂的蛋白质混合物中分离出来,并与后续的鉴定技术能够高效地结合起来。一般使用的方法有层析法、梯度离心法、电泳法(包括区带电泳、等电聚焦电泳以及双向凝胶电泳技术)等。在这些方法中,层析法和电泳法是较为常用的方法。

(一)层析法

工业生产、医药工业及科研上,往往需要制备纯度不一的蛋白质类生物活性物质。在分离制备这些生物活性物质的过程中,需要结合多种层析技术,各种层析介质及层析技术的合理搭配显得尤为重要。首先应尽量了解需要纯化的蛋白质的分子质量、等电点、溶解性及稳定性等基本性质,以此为出发点选择合适的层析方法、层析介质、加样、洗涤与洗脱条件。精制纯化时,对粗品的第一次层析往往采用亲和层析或离子交换层析,此种方法具有专一性强,纯化倍数高的特点。

1. 亲和层析 亲和层析(affinity chromatography,AC)是蛋白质纯化的一种重要的方法,它具有很好的选择和分离性能以及较大的载量。只需要一步处理即可使某种待分离的蛋白质从复杂的蛋白质混合物中分离出来,达到千倍以上的纯化并保持较高的活性。目前亲和层析技术被广泛地应用到蛋白质研究和制备领域,是分离与纯化以及分析生物大分子尤其是蛋白质的有力工具。

亲和层析分离蛋白质的原理是将具有特殊结构的亲和分子制成固相吸附剂放置在层析柱中,当要被分离的蛋白质混合液通过层析柱时,与吸附剂具有亲和能力的蛋白质就会被吸附而滞留在层析柱中。那些没有亲和力的蛋白质由于不被吸附,直接流出,从而与被分离的蛋白质分开,然后选用适当的洗脱液,改变结合条件将被结合的目的蛋白质洗脱下来,分离原理如图 4-4 所示。

亲和层析在蛋白质分离中的应用主要分为生物特异亲和层析和人工配体亲和层析。生物特异亲和层析用于蛋白质分离的主要有:免疫亲和层析和凝集素亲和层析。

免疫亲和层析是利用抗体与其相应抗原的作用具有高度的特异性和高度结合力的特点,用适当的方法将抗原或抗体结合到层析载体上,便可有效地分离和纯化各自互补的免疫物质。单克隆抗体技术的出现极大地推动了免疫亲和层析技术的发展。只要得到特定单抗,利用其作为配体,通过亲和层析,即可从复杂的混合物中分离、纯化特定抗原成分。

生物特异亲和层析具有很高的选择性。因为其所用的配体为生物分子,可以很好地保持蛋白质的活性,但是由于生物特异亲和层析中配体和目的蛋白质的结合不具有通用性,因而其只能在极窄的领域使用。

凝集素是一类糖结合蛋白,最先是从植物中分离到的,它可与蛋白质的寡糖部分特异结合。不同的凝集素能够特异地结合某种寡糖或者糖肽,因而可以借助于凝集素亲和层析对一些寡糖或糖肽进行结构分析,且具有特异、敏感、快速的特点,使得凝集素成为糖链结构分析的一种常用工具。更重要的是,该技术可用于分离糖基化的蛋白,对于几乎所有膜蛋白,这项技术都是极其有用的。目前,可用的凝集素有数百种之多,常用于亲和层析的凝集素主要有麦胚凝集素(WGA)和伴刀豆凝集素 A(Con A)。麦胚凝集素特异结合 β-N-乙

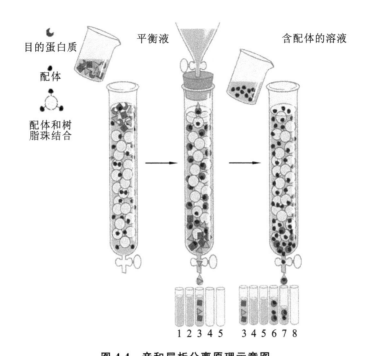

图 4-4 亲和层析分离原理示意图

注:第 3 管:洗脱下的其他蛋白质;第 6、7 管:收集的目的蛋白质

酰葡萄糖胺和唾液酸,伴刀豆凝集素 A 特异结合 α-甘露糖、α-葡萄糖和 α-N-乙酰葡萄糖胺。另一种较为常用的是对乙酰氨基葡萄糖专一的曼陀罗凝集素,可用于多巴胺受体的提纯。

人工配体亲和层析也称为通用配体亲和层析,是指利用一些人工配体对不同的蛋白质有亲和性的特点,通过亲和层析来纯化这些蛋白质的方法。主要包括金属螯合亲和层析和染料配体亲和层析等。

总之,亲和层析具有特异性好、选择性高的特点,是一种很好的分离提纯蛋白质的工具。但亲和层析也具有局限性,如配体如何偶联到柱子上、如何保证蛋白质的活性、人工配体亲和层析中存在的微量染料和金属会不会对机体造成损害等。这些都制约了亲和层析的发展。

2. 离子交换层析 蛋白质具有等电点(pI, isoelectric point),当溶液的 pH 值等于蛋白质的等电点时,该蛋白质所带静电荷为零;当溶液 pH 值高于等电点时,此时蛋白质带负电荷;反之,则带正电荷。根据蛋白质分子带电状态的不同,在一定 pH 值条件下,可使用离子交换层析(ion-exchange chromatography, IEC)实现对蛋白质的分离。

离子交换层析中所使用的基质是一类在基架上固定有离子化基团的凝胶,不同的蛋白质与这些基团的结合能力不同,因此,用不同浓度的反离子溶液洗脱时,其洗脱速度也不同,从而实现不同蛋白质的分离。影响离子交换层析分离能力的因素主要有 pH 值、交换基团类型、盐浓度、上样量、柱的塔板数、洗脱梯度和流速等。

目前较为广泛使用的离子交换剂主要有纤维素离子交换剂、交联葡聚糖离子交换剂和琼脂糖离子离交换剂。根据带电基团所带电荷不同,可分为阴离子交换剂和阳离子交换剂。蛋白质在高于其等电点的溶液中带负电,可被阴离子交换剂吸附,反之,则被阳离子交换剂吸附。因此,pH 值的选择和交换基团的选择相互关联。

离子交换层析,作为蛋白质的初提纯技术,使用方便、易操作、成本较低。使用的离子交换剂为生物型凝胶,不会对蛋白质造成污染,有利于保持蛋白质活性,故而作为电泳的上游分离技术而广泛用于凝胶层析。但离子交换层析中,交换剂填充柱子的时间、平衡操作时间和洗脱时间均较长,要防止洗脱时间过长导致的蛋白质降解。

在层析的过程中,应注意保持层析系统的稳定性。如稳定的流速、较好的层析系统密封性、层析介质的湿度、洗脱 pH 梯度等。注意在纯化过程中有机地衔接各种层析技术,尽量减少不同层析技术间的样品处理问题,如浓缩、交换缓冲溶液等。

(二) 电泳法

1. 等电聚焦电泳 蛋白质具有等电点,等电点处蛋白质净电荷为零。等电聚焦(isoelectric focusing,IEF)电泳就是依据蛋白质所带电荷不同来对蛋白质进行分离。其原理是:蛋白质在 pH 梯度中电泳时,蛋白质会移动至 pH 值等于它的等电点的位置,此时蛋白质净电荷为零。蛋白质在向等电点移动过程中电荷密度会逐步降低。达到等电点时,蛋白质电荷密度为零并停止运动。IPG 胶是等电聚焦最常使用的电泳胶,等电聚焦电泳已经成为蛋白质组学标准方法之一。固相 pH 梯度干胶条(immobi-line pH gradient,IPG)凝胶在加电场前就已经建立好了 pH 梯度,并且在进行长时间的电泳后仍然可以保持稳定。既简化了等电聚焦的使用方法,又确保电泳结果的可重复性。

等电聚焦电泳根据等电点不同分离蛋白质,是蛋白质电泳的一大发展方向,但由于蛋白质的多样性,未知蛋白质的等电点跨度很大,使用 IPG 胶仍难以全部分离开来。即使用 pH 梯度很小的 IPG 凝胶分离那段 pH 区间的蛋白质,由于相近甚至相等的等电点的蛋白质的存在,蛋白质出现交叉甚至混合,因此等电聚焦电泳很少单独使用,而主要是与其他按分子质量大小分离的电泳联用,如联用最多的十二烷基硫酸钠-聚丙烯酰胺凝胶电泳(sodium dodecyl sulfate-polyacrylamide gel electrophoresis,SDS-PAGE)以及毛细管电泳。现在等电聚焦电泳还发展出了毛细管等电聚焦电泳、液相等电聚焦电泳等技术。

2. 十二烷基硫酸钠-聚丙烯酰胺凝胶电泳 十二烷基硫酸钠(SDS)是一种常见的阴离子表面活性剂,它能断裂分子内和分子间的氢键,使分子去折叠,破坏蛋白质分子的二、三级结构。在样品和凝胶中加入还原剂和 SDS 后,分子被解聚成多肽链,解聚后的氨基酸侧链和 SDS 结合成蛋白-SDS 胶束,由于十二烷基硫酸根带负电荷,使各种蛋白质-SDS 复合物都带上相同密度的负电荷,所带的负电荷量大大超过了蛋白质分子原有的电荷量,掩盖了不同蛋白质间原有的电荷差异;SDS 与蛋白质结合后引起的构象改变,使蛋白质-SDS 复合物形成近似"雪茄烟"形的长椭圆棒,不同蛋白质的 SDS 复合物的短轴长度都一样,这样蛋白质-SDS 复合物在电泳时的迁移率不再受蛋白质原有电荷和结构形状差异的影响,而取决于蛋白质分子质量的大小。由于聚丙烯酰胺的分子筛作用,小分子蛋白质可以容易地通过凝胶孔径,阻力小、迁移速度快;大分子蛋白质则受到较大的阻力而被滞后,这样蛋白质在电泳过程中就会根据其各自分子质量的大小不同而被分离。

SDS-PAGE 有垂直和水平两种方式,垂直方式的特点是可以同时电泳多张凝胶,且可以是较厚的凝胶,有利于提高上样量,且电泳后可有足够的蛋白质进行下一步分析。缺点是需要大量的缓冲溶液,电泳时间长,分辨率低,不便于保存(见文后彩图 1)。水平电泳的特点是分辨率高、速度快、灵敏度高,凝胶大小、厚度可任选,可用半干技术,由于有支持膜,更便于长期保存。

SDS-PAGE 技术分离蛋白质已经相当成熟,现代分离趋于简单、自动化,因而广泛使用。但由于蛋白质的多样性,SDS-PAGE 电泳不可能分离全部的蛋白质,如膜蛋白、组蛋白、染色质蛋白、核糖体蛋白等就要利用其他方法进行分离。

3. 双向凝胶电泳 双向聚丙烯酰胺凝胶电泳(two-dimensional polyacrylamide gel electrophoresis,2-DE)技术简称双向凝胶电泳、双向电泳,其实是等电聚焦电泳和十二烷基硫酸钠-聚丙烯酰胺凝胶电泳(SDS-PAGE)联用的方法。等电聚焦电泳为第一向,SDS-PAGE 为第二向。等电聚焦电泳先将蛋白质按照其等电点不同分离开来,SDS-PAGE 将同一等电点的蛋白质按照其分子质量大小分离开来,直观表现为胶上面的一个个蛋白质点。由于双向凝胶电泳具有一定的重现性,因而电泳后的经染色的凝胶可以用于寻找差异蛋白质。

双向凝胶电泳是蛋白质组学的一大支撑工具,因为它能够在一次实验中分离绝大部分的蛋白质,并且易于自动化操作。而且对于感兴趣的蛋白质可以直接从胶上切下来,作进一步的分析。应用多年来,2-DE 的基本程序未有大的修改,其操作上的优化也主要集中于4 个方面:分辨率、灵敏度、表现度和自动化。同时,蛋白质本身的一些特性也限制了其分离,如许多疏水性蛋白质(如膜蛋白)不溶于样品缓冲溶液,分子质量过大(>200 kD)、极端酸性或碱性蛋白质在电泳过程中易丢失,2-DE 不能分辨。低丰度组分易被高丰度组分遮蔽,降低分辨率。蛋白质在提取和消化过程中的丢失、凝胶的污染、在不影响分辨率情况下的上样量等均可影响结果。

随着蛋白质分离技术的不断成熟和改进,近年来质谱等检测技术的发展,提高了对蛋白质的分析能力。因而对蛋白质性质的研究更加深入,也就对蛋白质的分离提出更高的要求,如提取不稳定蛋白质等。分离与分析之间的相辅相成的发展不断地推动蛋白质组学的发展。

▍知识链接▍

蛋白质免疫印迹技术

蛋白质免疫印迹技术是常用的蛋白质鉴定技术,采用 SDS-聚丙烯酰胺凝胶电泳,对不同分子质量的蛋白质进行分离,在电场的作用下将电泳分离的蛋白质从凝胶转移至固相支持膜,固相载体以非共价键形式吸附蛋白质,且能保持电泳分离的多肽生物学活性不变。以固相载体上的蛋白质或多肽作为抗原,与对应的抗体(一抗)特异性结合,再与酶或同位素标记的二抗反应。经过底物显色或放射自显影以检测电泳分离的特异性目的基因表达的蛋白质成分。

五、蛋白质纯化后处理

(一)脱盐

蛋白质的脱盐是将提纯后的蛋白质溶液中含有的多余的盐离子除去的过程。脱盐的主要方法有三种,即透析法、超滤法、凝胶过滤法。

1. 透析法 自 Thomas Graham 1861 年发明透析方法以来,透析已成为生物化学实验室最简便、最常用的分离与纯化技术之一。透析技术在蛋白质的制备过程中,如除盐、除去少量有机溶剂、生物小分子杂质以及浓缩样品等方面占主导地位。

透析时所用的专用工具为半透膜(动物膜、玻璃纸及纤维素膜)。一般情况下将半透膜制成袋状,将蛋白质样品溶液置入袋内,再将此透析袋浸入水或低盐缓冲溶液中,样品溶液中的大分子质量的蛋白质截留在袋内,而盐和小分子物质则不断扩散到袋外,待袋内、外两边的浓度差为零时即达到平衡。截留在透析袋内的样品称为"保留液",透析袋外的溶液称为"渗出液"或"透析液"。

2. 超滤法 超滤法是用一种特制的超滤膜对溶液中各种溶质分子进行选择性过滤的方法。其原理是通过外加压力,如外源氮气压、真空泵压或离心产生的压力等,使溶液通过膜,这时小分子可透过膜,大分子则被截留于原来的溶液中。此方法最适合于生物大分子。尤其是在蛋白质的脱盐和浓缩过程中,具有不存在相态变化、回收率高等优点。除了应用于蛋白质的浓缩、脱盐外,还应用于蛋白质的分离与纯化、除菌过滤等。

(二)浓缩

粗制分离时,一般浓缩常用的沉淀法如盐析法、有机溶剂沉淀法等,另外较常用的是减压浓缩法或超滤法等。而在精制纯化过程常常采用沉淀法或超滤法等。

1. 减压浓缩法 减压浓缩法的原理是通过降低液面压力从而使液体沸点降低。减压浓缩的快慢与真空度、液体沸点有关,即减压的真空度越高,液体沸点降得越低,蒸发越快。此法适用于对热不稳定的蛋白质及生物制品的浓缩。

2. 吸收法 吸收法是指通过吸收剂直接吸收除去溶液中溶剂分子,使溶液浓缩的方法。使用的吸收剂必须满足一定的条件,首先吸收剂与溶液不起化学反应,其次吸收剂对蛋白质没有吸附作用,易与溶液分开,最后吸收剂除去溶剂后能重复使用。实验室中最常用的吸收剂有聚乙二醇、蔗糖、甘油等。

(三)干燥

蛋白质通过制备得到所需的产品后,为了防止变质、保持生物活性、易于保存和运输,常常需要干燥处理。最常用的方法是真空干燥和冷冻真空干燥。

1. 真空干燥 其原理与减压浓缩相同,真空度越高,溶液沸点越低,蒸发越快。通常适用于不耐高温、易氧化物质的干燥和保存。

2. 冷冻真空干燥 冷冻真空干燥又称升华干燥,它在真空干燥原理的基础之上增加了温度因素。操作时,一般先将待干燥液体冷冻到冰点以下,使溶液中的水分变成固态冰。其原理在于,在相同压力下,水蒸气压力随温度的下降而下降,因此在低温低压下,冰很容易升华为气体。然后在低温(−30~−10 ℃)、高真空度(13.3~40 Pa)下将固态冰变成气体直接用真空泵抽走。此法干燥后的产品具有疏松、溶解度好、保持天然结构等优点,适用于各类蛋白质的干燥保存。

(四)样品的保存

保存方法与蛋白质稳定性及保持生物活性的关系很大,蛋白质的保存可分为干粉保存和液态保存两种方式。

1. 干粉保存 干燥的蛋白质制品一般比较稳定,如制品含水量很低,在低温情况下,蛋白质活性可在数个月甚至数年没有显著变化。储藏方法也很简单,只需将干燥后的样品置于干燥器内(内装有干燥剂)密封,在 0~4 ℃冰箱中保存即可。有时为了取样方便和避免取样时样品吸水和污染,可先将样品分装成许多小瓶,每次用时,只取出一小瓶即可。

2. 液态保存 液态保存对保持蛋白质活性是不利的,故只在一些特殊情况下采用,并需要严格的防腐保护措施,保存时间也不宜过长,常用的防腐剂有甲苯、苯甲酸、氯仿等。蛋白质和酶常用的稳定剂有硫酸铵、蔗糖、甘油等。某些金属离子如钙、镁、锌等对某些酶也有一定的保护作用。大多数液态生物活性物质保存时,在0～4 ℃冰箱中保存即可。

小 结

从核酸和蛋白质前沿研究的发展方向来看,组织、细胞的分离与纯化所得的生物大分子物质,有助于从分子水平了解生命活动的规律及揭示生命现象的本质。在核酸和蛋白质分离与纯化时应在纯度、活性以及回收率等方面予以重视。根据核酸和蛋白质理化性质的差异,分离方法也各有不同。真核生物DNA的分离与纯化的方法主要有酚抽提法、甲酰胺解聚法、玻璃棒缠绕法、琼脂糖凝胶电泳等;质粒DNA的分离与纯化主要有碱裂解法、煮沸裂解法、SDS裂解法、碱性CsCl法、氯化铯-溴化乙锭密度梯度超速离心法、聚乙二醇沉淀法和柱色谱法等;RNA的分离与纯化方法主要有氯化铯梯度离心法、硫氰酸胍-酚-氯仿一步法、oligo(dT)-纤维素或poly(U)-琼脂糖凝胶亲和层析法等;蛋白质的分离与纯化方法主要有层析法、电泳法、盐析法、透析与超滤法等。在实际工作中,往往需要综合运用几种方法才能制备出纯度较高的目的物质。

思 考 题

1. 试述基因组DNA与质粒DNA分离与纯化的异同点。
2. 制备RNA的过程中应该注意哪些问题?
3. 常用于蛋白质精制纯化的方法有哪些?请举例说明其应用。

（姜 勇）

第五章 核酸扩增技术

学习目标

掌握：PCR技术的基本原理；逆转录PCR、实时荧光定量PCR、MLPA的基本原理；引物的设计原则。

熟悉：PCR反应体系的优化；PCR产物检测技术的原理。

了解：各种技术的应用范围和优缺点。

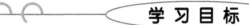

第一节 聚合酶链式反应

聚合酶链式反应（polymerase chain reaction，PCR）技术是20世纪80年代中期发展起来的体外核酸扩增技术。它是在试管内酶促合成特异DNA片段的一种技术。利用PCR技术可在2～3 h将所研究的目的基因或DNA片段扩增至数十万乃至百万倍，具有高效、敏感、特异等一系列优点。由于这种方法操作简单、实用性强、灵敏度高并可自动化，因而在分子生物学、基因工程研究以及对遗传病、传染性疾病和恶性肿瘤等基因诊断和研究中得到广泛应用。

一、基本原理

（一）PCR技术发展简史

1. PCR的最早设想 核酸研究已有100多年的历史，20世纪60年代末、70年代初人们致力于研究基因的体外分离技术，Khorana于1971年最早提出核酸体外扩增的设想："经过DNA变性，与合适的引物杂交，用DNA聚合酶延伸引物，通过不断重复该过程便可克隆tRNA基因"。但由于当时很难进行测序和合成寡核苷酸引物，而且当时（1970年）Smith等发现了DNA限制性核酸内切酶，体外克隆基因已经成为可能，致使Khorana等的早期设想被遗忘。

2. PCR的实现 1985年美国PE-Cetus公司人类遗传研究室的Mullis等发明了具有划时代意义的聚合酶链式反应。其原理类似于DNA的体内复制，即在试管中加入模板DNA、寡核苷酸引物、DNA聚合酶、合适的缓冲体系，通过DNA变性、复性及延伸，完成DNA体外复制。

3. PCR 的改进与完善 Mullis 最初使用的 DNA 聚合酶是大肠杆菌 DNA 聚合酶 Ⅰ 的 Klenow 片段,其缺点是:①Klenow 酶不耐高温,90 ℃会变性失活,每次循环都要重新加。②引物链延伸反应在 37 ℃下进行,容易发生模板和引物之间的碱基错配,其 PCR 产物特异性较差,合成的 DNA 片段不均一。此种以 Klenow 酶催化的 PCR 技术虽较传统的基因扩增具备许多突出的优点,但由于 Klenow 酶不耐热,在 DNA 模板进行热变性时,会导致此酶钝化,每加入一次酶只能完成一个扩增反应周期,给 PCR 技术操作程序添了不少困难。这使得 PCR 技术在一段时间内没能引起生物医学界的足够重视。1988 年初,Keohanog 改用 T4 DNA 聚合酶进行 PCR,其扩增的 DNA 片段很均一,真实性也较高,只有所期望的一种 DNA 片段。但每循环一次,仍需加入新的酶。1988 年 Saiki 等从温泉中分离的一株水生嗜热杆菌中提取到一种耐热 DNA 聚合酶。此酶具有以下特点:①耐高温,在 70 ℃下反应 2 h 后其残留活性大于原来的 90%,在 93 ℃下反应 2 h 后其残留活性是原来的 60%,在 95 ℃下反应 2 h 后其残留活性是原来的 40%。②在热变性时不会被钝化,不必在每次扩增反应后再加新酶。③大大提高了扩增片段特异性和扩增效率,增加了扩增长度(2.0Kb)。由于提高了扩增的特异性和效率,因而其灵敏性也大大提高。为与大肠杆菌多聚酶 Ⅰ Klenow 片段区别,将此酶命名为 Taq DNA 多聚酶(Taq DNA polymerase)。此酶的发现使 PCR 广泛地被应用。1989 年美国 *Science* 杂志列 PCR 为十余项重大科学发明之首,比喻 1989 年为 PCR 爆炸年,Mullis 荣获 1993 年诺贝尔化学奖。近年来,随着多种自动化 PCR 扩增仪的问世,PCR 技术迅速发展,其应用范围也越来越广泛。PCR 技术已从最初的定性检测发展到实时定量检测,在分子诊断及其他相关领域正发挥着重要作用。

(二)PCR 技术基本原理

PCR 是聚合酶链式反应的简称,指利用针对目的基因所设计的特异寡核苷酸引物,以目的基因为模板,在体外特异性扩增 DNA 片段的一种技术。该技术基本原理类似于 DNA 的天然复制过程,也可以说是在试管内模拟细胞内 DNA 的复制过程,是在引物、四种脱氧核糖核苷酸(dNTP)和模板 DNA 存在下,由 DNA 聚合酶催化的 DNA 合成反应。DNA 聚合酶以单链 DNA 为模板,通过人工合成的寡核苷酸引物与单链 DNA 模板中的一段互补序列结合,形成双链。在一定的条件下,DNA 聚合酶将脱氧单核苷酸加到引物 3′-OH 末端,沿模板 5′→3′方向延伸,合成一条新的 DNA 互补链。

PCR 反应包括变性、退火、延伸三个基本步骤,这三个步骤组成一个循环,经过反复循环,目的基因得到迅速扩增。

变性(denaturation) 即模板 DNA 的变性。将模板 DNA 加热至 95 ℃左右,一段时间后,模板 DNA 双链或经 PCR 扩增形成的 DNA 双链发生解离,形成单链,以便单链与引物结合,为下轮反应作准备。

退火(annealing) 即单链模板 DNA 与引物的退火(复性)。将温度降至 55 ℃左右,反应体系中的引物会与单链 DNA 中的互补序列配对结合,形成引物-模板的局部双链。一般要求引物的浓度大大高于模板 DNA 的浓度,并由于引物的长度显著短于模板的长度,因此在退火时,引物与模板中的互补序列的配对速度比模板之间重新配对成双链的速度要快得多,有效地抑制了变性后模板 DNA 单链之间的互补结合。

延伸(extension) 即引物的延伸。将温度上升至 70 ℃左右,DNA 模板-引物结合物在 DNA 聚合酶的作用下,以四种脱氧核糖核苷酸为反应原料,以靶序列为模板,按照碱基互补配对原则与半保留复制原理,合成一条与模板链互补的新 DNA 链。

重复变性-退火-延伸三过程,就可获得更多的"半保留复制链",而且这种新链又可成为下次循环的模板。经过约 30 个循环将待扩增的目的 DNA 片段扩增放大几百万倍(图 5-1)。

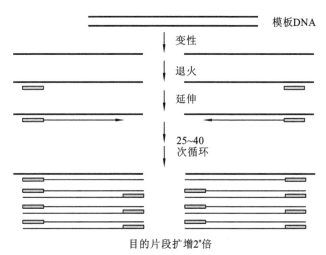

目的片段扩增 2ⁿ 倍

图 5-1　PCR 原理图

PCR 其特异性依赖于与靶序列两端互补的寡核苷酸引物。PCR 的首次循环:引物从 3′端开始延伸,延伸片段的 5′端为人工合成引物,是特定的,3′端没有固定的终止点,长短不一。第二个循环:引物与新链结合,由于后者 5′端序列是固定的末端,意味着 5′端的序列就成为此次延伸片段 3′端的终止点。N 个循环后:由于多数扩增产物受到所加引物 5′端的限定,产物的序列是介于两种引物 5′端之间的区域。引物本身也是新生 DNA 链的一部分。引物具有定位(一对引物设计时,分别与一条模板结合,并且与靶序列 3′端侧翼碱基互补,引物只能结合在所识别链的靶序列 3′端)、定向(由于 DNA 聚合酶的 5′→3′合成特点,引物的 3′端得以延伸,两引物延伸方向相对并均指向靶序列中央)、定范围(引物之间的距离决定了扩增靶序列的大小及特定范围:引物 A+引物 B+AB 间序列)三大作用。

二、反应体系和反应条件

(一)反应体系及其优化

PCR 反应体系主要包括五种成分:模板、引物、dNTP、DNA 聚合酶及缓冲溶液(Mg^{2+})。

1. 模板　模板(template)是指 PCR 反应中待扩增的核酸片段。PCR 反应模板可以是来源于任何生物的 DNA(如基因组 DNA、质粒 DNA 等)或 RNA(总 RNA、mRNA、tRNA、rRNA、病毒 RNA 等)。但 RNA 需经逆转录反应生成 cDNA,以 cDNA 作为 PCR 反应的模板进行扩增反应。核酸标本来源广泛,可以从培养的细胞或微生物中直接提取,也可以从临床标本(血、尿、便、痰、体腔积液、漱口水等)、犯罪现场标本(血斑、精斑、毛发等)、病理标本(新鲜或固定石蜡包埋标本)以及木乃伊标本中提取。无论标本来源如何,待扩增核酸都需进行纯化,使核酸样品中不混有蛋白酶、核酸酶、Taq DNA 聚合酶抑制剂以及能结合 DNA 的蛋白质。PCR 可以仅用微量样品,但为保证反应的特异性,宜用纳克级(ng)的克隆 DNA、微克级的染色体 DNA 或 $10^2 \sim 10^5$ 拷贝的待扩增 DNA 片段做起始材料。

2. 引物 引物(prime)是人工合成的一对能与两条模板 DNA 互补结合的寡核苷酸序列,一条为上游引物,另一条为下游引物。引物是 PCR 特异性反应的关键,PCR 产物的特异性取决于引物与模板 DNA 互补的程度。理论上,只要知道任何一段模板 DNA 序列,就能按其序列设计互补的寡核苷酸链做引物,利用 PCR 就可将模板 DNA 在体外大量扩增。对某一 DNA 片段来说,由于同源序列的存在,随意设计的两条引物链,其 PCR 可能会出现非特异性扩增。因此,在引物的设计过程中要考虑引物链的特异性。设计引物应遵循以下原则。

(1) 引物长度以 15～30 个碱基为宜,最佳 18～24 个碱基;扩增长度以 200～500 个碱基为宜,特定条件下可扩增至 10 kb 的片段;引物过短会影响 PCR 反应的特异性,引物过长会要求提高退火温度。

(2) 引物的 GC 含量以 40%～60% 为宜,GC 含量太低导致退火温度较低,不利于提高 PCR 的特异性,扩增效果不佳;GC 含量过多易出现非特异性扩增。碱基最好随机分布,避免 5 个以上的嘌呤或嘧啶核苷酸的成串排列。

(3) 避免引物内部出现二级结构,避免两条引物间互补,特别是 3′ 端的互补;引物 3′ 端的碱基,特别是最末及倒数第二个碱基,应严格要求配对,以避免因末端碱基不配对而导致 PCR 失败。

(4) 引物的 5′ 端可以根据需要加入修饰成分。如加入酶切位点、突变位点、启动子序列、蛋白质结合的 DNA 序列等。

(5) 引物应与核酸序列数据库的其他序列无明显同源性。

PCR 反应中每条引物的浓度为 0.1～1 μmol 或 10～100 pmol。引物浓度不宜过高,浓度过高易形成引物二聚体,容易产生非特异性产物。一般来说,用低浓度引物不仅经济,反应特异性也较好。

3. Taq DNA 聚合酶 Taq DNA 聚合酶是从一种生活在热泉水中的水栖嗜热菌中提取出来的,有很高的耐热稳定性。在 92.5 ℃、95 ℃、97.5 ℃时,半衰期分别为 130 min、40 min、5～6 min。实验表明 PCR 反应时变性条件为温度 95 ℃、20 s,50 个循环后,Taq DNA 聚合酶仍有 65% 的活性。其生物学活性在 75～80 ℃时最高。每个酶分子每秒钟可延伸约 150 个核苷酸,70 ℃延伸率大于每秒 60 个核苷酸,55 ℃时为每秒 24 个核苷酸。温度过高(90 ℃以上)或过低(22 ℃)都可影响 Taq DNA 聚合酶的活性。

纯化的 Taq 酶在体外无 3′→5′ 外切酶活性,因而缺乏校正功能,在扩增过程中可引起错配。错配碱基的数量受温度、Mg^{2+} 浓度和循环次数的影响。通常,30 次循环 Taq 酶的错配率约为 0.25%,高于 Klenow 酶的错配率。Taq 酶在每一次循环中产生的移码突变率为 1/30000,碱基替换率为 1/8000。应用低浓度的 dNTP(各 20 μmol/L)、1.5 mmol/L 的 Mg^{2+} 浓度,高于 55 ℃的复性温度,可提高 Taq 酶的忠实性。对于 PCR 的忠实性要求很高时,可以使用一些具有 3′→5′ 外切酶活性的 DNA 聚合酶,如 Vent、pfu 等聚合酶。

反应体系中 DNA 聚合酶浓度太高,会出现非特异性扩增;而 DNA 聚合酶浓度过低时,则扩增产量太低。在其他参数最佳时,每 100 μL 反应液中含 1～2.5 U Taq DNA 酶。然而酶的需要量可以根据不同的模板分子或引物而变化,当优化一种 PCR 反应体系时,最好在每 100 μL 体积中加入 0.5～5 U 酶的范围内试验最佳酶浓度。不同来源的 Taq DNA 酶、测定条件和单位定义的不同、生产厂家产品品质的优劣,这些都是使用 Taq 酶时需要考虑的因素。

4. Mg^{2+} 浓度　Mg^{2+} 浓度对 PCR 扩增反应的特异性和产量有着显著影响。TaqDNA 聚合酶是 Mg^{2+} 依赖性酶,该酶的催化活性对 Mg^{2+} 浓度非常敏感。以活性程度很低的鲑鱼精子 DNA 为模板,dNTP 的浓度为 0.7～0.8 mmol/L 时,用不同浓度 Mg^{2+} 进行 PCR 反应 10 min,测定结果为 MgCl$_2$ 浓度在 2.0 mmol/L 时该酶催化活性最高,此浓度能最大限度地激活 TaqDNA 聚合酶的活性。

Mg^{2+} 浓度过高,反应特异性降低,出现非特异性扩增,浓度过低会降低 Taq DNA 聚合酶的活性,使反应产物减少。由于 Mg^{2+} 能与负离子或负离子基团(如磷酸根)结合,而 DNA 模板、引物、dNTP 等都含有磷酸根,尤其是 dNTP 含磷酸根更多,因此反应体系 Mg^{2+} 浓度很大程度上受 dNTP 浓度影响,因而 Mg^{2+} 的浓度在不同的反应体系中应适当调整、优化浓度。一般反应中 Mg^{2+} 浓度至少应比 dNTP 总浓度高 0.5～1.0 mmol/L。在一般的 PCR 反应中,各种 dNTP 浓度为 200 μmol/L 时,Mg^{2+} 浓度为 1.5～2.0 mmol/L 为宜。

为了获得 Mg^{2+} 的最佳浓度,也可用下面的优化法。首先在 PCR 缓冲溶液中不加入 Mg^{2+},从配制的 10 mmol/L 的 Mg^{2+} 储存液中取一定量加入到各反应管中,开始以 0.5 mmol/L 的浓度梯度递增(0.5,1.0,1.5,2.0,2.5,…,5.0 mmol/L),由 PCR 反应后的电泳结果可确定 Mg^{2+} 大概浓度范围,再在该浓度的上下以 0.2 mmol/L 递增与递减几个浓度来精确确定 Mg^{2+} 最适浓度。

5. dNTPs　dNTPs 为 PCR 反应的合成原料,dNTPs 的质量与浓度和 PCR 扩增效率有密切关系,dNTPs 粉呈颗粒状,如保存不当易变性失去生物学活性。dNTPs 溶液呈酸性,使用时应配成高浓度后,以 1 mol/L NaOH 或 1 mol/L Tris·HCl 的缓冲溶液将其 pH 值调节到 7.0～7.5,小量分装,−20 ℃冰冻保存。多次冻融会使 dNTP 降解。尤其是注意 4 种 dNTP 的浓度要相等(等物质的量配制),如其中任何一种浓度不同于其他几种时(偏高或偏低),就会引起错配。在 PCR 反应中,每种 dNTP 的终浓度为 50～200 μmol/L,在此范围内,扩增产物量、特异性与合成忠实性之间的平衡最佳,dNTPs 浓度过低必然影响扩增产量,过高则会导致错误掺入,其浓度不能低于 10～15 μmol/L。dNTP 能与 Mg^{2+} 结合,使游离的 Mg^{2+} 浓度降低。由于 dNTPs 的量还受其他因素的影响,所以不同反应体系中 dNTPs 的最佳浓度不尽相同。

(二) 反应条件及优化

1. 变性温度与时间　PCR 反应中变性这一步很重要,若不能使模板 DNA 和 PCR 产物完全变性,PCR 反应就不能成功,DNA 分子中 G+C 含量越多,要求的变性温度越高。太高的变性温度和时间又会影响 Taq 酶的活性,通常的变性温度和时间分别为 93～95 ℃、30～60 s,有时用 97 ℃、15 s。虽然 DNA 链在变性温度时两链分离只需几秒钟,但反应管内部达到所需温度还需要一定的时间,因此要适当延长时间。为了保证模板 DNA 能彻底变性,最好设置预变性为 95 ℃、5～10 min。

2. 退火温度与时间　退火温度是影响 PCR 特异性的较重要因素。变性后快速冷却至 40～60 ℃,可使引物和模板发生结合。由于模板 DNA 比引物复杂得多,且引物的浓度远远超过模板的浓度,引物和模板之间的碰撞结合概率远远高于模板互补链之间的碰撞。

退火温度取决于引物的长度、碱基组成及其浓度,还有靶序列的长度。可通过以下公式选择合适的引物复性温度:$T_m = 4(G+C)+2(A+T)$,复性温度$= T_m-(5\sim10\ ℃)$。在T_m值允许范围内,选择较高的复性温度可大大减少引物和模板间的非特异性结合,提高PCR反应的特异性。复性时间一般为$30\sim60\ s$,足以使引物与模板之间完全结合。

3. 延伸温度与时间 PCR反应的延伸温度一般选择在$70\sim75\ ℃$,常用温度为$72\ ℃$,过高的延伸温度不利于引物和模板的结合。在$72\ ℃$条件下,Taq DNA聚合酶催化的合成速度为每秒$40\sim60$个碱基。PCR延伸反应的时间,可根据待扩增片段的长度而定,一般1 kb以内的DNA片段,延伸时间1 min是足够的。$3\sim4$ kb的靶序列需$3\sim4$ min;扩增10 kb需延伸至15 min。延伸时间过长会导致非特异性扩增带的出现。对低浓度模板的扩增,延伸时间要稍长些。

4. 循环次数 循环次数主要取决于最初靶分子的浓度,例如在初始靶分子为3×10^5、1.5×10^4、1×10^3和50个拷贝时,循环数可分别为$25\sim30$、$30\sim35$、$35\sim40$及$40\sim45$。过多的循环次数会增加非特异性产物量及碱基错配数。

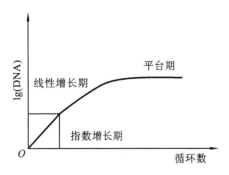

图 5-2 PCR 扩增效率示意图

理论上PCR的扩增产物呈指数上升,但实际反应中,只有在反应初期靶序列DNA片段的增加呈指数形式,随着PCR产物的逐渐积累,被扩增的DNA片段不再呈指数增加,而进入线性增长期直至出现平台效应(图5-2)。平台效应可能与下列因素有关:dNTP与引物浓度降低,酶对模板的比例相对降低,多次循环后酶活力降低,产物浓度增高后变性不完全而影响引物延伸等。

PCR最终获得的DNA扩增量可用$Y=(1+X)^n$计算。Y代表DNA片段扩增后的拷贝数,X表示平均扩增效率,n代表循环次数。平均扩增效率的理论值为100%,但在实际反应中平均扩增效率达不到理论值,大多为85%左右。

(三)提高PCR扩增特异性的方法

1. 热启动PCR 热启动PCR是除了设计特异性高的引物之外,提高PCR特异性最重要的方法之一。尽管Taq DNA聚合酶的最佳延伸温度在$72\ ℃$,但Taq DNA聚合酶在低于此温度时仍有活性。因此,在热循环刚开始,以及PCR反应配置过程中,保温温度低于退火温度时,引物与模板可以非特异性配对而产生非特异性产物,这些非特异性产物一旦形成,就会被有效扩增。常用的热启动方法有几种:一是在PCR系统中加入抗Taq酶抗体。抗体与Taq酶结合,使Taq酶活性受抑制。因此在开始时,虽然温度低,引物可以与模板错配,但因Taq酶没有活性,不会引起非特异性扩增;当进行热变性时,抗体在高温时失活,Taq酶被释放,就可发挥作用,在以后的延伸步骤进行特异的DNA聚合反应。二是用石蜡将Taq酶与PCR反应系统分隔,因此一开始在室温条件下也没有非特异性扩增。当升温到热变性温度下,石蜡熔化,Taq酶与PCR反应系统混合,从而在以后的步骤中发挥作用。三是通过抑制一种基本成分延迟 DNA 合成,直到 PCR 仪达到变性温度。例如延缓加入 Taq DNA 聚合酶、模板 DNA、Mg^{2+}、引物等。

因此,用于引物设计的位点因为遗传元件的定位而受限时,如定点突变、表达克隆或用于 DNA 工程的遗传元件的构建和操作,利用热启动 PCR 尤为有效。并且,热启动在很大程度上可以防止引物二聚体的发生。

2. 递减 PCR(Touch-Down PCR,TD-PCR) 递减 PCR 又称为降落 PCR,也是增加 PCR 特异性的重要方法之一。提高退火温度可以增加 PCR 的特异性,但会降低 PCR 扩增效率,PCR 产物减少,反之,较低的退火温度虽然可以增加 PCR 扩增效率,但会导致非特异性扩增。因此递减 PCR 的基本原理是先以较高的退火温度进行 1~5 个循环扩增,之后逐步降低退火温度(每个温度 1~5 个循环扩增)直至 T_m 值,并最终低于这个水平,在低退火温度下以较高的反应循环数扩增(15~20 个循环)。这样在最初的几个循环中,特异性最高的目的基因会被优先扩增,尽管退火温度最终会降到非特异性杂交的 T_m 值,但此时特异性扩增产物的数量远比非特异性产物多,占有绝对优势,因此反应仍以特异性扩增为主。递减 PCR 的程序设置是要设计一系列退火温度越来越低的循环,退火温度的范围应该跨越 15 ℃左右,从高于估计 T_m 值至少几度到低于它 10 ℃左右。例如:如果一对引物的计算 T_m 值为 63 ℃,可将 PCR 仪的退火温度 66 ℃降到 50 ℃,每个循环降低 1~2 ℃(当然,也可以每几个循环降 1~2 ℃),直到 50 ℃退火温度下做 15 个循环。如果在递减 PCR 中,持续出现假象带表明起始退火温度太低,或者目的扩增产物和非目的产物的 T_m 值相差无几,和(或)非目的产物以更高的效率扩增。把退火温度每降低 1 ℃时所需要的循环数增加到 3 或 4,有可能在非目的产物开始扩增以前增加目的产物的竞争优势。这时,应从程序的末尾去掉相应的循环数,以避免过度循环导致扩增产物的降解和产生高分子质量成片产物。

3. 促进 PCR 的添加剂和助溶剂 退火温度,引物设计和镁离子浓度的优化足以对大多数模板进行高特异性的扩增,但是,某些模板,例如高 GC 含量的模板,为获得最好的结果需要模板的完全变性,另外,二级结构会阻止引物结合和酶的延伸,需要通过其他的措施提高模板的扩增效率。向 PCR 反应体系中加入添加剂和助溶剂,是提高产物特异性和产量的另外一种方法。PCR 添加剂,包括氯化四甲基铵、谷氨酸钾、硫酸铵、离子化和非离子化的表面活性剂等;助溶剂包括甲酰胺、DMSO、甘油等。它们的机理目前尚不清楚,可能是通过消除引物和模板的二级结构,降低了变性温度使双链完全变性,同时还可提高复性的特异性和 DNA 聚合酶的稳定性,进而提高扩增效率。

第二节 PCR 产物的不同检测技术

PCR 扩增反应完成之后,必须对扩增产物进行分析才能最终达到实验的目的。PCR 产物的分析包括判断 PCR 反应的有效性和正确性、对产物进行定量分析和序列分析。前者可以通过电泳分离 PCR 产物,观察扩增条带的有无和扩增片段的大小而实现。而了解 PCR 扩增产物的序列,则需进一步的分析。本节主要介绍几种 PCR 产物的检测技术。

一、电泳

凝胶电泳是检测 PCR 产物常用和最简便的方法,能判断有无预期大小的扩增产物及初步判断产物的特异性。凝胶电泳常用的有琼脂糖凝胶电泳和聚丙烯酰胺凝胶电泳。

(一)琼脂糖凝胶电泳

琼脂糖凝胶电泳是分离、纯化、鉴定 DNA 片段的常用方法,琼脂糖凝胶分离度不如聚丙烯酰胺凝胶,但分离范围广,适用于分离 100 bp～60 kb 的 DNA 分子,且操作简便。DNA 琼脂糖凝胶电泳的原理与蛋白质的电泳原理基本相同,DNA 分子在高于其等电点的溶液中带负电荷,在电场中由负极向正极移动,不同长度的 DNA 片段会表现出不同的迁移率。在电泳过程中,凝胶中溴化乙锭(EB)可以嵌入 DNA 分子,在紫外光照射下 EB-DNA 复合物发出橙红色荧光,可确定 DNA 在凝胶中的位置。而发射的荧光强度正比于 DNA 的含量,如将已知浓度的标准样品作电泳对照,就可估计出待测样品的浓度。溴化乙锭是一种强诱变剂,有毒性,使用含有该染料的溶液时必须戴手套,注意防护。可以使用无污染染料 SYBR Green Ⅰ、Ⅱ,经 SYBR Green 染色的凝胶几乎不呈现背景荧光,在 300 nm 紫外线照射透视下,与双链 DNA 结合的 SYBR Green 呈现绿色荧光,单链 DNA 为橘黄色。

不同浓度的琼脂糖凝胶分离 DNA 的有效范围不同,见表 5-1。

表 5-1 线状 DNA 片段分离的有效范围与琼脂糖凝胶浓度关系

琼脂糖凝胶的浓度/(%)	线状 DNA 分子的有效范围/(kb)
0.3	60～5
0.6	20～1
0.7	10～0.8
0.9	7～0.5
1.2	6～0.4
1.5	4～0.2
2.0	3～0.1

(二)聚丙烯酰胺凝胶电泳

聚丙烯酰胺凝胶采用垂直装置进行电泳。聚丙烯酰胺分离小片段 DNA(5～500 bp)效果较好,具有分子筛和电泳的双重作用,其分辨率极高,甚至相差 1 bp 的 DNA 片段就能分开。除此之外,与琼脂糖电泳相比,聚丙烯酰胺凝胶电泳还具有装载的样品量大、回收 DNA 纯度高、其银染法的灵敏度较琼脂糖中 EB 染色法高 2～5 倍等优点,但其制备和操作比琼脂糖凝胶电泳复杂。

聚丙烯酰胺凝胶是由丙烯酰胺单体,在催化剂 TEMED(N,N,N,N′-四甲基乙二胺)和过硫酸铵的作用下,丙烯酰胺聚合形成长链,聚丙烯酰胺链在交联剂 N,N′-亚甲基双丙烯酰胺参与下,聚丙烯酰胺链与链之间交叉连接而形成凝胶。

聚丙烯酰胺凝胶孔径的大小是由丙烯酰胺的浓度决定的,不同浓度丙烯酰胺和 DNA 的有效分离范围见表 5-2。

表 5-2　丙烯酰胺浓度与 DNA 分子的有效分离范围

丙烯酰胺/(%)	有效分离范围/bp	溴酚蓝位置/bp	二甲苯青位置/bp
3.5	100~2000	100	460
5.0	80~500	65	260
8.0	60~400	45	100
12.0	40~200	20	70
15.0	25~150	15	60
20.0	5~100	12	45

二、PCR-RFLP

限制性片段长度多态性(restriction fragment length polymorphism,RFLP)指用同一种限制性核酸内切酶消化不同个体的 DNA 时,会得到长度各不相同的限制性片段类型。聚合酶链式反应-限制性片段长度多态(PCR-RFLP)分析技术是在 PCR 技术基础上发展起来的 RFLP 技术,是根据突变序列是否位于限制性核酸内切酶的酶切位点内而设计的对 PCR 产物作限制性片段长度多态性分析的技术。不同个体基因组在同一段 DNA 是否有同样的酶切位点,决定了酶切后是否会产生同样大小的片段。当碱基组成的变化改变了限制性核酸内切酶识别位点(位点消失、产生新的位点、位点移位等多态性位点时),就会得到长度各不相同的限制性片段类型。应用 PCR-RFLP 可检测某一致病基因已知的点突变,进行直接基因诊断,也可以此为遗传标记进行连锁分析,进行间接基因诊断。其基本原理是由于点突变位于某限制性核酸内切酶的酶切位点序列内,使酶切位点增加或者消失,利用这一酶切性质的改变,PCR 特异性扩增包含点突变的这段 DNA,经相应的内切酶切割 PCR 产物并作电泳分离,PCR 产物能(或不能)被酶水解而产生不同长度的片段,根据水解片段的大小和电泳位置可区分野生型和突变型靶基因片段(图 5-3)。

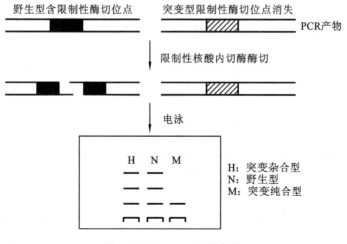

图 5-3　PCR-RFLP 示意图

三、PCR-SSCP

1989 年日本 Orita 等研究发现,单链 DNA 片段呈复杂的空间折叠构象,这种立体结构主要是由其内部碱基配对等分子内相互作用力来维持的,当有一个碱基发生改变时,会或多或少地影响其空间构象,使构象发生改变,空间构象有差异的单链 DNA 分子在聚丙烯酰胺凝胶中受排阻大小不同,因此通过非变性聚丙烯酰胺凝胶电泳,可以非常敏锐地将构象上有差异的分子分离开,该方法称为单链构象多态性(single-strand conformation polymorphism,SSCP)分析。在随后的研究中,SSCP 可用于检查 PCR 扩增产物的基因突变,从而建立了PCR-SSCP 技术。PCR-SSCP 作为检测基因突变的方法,经不断地改进和完善,更加简便、快速、灵敏,不但用于检测基因点突变和短序列的缺失和插入,而且还被用于 DNA 定量分析,监测 PCR 诊断实验中的交叉污染情况,以及传染源的调查等。其基本过程是:PCR 扩增靶 DNA;将特异的 PCR 扩增产物变性,使之成为具有一定空间结构的单链 DNA 分子;将适量的单链 DNA 进行非变性聚丙烯酰胺凝胶电泳;最后通过放射性自显影、银染或溴化乙锭显色分析结果。若发现单链 DNA 迁移率与正常对照的相比发生改变,就可以判定该链构象发生改变,进而推断该 DNA 片段中有碱基突变。该法的局限性包括:需进一步测序才能确定突变的位置和类型;电泳条件要求较严格;另外,由于 SSCP 是依据点突变引起单链 DNA 分子立体构象的改变来实现电泳分离的,这样当某些位置的点突变对单链 DNA 分子立体构象的改变不起作用或作用很小时,再加上其他条件的影响,就可能使聚丙烯酰胺凝胶电泳无法分辨造成漏检。尽管如此,该方法和其他方法相比仍有较高的检测率。首先,它可以发现靶 DNA 片段中未知位置的碱基突变,实验证明小于 300 bp 的 DNA 片段中的单碱基突变,SSCP 的检出率可达 90%。除此以外,SSCP 经改进后将 DNA-SSCP 分析改为 RNA-SSCP 分析,该方法是在 PCR 扩增后,增加了一个转录的过程使 PCR 产物转录生成 RNA,因此 PCR 扩增时需要一个较长的引物,内含有启动 RNA 聚合酶的启动序列,从而相对地增加了该方法的难度。但与 DNA 相比,RNA 有着更多精细的二级构象和三级构象,这些构象对单个碱基的突变很敏感,从而提高了检出率,其突变检出率可达 90%以上。另外,RNA 不易结合成双链,因此可以较大量的进行电泳,有利于用溴化乙锭染色。为了进一步提高 SSCP 的检出率,可将 SSCP 分析与其他突变检测方法相结合,其中与杂交双链分析(heteroduplex analysis,Het)法结合可以大大提高检出率。Het 法是用探针与要检测的单链 DNA 或 RNA 进行杂交,含有一对碱基对错配的杂交链可以和完全互补的杂交链在非变性 PAGE 凝胶上通过电泳被分离开。对同一靶序列分别进行 SSCP 和 Het 分析可以使点突变的检出率接近 100%,而且实验简便。

四、高温变性的熔解曲线分析

利用 DNA 熔解曲线(melting curve)进行核苷酸突变和多态性检测是 20 世纪 90 年代后期发展的新技术,是根据正常序列和突变序列因不同 T_m 而产生不同的熔解曲线而设计的。T_m 值的大小取决于 DNA 分子的长度和序列中 G+C 碱基含量,当被检片段中存在突变位点,就会有不同于正常序列的 T_m 值而出现不同的波峰,如果一个被检片段中存在一个以上的突变时,可以出现一个以上的波峰,从而可以将突变序列检测出来。在 20 世纪 70 年代人们通过紫外吸收来绘制熔解曲线,这种方法在检测精密度上相比现在的研究手段要大打折扣。随着仪器的改良和荧光定量 PCR 技术的出现,人们开始用 Sybr Green Ⅰ荧光染料在定量 PCR 仪上监测熔解曲线的变化,这也是现今使用最多的熔解曲线研究工具。Sybr Green Ⅰ这类染料属于非饱和性染料,由于染料对 PCR 反应的抑制作用,在实验中的使用浓度很低,远低于将 DNA 双螺旋结构中的小沟饱和的浓度,使用浓度未达到饱和,加之染料本身的特性,在 DNA 双链解链的过程中,Sybr Green Ⅰ分子发生重排,那些从已经解链的 DNA 片段上脱离下来的染料分子又与尚未解链的双链 DNA 结合,造成结果失真,无法真实反映 DNA 熔解的情况,影响了检测的分辨率。限于分辨率的关系,Sybr Green Ⅰ熔解曲线一般用于区分在片段大小和 GC 含量上差别较显著的 DNA 序列,例如用于检查 PCR 扩增产物中是否存在引物二聚体及其他非特异性的扩增。后来,人们发现了一类新型的染料,称为饱和染料,如 LC Green、LC Green Plus、Syto 9 和 Eva Green 等。这类染料有着更强的 DNA 结合能力和很低的抑制作用,在 DNA 解链过程中不会发生重排,这使得用这些染料的熔解曲线有了更高的分辨率。在仪器精密度提高的基础上,配合这类饱和染料就出现了高分辨率熔解(high resolution melting ,HRM)曲线。高分辨率熔解曲线分析技术是 2002 年由犹他大学和爱德华科技公司合作开发的应用于 SNP 检测和突变基因分析的一项新技术。

高分辨率熔解曲线分析是通过实时监测升温过程中双链 DNA 荧光染料与 PCR 扩增产物的结合情况。在 PCR 反应前加入 LC Green 饱和荧光染料(LC Green 荧光染料只结合 DNA 双链,对 PCR 不会有任何抑制作用),荧光染料与 DNA 双链结合,荧光最强,变性时,DNA 双链逐渐解链,此时 LC Green 荧光染料分子逐渐从 DNA 双链上脱落,荧光信号下降形成熔解曲线。如果某个体是杂合突变,则在其 PCR 产物中会有杂合异源双链的存在,在杂合异源双链中有不配对的碱基对,因此该样品在温度逐渐升高的时候会首先发生解链,其荧光信号首先开始下降,而此时的纯合个体的样品由于解链温度较高,荧光信号没有下降或者下降较慢,仪器的光学检测系统采集密集的荧光信号并绘制温度熔解曲线,根据曲线准确区分野生型、杂合突变、纯合突变。

五、PCR 产物测序

PCR 产物测序是检测 PCR 产物特异性最可靠的方法,主要见于对目的基因片段的序列鉴定和对致病基因中点突变的位置和性质的鉴定。PCR 产物可以直接测序,也可以克隆入载体后再测序,后者测序的效果更好。PCR 产物需经切胶回收纯化后进行测序。测序常用的方法为双脱氧核苷酸链末端终止法和化学裂解法。

第三节 衍生的 PCR 技术

一、逆转录 PCR(reverse transcription PCR，RT-PCR)

RT-PCR 是将 RNA 的逆转录(RT)和 cDNA 的聚合酶链式反应(PCR)相结合的技术。首先经逆转录酶的作用从 RNA 合成 cDNA,再以 cDNA 为模板,扩增合成目的片段。RT-PCR 技术灵敏而且用途广泛,可用于检测细胞中基因表达水平、细胞中 RNA 病毒的含量和直接克隆特定基因的 cDNA 序列。RT-PCR 主要用于对表达信息进行检测或定量,分析基因的转录水平。另外,这项技术还可以用来检测基因表达差异或克隆 cDNA 而不必构建 cDNA 文库。RT-PCR 比其他包括 Northern 印迹杂交、RNase 保护分析、原位杂交及 S1 核酸酶分析在内的 RNA 分析技术更灵敏,更易于操作(图 5-4)。

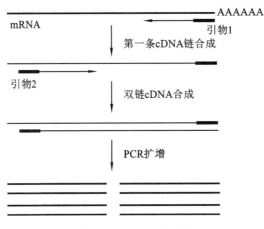

图 5-4 RT-PCR 示意图

(一) RT-PCR 体系

1. 模板 作为模板的 RNA 可以是总 RNA、mRNA 或体外转录的 RNA 产物。无论使用何种 RNA,关键是确保 RNA 不降解并且无基因组 DNA 的污染。

2. 引物 用于逆转录的引物可视实验的具体情况选择随机引物、Oligo dT 及基因特异性引物中的一种。对于短的不具有发夹结构的真核细胞 mRNA,三种都可以。

(1)随机引物 随机引物适用于长的或具有发夹结构的 RNA,特异性最低。经常用于获取 5′末端序列或从带有二级结构区域的模板获得 cDNA。为了获得最长的 cDNA,需要按经验确定每个 RNA 样品中引物与 RNA 的比例。起始浓度范围为 20 μL 体系 50～250 μg。

(2)Oligo dT Oligo dT 适用于具有 PolyA 尾巴的 RNA(原核生物的 RNA、真核生物的 Oligo dT rRNA 和 tRNA 不具有 PolyA 尾巴)。由于 Oligo dT 要结合到 PolyA 尾巴上,所以对 RNA 样品的质量要求较高,即使有少量降解也会使 cDNA 合成量大大减少。起始浓度范围为 20 μL 体系 0.2～0.5 μg。

(3)基因特异性引物 该引物是与目的序列互补的引物,是反义寡聚核苷酸,适用于目的序列已知的情况。如果目的 RNA 有二级结构,为避免二级结构阻止引物结合,应该设计多于一个的反义引物。建议在 20 μL 的第一链合成反应体系中使用 1 pmol 的基因特异性引物。

3. 逆转录酶

(1)Money 鼠白血病病毒(M-MLV)逆转录酶,有强的聚合酶活性,RNase H 活性相对较弱。最适作用温度为 37 ℃。

(2)禽成髓细胞瘤病毒(AMV)逆转录酶,有强的聚合酶活性和 RNase H 活性。最适作用温度为 42 ℃。

（3）*Thermus thermophilus*、*Thermus flavus* 等嗜热微生物的热稳定性逆转录酶在 Mn^{2+} 存在下，允许高温逆转录 RNA，以消除 RNA 模板的二级结构。

（4）M-MLV 逆转录酶的 RNase H- 突变体，商品名为 SuperScript 和 SuperScript Ⅱ。此种酶较其他酶能使更多的 RNA 转换成 cDNA，这一特性允许从含二级结构的、低温逆转录很困难的 mRNA 模板合成较长 cDNA。

（二）一步法 RT-PCR 和两步法 RT-PCR

RT-PCR 可以通过一步法和两步法的形式进行。

1. 一步法 即逆转录和 PCR 扩增在同一管内完成，cDNA 第一链合成和随后的 PCR 扩增之间不需要打开管盖，有助于减少污染。而且由于得到的所有 cDNA 样品都用来扩增，所以灵敏度更高，最低可以达到 0.01 pg 总 RNA。一步法 RT-PCR 一般使用基因特异性引物起始 cDNA 合成。

2. 两步法 即逆转录和 PCR 扩增分两步进行，首先从 RNA 模板逆转录得到 cDNA，再以 cDNA 为模板进行 PCR 扩增。两步法可以使用随机引物、Oligo dT 和基因特异性引物引导 cDNA 第一链合成，因此，可以从一个特定的样品中逆转录出所有的 mRNA 的信息。

总之，一步法方便，可适用于大量样品分析或定量 PCR。两步法在选择聚合酶和引物时具有更大的灵活性。

二、实时荧光定量 PCR

1996 年推出了成熟的实时荧光定量 PCR（real-time fluorescent quantitative polymerase chain reaction，RFQ-PCR）技术。所谓实时荧光定量 PCR 技术，是指在 PCR 反应体系中加入荧光基团，利用荧光信号积累实时监测整个 PCR 进程，最后通过标准曲线和 Ct 值对初始模板进行定量分析的方法。该技术实现了 PCR 从定性到定量的飞跃，与常规 PCR 相比，它具有特异性更强、灵敏度高、重复性好、定量准确、自动化程度高、全封闭反应等优点，成为分子生物学研究中的重要工具，目前已得到广泛应用。

（一）荧光定量 PCR 的化学原理

荧光定量 PCR 技术是在常规 PCR 基础上加入荧光化合物来实现其定量功能。这些荧光化合物广义上可分为嵌入型荧光染料和特异性荧光探针两大类。

1. 嵌入型荧光染料 可与双链 DNA 结合的嵌入型荧光染料，包括溴化乙锭、YO-PRO、YOYO、SYBR Green Ⅰ 及 SYBR Gold。利用嵌入型荧光染料检测只简单反映 PCR 反应体系中总的核酸量，是一种非特异性的检测方法。荧光染料与双链 DNA 结合后，其荧光大大增强。如最常用的荧光染料 SYBR Green Ⅰ，可嵌入双链 DNA 的小沟部位，SYBR Green Ⅰ 与双链 DNA 结合后可发射出绿色荧光，其最大吸收波长约为 497 nm，发射波长最大约为 520 nm。在 PCR 反应体系中，加入 SYBR 荧光染料，其特异性地掺入 DNA 双链后，发射荧光信号，而不掺入链中的 SYBR 染料分子不会发射任何荧光信号，从而保证荧光信号的增加与 PCR 产物的增加完全同步。SYBR Green Ⅰ 在核酸的实时监测方面有很多优点，因为它可与所有的双链 DNA 相结合，不必因为模板不同而特别定制，因此设计的程序通用性好，且价格相对较低。由于一个 PCR 产物可以与多分子的染料结合，因此 SYBR Green Ⅰ的灵敏度很高。由于 SYBR Green Ⅰ与所有的双链 DNA 结合,由引物二聚体、单链二级结构以及非特异性扩增产物引起的假阳性会影响定量结果的可靠性与重复性。要避免这种不利因素,需对扩增产物进行熔解曲线分析,并优化 PCR 反应条件以消除非特异性产物的影响(图 5-5)。

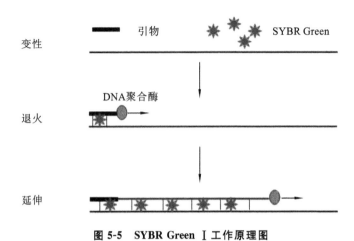

图 5-5　SYBR Green Ⅰ工作原理图

2. 特异性荧光探针　探针类荧光定量 PCR 技术是利用探针与靶序列特异杂交来指示扩增产物的增加。实时荧光定量 PCR 技术中,所使用的探针有以下几种。

（1）TaqMan 探针　TaqMan 探针(图 5-6)是一种水解型寡核苷酸探针,它的应用归功于两个重要发现:Taq DNA 聚合酶的 $5'\rightarrow3'$ 外切酶活性和荧光共振能量传递特性。TaqMan 探针的荧光强度与目的序列的扩增相关。它与靶序列上游引物和下游引物之间的序列配对。当一个荧光基团的发射谱与另一个荧光基团的吸收光谱重叠时,能量可以从短波长(高能量)的荧光基团传递到长波长(低能量)的荧光基团,相当于短波长的荧光基团释放的荧光被屏蔽,这种现象便是荧光共振能量传递(fluorescence resonance energy transfer, FRET)特性。FRET 现象的发生与供、受体分子的空间距离紧密相关,一般为 $7\sim10$ nm 时即可发生。当完整的 TaqMan 探针与靶序列配对时,$5'$ 端荧光基团发射的荧光因与 $3'$ 端的淬灭剂接近而被淬灭。在进行延伸反应时,Taq DNA 聚合酶的 $5'\rightarrow3'$ 外切酶活性将探针切断,使得荧光基团与淬灭剂分离而发射荧光。每扩增一条 DNA 链就伴随着一分子的荧光信号的产生,随着扩增循环数的增加,释放出来的荧光基团不断积累。因此,TaqMan 探针检测的是积累荧光。荧光强度与扩增产物的数量成正比关系。常用的 $5'$ 端标记荧光报告基团有 FAM、HEX、JOE、TET、VIC。常用的 $3'$ 端标记淬灭基团为 TAMRA 或 DABCYL。由于 TaqMan 使用杂交对定量分子进行甄别,准确性高。同时靶序列由引物和探针双重控制特异性好,假阳性率低。定量的线性关系好:由于荧光信号的产生和每次扩增产物呈对应关系,通过荧光信号的检测可直接对产物进行定量。且使用 TaqMan 定量扩增和检测可在同一管内,不需开盖,不易污染。同时扩增和检测一步完成,操作简单,易于实现自动化。但 TaqMan 探针的线性结构导致了较高的背景荧光。如果荧光基团和淬灭基团的距离太近,在 PCR 扩增过程中,探针在它们之间降解的可能性将大为降低,从而起不到探针的作用。相反,如果荧光基团和淬灭基团分别置于探针两端,荧光背景信号加强,影响其检测的灵敏度。且 TaqMan 探针的特异性也决定了其只适合一个特定的目的基因(图 5-6)。

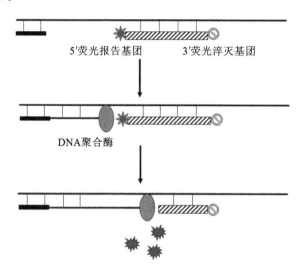

5′荧光报告基团 3′荧光淬灭基团

DNA聚合酶

图 5-6 TaqMan 探针工作原理图

(2) TaqMan MGB 探针　TaqMan MGB 探针的 3′端标记的荧光淬灭基团是一种基本无荧光本底的小沟结合物,取代了常规可发光的 TAMRA 荧光标记,使得荧光本底大大降低,从而提高了分辨率。探针 3′端结合了 MGB(minor groove binder)结合物,使得探针的 T_m 值有近 10 ℃的提高,也就提高了配对序列与非配对序列的差异,从而使探针的杂交稳定性和特异性显著增强。探针长度缩短(一般在 13~18 个碱基内),淬灭基团与报告基团在空间位置上更加接近,实验结果更精确。对于一些无法设计常规 TaqMan 探针的目的基因片段也可以很容易地设计出 TaqMan MGB 探针,从而可提高方法的可行性。

(3) 分子信标　分子信标是一种在靶 DNA 不存在时形成茎环结构的双标记寡核苷酸探针。环形部分设计为与靶核酸序列(靶序列)互补的探针,茎形部分由探针两端连接的 2 条核酸序列互补的短臂退火形成。两臂的末端,分别共价结合 1 个荧光基团和 1 个淬灭基团。茎的这种结构,使荧光基团和淬灭基团紧挨,导致荧光能量被吸收,而不发荧光。当探针遇到靶核酸时,因形成的探针和靶核酸杂交体比茎杂交体更长、更稳定,迫使茎端的荧光和淬灭基团相互分离,从而恢复了荧光。常用的荧光基团为 FAM、Texas Red。分子信标的优点:特异性高;靶序列即使仅含 1 个错配或缺失的核苷酸也不能使荧光恢复,该特异性适合 SNP 的检测;荧光背景低,与 TaqMan 探针相比,分子信标的突出优点是检测过程中不必将探针和靶杂交体与过量探针分离开,有效解决了淬灭效率问题;但其高特异性决定了它只能适用于 1 个特定目标。

(4) TaqMan-分子信标(TaqMan-MB)　TaqMan-MB 是在分子信标及 TaqMan 探针的基础上设计的一种均相荧光检测探针。该探针保留了分子信标的茎环结构,保证荧光基团与淬灭基团紧密接触,有效解决了背景荧光的问题。它与常规分子信标不同的是,除环部序列外,其 5′端的臂序列也设计为探针的基因识别部位。在 PCR 扩增的退火或延伸阶段,探针与模板上相应的靶基因位点特异性结合。同时 Taq 酶随着引物的延伸沿 DNA 模板移动,当移动到探针结合位置时,发挥其 5′→3′外切酶活性,将探针切断,从而使荧光基团与淬灭基团彻底远离,荧光基团荧光复原。TaqMan-MB 的设计同样具有较高的特异性。

（5）FRET探针　又称双杂交探针、杂交探针。FRET探针由两条相邻探针组成,其中上游探针的3′端标记供体荧光素,下游探针的5′端标记受体荧光素。在PCR中模板退火阶段,两探针同时与扩增产物杂交,形成头尾结合的形式,使供体和受体荧光素距离非常接近,两者产生荧光共振能量传递(FRET,这里与TaqMan作用方式相反),使受体荧光基团发出荧光。而当两条探针处于游离状态时,无荧光产生。由于FRET探针是靠近后发光,所以检测信号是实时信号,非累积信号。常用的荧光基团是LC-Red640和LC-Red705。

（6）荧光标记引物　建立在分子信标基础之上。荧光标记引物是把荧光基团标记的发夹结构的序列直接与PCR引物相结合,从而使荧光标记基团直接掺入PCR扩增产物中。目前主要有Amplifluor、Sunrise、Amplisensor、Scorpion、LUX等。在没有单链模板的情况下,该引物自身配对,形成发夹结构,使荧光淬灭。在模板存在的情况下,引物与模板配对,发夹结构打开,产生荧光信号。与TaqMan探针和分子信标相比,荧光标记引物通过二级结构实现淬灭,不需要荧光淬灭基团,也不需要设计特异的探针序列,荧光标记引物能更快地发射荧光且信号更为强烈。由于没有探针控制特异性,因此特异性要弱于探针技术,但非特异性扩增或引物二聚体没有影响,所以其特异性要强于SYBR Green Ⅰ。

（二）荧光定量PCR技术的重要概念

在掌握荧光定量PCR技术时,有几个很重要的概念需要了解,它们分别是基线、荧光阈值、Ct值、扩增曲线和标准曲线等(图5-7和图5-8)。

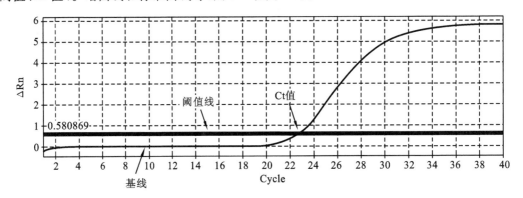

图5-7　荧光定量PCR技术的扩增曲线

1. 基线　在PCR反应最初几个循环,产物激发的荧光信号与背景荧光没有明显区别。随着产物量的增加,产物荧光信号不断积累增强,一般在PCR反应处于指数期的某一点上就可区别并检测到产物积累的荧光强弱,这一点对应的曲线称为基线,即产物积累的荧光信号能被仪器检测到的最下限。

2. 荧光阈值　为便于检测比较,在PCR反应的指数期,需设定一个荧光信号的阈值,如果检测的荧光强度超过该阈值,才可被认为是真正的信号,然后用该阈值来定义模板DNA的阈值循环数(Ct)。一般以PCR反应的前15个循环的荧光信号作为本底信号,荧光阈值的缺省设置是3～15个循环的荧光信号标准偏差的10倍。

3. Ct值　Ct值中的C代表Cycle,t代表threshold,Ct值是指进行实时荧光定量PCR反应时,每个反应管内的荧光信号到达设定阈值时所经历的循环数。研究表明,每个模板

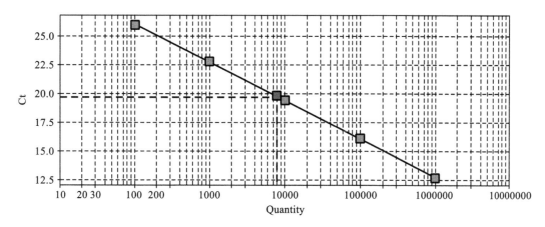

图 5-8 荧光定量 PCR 技术的标准曲线

的 Ct 值与该模板的起始拷贝数的对数存在线性关系,起始拷贝数越多,Ct 值越小。

4. 扩增曲线 PCR 在循环若干次后,由于原料 dNTPs 的分解、酶的活性减小等因素的影响,扩增产物的量会进入一个恒定的平台期,使循环数和扩增产物量之间呈现出 S 形曲线,就是扩增曲线。扩增曲线进入平台期的迟早与起始模板量呈正相关。

5. 标准曲线 由于每个模板的 Ct 值与该模板的起始拷贝数的对数存在线性关系,因此对标准品通过梯度稀释后,就可作出 DNA 模板与对应 Ct 值之间的线性关系直线,这就是标准曲线。在试验中只要获得未知样品的 Ct 值,即可从标准曲线得到的线性方程式中计算出该样品的起始拷贝数,从而对其进行定量分析。图 5-8 所示的标准曲线中横坐标代表起始拷贝数的对数,纵坐标代表 Ct 值。

6. 熔解曲线 熔解曲线是用来检测 PCR 扩增的特异性和重复性的曲线。一般熔解峰值在 80～85 ℃,熔解曲线峰值单一,表示目标产物的特异性扩增,且重复性好。

(三)荧光定量 PCR 的数学定量原理及其结果分析

1. 数学定量原理 应用实时定量 PCR 时,实验结果需要通过数学计算来对待测目标 DNA 模板进行定量分析,因此在应用该技术时,对该试验技术结果分析的数学原理及其计算方法要清楚掌握,才可得到正确、精准的检测结果。

理想的 PCR 扩增产物量:

$$X_n = X_0 2^n$$

实际的 PCR 扩增产物量:

$$X_n = X_0(1+E)^n$$

其中:n 为循环次数;X_0 表示起始模板量;E 为扩增效率。

在扩增产物达到荧光阈值时,所经历的循环数为 Ct,则

$$X_{Ct} = X_0(1+E)^{Ct} = M \tag{1}$$

其中,X_{Ct} 表示设定阈值后的 PCR 产物量,对于设定的阈值而言,M 是一个常数。两边取对数,得

$$\lg M = \lg[X_0(1+E)^{Ct}] \tag{2}$$

整理方程式(2),得到线性方程:

$$\lg X_0 = \lg M - Ct\lg(1+E) \tag{3}$$

由式(3)可知,实时定量 PCR 反应过程中,起始模板的对数 $\lg X_0$ 与 Ct 值呈线性相关。对阳性对照模板进行 10 倍系列稀释,以 Ct 和模板浓度的对数作图,由直线的斜率(S)利用公式计算 PCR 扩增效率。PCR 扩增效率 $= 10^{(-1/S)} - 1$,直线的 y 轴截距表示最低检测限。根据样品 Ct 值及标准曲线,就可以计算出样品中所含的模板量。

2. 结果分析 模板定量有两种策略:相对定量和绝对定量两种。相对定量分析用来测定一个测试样品中靶序列与参照样品中同一序列表达的相对变化;后者指的是用已知的标准曲线来推算测试样品中目的基因的量。常用的方法有三种。

(1) 标准曲线法的绝对定量 用一系列已知浓度的标准品制作标准曲线,在相同的条件下目的基因测得的荧光信号量同标准曲线进行比较,从而得到靶基因的量。该标准品可以是纯化的质粒 DNA、体外转录的 RNA,或者是体外合成的 ssDNA。标准品的量可根据 260 nm 的吸光度并用 DNA 或 RNA 的分子质量来转换成其拷贝数来确定。目的基因与标准品在不同的反应管内同时进行扩增。绝对定量分析时,首先要根据标准品制作标准曲线,得到线性方程,然后把 Ct 值代入线性方程,求得待测样品靶基因的拷贝数。如果想要明确得到样品的初始浓度或病毒载量,则使用绝对定量法最佳。

(2) 标准曲线法的相对定量 该方法使用标准曲线以确定某个靶基因在样品中的表达相对于相同靶基因在参考样品中的变化,最适合于具有次佳 PCR 扩增效率(低 PCR 扩增效率)的检测。由于在此方法中靶基因量的表达是相对于某个参照样品的同一基因量的表达而言的,因此相对定量的标准曲线就比较容易绘制,对于所用的标准品只要知道其相对稀释度即可,无需知道其确切的拷贝数。此外,在实验中为了标准化加入反应体系的 RNA 或 DNA 的量,往往在反应中同时扩增一内对照基因,如在基因表达研究中,内对照常为一些管家基因。内对照相对于所有待测靶序列而言,其表达必须是稳定的,因此一般引入管家基因作为对照基因,以管家基因为基础进行目的基因相对表达量的比较。泛素(ubiquitin)、肌动蛋白(actin)、微管蛋白(tubulin)、组蛋白(histone)、18 S rRNA 以及甘油醛-3-磷酸脱氢酶(glyceraldehyde-3-phosphatedehydrogenase,GAPDH)等基因都可以作为管家基因进行相对定量。与比较 Ct 法相比,其优点是由于靶序列和内对照的 PCR 扩增效率并不需要相等,因此它需要的验证最少。缺点是必须为每个靶序列构建一条标准曲线,因此在反应板内需要更多的试剂和更多的空间。

(3) 比较 Ct 法的相对定量 该方法使用算术公式以确定某个靶基因在样品中的表达相对于相同靶基因在参考样品中的变化。最适合于高通量测量多个基因在大量样品中的相对基因表达。比较 Ct 法与标准曲线法相对定量的不同之处在于其运用了数学公式来计算相对量。但是此方法是以靶基因和内对照基因的扩增效率基本一致为前提的,效率的偏移将影响实际拷贝数的估计。其优点是只要靶基因和内对照基因的 PCR 扩增效率大致相等,便可确定样品中靶基因的相对水平,而无需使用标准曲线;减少试剂的使用;在反应板中留有更多可用空间。其缺点是低 PCR 扩增效率可能会产生不准确的结果。因此,使用比较 Ct 法之前,应确定靶序列和内对照检测的 PCR 扩增效率大致相等。

（四）荧光定量 PCR 的特点

1. 高特异性 FQ-PCR 具有引物和探针的双重特异性,与传统 PCR 相比,特异性大为提高。

2. 高敏感性 FQ-PCR 的敏感度通常达 10^2 copies/mL,且线性范围很宽,为 $0 \sim 10^{11}$

copies/mL。一般来讲临床医学标本中病原体的数目为 $0\sim10^{10}$ copies/mL，在此范围内 FQ-PCR 定量较为准确，标本不需稀释。

3. 可重复性　FQ-PCR 结果相当稳定，同一标本的 Ct 值相同，但其产物的荧光量却相差甚大。

4. 无污染　FQ-PCR 无 PCR 后续操作步骤，降低产物污染的风险性。

（五）影响荧光定量 PCR 的主要因素

FQ-PCR 实验过程中，影响其特异性和灵敏度的因素很多，除了常规 PCR 反应均存在的影响因素如 Taq 酶活性、引物二聚体、反应体系、循环数等之外，FQ-PCR 还有其特殊的影响因素。

1. 引物-探针二聚体　FQ-PCR 过程中探针参与提高实验特异性的同时，有可能形成引物-探针二聚体。因此在设计引物和探针时，要使 2 条引物的 GC 含量大致一致，2 条引物不能互补，尤其是 3′端。在 TaqMan 探针设计时，5′端的第 1 个碱基避免是 G，还应避免重复出现相同的核苷酸，特别是连续出现大于 4 个 G 的情况；探针序列中碱基 C 的含量应高于 G；引物与探针要尽量靠近但不能重叠，上游引物的 3′端和探针 5′端之间的距离为 $1\sim15$ bp。

2. 引物和探针的浓度　引物和探针的浓度影响反应的特异性，较高的引物浓度会导致非特异性产物的扩增。

3. Mg^{2+} 的浓度　Mg^{2+} 的浓度是影响 Taq 酶活性的关键因素，它将影响到 FQ-PCR 的灵敏度。浓度过高，会有非特异性产物和引物二聚体的形成，导致灵敏度降低；浓度过低，将使 PCR 产物获得率降低。

4. 循环数　PCR 扩增效率理论上为 100%，但实际上低于 100%，且在整个扩增过程中不是固定不变的。在 30 个循环数以内，扩增效率相对稳定，原始模板以相对固定的指数形式增加，适合定量分析。对极微量的待测样品，适当增加循环数可以提高反应的检出底限，提高灵敏度，可以设置 40 个循环数左右。扩增的目的 DNA 片段长度最好在 $50\sim150$ bp 之间，以便获得高效的扩增率。

（六）荧光定量 PCR 的应用

实时定量 PCR 目前被广泛应用于基因表达差异分析、病原检测等方面。

1. 基因表达水平的定量分析　以生物体组织、特定发育时期 mRNA 为参数，采用实时定量 PCR 技术对特定目的基因的表达情况进行测定分析。

2. 病原体检测　检测生物体或特定材料中细菌、病毒、衣原体、支原体、寄生虫等许多病原体的数量差异。

3. 基因突变及多态性的分析　对已知 DNA 序列的突变位置、序列多态性进行定位分析。

4. 转基因产品的安全性检测　利用高敏感的 PCR 反应产物，对转基因植物、食品、疫苗中可能介入的外源物质进行检测，评估其风险程度。

三、多重 PCR

多重 PCR(multiplex PCR)就是在同一个反应管中同时完成多个不同基因扩增的

PCR 反应。这一方法最早于 1988 年报道,已被成功地用于缺失分析、突变与多态性以及定量分析与逆转录 PCR 等多个 DNA 检测领域。多重 PCR 主要用于多种病原微生物的同时检测或鉴定,某些遗传病及癌基因的分型鉴定。多种病原微生物的同时检测或鉴定,是在同一 PCR 反应管中同时加上多种病原微生物的特异性引物,进行 PCR 扩增,可用于同时检测多种病原体或鉴定出是哪一型病原体感染。某些病原微生物,某些遗传病或癌基因,型别较多,或突变或缺失,存在多个好发部位,多重 PCR 可提高其检出率并同时鉴定其型别及突变等。

多重 PCR 具有如下特点:

1. 高效性 在同一 PCR 反应管内进行。

2. 系统性 多重 PCR 很适宜于成组病原体的检测,如肝炎病毒、肠道致病性细菌、性病病原体、无芽孢厌氧菌、战伤感染细菌及生物战剂的同时检测。

3. 经济简便性 多种病原体在同一反应管内同时检出,将大大节省时间,节省试剂,节约经费开支,为临床提供更多、更准确的诊断信息。

多重 PCR 是用多对引物同时对模板 DNA 上的多个区域进行扩增,技术的难点不是在于其原理和操作的复杂性,而是在于其多对引物的设计,必须保证多对引物之间不形成引物二聚体,引物与目标模板区域具有高度特异性。多对引物组合时应满足两个条件:一是将反应条件较为接近的引物组合在一起,以使反应条件尽量适合所有被扩增片段;二是同一反应内各扩增片段的大小应不同,以便检测时能通过电泳将各片段分离开。

四、多重连接探针扩增技术

2002 年荷兰 Schouten 首先报道了多重连接探针扩增(multiplex ligation-dependent probe amplification,MLPA)技术,该技术融合了核酸分子杂交和 PCR 反应,是一种高通量、针对待测核酸中靶序列进行定性和定量分析的新技术。MLPA 仅需 20 ng DNA,为 Southern 印迹杂交及微阵列反应所需模板量的 1/100~1/1000;此技术操作简单,24 h 内可出结果,自动化程度高,有相应的数据分析程序;其检测结果稳定可靠;此方法也适用于石蜡包埋或福尔马林浸泡过的标本。由于精确度高、重复性好、操作简便及通量大等特点,MLPA 已广泛应用于基因诊断等多个研究领域,如染色体数目异常,遗传性疾病,基因缺失、重复,基因甲基化检测等。

(一)MLPA 技术原理

MLPA 反应中需要一对引物及一对特殊的探针,其反应步骤包括杂交、连接、扩增和电泳检测(图 5-9)。

1. 探针结构 MLPA 最大的特点在于探针的设计,一对探针包括一条经化学合成的短探针(5′端探针)和一条经 M13 噬菌体衍生法制备而来的长探针(3′端探针)。其中,短探针长 50~60 bp,包括一个位于其 3′端并与靶序列完全互补的杂交序列和一个位于其 5′末端 19 nt 的共同序列,该共同序列与标记的 PCR 引物相同。长探针长 60~450 bp,包括一个位于其 5′末端并与靶序列完全互补的杂交序列和一个位于其 3′末端 23 nt 的共同序列及两序列间的长度特异填充片段,其共同序列与未标记的 PCR 引物互补。每一个长链探针内填充片段长短不一,因而能在一个反应体系中,仅用一对引物即可扩增多个不同的核苷酸序列。

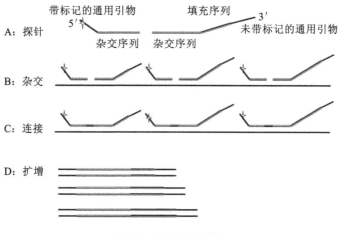

图 5-9 MLPA 示意图

2. MLPA 反应步骤

（1）杂交：探针与靶序列杂交。将模板 DNA 双链高温变性至完全解链，然后降至适当温度使探针与靶序列杂交。在实验中，两条探针内部的杂交序列可与靶序列杂交。如果待测 DNA 中某探针的靶序列突变或缺失，则该探针不能完成杂交反应。

（2）连接：加入连接酶，调整温度将两条探针进行连接。只有探针与靶序列完全互补后才可以被连接成为一条完整的探针；反之，若其中一条探针的杂交序列与待测序列不完全互补，甚至只有一个碱基不互补，也会使该探针杂交不完全而使连接反应无法进行。

（3）扩增：连接探针的扩增。该技术巧妙地将基因组 DNA 的信号转至探针。以连接完好的探针为模板进行 PCR 扩增，而不是扩增样品靶序列。每条探针的 5′ 端均有一段 19 nt 的共同序列，该序列与标记的引物核酸序列相同；3′ 端均有一段 25～43 nt 的共同序列，该序列与未标记的引物核酸序列互补。可见在该技术的扩增环节中，所有连接探针的 PCR 扩增都用同一对引物。若探针的长短链连接，则扩增可进行；而若未连接，则扩增无法进行。

（4）电泳：PCR 产物可用琼脂糖凝胶电泳分离或通过毛细管电泳（capillary electrophoresis，CE）进行分离。不同靶基因长链探针在共同序列和与靶序列互补的序列间有不同长度的填充片段，该片段长度不同使连接后的 MLPA 探针长度不同，故其扩增片段长度也不同。一般相邻两产物的长度相差 6～8 bp，探针长度在 130～480 nt 之间，因此可同时检测基因组中多达 40 种不同靶序列。

（二）MLPA 的应用

1. 检测人类基因组拷贝数 基因片段的缺失和重复是许多遗传性疾病的根源。根据人类基因突变数据，基因缺失和重复约占已报道突变的 5.5%。基因数量的变异不仅与疾病诊断有关，还与疾病的治疗和预后有很大的关系。现今，MLPA 技术已用于多种遗传病的基因定量研究，如苯丙酮尿症、杰格斯综合征、多发性神经纤维瘤等。

MLPA 技术除了可以检测基因的重复和缺失，也可检测染色体数目的异常。如唐氏综合征是人类常见的染色体疾病，约 90% 的唐氏综合征患者是由于减数分裂时 21 号染色体不分离而形成 21 三体导致。目前对该疾病的诊断主要是进行染色体核型分析。与核型分析相比,MLPA 技术可对靶序列进行定量分析,即可对染色体进行定量,且无需细胞培养,具有快速、简便、自动化的优点。因此,MLPA 技术有望取代或部分取代目前的核型分析,成为唐氏综合征的常规诊断方法。此外,MLPA 技术还可用于检测 18 三体,13 三体,X、Y 数目异常等染色体疾病。

2. 检测染色体重排 染色体重排常引发智力发育迟缓及其他多种神经系统疾病。MLPA 技术可检测出染色体重排或微小重排。现今已有多家实验室对 MLPA 技术在检测精神发育和神经系统疾病中的应用进行了研究,已报道的有 Williams 综合征、Sotos 综合征、CMT1 / HNPP 综合征、Axenfeld-Rieger 综合征、DiGeorge 综合征、Prader-Willi 综合征(PWS) 和 Angelman 综合征(AS)等。

3. 检测单核苷酸多态性(SNP) 和基因突变 MLPA 技术有一个特点:若探针的杂交识别序列与靶序列不互补,则其后的连接反应无法进行。尤其当短探针寡核苷酸与目标序列退火时,如其 3′端核苷酸有错配,则 MLPA 探针信号会完全缺乏,这种高灵敏度可用于 SNP 和各种突变的检测。

4. 肿瘤方面检测 约30％ 的人类肿瘤基因组中存在 DNA 拷贝数异常,其中 DNA 拷贝数增加是癌基因激活的重要方式。由于 MLPA 技术可检测出 DNA 拷贝数的异常,因此已被应用于多种肿瘤的检测中,如黑素瘤、脑(脊)膜瘤及头颈部鳞状上皮细胞癌等。利用逆转录 MLPA(RT-MLPA)可以检测 mRNA 的拷贝数变异。目前已报道的有细胞凋亡基因 BNIP3/NIP3 表达检测。此外,细胞全基因组水平的低甲基化和局部区域关键基因的高甲基化也是肿瘤的基本特征。甲基化特异性 MLPA(methylation-specific MLPA, MS-MLPA) 是一种由 MLPA 技术部分改进而成的可检测基因甲基化情况的新技术,该技术的问世解决了众多甲基化检测的难题。此外,MS-MLPA 可以同时批量检测多个基因的甲基化水平并且可以发现其拷贝数量变化,亦适用于研究石蜡包埋以及福尔马林浸泡过的标本。该技术具有工作量小、覆盖面广、定位准确的特点,被广泛认为是比较可靠、敏感、高效的甲基化检测方法。

5. 转基因小鼠基因分型 转基因小鼠模型已被广泛应用于生物医学研究中。外源基因随机插入小鼠基因中并呈现多个拷贝(1～20 个拷贝),使得传统的 PCR 技术难于鉴定转基因纯合子和杂合子。虽然 Southern 印迹杂交技术和实时 PCR 技术可用于分析转基因基因型,但也存在某些局限性。已报道 MLPA 技术经改进后检测了几种常见的小鼠转基因,包括重组酶、增强绿色荧光蛋白(enhanced green fluorescent protein,EGFP) 和 T_2/Onc。

(三) MLPA 的衍生技术

1. 逆转录 MLPA 2003 年 Eldering 在 MLPA 基础上建立了逆转录 MLPA(reverse transcription MLPA,RT-MLPA) 技术,是将 MLPA 用于 mRNA 谱检测的一种形式,用于替代实时 PCR 和微阵列。RT-MLPA 的步骤应首先进行逆转录过程,即将 mRNA 逆转录为 cDNA,之后针对 cDNA 进行探针的杂交、连接、扩增,因此 RT-MLPA 探针的设计是与 cDNA 结合的。对应于每一组 MLPA 探针,都有一条探针特异性逆转录引物,该引物与RNA 序列互补,并靠近探针识别位点的下游。实施 RT-MLPA 时应注意:为避免 gDNA 的干扰,靶序列选在一外显子的 3′端和相邻外显子的 5′端,并且连接位点靠近两相邻外显子的结点。此外,高表达基因的信号有时会远远高于其他基因,而使得这些基因信号太低甚至检测不到。这时可通过增加一杂交竞争序列来改善。该竞争序列与5′端探针的杂交序列相同，但是不含引物序列而不会被扩增。仪器因此记录探针与竞争序列的比例以及竞争序列的量和产生的信号。

2. 甲基化特异性 MLPA 2005 年甲基化特异性 MLPA(methylation-specific MLPA，MS-MLPA)问世。该技术的问世解决了众多甲基化检测的难题，是一种经 MLPA 技术改进而成的既可检测基因甲基化情况，也可以检测基因拷贝数的新技术。与 MLPA 相比，MS-MLPA 的探针设计与普通 MLPA 类似，也包括一条经化学合成的短探针和一条经 M13 噬菌体衍生法制备而来的长探针，但与普通 MLPA 探针相比，这些长探针从 M13 载体中获取了甲基化敏感酶(HhaⅠ或 HpaⅡ)的限制消化位点。其具体实验方法与 MLPA 类似：首先应用 MS-MLPA 探针和标本 DNA 进行杂交使之结合形成 DNA-探针复合物；随后 DNA-探针复合物同时进行连接和消化反应，HhaⅠ识别甲基化信号，若原样本 DNA 中没有甲基化的位点，则 DNA 被酶切断，从而阻断了后续的 PCR 扩增，因此不能检测到信号，如果原样本 DNA 中含有甲基化位点，DNA-探针复合物会被顺利地连接，随后进行 PCR 扩增，最后会检测到一个 MLPA 产物峰。

3. 微阵列-MLPA 技术 微阵列-MLPA(Array-MLPA)技术是将 MLPA 技术与基因芯片微阵列技术相结合的一种高通量检测技术。通过将大量检测探针固定于氧化铝芯片基片微孔内壁上以定量检测样品扩增产物，通过调节基片上下的空气压力使样品在基片微孔中来回渗透反应。相对于平面介质而言，它的反应接触面积增加了 500 倍，极大地提高了反应效率。充分反应后，用洗脱液来回渗透洗脱没有杂交的多余探针，降低背景噪声的干扰。最后荧光被激发成像并转换成信号强度信息进行软件分析。Array-MLPA 的进步之处在于其新的探针设计方式。新的探针设计使用了长度相似但内容不同的标签序列(tag sequence)替代了原来探针设计中的填充序列，通过检测 MLPA 探针的标签序列来区分不同位点的 MLPA 探针，这既增加了检测芯片的通用性，又使得 MLPA 可在同一试管内检测多种基因突变或一个基因中的多个位点。建立在微阵列基础上的 MLPA 检测通量大、简便快速且自动化程度高，随着微阵列技术的普及，Array-MLPA 也将很快应用于各基因诊断实验室。

五、SNaPshot 技术

SNaPshot 技术原理类似于 DNA 测序技术，又被称为 SNaPshot 微测序技术或单碱基延伸反应，是用于 SNP 分型的一种新方法。这种 SNP 分型方法已被广泛用于法医学、群体遗传学、临床疾病诊断、细菌及病毒的分型等方面。与常规测序相比，该方法操作简单、快速，具有高效和高通量的特点。SNaPshot 技术通常是在多重 PCR 反应之后，将纯化后的 PCR 产物进行单碱基延伸反应。延伸反应体系中，采用四种荧光标记的 ddNTP，利用延伸引物 3′端与 SNP 位点上游紧邻碱基互补，在 DNA 聚合酶作用下，加入 1 个荧光标记的 ddNTP 后即终止，最后用自动毛细管 DNA 测序仪电泳分离检测延伸产物，根据峰的颜色可知掺入的碱基种类，从而确定该样本的基因型，根据峰移动的胶位置确定该延伸产物对应的 SNP 位点。在设计延伸反应引物时注意引物的 3′端必须和多态性碱基 5′端的上一个碱基互补。此外，为满足复合检测的需要，在微测序引物的 5′端可以连接不同长度、非人类同源的多聚(dGACT)尾巴，以使同一复合检测体系中微测序引物长度之间相差 3~6

bp。采用该技术可构建 10 重甚至更多重的复合反应检测体系。

第四节　临床基因扩增实验室的质量控制

在临床基因扩增实验室中,可将 PCR 技术用于临床基因诊断,但由于 PCR 技术对所检测的核酸模板进行大量扩增,故容易出现实验室污染导致临床检测标本假阳性结果;另外,由于 PCR 技术要求高、影响因素多(特别是 RNA 标本),实验过程处理不当易导致核酸模板无扩增现象,导致临床标本假阴性结果。因此,临床基因扩增检验实验室技术验收和规范化管理是 PCR 技术本身的需要,也是在临床上顺利应用该技术的前提。为了保证临床基因扩增检测结果的准确可靠,中华人民共和国卫生部(现更名为中华人民共和国国家卫生和计划生育委员会)于 2002 年 1 月 14 日正式发布了《临床基因扩增检验实验室管理暂行办法》(卫医发[2002]10 号文)及其附件《临床基因扩增检验实验室基本设置标准》,卫生部临床检验中心也随后发布了《临床基因扩增检验实验室工作规范》。

一、临床基因扩增检验实验室的规范化设置

根据文件规定,临床基因扩增检验实验室原则上分为四个单独的工作区域:试剂储存和准备区;标本制备区;扩增区;扩增产物分析区,如使用全自动封闭分析仪器检测,此区域可不设。各工作区域必须有明确的标记,避免不同工作区域内的设备、物品混用。进入各工作区域必须严格按照单一流向进行,即试剂储存和准备区→标本制备区→扩增区→扩增产物分析区。不同的工作区域使用不同的工作服(不同的颜色)。工作人员离开各工作区域时,不得将工作服带出。清洁方法不当也是污染发生的一个主要原因,因此,实验室的清洁也应按试剂储存和准备区至扩增产物分析区的方向进行。不同的实验区域应有其各自的清洁用具以防止交叉污染。

在实际工作中,实验室的设置可能各不相同。对于分散形式 PCR 实验室,完成上述实验过程的实验用房彼此相距较远,呈分散布置形式,各个实验之间不易相互干扰,除遵循文件规定外,基本无需其他特殊条件。而对于组合形式 PCR 实验室,完成 PCR 四个实验过程的实验用房相邻布置,由于各个实验间分布较为集中,容易造成相互干扰以及实验室污染,因此,对总体布局以及屏障系统具有一定的要求。例如,要求各室在入口处设缓冲间,以减少室内外空气交换。试剂配制室及样品处理室宜呈微正压,以防外界含核酸气溶胶的空气进入,造成污染;核酸扩增室及产物分析室应呈微负压,以防含核酸的气溶胶扩散出去污染试剂与样品。若房间进深允许,可设 PCR 内部专用走廊。需要指出的是在减少室内外空气交换方面,缓冲间比专用走廊更有意义。

(一)试剂储存和准备区

本区主要进行以下操作:储存试剂的制备、试剂的分装和主反应混合液的制备。本区仪器设备主要有加样器、冰箱、天平、低速离心机、混匀器、可移动紫外灯等,可使用超净工作台作为试剂配制操作台面。

PCR 反应试剂和用于标本制备的材料应直接运送至试剂储存和准备区,不能经过产物分析区。试剂原材料必须储存在本区内,并在本区内制备成所需的储存试剂。当储存试

剂溶液经检查可用后,应将其分装储存备用,避免因反复冻融而造成试剂活性降低。在打开含有反应混合液的离心管或试管前,应将其快速离心数秒,避免因试剂喷溅而造成污染。

主反应混合液的组成成分尤其是聚合酶的适用性和稳定性通过预试验来检查,评价结果必须有书面报告。对于"热启动"技术(在第一个高温变性步骤后加入酶),聚合酶也可不包含在主反应混合液中。

在本区的实验操作过程中,操作者必须戴手套,并经常更换。此外,操作中使用一次性帽子也是有效地防止污染的措施之一。工作结束后必须立即对工作区进行清洁。实验台表面可用次氯酸钠杀菌消毒,也可用紫外线照射消毒。实验台表面的紫外线照射应方便有效。由于紫外线照射的距离和能量对去污的效果非常关键,因此可使用可移动紫外灯(254 nm 波长),在工作完成后调至实验台上 60~90 cm 内照射。由于扩增产物仅几百 bp,对紫外线损伤不敏感,因此紫外线照射扩增片段必须延长照射时间,最好是照射过夜。实验室及其设备的使用必须有日常记录。

(二)标本制备区

本区主要进行以下操作:临床标本的保存,核酸(RNA、DNA)提取、储存及其加入至扩增反应管和测定 RNA 时 cDNA 的合成。仪器设备主要应有生物安全柜,可避免标本间交叉"污染",出现假阳性结果。此外,还应配备加样器、台式高速离心机(冷冻及常温)、台式低速离心机、恒温设备(水浴和/或干浴仪)、冰箱、混匀器和可移动紫外灯等。

加样器要正确使用。由于在加样操作中可能会产生气溶胶所致的污染,所以应避免在本区内不必要的走动。可通过在本区内设立正压条件避免从邻近区进入本区的气溶胶污染。为避免样本间的交叉污染,加入待测核酸后,必须盖好含反应混合液的反应管。对具有潜在传染危险性的材料,必须有明确的样品处理和灭活程序。

用过的加样器吸头必须放入专门的消毒(如含次氯酸钠溶液)容器内。实验室桌椅表面每次工作后都要清洁,实验材料(原始血标本、血清标本、提取中的标本与试剂的混合液等)如出现外溅,则必须分别处理并作出记录。对实验台适当的紫外线照射(254 nm 波长,与工作台面近距离)适合于灭活去污染。可移动紫外线管灯可用来确保工作后对实验台面的充分照射。

样本处理对核酸扩增有很大影响,必须使用有效的核酸提取方法,可在开展临床标本检测前对提取方法进行评价。用于 RNA 扩增检测的样本制备好以后,应立即进行 cDNA 合成,因为 cDNA 链较 RNA 稳定,保存相对容易。为满足逆转录反应的需要,应在标本制备区设置一个以上的温育装置。待测 RNA 的 cDNA 拷贝须保存在标本制备区,不得在本区对样本进行 PCR 扩增。

cDNA 合成的理想温度依所使用的酶而定,倾向于使用一步法:即使用在扩增反应缓冲溶液条件下具有逆转录活性的热稳定的 DNA 聚合酶进行逆转录,其较 cDNA 合成后再开盖以调节缓冲液或加入聚合酶进行扩增发生污染的可能性降低。

(三)扩增区

本区主要进行以下操作:DNA 或 cDNA 扩增。在巢式 PCR 测定中,通常在第一轮扩增后必须打开反应管,因此巢式扩增有较高的污染危险性,第二次加样必须在本区内进行。本区主要仪器就是核酸扩增热循环仪(PCR 仪,实时荧光或普通的)。热循环仪的电源应专用,并配备一个稳压电源或 UPS,以防止电压的波动对扩增测定的影响。此外,根据工作需要,还可配备加样器、超净工作台等。

不能从本区再进入任何"上游"区域,可降低本区的气压以避免气溶胶从本区漏出。

为避免气溶胶所致的污染,应尽量减少在本区内的走动。如有加样则应在超净工作台内进行。打开预处理过的反应混合液时应先离心数秒以防止液体溅出,尤其是在巢式扩增步骤之间。可使用体积较小的离心机,因其所占实验台面小,易于用一只手操作,适合于大多数超净工作台。防潮屏障如石蜡油或轻矿物油也具有防污染作用,但必须注意的是,矿物油本身也可能成为一种持续性的污染源。用过的加样器必须注意清洁和消毒。

完成操作及每天工作后都必须对实验室台面进行清洁和消毒,紫外线照射方法与前面区域相同。如有溶液溅出,必须处理并作出记录。

（四）扩增产物分析区

本区主要进行扩增片段的测定。本区所使用的仪器设备可能有加样器、电泳仪(槽)、电转印仪、杂交炉或杂交箱、水浴箱、DNA 测序仪、酶标仪和洗板机等。

核酸扩增后产物的分析方法多种多样,如膜上或微孔板上探针杂交方法(同位素标记或非同位素标记)、琼脂糖凝胶电泳、聚丙烯酰胺凝胶电泳、Southern 印迹杂交、核酸测序方法等。目前国内的商品试剂盒绝大部分均采用非同位素标记的微孔板上探针杂交方法,即 PCR-ELISA 方法,也有膜上探针杂交方法。

本区是最主要的扩增产物污染来源,因此必须注意避免通过本区的物品及工作服将扩增产物带出。在使用 PCR-ELISA 方法检测扩增产物时,必须使用洗板机洗板,废液必须收集至 1 mol/L HCl 中,并且不能在实验室内倾倒,而应至远离 PCR 实验室的地方弃掉。用过的吸头也必须放至 1 mol/L HCl 中浸泡后再放到垃圾袋中按程序处理,如焚烧。

由于本区有可能会用到某些可致基因突变和有毒的物质如溴化乙锭、丙烯酰胺、甲醛或同位素等,故应注意实验人员的安全防护。

本区的清洁与消毒和紫外线照射方法同前面区域。如采用负压条件或减压情况下(如安装排风扇)可减少扩增产物从本区扩散至前面区域的可能性。

二、临床基因扩增检验实验室质量保证

临床基因扩增检验实验室质量保证涉及整个基因扩增检验的所有阶段,即测定分析前的标本采集处理、测定中的核酸提取、扩增和产物分析以及测定后的结果报告等。

（一）标本的采集

常用于基因扩增检测的临床标本包括 EDTA 或枸橼酸钠抗凝全血或骨髓、血清或血浆、痰、脑脊液、尿及分泌物等。采样时必须戴一次性手套。玻璃器皿在使用前应高压处理,因为玻璃器皿常含有不易失活的 RNA 酶。最好是热灭菌,250 ℃烘烤 4 h 以上可使 RNA 酶永久性失活。采血液等样本时,应使用一次性密闭容器,如真空采血管。当使用非密闭采样系统时,如尿、分泌物和骨髓的采样,必须注意防止来自采样者的皮屑或分泌物的污染。

全血和骨髓标本必须进行抗凝处理。EDTA 和枸橼酸盐是首选的抗凝剂。不能使用肝素抗凝,因为肝素是 Taq 酶的强抑制剂,而且在其后的核酸提取步骤中很难去除。

临床用于 RNA(如 HCV RNA)扩增检测的血标本建议进行抗凝处理,并尽快(3 h 以内)分离血浆,以避免 RNA 的降解。如未作抗凝处理,则抽血后,必须在 1 h 内分离血清。

(二)标本的稳定化处理

用于 DNA 扩增检测的标本,采集后一般不需要特殊的稳定化处理,但标本应及时送至实验室。

由于 RNA 易受 RNA 酶的降解,因此用于 RNA 测定的标本有时必须进行稳定化处理,如流行病学调查的现场采样。异硫氰酸胍盐(guanidine thiocyanate,GITC)可使 DNA 酶和 RNA 酶立即失活,因此在采集标本时,可将标本材料如血清或血浆按 1∶4 的比例加至含有 5 mol/L GITC 的试管中,从而使血清(浆)中的 RNA 酶不可逆失活。经上述稳定化处理后,标本一般不需要冷藏即可邮寄,可以在室温中保存 7 天。对于特定的检测项目,上述稳定化处理方法的效果究竟如何,要使用相应的逆转录 PCR 测定方法来评价。

(三)标本的运送

标本采集后必须尽快送至实验室。经过适当稳定化处理的标本可在常温下通过邮寄运送,如用于 DNA 扩增检测的 EDTA 抗凝全血标本及用于 RNA 扩增检测的经 GITC 稳定化处理的标本。通常在运送时,应采用不易破碎的容器装载标本。用于 RNA 检测的标本,如果未经稳定化处理,则必须速冻后,放在干冰中运送。

(四)标本的储存与接收

临床体液标本如血清/血浆等可于 −70 ℃下长时间储存。对于用于基因扩增的临床标本应在四个测定区域之外接收,不能在标本制备区接收,否则会因为工作人员频繁出入标本制备区而增加实验室污染的可能性。接收的标本应由基因扩增实验室人员带入标本制备区。

(五)标本的处理

标本的处理即核酸提取纯化是决定扩增检测成败的关键性步骤,在使用商品核酸提取试剂提取临床标本中的核酸模板前,应对其进行充分评价以验证其提取的有效性。通常,核酸制备质量不高是由于抑制物去除不完全所致,抑制物可能来源于标本本身(如血红素及其前体或降解产物)或核酸提取过程中残留的有机溶剂(如酚、氯仿等),这些物质对其后的 Taq 酶扩增反应步骤具有强烈的抑制作用,从而影响靶核酸的扩增测定。当标本为痰时,则必须先进行液化处理,再提取核酸。需注意的是,液化时不能加热,液化时间不能过长。此外,当靶核酸为 RNA 时,逆转录 PCR 测定失败的常见原因是标本在运送前未经充分的稳定化处理及核酸提取试剂的 RNA 酶的污染。对于前者,要核查测定分析前的步骤,如果发现有 RNA 降解的证据,实验室应拒绝接受标本,要求重新采集标本,并对运送者给以详细的指导。对于后者,建议使用高质量的商品核酸提取试剂。

用于 DNA 测定的已纯化核酸样品可在 TE 缓冲溶液(10 mmol/L Tris,1 mmol/L EDTA,pH 7.5~8.0)中于 4 ℃或−20 ℃保存。用于 RNA 测定的已纯化核酸样品应在缓冲溶液中−80 ℃或液氮中储存。用乙醇沉淀的核酸样品于 −20 ℃储存即可。

(六)靶核酸的逆转录(RT)和扩增

1. 靶 RNA 的逆转录　以 RNA 为模板进行 RT-PCR 扩增时,RNA 模板应首先在逆转录酶的催化下生成 cDNA,cDNA 为靶 RNA 的反向互补链,为后面 PCR 扩增的模板。下述因素通常影响到靶 RNA 的逆转录:①逆转录效率的降低或完全缺乏,其可能的原因有逆转录酶质量不高、试剂降解变质或加样错误等;②用于逆转录的 RNA 标本中存在逆转录酶或 Taq DNA 聚合酶的抑制物(如酚、氯仿、血红素等);③RNA 酶的存在导致 RNA 模板的降解。

在所有 RNA 实验中,最关键的因素是分离得到全长的 RNA。而实验失败的主要原因是核糖核酸酶(RNA 酶)的污染。由于 RNA 酶广泛存在且稳定,一般反应不需要辅助因子。RNA 酶可耐受多种处理而不被灭活,如煮沸、高压灭菌等。因而 RNA 制剂中只要存在少量的 RNA 酶就会引起 RNA 在制备与分析过程中的降解,而所制备的 RNA 的纯度和完整性又可直接影响 RNA 分析的结果,所以 RNA 的制备与分析操作难度极大。在实验中,一方面要严格控制外源性 RNA 酶的污染,另一方面要最大限度地抑制内源性的 RNA 酶。外源性的 RNA 酶存在于操作人员的手汗、唾液等中,也可存在于灰尘中。这些外源性的 RNA 酶可污染器械、玻璃制品、塑料制品、电泳槽、研究人员的手及各种试剂。而各种组织和细胞中则含有大量内源性的 RNA 酶。由于 RNA 酶依赖于活性位点处的组氨酸残基起催化作用,因此能被组氨酸烷化剂 DEPC 所抑制。防止外源性 RNA 酶污染的措施包括:①所有的玻璃器皿均应在使用前于 180 ℃ 的高温下干烤 6 h 或更长时间;或用新鲜配制的 0.1% DEPC 或无水乙醇浸泡 1 h 后,高压灭菌去除残余的 DEPC。②塑料制品可用新鲜配制的 0.1% 的 DEPC 水浸泡过夜,然后高温高压灭菌 1 h 除去残留的 DEPC。③有机玻璃器皿如电泳槽等,可先用去污剂洗涤,双蒸水冲洗,乙醇干燥,再浸泡在 3% H_2O_2 中(室温,10 min),然后用 0.1% DEPC 水冲洗,晾干。④配制的溶液应尽可能地用 0.1% DEPC 在 37 ℃ 处理 12 h 以上,然后用高压灭菌法除去残留的 DEPC。不能高压灭菌的试剂,应当用 DEPC 处理过的无菌双蒸水配制,然后经 0.22 μm 滤膜过滤除菌。⑤操作人员戴一次性口罩、帽子、手套,实验过程中手套要勤换。⑥设置 RNA 操作专用实验室,所有器械等应为专用。抑制内源性 RNA 酶活性的措施:①使用 RNAase 的特异性抑制剂,如 RNAase 阻抑蛋白(RNAasin)、氧钒核糖核苷复合物等;②去除蛋白质物质,如蛋白质变性剂、蛋白酶 K、阴离子去污剂等,常与 RNA 酶抑制物联合使用,以加强抑制 RNAase 活性的作用。

2. 核酸的扩增 有多种因素可引起核酸扩增检测的假阳性或假阴性结果,如扩增靶核酸中抑制剂存在、Taq 酶失活、退火温度不对、Mg^{2+} 浓度不佳、患者标本或试剂受污染等。扩增仪孔中热传导的均一性极为重要,必须定期对扩增仪的温度控制和加热模块中热传导的一致性进行检查,以避免假阴性结果。

(七)污染

1. 污染的来源 在实际工作中,常见有以下几种污染类型:扩增片段的污染(产物污染)、天然基因组 DNA 的污染、试剂污染(储存液或工作液)以及标本间交叉污染(如气溶胶从一个阳性标本扩散到原本阴性的标本)。临床基因扩增检验实验室中污染的最主要来源是扩增产物的污染。由于一旦发生污染后,再围绕实验室来寻找污染源不仅耗时而且还很烦琐,所以防止污染重在预防。但如果发生了污染,实验就必须停止,直到发现了污染源为止,并且实验结果必须作废。污染可能发生在 PCR 的各个阶段,PCR 扩增检测前的污染源主要来自于非患者标本来源的核酸。通常,PCR 扩增检测阶段的每一步都可能发生对样本的污染。反应混合液的任何成分及核酸的制备和反应建立阶段所涉及的实验设备的任何部位都是可能的污染源。例如受污染的试剂(例如牛血清白蛋白、明胶或矿物油)、商品酶制剂、消耗品(如反应管、吸头)和实验设备(如加样器、离心机)等。

在前面三个工作区中,不当的实验操作会引起所使用的试剂、消耗品或实验设备的污染。而在产物分析区,当吸取扩增产物用于检测时,非常容易引起污染,因此临床基因扩增检验实验室必须制定标准操作程序(SOP),并严格执行。

2. 污染的监测 一个好的实验室,要时刻注意污染的监测,考虑有无污染,是什么原因造成的污染,以便采取措施,防止和消除污染。

(1)阳性对照:PCR反应实验室及一般的检验单位都应设有PCR阳性对照,它是PCR反应是否成功、产物条带位置及大小是否合乎理论要求的一个重要的参考标志。阳性对照要选择扩增度中等、重复性好,经各种鉴定是该产物的标本,如以重组质粒为阳性对照,其含量宜低不宜高(100个拷贝以下)。但阳性对照尤其是重组质粒及高浓度阳性标本,其对检测或扩增样本污染的可能性很大,在使用过程中注意防止污染。

(2)阴性对照:每次PCR实验务必做阴性对照。①标本对照:被检的标本是血清就用鉴定后的正常血清作对照;被检的标本是组织细胞就用相应的组织细胞作对照。②试剂对照:在PCR试剂中不加模板DNA或RNA,进行PCR扩增,以监测试剂是否被污染。

(3)重复性试验。

(4)选择不同区域的引物进行PCR扩增。

3. 污染的预防措施

(1)重在预防:要避免污染,首先应是预防而不是排除污染,前面所述对工作区的严格划分的目的即是为了预防污染。

(2)分装试剂:PCR扩增所需要的试剂均应在装有紫外灯的超净工作台或负压工作台配制和分装。所有的加样器和吸头需固定放于其中,不能用来吸取扩增后的DNA和其他来源的DNA:①PCR用水应为高压灭菌的双蒸水;②引物和dNTP等试剂应分装储存,分装时应标明时间,以备发生污染时查找原因。

(3)实验操作注意事项:由于污染来源于不同的途径,因此,不仅要在进行扩增反应时,在样品的收集、抽提和扩增的所有环节都应该注意遵循如下原则。①戴一次性手套,若不小心溅上反应液,立即更换手套;②吸头一次性使用,严禁与PCR产物分析室的吸头混用,吸头不要长时间暴露于空气中,避免气溶胶的污染;③ 为避免打开反应管时反应液飞溅造成污染,开盖前应稍离心收集液体于管底,若不小心溅到桌面上,应立刻用稀酸擦拭桌面并记录在案;④操作多份样品时,制备反应混合液,先将dNTP、缓冲溶液、引物和酶混合好,然后分装,这样即可以减少操作,避免污染,又可以增加反应的精确度;⑤ 最后加入反应模板,加入后盖紧反应管;⑥操作时设立阴阳性对照和空白对照,即可验证PCR反应的可靠性,又可以协助判断扩增系统的可信性;⑦ 尽可能用可替换或可高压处理的加样器,由于加样器最容易受产物气溶胶或标本DNA的污染。如没有这种特殊的加样器,至少PCR操作过程中加样器应该专用,不能交叉使用,尤其是PCR产物分析所用加样器不能拿到其他两个区。

上述预防污染的方法只在一定程度上有效,所以不能用其来替代严格的实验室设置和管理,尤其是这些方法不能防止外来非扩增的天然DNA的污染。

4. 污染的处理

(1) 环境的污染：工作完后必须定期对实验室采取有效的清洁措施,结合各种不同的方法可达到最佳效果：①用10%(体积分数)次氯酸钠清洁表面；②试验后的用紫外线照射实验操作台面和其他表面；③实验设备如加样器的高压消毒。

对于环境中污染源的处理,可以有以下处理方法。①稀酸处理法：对可疑器具用1 mol/L 盐酸擦拭或浸泡,使残余 DNA 脱嘌呤。②紫外线照射(UV)法：紫外线波长一般选择 254/300 nm,照射 30 min 即可。需要注意的是,选择紫外线照射法消除残留 PCR 产物污染时,要考虑 PCR 产物的长度与产物序列中碱基的分布,紫外线照射仅对 500 bp 以上长片段有效,对短片段效果不大。

(2) 反应液污染：可采用下列方法之一处理。① DNase Ⅰ法：PCR 混合液(未加模板和 Taq 聚合酶)加入 0.5 U DNase Ⅰ,室温反应 30 min 后加热灭活,然后加入模板和 Taq 聚合酶进行正常 PCR 扩增。该方法的优点是不需要知道污染 DNA 的序列。②内切酶法：选择识别 4 个碱基的内切酶(如 Msp Ⅰ和 Taq Ⅰ等),可同时选择几种,以克服用一种酶只能识别特定序列的缺陷,室温作用 1 h 后加热灭活进行 PCR。③紫外线照射法：未加模板和 Taq 聚合酶的 PCR 混合液进行紫外线照射,注意事项与方法同上述紫外线照射法。

(3) 使用尿嘧啶-DNA-糖基化酶(UDG)法控制 PCR 产物交叉污染：由于紫外线照射的去污作用对 500 bp 以下的片段效果不好,而临床用于检测的 PCR 扩增片段通常为 300 bp 左右,因此,UNG 的预防及控制污染作用日益受到重视和肯定。其原理如下：在 PCR 反应系统中以 dUTP 代替 dTTP,使扩增产物中含有尿嘧啶。在以后的 PCR 扩增前用尿嘧啶-DNA-糖基化酶处理,该酶切割污染的 DNA 上的尿嘧啶,DNA 断裂,Taq DNA 聚合酶不可能再扩增污染的 DNA 片段,而 UDG 酶对天然的核酸模板无影响。通过加热去除UDG 酶后,再做 PCR,即可防止 PCR 的污染。

（八）扩增产物的分析

扩增产物的测定有各种方法,如电泳、限制性酶切、斑点印迹、探针杂交、测序、分光光度法定量等,但临床 PCR 检验项目基本上都使用探针杂交方法。

杂交结果不充分的原因可能是基因探针不合适、标记方法不对、对探针的标记不够、杂交或洗涤方法不合适等。

最常使用的基因探针有：DNA 片段、合成的寡核苷酸和体外转录的反义 RNA 探针。探针的标记物常用的有生物素、地高辛、荧光素和同位素等。

在扩增后的杂交检测中,应该严格遵守商品试剂盒确定的杂交程序和杂交条件。温度太低或离子强度太高都会降低杂交的严格性,还会给检测信号的特异性带来负面影响。相反,提高温度和(或)降低离子强度会增加杂交的严格性。因此,严密控制温度和试剂的离子强度是避免假阳性和假阴性结果的先决条件。要注意的是,温度和离子强度不能同时改变。

（九）质量控制

质量控制包括两个方面,即室内质量控制(internal quality control,IQC,以下简称质控)和室间质量评价(external quality assessment,EQA)。

1. 室内质量控制 室内质量控制是在实验室内由本室工作人员所采取的质量控制措

施,主要是为了监测实验室检测日间重复性(精密度)和发现测定方法在某一天出现的重大误差,它决定了即时的测定结果是否有效和报告能否发出。由于核酸扩增测定的高敏感性,所以标本制备、逆转录、扩增本身和产物分析中的每一步都要求有质控措施,以避免假阳性和假阴性,保证测定结果的准确性和重复性。

(1) 标本制备:应对制备 DNA 和 RNA 的模板进行完整性和纯度的评估。常规用琼脂糖凝胶电泳来检测 DNA 的完整性,以判断所提取的 DNA 是否发生降解。用常规的手工提取方法制备的 DNA 的平均长度一般为 100 kb 左右,用适合 PCR 的 DNA 提取试剂盒制备的 DNA 的长度范围为 30~40 kb。明显出现降解的 DNA(1~10 kb)在经琼脂糖凝胶电泳分离和用溴化乙锭染色后也可见强的荧光信号。用对甲基化不敏感的限制性核酸内切酶(如 $EcoR\ I$)消化 DNA,然后电泳分离,能够对酶活性的抑制剂进行质控(在抑制剂存在的情况下,高分子质量的片段不被酶切)。

最快的对总 RNA 提取质量控制的方法是在非变性条件下作琼脂糖凝胶电泳,这一点跟 DNA 分离相同。但如果对结果有疑问,就应该做变性琼脂糖凝胶电泳以检测 RNA 的完整性。在理想情况下,三种主要的核糖体 RNA(28S、18S 和 5S)在凝胶上出现的带相对较窄。如发生 RNA 的降解,则出现大量低分子质量带或三种主要出现带的消失。测定核糖体 RNA 带的密度指数可作为对 RNA 制备的质量评价的实验室内的标准;对向低分子质量拖尾的、不对称性的峰的评估结果也可作为 RNA 完整性的合适的指标。另外,琼脂糖凝胶电泳能显示出在 RNA 的制备中被 DNA 污染的程度。

利用紫外分光光度法可以初步评估 DNA 和 RNA 模板的纯度,质量好的 DNA 提取物,$\frac{A_{260}}{A_{280}}$ 约为 1.8,而质量好的 RNA 提取物,$\frac{A_{260}}{A_{280}}$ 约为 2.0。若 DNA 的比值 $\frac{A_{260}}{A_{280}}>1.9$,表明有 RNA 污染;若 $\frac{A_{260}}{A_{280}}<1.6$,表明有蛋白质、酚等污染。若 RNA 的 $\frac{A_{260}}{A_{280}}<1.7$,表明有蛋白质或酚污染;$\frac{A_{260}}{A_{280}}>2.0$ 时表明可能有异硫氰酸残存。还可以测定 A_{270},若在 270 nm 处有高吸收表示有酚的干扰。

对于血清(浆)中病毒的测定,则要评价标本出现溶血、脂血和黄疸情况下标本处理方法对扩增检测的影响,避免由于标本处理方法的不当而出现假阴性结果。此外,还可采用已知浓度标本评价核酸提取方法的效果。

(2) 逆转录和扩增:本部分包括阳性质控和阴性质控。对逆转录和核酸扩增的质控既可使用内标质控方法,也可采用外标质控方法。逆转录-扩增检测的内标通常为在整个细胞周期中均匀表达的 mRNA,如 HLA、β 肌动蛋白和组蛋白 H3.3 的 mRNA 或 14 S rRNA 等。此外,也可在标本制备时将外来内标加入到标本中共同提取、逆转录及扩增。当标本中存在逆转录抑制物,或核酸提取中发生 RNA 降解,或逆转录酶失活,内标即会表现为阴性结果。

对于 DNA 测定内标可使用有机体存活所必需的靶基因,如维生素 D 血浆结合蛋白的基因。对于病原体的基因检测,内标多采用人工制备的竞争性内标。内标可以监控每一扩增孔中假阴性的产生情况。

目前的商品试剂盒大部分没采用内标方法质控。因此在测定血清/血浆病原体核酸如 HBV DNA、HCV RNA 等时,应使用已知的弱阳性血清/血浆作为质控标本,与待测临床标本等同处理提取核酸及扩增,以判断逆转录及扩增检测的效果。

使用这些外加弱阳性质控不但可检测扩增反应液的质量,还可获得有关 PCR 试剂的检测下限和特异性的信息。这些质控标本在扩增检测时必须使用与患者的标本相同的主反应混合液。

每一个 PCR 实验中都必须设有外加阴性质控(污染监测质控),为判断扩增过程中污染出现的阶段,阴性质控可包括如下几种,即在样品制备的整个过程中所带的空白管、仅有扩增反应液但不含扩增模板的反应管、阴性标本等。阴性标本可以评估 PCR 实验的综合质量。

在扩增靶 RNA 的 RT-PCR 实验中,可做省略逆转录的污染质控,通过这种方法可发现以前扩增的 DNA 片段所引起的污染。

(3)板上杂交和膜上斑点印迹杂交的质控:在板上杂交和斑点杂交时,阳性和阴性质控应该在同一板或膜上与患者标本平行进行分析,这可排除不同反应中因使用不同杂交条件所致的对结果的错误解释。

(4)测定结果的评价与报告:采用实时荧光定量 PCR 检测方法,在判断结果时应先对扩增的荧光信号作出定性判断,然后再进行定量分析,避免一些非特异荧光信号对结果分析的干扰。

结果的报告必须简单、清楚。定性测定报告"阳性"或"阴性"即可。定量测定则必须报告量的多少,如结果高于测定方法的线性范围上限,则对样本稀释后再测,结果乘上稀释倍数;如结果低于测定方法的线性范围下限,则报告小于多少即可,不能报告为"0"或"阴性"。

2. 室间质量评价　所有开展临床基因扩增检验的实验室都必须参加由卫生部临床检验中心组织的全国临床基因扩增检验项目的室间质量评价,评价结果将作为其开展临床基因扩增检验的依据之一。

小 结

聚合酶链式反应(polymerase chain reaction,PCR)技术是 20 世纪 80 年代中期发展起来的体外核酸扩增技术。它是指利用针对目的基因所设计的特异寡核苷酸引物,以目的基因为模板,在体外特异性扩增 DNA 片段的一种技术。该技术的基本原理类似于 DNA 的天然复制过程,通过变性、退火、延伸三步反应的循环完成,目的基因的双链 DNA 通过变性解链成单链,人工合成的寡核苷酸引物与单链 DNA 模板中的一段互补序列通过退火结合,DNA 聚合酶以单链 DNA 为模板,在一定的条件下,DNA 聚合酶将脱氧单核苷酸加到引物 $3'$-OH 末端,沿模板 $5' \rightarrow 3'$ 方向延伸,合成一条新的 DNA 互补链。重复变性-退火-延伸过程,就可获得更多的"半保留复制链",而且这种新链又可作为下次循环的模板。经过约 30 个循环将待扩增的目的 DNA 片段扩增放大几百万倍。PCR 反应体系主要包括五种成分:模板、引物、dNTP、DNA 聚合酶及缓冲溶液(Mg^{2+})。对 PCR 反应体系及反应条件的优化、热启动 PCR、递减 PCR 等方法的应用,可以提高 PCR 反应的特异性和扩增效果。PCR 产物可以通过琼脂糖凝胶电泳或聚丙烯酰胺凝胶电泳、PCR-限制性片段长度多态性(PCR-RFLP)分析、PCR-单链构象多态性(PCR-SSCP)分析、高温变性的熔解曲线分析以及 PCR 产物测序等方法鉴定。在实验中设置阳性对照、阴性对照,有利于排除假阳性或假阴性产生的原因。

PCR 发展至今,已产生诸多的衍生技术,例如逆转录 PCR(RT-PCR)技术、荧光定量 PCR(FQ-PCR)技术、多重 PCR 技术、多重连接探针扩增技术(MLPA)、SNaPshot 技术等。荧光定量 PCR(FQ-PCR)技术是指在 PCR 反应体系中加入荧光基团,利用荧光信号积累实时监测整个 PCR 进程,最后通过标准曲线和 Ct 值对初始模板进行定量分析。FQ-PCR 的荧光标记物分为两种:嵌入型荧光染料(SYBgreen 荧光染料)和特异性荧光探针(TaqMan 探针、TaqMan MGB 探针、分子信标、TaqMan 分子信标等)。FQ-PCR 是通过引入 Ct 值、标准曲线对初始模板进行定量,Ct 值的含义是指进行实时定量 PCR 反应时,每个反应管内的荧光信号到达设定阈值时所经历的循环数。每个模板的 Ct 值与该模板的起始拷贝数的对数存在线性关系,起始拷贝数越多,Ct 值越小。模板定量有两种策略:相对定量和绝对定量。相对定量分析用来测定一个测试样品中靶序列与参照样品中同一序列表达的相对变化;后者指的是用已知的标准曲线来推算测试样品中目的基因的量。具体包括三种:标准曲线法的绝对定量、标准曲线法的相对定量、比较 Ct 法的相对定量。

思 考 题

1. 如何理解 PCR 原理及过程?
2. PCR 反应的五要素有哪些? PCR 实验中五要素如何选择?
3. PCR 循环次数是否越多越好? 降低退火温度对 PCR 反应有何影响?
4. 引物设计原则有哪些? 如何确保设计引物的特异性?
5. 简述荧光定量 PCR 的原理及方法,并举一实例说明其应用。
6. 简述 MLPA 技术的基本原理。

(马佳 陈昌杰)

第六章 核酸分子杂交技术

学习目标

掌握：核酸分子杂交的基本原理，核酸探针的种类、标记物和标记方法。

熟悉：Southern 印迹杂交、Northern 印迹杂交、斑点或狭缝杂交、菌落杂交、组织或细胞原位杂交和荧光原位杂交的基本原理及特点，探针的纯化和检测。

了解：核酸分子杂交的临床应用前景。

核酸（nucleic acid）是以核苷酸为基本组成单位的生物信息大分子，分为脱氧核糖核酸（deoxyribonucleic acid，DNA）和核糖核酸（ribonucleic acid，RNA）两类。核酸具有变性、复性和杂交行为。将不同来源的 DNA 放在试管里，经热变性后，慢慢冷却，让其复性，若这些异源 DNA 分子之间在某些区域具有相同的核苷酸序列，复性时会形成杂交 DNA 分子。同样，DNA 与互补的 RNA 之间，RNA 与 RNA 之间也可发生杂交（hybridization）。依据此原理，1968 年，华盛顿卡内基学院（Carnegie Institute of Washington）的 Roy Britten 及其同事发明了核酸分子杂交技术；1978 年，美籍华裔科学家简悦威（Yuet Wai Kan）等首次将核酸分子杂交技术应用于临床分子诊断，采用液相 DNA 分子杂交，成功地进行了镰形细胞贫血症的基因诊断。核酸分子杂交是用于检测生物样品中是否含有特定的核酸分子的一门技术，目前是分子生物学研究和临床分子诊断学领域不可或缺的实验方法，其应用极为广泛。

第一节 核酸分子杂交

一、核酸分子杂交的基本原理

核酸分子杂交（nucleic acid hybridization）是指具有一定同源序列的两条核酸单链在一定条件下（适宜的温度和离子强度）遵循碱基互补配对原则形成异质双链（DNA/DNA、DNA/RNA 或 RNA/RNA）的过程，杂交后形成的异质双链分子称为杂交分子。在这一过程中，核酸分子经历了变性和复性的变化。

（一）核酸变性

核酸变性（denaturation）是指 DNA 双螺旋之间维系核酸双链互补碱基的氢键断裂变

成单链或 RNA 局部氢键断裂变成线性单链的过程。核酸变性并不涉及共价键(如磷酸二酯键、糖苷键等)的断裂,核酸分子一级结构不发生改变。引起核酸变性的因素很多:由温度升高而引起的变性称为热变性;由酸碱度改变引起的变性称为酸碱变性,当核酸溶液的 pH 值大于 10 或小于 3 时,核酸的双链可以完全打开成为单链分子;化学试剂(如尿素、甲醛、甲酰胺等)也可引起核酸变性,因为这些变性剂可以影响氢键和碱基堆积力的形成。

核酸变性后其理化性质也随之发生改变:变性的核酸溶液黏度下降、密度增加;此外,260 nm 区紫外吸收增强,此现象被称为增色效应(hyperchromic effect)。通过增色效应可检测 DNA 是否发生变性,观察变性过程。在热变性过程中,以 A_{260} 值相对于温度作图,得到 DNA 的变性解链曲线(melting curve)(图 6-1)。

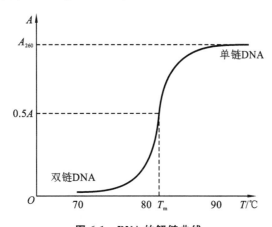

图 6-1 DNA 的解链曲线

从曲线可见,DNA 热变性的特点是爆发式的,变性作用发生在一个很窄的温度范围内。通常将加热变性过程中使 DNA 变性一半所需要的温度称为熔解温度(melting temperature,T_m)。DNA 的 T_m 值一般在 82~95 ℃ 之间,T_m 是 DNA 变性的重要参数。DNA 的 T_m 值大小与下列因素有关。

1. DNA 的均一性决定熔解温度范围的大小 分子种类、大小(碱基对数)单一的均质 DNA,如纯的一种病毒 DNA 或重组 DNA,解链发生在一个较小的温度范围内;对于分子种类、大小不一的异质 DNA,这样的混合样品 DNA 的变性过程发生在一个较宽的温度范围内。因此,熔解温度范围可以作为衡量 DNA 样品均一性的标准。

2. G-C 碱基对含量决定熔解温度高低 在特定的溶液中,DNA 的 T_m 值与 G-C 碱基对含量成正比关系。G-C 碱基对含量越多,T_m 值越高。这是因为 G-C 碱基对之间有 3 个氢键,A-T 碱基对之间有 2 个氢键,所以含 G-C 碱基对多的 DNA 分子结构更为稳定。根据 DNA 的碱基组成,可以计算 T_m 值,其经验公式为 $T_m = 69.3 + 0.41(G+C)\%$。当寡核苷酸片段组成小于 20 bp 时,可用 $T_m = 4(G+C) + 2(A+T)$ 进行计算。不同 DNA 分子 T_m 值不同。

3. 溶液的离子强度影响 T_m 值 同一种 DNA 分子在不同离子强度的溶液中其 T_m 值不同。一般来说,离子强度较低时,T_m 值较低,且熔解温度的范围较宽;离子强度较高时,T_m 值较高,熔解温度范围较窄。这是因为溶液中的阳离子与 DNA 分子中带负电荷的磷酸基团形成了离子键,所以需要较高温度才能使 DNA 变性。因此,DNA 制品在含盐溶液或缓冲溶液中保存较为稳定。

（二）核酸复性

变性的核酸可复性。当变性条件缓慢去除后,两条彼此分开的互补单链重新缔合成为双螺旋结构,或变性的 RNA 又恢复局部的双螺旋结构,此过程称为核酸复性 (renaturation)。将热变性的 DNA 骤然冷却,DNA 不可复性,但将温度缓慢降低,使 DNA 逐渐冷却,DNA 即可复性,此过程称为退火(annealing)。核酸复性后,许多理化性质又得以恢复,如复性时,随双螺旋结构的恢复,对紫外光的吸收减弱,发生减色效应 (hypochromic effect)。

复性过程并不是两条单链重新缠绕的简单过程,其基本服从二级反应动力学,可分两步完成。第一步:两条核酸单链随机碰撞暂时形成局部双链,如果局部双链周围碱基不能配对,则此局部双链迅速解离,重新碰撞,直到找到正确的互补序列,此过程称为"成核"作用。第二步:在成核的基础上,首先形成的局部双链成为中心序列,其两侧的序列迅速互补配对,就像"拉链"那样形成完整的双链分子,完成整个复性过程。

DNA 分子大小、序列复杂程度和 DNA 浓度直接影响复性速度。片段大、序列复杂的 DNA 单链分子在溶液中相互碰撞的概率相对较少,难以形成正确的配对,所以 DNA 片段越大,序列越复杂,复性速度越慢,DNA 浓度越高,两条单链间随机碰撞的概率就越大,复性速度也就越快。

溶液的离子强度和温度对复性速度有重要影响。溶液的离子强度较高时,可有效中和 DNA 分子中带负电荷的磷酸基团,加快复性速度。温度过高,不利于复性,而温度过低,部分双链间随机形成的错配氢键不易发生断裂,从而造成两条非互补单链间的非特异性结合。复性的适宜温度一般较 T_m 值低 25 ℃左右。

在一定条件下(适宜的离子强度和温度),复性反应的速度可用 $Cot_{1/2}$ 来衡量。"Co"是已变性的单链 DNA 的初始浓度,以 mol/L 表示,"t"为时间,以 s 表示。$Cot_{1/2}$ 表示单链 DNA 的初始浓度与复性一半所需时间的乘积(mol·s/L),与复性速率成反比,$Cot_{1/2}$ 增大意味着反应变慢。实验证明,两种浓度相同但来源不同的 DNA 分子,复性时间的长短与 DNA 分子的大小及复杂程度有关。DNA 分子越大、序列越复杂,$Cot_{1/2}$ 越大,复性时间越长。

（三）核酸分子杂交

核酸分子杂交实际上就是核酸经历变性后,两条互补的异源单链核酸分子通过复性重新缔合形成异质双链的过程。杂交的双方是待测的核酸序列和已知的核酸序列。在杂交体系中已知的核酸序列称作核酸探针(probe)。

杂交反应是一个复杂的过程,影响核酸变性和复性的因素均影响核酸分子杂交。这些影响因素包括核酸探针的浓度和长度、杂交的温度、杂交液的离子强度和变性剂甲酰胺的浓度、洗涤条件、杂交促进剂等。

1. 核酸探针的浓度和长度　杂交时,随着溶液中探针浓度的增加,杂交速率也增加,探针浓度过低会降低杂交信号;但浓度过高又会使探针的非特异结合加强,本底增加。一般认为,最佳探针浓度是达到与待测的靶序列最大结合度的最低浓度,通常以 0.5～5.0 μg/mL为宜。探针的长度在 50～300 bp 为好,探针短,杂交率高,杂交时间短;探针长可增强杂交信号,但所需的杂交时间较长,本底增高。

2. 杂交的温度 T_m 值的大小与碱基组成、溶液的离子浓度等诸多因素有关。温度过高不利于杂交体的形成,温度过低,非特异结合,不易解离,最适杂交温度应较 T_m 值低 25 ℃。

3. 杂交液的离子强度 在低离子强度下,核酸杂交非常缓慢,随着离子强度的增加,杂交反应速率增强。因为溶液的离子强度较高时,可有效消除静电斥力,有利于杂交。

4. 杂交液中甲酰胺的浓度 核酸变性剂甲酰胺可影响核酸双螺旋结构的稳定性,使核酸杂交的 T_m 值降低,研究证实,杂交液含 30%～50% 甲酰胺能使 T_m 降低到 30～42 ℃。

5. 核酸分子的复杂性 前已述及在一定条件下(适宜的离子强度和温度),复性反应的速率可用 $Cot_{1/2}$ 来衡量,$Cot_{1/2}$ 与溶液中核酸的长度及复杂度成正比。两个不同基因组 DNA 变性后的相对杂交速率取决于样品浓度绝对一致时的相对复杂性。

6. 洗脱条件 杂交后,要对固体支持介质进行充分的洗脱,以去除支持物上未参加反应的游离核酸探针及非特异结合的探针,洗脱反应还可以解离错配的探针。洗脱的条件包括盐溶液的浓度、温度、洗涤次数和时间。洗脱缓冲溶液的浓度和洗脱温度会影响杂交分子的稳定性,洗脱一般遵循的原则是洗脱温度由低到高而洗脱缓冲溶液的浓度由高到低。在低浓度、高温度的洗脱条件下,可以洗脱掉与靶序列不完全互补的核酸探针,因此,只有探针和靶核酸之间有非常高的同源性时,才能在低盐、高温条件下不被洗脱。洗脱时,应根据杂交核酸分子之间的同源性对溶液浓度和洗脱温度进行适宜调整,反复尝试以优化实验条件。

7. 促进剂 在杂交过程中,促进剂能促进 250 个碱基以上长探针的杂交速率,常见的促进剂有硫酸葡聚糖、聚乙二醇、聚丙烯酸等,可通过优化条件选择合适的促进剂浓度。值得注意的是,短探针分子质量小、探针复杂度低,其本身的杂交速率较高,故短探针杂交不必使用促进剂。

二、核酸分子杂交分类与基本过程

核酸分子杂交按其反应介质的不同可分为液相杂交和固相杂交两类。液相杂交是指待测核酸样品和核酸探针的杂交反应发生在液相中,反应完成后,直接对杂交结果进行检测。固相杂交是先将待测的靶核酸片段固定在固相支持物上,然后与溶解于杂交液中的核酸探针进行杂交,反应后洗去支持物上未参加反应的游离核酸探针,再检测杂交信号,分析杂交结果。固相杂交因其具有杂交后未杂交探针易于除去、不存在同源与异源核酸分子的竞争反应和杂交信号方便检测等特点,发展迅速,是目前最为常用的核酸分子杂交方法。

常用的固相杂交根据固体支持物的不同,可概括为两大类:膜上印迹杂交和核酸原位杂交。前者是将待测核酸从细胞中分离与纯化后,再利用各种物理方法,固定于尼龙膜或硝酸纤维素膜等固体支持物上,然后与液相中的核酸探针进行杂交,主要有 Southern 印迹杂交(Southern blotting)、Northern 印迹杂交(Northern blotting)、菌落杂交(colony hybridization)、斑点杂交(dot blot hybridization)和狭缝杂交(slot blot hybridization)。核酸原位杂交(nucleic acid hybridization in situ)是将核酸探针直接与细胞或组织切片中的核酸进行杂交。实验中,应根据检测目的的不同,选择适宜的杂交方法(表 6-1)。

表 6-1　不同固相杂交方法的检测目的

杂交类型	检测目的
Southern 印迹杂交	检测经凝胶电泳分离后转印至膜上的待测 DNA 分子
Northern 印迹杂交	检测经凝胶电泳分离后转印至膜上的待测 RNA 分子
菌落杂交	检测固定在膜上,经裂解由菌落释放出的 DNA 分子
斑点杂交或狭缝杂交	检测固定在膜上的 DNA 或 RNA 分子
核酸原位杂交	检测细胞或组织中的 DNA 或 RNA 分子并进行定位研究

虽然这些方法各具特点,但操作流程基本一致,可概括为:靶核酸的制备,探针分子的制备及标记,靶核酸固定于固相载体,预杂交和杂交,漂洗,检测杂交信号,分析杂交结果。对于 Southern 印迹杂交和 Northern 印迹杂交,靶核酸样品制备后,首先要通过凝胶电泳分离核酸片段,然后采用有效的转移方法,将电泳凝胶中的核酸片段转移到膜固相支持物上,再进行杂交。良好的固相支持物和有效的转移方法的选择是膜上印迹杂交成败的两个关键因素。

(一) 固相支持物的选择

良好的固相支持物应具备以下特点:①具有较强的结合核酸分子的能力;②与核酸分子结合后,不影响其与探针分子的杂交反应;③与核酸分子结合稳定、牢固,经杂交、洗膜等操作后不脱落或脱落极少;④膜对探针的非特异性吸附少;⑤具有良好的柔韧性,便于操作。

目前实验室中最常用的膜固相支持物有硝酸纤维素 (nitrocellulose filter, NC) 膜和尼龙膜。NC 膜在核酸印迹方法发展的早期应用比较广泛,但并不是很理想。NC 膜质地较脆,不适合反复使用;其依靠疏水作用非共价结合核酸分子,结合不是很牢固;与核酸结合需要较高的离子强度,较低的离子强度将降低其与核酸的结合能力;不适合用碱性溶液进行转移,在 pH9.0 时不能结合核酸。

尼龙膜是目前比较理想的固相支持物,分为普通尼龙膜和带正电荷修饰的尼龙膜两种。带正电荷的尼龙膜与普通尼龙膜相比结合核酸能力更强,灵敏度更高,但价格较昂贵。尼龙膜的优点是韧性较强,便于操作,可反复使用;其通过共价作用与核酸牢固结合,在酸性、碱性、中性、高离子强度或低离子强度下均可与核酸结合。其缺点是杂交信号本底较高。NC 膜与尼龙膜的特性比较见表 6-2。值得一提的是,NC 膜既可用于核酸印迹分析,又可用于蛋白质印迹分析,但尼龙膜只适用于核酸印迹分析。

表 6-2　硝酸纤维素膜和尼龙膜的特性比较

	硝酸纤维素膜	尼龙膜
结合核酸类型	ssDNA、RNA	dsDNA、ssDNA、RNA
柔韧性	质地较脆	韧性较强
结合 DNA/RNA 容量	$80 \sim 100 \ \mu g/cm^2$	$350 \sim 500 \ \mu g/cm^2$
本底	低	较高
结合核酸的方式	非共价结合	共价结合

续表

	硝酸纤维素膜	尼龙膜
结合核酸的最小长度	500 nt	50 nt
固定核酸的方法	80 ℃烘烤 2 h	80 ℃烘烤 2 h 或紫外交联
耐用性	不适合重复使用	可重复使用

（二）膜印迹方法的选择

在印迹实验中，需要将凝胶电泳分离后的核酸片段从凝胶转移到杂交膜上。常用的转膜方法有毛细管转移、电转移和真空转移三种。在转移过程中，待检测核酸在膜上的相对位置与其在凝胶中的相对位置——对应，故称为印迹（blotting）。

1. 毛细管转移　毛细管转移是利用毛细管虹吸作用由转移缓冲溶液带动核酸分子从凝胶转移至固相支持物上。毛细管转移法最先用于核酸分子杂交（图 6-2）。

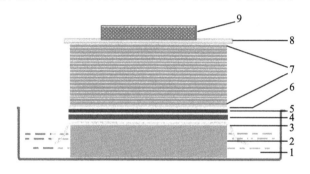

图 6-2　毛细管转移核酸示意图

注：1—转移缓冲溶液；2—支持平台；3—滤纸桥；4—凝胶；5—固相膜；
6—滤纸；7—吸水纸；8—玻璃板；9—重物

如图 6-2 所示，含有高浓度盐的转移缓冲溶液［20×SSC（standard saline citrate，SSC）］，通过上层滤纸的毛细管虹吸作用上升，形成经滤纸桥、凝胶、固相膜、滤纸自下而上的液体流，凝胶上的核酸被携带移出而滞留在膜上。核酸转移的速率主要取决于核酸片段的大小、凝胶的浓度及厚度。一般来说，核酸片段越小，凝胶越薄，浓度越低，转移的速度就越快。转移后将固相膜用 6×SSC 冲洗以除去凝胶碎块，用滤纸吸干，80 ℃真空干燥 2 h 固定，4 ℃保存。硝酸纤维素膜需用铝箔包好，真空保存，尼龙膜则需用塑料薄膜密封保存备用。

毛细管转移法转膜时间长，效率不高，尤其对于分子质量较大的核酸片段，且不适合聚丙烯酰胺凝胶中核酸的转移。但由于不需特殊设备，操作简单，重复性好，目前仍是实验室最常采用的转移方法之一。

2. 电转移　电转移是利用电场作用将凝胶中的核酸转移至固相支持物上，其基本原理如下：在一种特殊的电泳装置中，利用核酸分子的电荷属性，在电场力的作用下，将凝胶中的核酸片段转移至固相膜上。核酸完成转移所需的时间取决于核酸片段的大小、凝胶的孔隙以及外加电场的强度。

通常电转移法根据装置的不同又分为两种：湿式电转移法和半干式电转移法。湿式电转移法采用的是铂金电极，在正、负电极之间填充了大量电泳缓冲溶液。如图 6-3 所示，湿

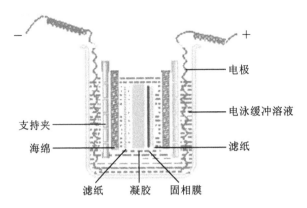

图 6-3　湿式电转移法示意图

式电转移法是将膜与凝胶紧贴在一起,置于滤纸之间,固定在支持夹内,各层之间不得有气泡滞留,并将支持夹放置于盛有转移缓冲溶液的电泳槽中,有膜的一面朝向正极。经过一段时间的电泳后,凝胶中的核酸片段转移至膜上,形成印迹。湿式电转移法应配有冷却装置以降低电泳过程中产生的过多热量。

半干式电转移法采用石墨电极,不需要大量的电泳缓冲溶液,只需几张被转印缓冲溶液浸湿的滤纸。即在半干式转印电泳仪阳极板上依次放上 6 层转印缓冲溶液浸湿的滤纸、固相膜、凝胶和 6 层转印缓冲溶液浸湿的滤纸,然后盖上阴极板,即可开始转印。

电转移法是一种简单、快速、高效的转移方法,一般只需 2～3 h,至多 6～8 h 即可完成转印,特别适用于不能用毛细管转移法的聚丙烯酰胺凝胶中的核酸以及大片段核酸的转移。但应特别注意的是,在电转移过程中,一般选用尼龙膜而不用硝酸纤维素膜作为固相支持物,因为 NC 膜与核酸结合依赖于高盐溶液,而高盐溶液在电泳过程中产生的强电流会导致转移系统的温度急剧升高从而对核酸造成损伤。

3. 真空转移　真空转移是利用真空作用将转移缓冲溶液从上层容器中通过凝胶、滤膜在低压真空泵的抽吸作用下送入下层真空室,同时带动凝胶中的核酸片段转移至凝胶下层的固相膜上(图 6-4)。真空转移法简单、快速、高效,一般只需 0.5～1 h 即可完成。但要注意,真空压力不可过大,否则易使凝胶碎裂;同时,严格洗膜,否则背景偏高。

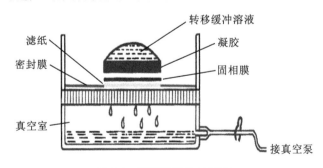

图 6-4　真空转移法示意图

(三) Southern 印迹杂交基本过程

Southern 印迹杂交是一种膜上检测 DNA 的杂交技术。1975 年由英国爱丁堡大学的 E. M. Southern 首创,因此而得名。Southern 印迹杂交主要应用于克隆基因的酶切图谱分析、基因组中基因的定性及定量分析、基因突变分析及限制性片段长度多态性分析及疾病诊断等。

Southern 印迹杂交基本过程包括：①限制性核酸内切酶消化待测 DNA；②琼脂糖凝胶电泳分离 DNA 片段；③DNA 变性、中和并转印至固相支持物；④预杂交；⑤特异 DNA 片段的分子杂交；⑥杂交信号的检测及结果分析（图 6-5）。

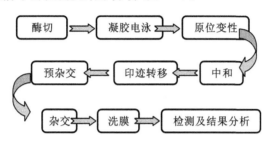

图 6-5 Southern 印迹杂交基本过程

1. 用适当的限制性核酸内切酶消化待测 DNA 如果待测 DNA 很长，如来自基因组，需要用适当的限制性核酸内切酶将其切割成大小不同的片段，酶切完全后，通过加热灭活或乙醇沉淀等方法除去限制性核酸内切酶。

2. 琼脂糖凝胶电泳分离 DNA 片段 将酶切后的 DNA 样品通过琼脂糖凝胶电泳按照片段大小加以分离。通常在与样品邻近的泳道上加入 DNA 分子质量标准参照物（DNA marker），同时进行电泳，以确定待测 DNA 的分子质量大小。

3. 将电泳后的 DNA 变性、中和并转印至固相支持物上 使 DNA 变性形成单链分子是杂交成功的关键。Southern 印迹杂交通常采用碱变性方法原位变性凝胶中的 DNA 分子。不采用酸变性，因为强酸会使核酸降解。将凝胶浸泡于适量的变性液（1.5 mol/L NaCl，0.5 mol/L NaOH）中 1 h 左右，然后取出凝胶，用蒸馏水漂洗后再浸泡于适量中和液（1 mol/L Tris-HCl(pH8.0)，1.5 mol/L NaCl）中，室温下放置 30 min。随后，换一次新鲜中和液继续浸泡凝胶 15 min。最后，将变性的 DNA 片段从凝胶转印至固相支持物上。膜转印方法如前述。转印结束后，膜于 80 ℃真空干燥 2 h，使变性 DNA 固定于固相膜上。

4. 预杂交 待测 DNA 杂交前，首先进行预杂交，目的是用非特异性的 DNA 分子（变性的鲑鱼精子 DNA）及其他高分子物质，将杂交膜上非特异性 DNA 结合位点全部封闭，减少与探针的非特异性吸附作用，降低杂交结果的本底，提高杂交的特异性。

5. 杂交 杂交反应是单链核酸探针与待测核酸分子中特定序列在一定条件下形成异质双链的过程。杂交需在相对高盐的杂交液中进行。如果标记的核酸探针是双链，使用时需经热变性成单链才能使用。

6. 洗膜 杂交完成后，必须通过洗膜过程将未结合的探针分子与非特异性杂交的探针分子从膜上洗去。因为非特异性杂交分子稳定性较低，在一定的温度和离子强度下，易发生解链被洗掉，而特异性杂交分子依然保留在膜上。

7. 杂交结果的检测 参见本章第三节。

（四）Northern 印迹杂交基本过程

Northern 印迹杂交（Northern blotting）是指将待测 RNA（主要是 mRNA）从凝胶转印至固体支持物上，与标记的 DNA 探针进行杂交的印迹技术。此技术用于检测 RNA 片段，正好与检测 DNA 的 Southern 印迹杂交相对应,故被称为 Northern 印迹杂交。目前该技术已成为研究真核细胞基因表达的基本方法,可用于研究靶基因表达水平,比较同一组织的不同基因或不同组织间相同基因的表达差异。

Northern 印迹杂交与 Southern 印迹杂交方法相似,其基本步骤为:①组织或细胞中总 RNA 或 mRNA 样品的制备;②变性电泳;③转膜;④预杂交;⑤Northern 杂交;⑥杂交分子检测;⑦结果分析。

与 Southern 印迹杂交比较,其不同点在于:①由于 RNA 非常不稳定,极易降解,因此在杂交过程中要尽量避免 RNA 酶的污染,营造无 RNA 酶的环境;②Northern 印迹杂交采用变性剂(甲醛、乙二醛、甲基氢氧化汞等)去除 RNA 分子内部形成的"发夹"式二级结构,保持其单链线性状态,以便与 DNA 探针杂交、精确分析 RNA 分子的大小。RNA 不能采用碱变性,因为碱会水解 RNA 分子中的 $2'$-羟基基团。

(五)斑点杂交与狭缝杂交

斑点杂交与狭缝杂交的原理和操作流程相同,都是将待检的 DNA 或 RNA 样品变性后直接点样于 NC 膜或尼龙膜上,烘干固定,再与特定的核酸探针杂交。两者的区别主要是点样点的形状不同,分别呈圆形和狭缝状。斑点杂交和狭缝杂交不需电泳和转膜,一张膜上可同时检测多个样品,整个过程简便、快速。常用作核酸定性、半定量分析和杂交条件的优化。但其不足是不能判断核酸片段的大小,且特异性不高(图 6-6)。

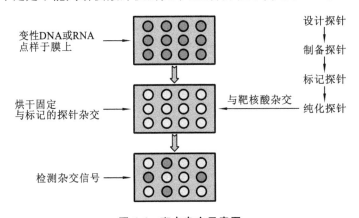

图 6-6　斑点杂交示意图

(六)菌落杂交

菌落杂交是将琼脂培养板上生长的细菌直接印迹在硝酸纤维素膜或尼龙膜上,原位裂解细菌菌落,释放出 DNA,通过真空 80 ℃烘烤,使菌落样品中的 DNA 固定在膜上。结合在滤膜上的 DNA 再与相应的标记的核酸探针杂交,根据杂交结果筛选含有目的 DNA 序列的细菌菌落。菌落杂交技术主要应用于基因克隆以及基因文库的筛选,以期从大量细菌克隆中分离含有目的基因片段的阳性克隆。菌落杂交基本过程见图 6-7。

(七)原位杂交

原位杂交是以标记的核酸探针分子与细胞或组织切片中的核酸进行杂交并对其进行检测的方法。原位杂交不需要从组织或细胞中提取核酸,对于组织中低丰度的 DNA 或 RNA 有较高的敏感性,并可保持组织与细胞形态的完整,其主要应用于以下几个方面:

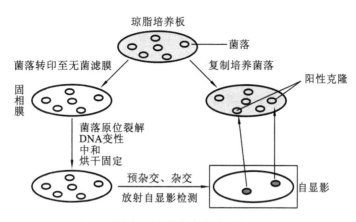

图 6-7 菌落杂交基本过程

①染色体中特定核酸序列的精确定位;②通过与细胞内 RNA 杂交检测某个特定基因在该组织细胞中的表达水平;③应用特异的病原体核酸作为探针与受试者组织或细胞进行杂交,检测有无该病原体的感染。

核酸原位杂交分为细胞内原位杂交和组织切片原位杂交,所用探针可以是 DNA 探针也可以是 RNA 探针,既可检测靶 DNA 也可检测靶 RNA。基本步骤如下:①杂交前准备,包括玻片的处理和组织细胞的固定;②组织细胞杂交前的处理;③预杂交、杂交;④杂交后漂洗;⑤杂交结果的检测。值得注意的是,进行 RNA 定位研究和检测时一定要防止 RNA 酶的污染。

1. 玻片的处理和组织细胞的固定

(1)玻片的处理:玻片包括盖玻片和载玻片,一般先用热肥皂水刷洗,用自来水清洗干净后,置于清洁液中浸泡 24 h,用自来水冲洗后烘干,再在 95% 乙醇中浸泡 24 h 后用蒸馏水洗净、烘干。进行 RNA 杂交时,烘箱温度最好在 150 ℃ 或以上,烘烤 8 h 以彻底灭活RNA 酶。如果条件允许,盖玻片最好硅化处理,用锡箔纸包裹,无尘存放。为防止在操作过程中组织或细胞从玻片上脱落,应使用黏附剂预先涂抹在玻片上,干燥后待用。常用的黏附剂有铬矾-明胶液和多聚赖氨酸液,后者黏附效果更好,但价格昂贵。

(2)组织细胞的固定:原位杂交固定的目的是为了保持细胞形态结构,最大限度地保持细胞内 DNA 或 RNA 水平,同时使探针易于进入细胞或组织。最常用的固定剂是多聚甲醛,多聚甲醛不会与蛋白质产生广泛的交联,因而不会影响探针的穿透。临床上常用的组织切片有冰冻切片和石蜡包埋切片,冰冻切片杂交信号强于石蜡包埋切片。

2. 组织细胞杂交前的处理 为了增强组织的通透性和核酸探针的穿透性,提高杂交信号,通常使用去污剂和蛋白酶降解核酸表面的蛋白,常用的去污剂有 Triton X-100 和十二烷基硫酸钠(SDS),常用的蛋白酶为蛋白酶 K。使用去污剂和蛋白酶处理时,要准确把握用量和孵育时间,以防止组织细胞结构被破坏,甚至核酸从玻片上脱落。

3. 预杂交与杂交 杂交是在载玻片上进行,并加盖硅化的盖玻片。杂交前,首先进行预杂交,以封闭非特异性杂交位点,降低背景染色。杂交液中除标记的核酸探针外还有硫酸葡聚糖。硫酸葡聚糖具有极强的水合作用,能增大杂交液的黏稠度,以提高杂交率。当孵育时间较长时,可将玻片放在盛有少量 2×SSC 溶液的硬塑料盒中,以保证杂交所需的湿润环境。

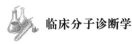

4. 杂交后漂洗 杂交后要进行一系列不同浓度、不同温度的盐溶液的漂洗,以除去非特异性吸附的探针片段,降低本底。

5. 杂交结果的检测 包括放射性自显影或非放射性核素标记物的检测。组织或细胞的原位杂交切片均可进行半定量测定,放射自显影可利用图像分析仪分析银粒的数量和分布情况,非放射性探针原位杂交可利用相应的检测系统显色,然后利用图像分析仪检测核酸的显色强度和分布情况。

第二节 核 酸 探 针

核酸探针是指能与特定靶基因序列发生特异性互补结合,并可用特殊方法检测的被标记的已知序列的核酸片段。核酸分子杂交是以已知序列的探针,去检测样本中是否存在与其互补的目的核酸片段。要实现对核酸探针分子的有效探测,必须用一定的示踪物(即标记物)对探针分子进行标记。因此,标记的核酸探针是核酸分子杂交的基础。

一、核酸探针的种类及其选择原则

根据核酸探针的来源和性质可将其分为基因组 DNA 探针、cDNA 探针、RNA 探针和寡核苷酸探针。依据实验目的和要求不同,可以选择不同类型的探针。但要注意,并非任意一段核酸片段均可作为探针,理想的探针应具有来源方便、特异性高、易于标记和检测、灵敏度好、稳定且易于制备等特点。核酸探针的设计和选择是分子杂交实验成败的重要环节。

(一) 基因组 DNA 探针

基因组 DNA 探针可来源于病毒、细菌、动物及人类等多种生物的基因组,多为某一基因的部分或全部序列。通常在几百个碱基对以上。该类探针的制备一般有两种方法。一是通过分子克隆。几乎所有的基因片段均可以克隆到质粒或噬菌体载体中,然后通过大量扩增、抽提、纯化,即可获得高纯度的 DNA。二是采用聚合酶链式反应(polymerase chain reaction,PCR)扩增特定的基因组 DNA 片段,简便而快速。

基因组 DNA 探针来源丰富,制备方法简便、省时。相对 RNA 探针而言,DNA 探针稳定、不易降解,标记方法多样且较成熟,是分子杂交中常用的核酸探针。但在设计、选择此类探针时,对于真核生物基因,尽可能选用基因的编码序列作为探针,避开高度重复序列,否则可能会出现非特异性杂交而引起假阳性结果。

(二) cDNA 探针

cDNA(complementary DNA)是指与 mRNA 互补的 DNA 分子。它是以 mRNA 为模板,经逆转录酶催化合成。cDNA 再经克隆或 PCR 扩增,即可得到目的基因 cDNA 的大量拷贝。cDNA 探针是一种较为理想的核酸探针,不仅具有基因组 DNA 探针的优点,而且不存在内含子和其他高度重复序列,尤其适用于基因表达的研究。

(三) RNA 探针

通常采用含 T7 或 SP6 启动子的表达载体来克隆、制备 RNA 探针。RNA 分子大多以单链形式存在,杂交时没有互补双链的竞争性结合,故杂交效率高,杂交分子稳定;由于RNA 分子中不存在高度重复序列,所以非特异性杂交较少,未杂交的探针分子还可用RNA 酶降解,本底低。但 RNA 分子极易被环境中的 RNA 酶降解,较 DNA 分子难操作,且不易标记,因此限制了其广泛应用。

(四)寡核苷酸探针

寡核苷酸探针是根据已知的靶序列,设计一段与靶序列特异互补的序列,利用 DNA 合成仪人工合成。此类探针具有以下特点:①根据实验需要合成相应的核酸序列,避免了天然探针的缺陷;②寡核苷酸探针长度一般为 20~50 nt,序列短而简单,所以与等量靶分子完全杂交的时间比其他探针短,杂交速率高;③寡核苷酸探针可以识别靶分子中单个碱基的变化,可用于点突变的检测;④由于这种探针较短,如果设计的不够缜密,易出现特异性差、杂交信号不强的结果。因此,需要精心设计,以获得非常特异的寡核苷酸探针。

寡核苷酸探针的设计原则如下。①探针长度:一般要求在 20~50 nt,过长的探针人工合成时错误率高,而过短的探针特异性低,杂交信号弱。②碱基组成:G+C 含量以在 40%~60% 为宜,避免 T_m 值过高影响杂交结果。③探针分子中不应存在大于 4 bp 的互补序列,否则探针内部易形成"发夹"式结构,抑制杂交。④避免同一碱基重复出现多于 4 次。⑤探针设计符合上述要求后,尚需借助计算机相应软件与基因库中相关序列进行同源性比对,同源性不应超过 70% 或有连续 8 个以上碱基同源,否则应重新设计探针。

二、核酸探针的标记

为了便于示踪和检测,核酸探针必须用一定的标记物进行标记。

(一)核酸探针标记物及其选择

理想的核酸探针标记物应具备以下特点:①灵敏度高;②标记物与核酸探针结合后不影响探针与模板的结合及结合的特异性;③不影响杂交反应的 T_m 值和杂交分子的稳定性;④有较高的化学稳定性,易于保存;⑤标记和检测方法简单,易于操作;⑥检测方法应高度灵敏、特异,假阳性率低;⑦对环境污染小,对人体无损伤;⑧价格低廉。目前,应用于核酸分子杂交的标记物包括放射性核素标记物和非放射性核素标记物两大类。

1. 放射性核素标记物 放射性核素是目前最常用的一类核酸探针标记物,灵敏度高,特异性强,检测假阳性率低,但其存在放射线污染,且半衰期短,标记的探针不能长时间保存,必须现用现标记。

常用于标记核酸探针的放射性核素有 ^{32}P、^{35}S、^3H 等。根据各种核素的物理性质、标记方法和检测手段选择合适的核素作为标记物。

(1) ^{32}P:^{32}P 是最常用的核酸标记物。^{32}P 释放的 β 粒子能量高,因此采用 ^{32}P 作标记物后,通过放射自显影检测所需时间短,灵敏度高。但因其半衰期短(14.3 天),射线散射严重,因而有时会影响自显影带的分辨率,影响结果分析。另外,高能量的 β 粒子可以造成核酸探针结构的破坏,标记好的探针最好在 1 周内使用。商品化的 ^{32}P 核苷酸标记物有 ^{32}P-NTP 和 ^{32}P-dNTP。应依据探针标记方法的不同,选择合适的标记核苷酸,特别要注意 ^{32}P 标记的位置,如采用切口平移法和随机引物法标记探针时,须使用 α-磷酸位标记的核苷酸,而在采用 T4 多核苷酸激酶进行末端标记时,^{32}P 则需标记在 γ-磷酸位上。

(2) ^{35}S：S原子可以取代磷酸分子上的一个氧原子，从而形成^{35}S标记的核苷酸分子。^{35}S释放的β粒子能量较^{32}P稍低，因此其检测灵敏度比^{32}P低，但^{35}S的散射作用较弱，为放射自显影检测提供了较高的分辨率；另外，^{35}S半衰期长(87.1天)，标记的探针在−20℃可以保存6周，正因为如此，越来越多的研究者选择^{35}S作为核酸探针标记物。

(3) ^{3}H：^{3}H释放的β粒子能量低，散射极少，因此放射自显影成影分辨率高，且本底低，最适用于细胞原位杂交，但放射自显影所需时间长。^{3}H半衰期长(12.1年)，以其标记的核酸探针可存放较长时间并可反复使用。

2. 非放射性核素标记物 虽然放射性核素标记探针灵敏度高、特异性好，但基于安全性问题，人们一直在寻找安全、可靠的非放射性核素标记物。目前用于核酸分子杂交的非放射性核素标记物主要有三类，即半抗原类、荧光素和酶。非放射性核素标记物安全、无污染、稳定性好，但灵敏度较低。

(1) 半抗原类 半抗原类标记物主要有生物素(Biotin)、光敏生物素和地高辛(Digoxin)，均已商品化。

①生物素 生物素是最先被应用于核酸探针标记的非放射性核素标记物。它通过连接臂与NTP或dNTP的嘧啶环或嘌呤环上的碳原子共价连接，使NTP或dNTP成为生物素标记的核苷酸分子(图6-8)。目前，在标记反应中较常用的是Bio-11-dUTP，它可以替代dTTP掺入到核酸探针中。另外，Bio-16-UTP、Bio-7-dATP、Bio-11-dCTP和Bio-11-UTP现在也有应用，中间数字是指生物素基团与核苷酸之间连接臂的碳链长度。

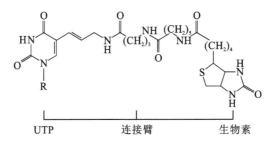

图6-8 生物素-UTP结构示意图

由于生物素可与卵白亲和素(avidin，A)或链霉亲和素(streptavidin)特异性结合，形成稳定的复合物，因此，可通过偶联在抗生物素蛋白或链霉亲和素上的荧光素或特定的酶实现对生物素标记的探针示踪和检测。值得注意的是，由于生物素不是直接连接在磷酸基团上，因此不能用于核酸探针的5′末端标记；另外，生物素是一种维生素，普遍存在于各种细胞中，因而在细胞原位杂交时本底较高。

②光敏生物素 光敏生物素是由对光敏感基团通过连接臂和生物素结合而形成的一类标记物(图6-9)。多种光敏基团可和生物素结合，连接臂含6～12个碳原子。目前使用的光敏生物素试剂主要有光生物素、补骨脂素生物素和生物素-聚乙二醇-当归素(BPA)。光敏基团的作用是在强光照射下能与碱基发生共价交联反应。因此，光敏生物素能够通过光敏基团的作用直接将生物素标记在核酸分子上，生物素为检测时的标记物。此法操作简便易行、探针稳定，灵敏度可达pg水平。

③地高辛 地高辛又称异羟基洋地黄毒苷，来源于植物洋地黄，是目前应用较广泛的非放射性核素标记物。地高辛为一种类固醇半抗原化合物，dUTP可与地高辛的线形间隔

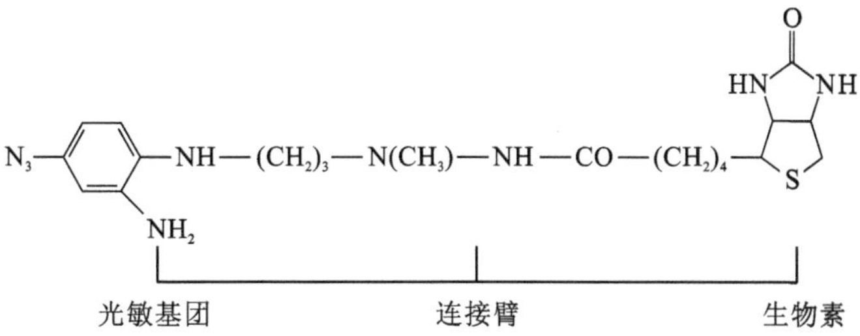

图 6-9　光敏生物素结构示意图

壁连接,成为地高辛标记的核苷酸 dig-11-dUTP。地高辛标记的探针可通过偶联有荧光素或酶(如辣根过氧化物酶或碱性磷酸酶)的抗地高辛抗体进行示踪和检测。地高辛标记探针与生物素标记探针相比,地高辛仅存在于洋地黄中,没有组织、细胞中内源性地高辛的干扰,杂交结果本底低,灵敏度高。地高辛标记探针稳定,可长期保存,是迄今为止较为完善的非放射性核素标记物。可应用于 Southern 印迹杂交、斑点杂交、菌落杂交和原位杂交。

(2) 荧光素　荧光素是非常重要的非放射性核素标记物,可通过直接法或间接法标记核酸探针,与靶核酸分子杂交后的结果,可经荧光显微镜观察、分析。

▍知识链接 ▍

量子点——新的荧光标记物质

　　量子点(quantum dots)是一种半导体晶体材料的纳米颗粒,由Ⅱ～Ⅵ族或Ⅲ～Ⅴ族元素组成,直径 2～20 nm,又称为半导体纳米晶体(nanocrystals)。量子点是半导体制造业广泛使用的材料,用作量子点的材料有硒化镉(CdSe)、磷化铟(InP)、砷化镓(GaAs)、砷化铟(InAs)等,其中以硒化镉的应用最为广泛。量子点具有吸收波长范围宽(从紫外光、可见光到红外光)和发射波长范围窄的特性,在一定波长光的激发下,不同直径、不同材料的量子点可发射出不同的荧光,因此,同一细胞可用多种发射不同颜色荧光的量子点同时标记,实现同时检测;另外,量子点荧光强度较有机荧光染料高近千倍,光化学性质稳定,不易被降解,荧光可持续数周,能动态观察细胞及不同细胞器或蛋白质的动力学过程,且不会对组织细胞造成伤害;量子点还可进行表面修饰,根据特定的检测对象,可选择合适的生物分子进行修饰,可修饰抗体检测抗原,或修饰配体定位受体,或修饰探针 DNA 检测目标 DNA 等。量子点荧光标记技术作为一种新型的荧光标记方法,在生物医学中具有广泛的应用前景。

(3) 酶　碱性磷酸酶(alkaline phosphatase,ALP)或辣根过氧化物酶(horseradish peroxidase,HRP)可通过化学法直接与 DNA 探针共价相连,生成酶标 DNA 分子。目前最常用的是 HRP-对苯醌-聚乙烯亚胺酶标 DNA 系统。HRP-对苯醌-聚乙烯亚胺在戊二醛作用下与变性的 DNA 共价结合,使 HRP 与 DNA 连接在一起,生成 HRP 标记的 DNA 探针。此直接酶联法简化了检测步骤,灵敏度高。但 ALP 和 HRP 是具有生物活性的蛋白质分子,易变性,所以从标记到杂交及洗脱的全过程,均不能采用剧烈的条件,如温度不能超过 42 ℃,不能使用强酸、强碱及去污剂,离子强度要适中等。这样的实验条件易造成非特异性杂交,因此使用这种直接酶联法要特别注意非特异性本底问题。

（二）核酸探针的标记方法

核酸探针的标记方法主要有化学法和酶促法两种。化学法是利用标记物分子上的活性基团与核酸探针分子上的基团发生化学反应而将标记物直接结合在核酸探针分子上，如光敏生物素标记和 ALP 或 HRP 直接酶偶联标记。该方法简单、快速，探针标记均匀，但每种标记物都有各自不同的标记方法，具体操作参照生产厂家的使用说明书。酶促法是将标记物首先标记在核苷酸分子上，然后经过酶促反应将标记好的核苷酸分子掺入探针分子中，或将核苷酸分子上的标记基团交换到探针分子上。酶促法是目前实验室最常使用的核酸探针标记方法，对放射性核素和非放射性核素标记物均适用，在酶促反应过程中，采用的底物分别是放射性核素标记的核苷酸和非放射性核素标记的核苷酸。核酸探针的酶促标记方法种类很多，有切口平移法、随机引物法、末端标记法和体外转录法等，应根据实际需要进行选择。

1. 切口平移(nick translation)法 该法是目前常用的 DNA 探针标记方法。线性及环状双链 DNA 均可作为切口平移法标记的模板。它是利用大肠杆菌 DNA 聚合酶 Ⅰ 的多种酶促活性的催化，将标记的 dNTP 掺入核酸探针分子中。

切口平移法的基本过程如图 6-10 所示，首先利用适量 DNase Ⅰ 在 Mg^{2+} 的存在下，将 DNA 双链随机切割形成多个单链切口，再利用大肠杆菌 DNA 聚合酶 Ⅰ 的 5′→3′核酸外切酶活性将原来的 DNA 链从切口 5′端向 3′端方向逐个切除核苷酸；与此同时在大肠杆菌 DNA 聚合酶 Ⅰ 的 5′→3′聚合酶活性催化下，以切口处产生的 3′-OH 末端为引物、互补的单链为模板、dNTP 为原料(其中一种 dNTP 已被标记)，在切口 3′-OH 末端逐个加入新的 dNTP。由于在切去核苷酸的同时又在切口的 3′末端补上核苷酸，使切口沿 DNA 链移动，这样原来特定的核苷酸残基被标记的同种核苷酸残基所取代，合成与两条模板 DNA 单链互补的具有高比活性的均匀标记的双链 DNA 探针分子。

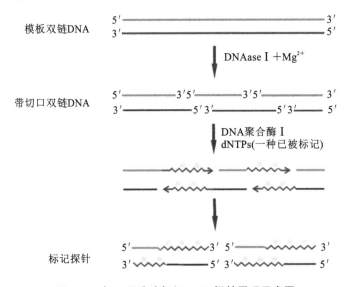

图 6-10 切口平移法标记 DNA 探针原理示意图

切口平移法标记探针的注意事项：①切口平移法可标记任何形式的双链 DNA，但不适合对单链 DNA 和 RNA 的标记；②标记物需标记在脱氧核苷三磷酸的 α-磷酸位上；③由于

Klenow 片段没有 5′→3′核酸外切酶活性,所以本法必须采用大肠杆菌 DNA 聚合酶Ⅰ全酶;④DNaseⅠ的浓度控制非常重要。浓度过大,导致切口过多,使 DNA 标记片段过短,影响杂交反应效率。浓度过小,形成的切口过少,导致标记效率降低。需通过预试验确定最适宜的 DNaseⅠ浓度和作用时间。理想的标记条件是使 30%～60%的标记核苷酸掺入 DNA 探针中。

2. 随机引物法(random priming) 该法是一种较理想的核酸探针标记方法,标记物掺入率高达 70%～80%,远远高于切口平移法,是一种简便并能重复的核酸探针标记方法。随机引物是人工合成的寡核苷酸片段。目前采用的随机引物大多数是由 6 个核苷酸残基构成的寡核苷酸片段的混合物,含有各种可能的组合排列顺序,但并不是包括了这些可能序列的全部,经计算机分析排除了不必需的序列。

随机引物法的基本过程如图 6-11 所示,寡核苷酸随机引物可与任何来源的单链 DNA 模板的互补区域结合,提供引物 3′羟基末端,作为新链 DNA 合成的引物,在 Klenow 大片段的作用下,以互补单链为模板,以 dNTP 为原料(其中一种 dNTP 已被标记物标记),合成与单链 DNA 模板互补的具有标记物的 DNA 单链探针。

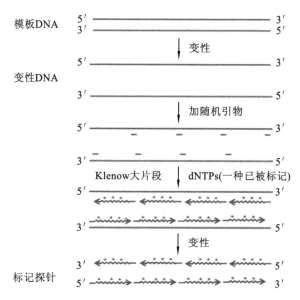

图 6-11 随机引物法标记 DNA 探针原理示意图

随机引物法标记探针的注意事项如下。①随机引物法既适用于双链 DNA 探针的标记,也适用于单链 DNA 和 RNA 探针的标记。通过该法获得的标记探针是新合成的 DNA 单链,以双链的形式存在;当采用单链 DNA 或 RNA 作为模板时,所得到的标记探针是与模板互补的单链 DNA 片段。②标记探针的长度与加入的寡核苷酸引物的量成反比,加入引物的量越大,合成起点就越多,得到的探针长度也就越短,一般标准长度为 200～400 bp,能基本满足各种杂交实验的需要。

3. 末端标记法 末端标记法是对 DNA 探针分子的 5′末端或 3′末端进行标记,不是对全长标记,因而标记活性不高,分布不均匀,一般很少用作核酸探针的标记,主要用于 DNA 序列测定等实验中。

(1) 3′末端标记法 来源于 *E. coli* DNA 聚合酶Ⅰ的 Klenow 大片段,具有 5′→3′聚合酶活性和 3′→5′核酸外切酶活性,应用此酶可对 DNA 探针分子的 3′末端进行标记。其基本过程如图 6-12 所示,选择合适的限制性核酸内切酶,消化双链 DNA 模板,使 DNA 模板具有 5′突出末端,然后在 Klenow 大片段的作用下,以 dNTP 为原料(其中一种 dNTP 已被标记物标记),实现 3′末端的填充标记,将 DNA 末端补平,获得 3′末端标记的探针。

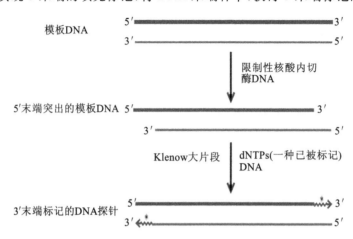

图 6-12　Klenow 大片段标记 DNA 探针 3′末端原理示意图

(2) 5′末端标记法　5′末端标记法又称 T4 多核苷酸激酶(polynucleotide kinase, PNK)标记法。T4 多核苷酸激酶可以催化 ATP 分子上的 γ-磷酸基团转移到 DNA 或 RNA 分子的 5′-OH 基团上。5′末端标记法基本过程如图 6-13 所示,首先将待标记的核酸探针用碱性磷酸酶切除 5′末端的磷酸基团,然后以 γ-^{32}P-ATP 分子为底物,在 T4 多核苷酸激酶的作用下,将标记好的 γ-磷酸基团转移到探针分子的 5′-OH 基团上,即可获得 5′末端标记的核酸探针。本法适用于寡核苷酸探针或短的 DNA、RNA 探针的标记。

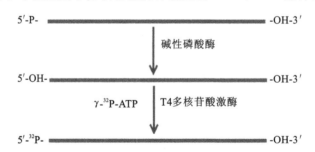

图 6-13　T4 多核苷酸激酶标记核酸探针 5′末端原理示意图

4. 体外转录法　该法以 DNA 为模板,利用体外转录系统进行 RNA 探针的制备和标记。该体外转录系统利用的是人工构建的质粒载体,这种载体含有可以被噬菌体 RNA 聚合酶识别的启动子序列(如 SP6 启动子、T7 启动子)。将目的基因(探针序列片段)克隆到启动子的下游,再用适当的限制性核酸内切酶在插入序列的下游将质粒线性化,以提供转录模板,以四种 NTP(其中一种已被标记)为原料,在特异的 SP6 RNA 聚合酶或 T7 RNA 聚合酶的催化下,进行转录,合成与目的 DNA 片段互补的 RNA 探针。标记结束后,DNA 模板可用无 RNase 污染的 DNase 除去。图 6-14 是利用同时含有 SP6 和 T7 两种启动子的载体,进行 RNA 探针合成和标记的示意图。该法将 DNA 探针片段克隆到两个启动子之

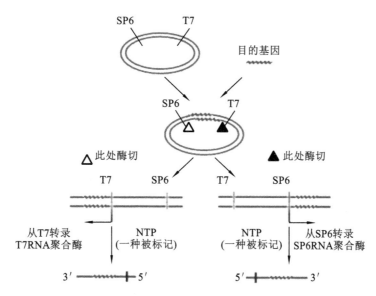

图 6-14 SP6 和 T7 双向启动子系统标记 RNA 探针原理示意图

间,经适当的限制性核酸内切酶酶切后,选择各自特异的 RNA 聚合酶进行转录,从而得到从不同方向转录的单链 RNA 探针。

体外转录法标记 RNA 探针的优点如下:①可以得到多拷贝数的 RNA 探针,产量高;②标记的 RNA 探针活性高;③探针的大小较恒定,增加了杂交的敏感性和均一性;④由于克隆于载体的 DNA 片段可以从不同的方向进行转录,因此合成的 RNA 探针可以是任意一条链的互补链。

5. 聚合酶链式反应(polymerase chain reaction,PCR)标记法 在已知核酸探针序列的情况下,可根据核酸探针序列设计特异性引物,在 PCR 反应体系中,将其中一种 dNTP 进行标记,在 DNA 聚合酶的作用下,经过变性、退火、延伸的多次循环,标记的核苷酸就可掺入扩增的 DNA 片段中去。本法重复性好、标记率高、简便、快速并可大量制备。

三、核酸探针的纯化

核酸探针制备和标记结束后,反应系统中尚存在未掺入探针中的过量的游离 dNTP 或 NTP(标记的与未标记的)及一些小分子物质,如不将其除去,可能会影响后续的杂交反应。因此,杂交反应前一般均需进行探针的纯化。

探针的纯化方法主要有乙醇沉淀法和凝胶过滤层析法,操作简单而迅速。纯化后的探针应于 −20 ℃保存备用或直接用于核酸杂交。

(一)乙醇沉淀法

在待纯化的核酸探针溶液中,加入一定的盐(常用一定浓度的乙酸铵)后,乙醇可沉淀核酸探针分子,而游离的 dNTP 或 NTP 及一些小分子物质则保留于上清液中。因此,利用乙醇反复沉淀可将核酸探针与核苷酸等小分子物质分离,以除去杂质。如果溶液中核酸探针的浓度过低,可加入酵母 tRNA 共沉淀达到纯化的目的;另外,如果纯化的核酸探针长度小于 100 nt,沉淀时应延长低温放置时间和离心时间。

(二) 凝胶过滤层析法

凝胶过滤层析法的原理是通过其分子筛作用,大分子核酸探针随着流动相先流出,而小分子杂质则滞留在凝胶柱中,从而将探针分子与核苷酸等小分子杂质分开。常用的凝胶基质是 Sephadex G-50 和 Bio-Gel P-60。通常有三种方法:一是凝胶柱层析法,该法适用于收集大小不同的各种组分,如果收集的核酸探针分子体积过大,可用上述乙醇沉淀法加以沉淀浓缩;二是离心柱层析法,即把凝胶基质填充于一次性注射器中,借助于离心进行核酸探针纯化;三是反相柱层析法,这是一种分离效果极好的分离方法,操作简便,纯度高,反相层析柱现已商品化。

第三节 杂交信号的检测

杂交信号的检测是核酸分子杂交过程的最后一步,滤膜经洗脱后,需根据核酸探针标记物的不同,选择适宜的方法进行杂交信号的检测,以呈现杂交结果。

一、放射性核素探针的检测

放射性核素探针杂交结果的检测有两种方式:一是放射自显影,另一种是液闪计数法。

(一) 放射自显影

放射自显影是利用放射线在 X 线胶片上的成影作用来检测杂交信号。其基本过程如图 6-15 所示。杂交洗膜结束后,取出杂交膜,在滤膜的一定部位进行标记,以利于杂交结果的定位。将滤膜用保鲜膜包好,置暗盒中。在暗室里,将磷钨酸钙增感屏前屏置于滤膜下,光面朝上,将 1~2 张 X 线胶片压在杂交膜上,再压上增感屏后屏,光面对着 X 线胶片,盖上暗盒,置 -70 ℃低温冰箱中曝光(自显影)适当时间,根据放射性的强弱曝光一定时间后,在暗室中取出 X 线胶片,进行显影、定影后,在 X 线胶片上可见黑色条带。如果曝光不足,可再压片,重新曝光。放射自显影时,曝光时间取决于样品放射性的强度,大多数情况下必须进行多次不同时间的曝光实验,凭经验确定。图 6-16 是采用放射性核素标记探针所做的 Southern 印迹杂交放射自显影结果。

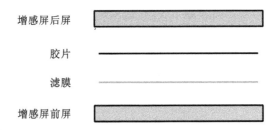

图 6-15 放射自显影示意图

(二) 液闪计数法

液闪计数法是将漂洗结束后的杂交膜剪成小块(每份样品一块),真空干燥后装入闪烁瓶。加入 2~5 mL 闪烁液,以与样品模块相同大小的无样品模块作为本底对照,在液体闪

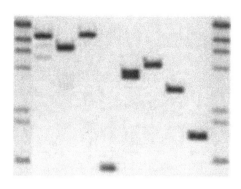

图 6-16 Southern 印迹杂交放射自显影图例

烁计数器上自动计数。液闪计数法主要用于斑点杂交、狭缝杂交及比对两个杂交信号的强弱。

二、非放射性探针的检测

采用非放射性核素标记的探针进行杂交时,可直接在膜上显色,呈现杂交结果。非放射性探针的标记物不同,其检测体系和方法也不同。如使用荧光素标记的探针,可直接通过荧光显微镜或荧光检测系统检测荧光信号;酶直接标记的探针,可通过酶作用于底物进行直接检测;而对于半抗原类标记物,不能直接被检测,需经两步反应将非放射性核素标记物与检测系统偶联。第一步称为偶联反应,第二步称为显色反应。

(一)偶联反应

偶联反应即核酸探针与检测体系发生偶联反应。对于膜印迹杂交结果的检测,酶联免疫检测体系最为常用。前面已介绍目前用于膜印迹杂交的非放射性核素标记物如生物素和地高辛,均属于半抗原。生物素可与卵白亲和素(avidin,A)或链霉亲和素(streptavidin,SA)特异性结合,形成稳定的复合物,后者出现的非特异性结合明显少于前者。地高辛可与抗地高辛抗体稳定结合。因此,在实验中,首先用特定的酶标记亲和素或抗地高辛抗体,使之成为酶标亲和素或酶标抗地高辛抗体,最后通过酶作用于底物显色来判定杂交结果。根据酶偶联反应的机制不同,可分为直接亲和法、间接亲和法和间接免疫-亲和法。图 6-17为生物素标记探针检测示意图。直接亲和法=靶基因+生物素标记探针+酶标亲和素+底物显色;间接亲和法=靶基因+生物素标记探针+亲和素+生物素化酶+底物显色;间接免疫-亲和法=靶基因+生物素标记探针+第一抗体+生物素化第二抗体+亲和素-生物素化酶复合物+底物显色。

(二)显色反应

1. 酶促显色法 酶促显色法是最常用的显色方法。通过酶促反应使其底物形成有色反应产物。最常用的酶是碱性磷酸酶(alkaline phosphatase,ALP)和辣根过氧化物酶(horseradish peroxidase,HRP)。

(1)ALP 显色体系 ALP 可使其作用底物 5-溴-4-氯-3-吲哚磷酸(5-bromo-4-chloro-3-indolyl phosphate,BCIP)脱磷并聚合,在此过程中释放的 H^+ 使硝基四氮唑蓝(nitroblue tetrazolium,NBT)被还原而形成紫色化合物。因此,结合了 ALP 的杂交膜,用 BCIP/NBT

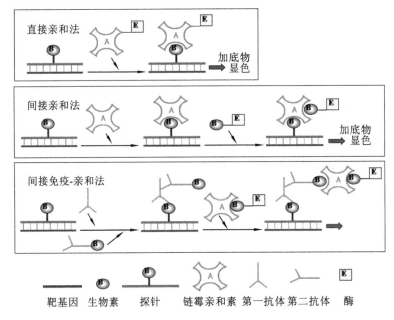

靶基因　生物素　　探针　　链霉亲和素　第一抗体　第二抗体　　酶

图 6-17　生物素标记探针检测示意图

处理后,在杂交探针存在的地方将形成不溶性的紫色化合物,显示紫色条带,其颜色深浅与靶核酸片段含量成正比,可进一步进行半定量、定量分析。

（2）HRP 显色体系　HRP 催化下列反应:$AH_2 + H_2O_2 \longrightarrow 2H_2O + A$。因此,可采用一种能产色的供氢体化合物作为 HRP 的底物,在 HRP 作用下氧化脱氢,从而在滤膜上的杂交部位生成不溶性的有色化合物,用于定性、定量分析。目前,常用的供氢体有二氨基联苯胺（diamino benzidine,DAB）和四甲基联苯胺（tetramethyl benzidine,TMB）。以 DAB/H_2O_2 为底物,结果为棕色;以 TMB/H_2O_2 为底物,结果为蓝色。

两种显色系统相比较,其中 ALP 的灵敏度和分辨率较 HRP 高,但稳定性低于 HRP;另外,ALP 的分子质量较大,不易透入细胞,故不可用于原位杂交的显微镜下检测。HRP 标记物较稳定,价格低廉,分子质量较小,易渗入细胞内,因此应用较 ALP 更普及,除用于滤膜杂交外,也可用于原位杂交的显微镜下检测。

2. 荧光检测法　荧光检测法主要用于荧光素探针的原位杂交检测。

3. 化学发光法　化学发光是指在化学反应过程中伴随的发光反应。目前化学发光酶免疫技术中常用的酶有辣根过氧化物酶（HRP）和碱性磷酸酶（ALP）。HRP 常用的发光底物是鲁米诺（luminol）,HRP 催化鲁米诺/H_2O_2,伴随发光反应（产生光子）。ALP 常用的发光底物是 3-（2-螺旋金刚烷）-4-甲氧基-4-甲基-4-（3-磷酸氧基）-苯基-1,2-二氧乙烷（AMPPD）,AMPPD 在碱性条件下,被 ALP 催化降解伴随发光反应。在暗室里,与杂交膜结合的酶（HRP 或 ALP）催化发光底物降解产生的光可使 X 线胶片曝光,通过放射自显影,显示杂交结果。该法灵敏度高,X 线胶片的显影清晰、快速。商品化的检测试剂盒可用于非放射性核素标记物探针杂交结果的检测,可从有关的生物公司获得。

综上所述,探针的标记和检测方法多种多样,各有其特点和适应范围,应根据实验要求综合考虑,选择适宜的标记及检测方法（表 6-3）。

表 6-3 常用核酸探针的标记和检测

标记物	常用标记分子	常用标记方法	常用检测方法
放射性物质	α-^{32}P-dNTP(NTP)	NT、RP、PCR	放射自显影或液闪计数
	γ-^{32}P-dNTP(NTP)	TL	放射自显影或液闪计数
	^{35}S-dNTP(NTP)	NT	放射自显影或液闪计数
	^{3}H-dNTP(NTP)	NT	放射自显影或液闪计数
非放射性物质			
生物素	Bio-11-dNTP(NTP)	NT、RP、PCR	酶标链霉亲和素或酶标卵白亲和素＋底物显色
	光敏生物素	600 nm 可见光照射	酶标链霉亲和素或酶标卵白亲和素＋底物显色
	补骨脂素生物素	365 nm 紫外线照射	酶标链霉亲和素或酶标卵白亲和素＋底物显色
酶	辣根过氧化物酶	化学法	直接底物显色或＋酶标抗体＋底物显色(间接法)
	碱性磷酸酶	化学法	直接底物显色或＋酶标抗体＋底物显色(间接法)
荧光素	荧光素-11-dUTP,荧光素	直接法或间接法	荧光显微镜观察
地高辛	dig-11-dUTP	RP、NT	酶标抗体＋底物显色

注:NT,缺口平移;RP,随机引物;TL,末端标记。

第四节 荧光原位杂交

　　荧光原位杂交(fluorescence in situ hybridization,FISH)是 20 世纪 80 年代末在放射性原位杂交技术的基础上发展起来的一种非放射性的分子标记技术,它继承了核酸分子杂交的高度特异性,使用荧光标记和检测系统取代了放射性核素标记和检测系统,借助于荧光显微镜,在细胞和(或)组织中观察并分析细胞内杂交于靶序列的多种彩色探针信号,以获得细胞内多条染色体或多种基因状态的信息。FISH 克服了放射性核素原位杂交存在的诸多缺点(如探针不稳定、自显影时间长、放射线散射使分辨率不高、对环境有污染等),具有安全、快速、灵敏度高、特异性好、定位准确、探针能长期保存、可进行多重染色等特点。目前,这项技术广泛应用于细胞遗传学、肿瘤学的研究以及临床基因诊断和治疗监测。

一、荧光原位杂交基本原理

　　FISH 的基本原理是将核酸探针用特殊的非放射性核素标记物标记,然后直接与细胞、组织切片或 DNA 纤维切片中的核酸序列进行原位杂交。由于 DNA 分子在染色体上是沿着染色体纵轴呈线性排列,因而可以将探针直接与染色体进行杂交从而将特定的基因在染色体上定位。杂交结果经荧光检测体系在荧光显微镜下对待测核酸进行定性、定量或相对定位分析。

(一) FISH 探针的标记

1. 常用荧光素 荧光素是具有光致荧光特性的染料,经一定波长(激发波长或吸收波长)的光激发后,能产生荧光(发射波长)。每种荧光素最大吸收波长和最大发射波长不同,呈现不同颜色的荧光。标记 FISH 探针常用的荧光素如下。

(1) 异硫氰酸荧光素(fluorescein isothiocyanate,FITC) FITC 纯品为黄色或橙黄色结晶粉末,易溶于水和乙醇等溶剂。相对分子质量为 389.4,最大吸收波长为 490~495 nm,最大发射波长为 520~530 nm,呈明亮的黄绿色荧光,是应用最广泛的荧光素。

(2) 四乙基罗丹明(rhodamine B200,RB200) 四乙基罗丹明为红棕色粉末或深绿色光泽的结晶,溶于水,不易溶于有机溶剂,性质稳定。相对分子质量为 479.02,最大吸收波长为 570 nm,最大发射波长为 595~600 nm,呈橘红色荧光。

(3) 四甲基异硫氰酸罗丹明(tetramethyl rhodamine isothiocyanate,TRITC) 四甲基异硫氰酸罗丹明为罗丹明的衍生物,为紫红色粉末,较稳定。相对分子质量为 443.52,最大吸收波长为 550 nm,最大发射波长为 620 nm,呈橙红色荧光。

(4) 其他常用荧光素 新的荧光素染料不断被研发(表 6-4),不同荧光素的性能可在使用时参见商品说明。

表 6-4 其他常用荧光素基本性能

名　　称	最大吸收波长/nm	最大发射波长/nm	相对分子质量	荧光颜色
6-羧基荧光素(6-FAM)	495	521	537.46	绿色
四氯-6-羧基荧光素(TET)	521	536	675.24	黄色
六氯-6-甲基荧光黄(HEX)	535	556	744.13	橙色
6-羧基四甲基-罗丹明(TAMRA)	555	576	527.53	橙红色
6-羧基-X-罗丹明(ROX)	575	602	516.7	红色
吲哚二羧菁-(Cy5)	649	670	533.63	红色
吲哚二羧菁-(Cy3)	550	570	507.59	橙红色
德克萨斯红(Texas Red)	589	610	702	红色

另外,为了防止杂交信号荧光迅速褪色,增强杂交信号颜色与染色质 DNA 颜色对比,使细胞核清晰可见、染色质显带更清晰,探针杂交后,常常进行染色质复染。最常使用的核酸染色质复染的荧光染料是 DAPI(4,6-diamidino-2-phenylindole,4,6-联脒-2-苯基吲哚)和 PI(propidium iodide,碘化丙啶)。DAPI 是一种极佳的核酸复染剂,它可与 DNA 双螺旋的凹槽部分发生相互作用,从而与双链 DNA 紧密结合,在紫外光(356 nm)激发下,产生蓝色荧光,这样蓝色的染色体与其他绿色、红色、黄色等杂交信号形成鲜明对比,以显示染色体的清晰带型。PI 与 DAPI 的作用机理相似,最大激发波长和最大发射波长分别为 488 nm 和 630 nm,经显微镜观察,DNA 呈红色荧光。

由于不同荧光素在激发光下可发出不同颜色的荧光,依据此特征,可应用不同荧光素标记的探针进行多重原位杂交以同时检测多个基因的定位或表达。

2. FISH 探针的标记方法 探针的荧光素标记方法主要有直接法和间接法两类。直接法是将荧光素直接与探针核苷酸的磷酸戊糖骨架共价结合,或将荧光素标记在 dUTP 上形成荧光染料-dUTP,然后采用切口平移法、随机引物法或 PCR 法将荧光素标记的 dUTP 掺入核酸探针分子,与靶核酸分子杂交后直接在荧光显微镜下观察、分析结果。间接法是先将生物素或地高辛等半抗原报告分子连接在探针分子上,然后用偶联有荧光素的相应半抗原的抗体进行检测。

两种标记方法各有利弊。直接标记法在检测时操作简单、快速且背景低,但杂交信号不能进行放大,灵敏度低于间接标记法。间接标记法采用荧光免疫检测系统,即通过直接亲和法、间接亲和法或间接免疫-亲和法将荧光信号放大,检测灵敏度高,但检测步骤相对烦琐,背景信号高于直接标记法。

3. FISH 探针的种类与制备 FISH 技术种类甚多,发展迅速,其实现需要获得能与靶序列互补结合的探针。常用的探针有以下三类。

(1) 染色体特异的重复序列探针 主要是指 α-卫星 DNA 或端粒重复序列探针。α-卫星 DNA(alpha satellite DNA)是位于人类染色体着丝粒区域的串联重复序列,其重复单位为 171 bp,具有高度的 DNA 多态性,重复次数达数百次至数千次,可覆盖 100 kb 的着丝粒 DNA 区域,它既具有染色体特异性,又具有染色体间的同源性,其杂交将产生很强的杂交信号,常被作为着丝粒探针的来源。端粒是真核生物染色体线性 DNA 分子末端的结构,是富含 G、T 碱基的重复序列(如人端粒序列为 TTAGGG),重复达数十至数百次,它对于维持染色体的稳定性和 DNA 复制的完整性有重要作用,当检测端粒区域 DNA 的变异时,常应用端粒重复序列探针。该类探针的特点是不含散在重复序列,与靶核酸位点结合紧密,杂交信号强,易于检测。这类探针主要应用于标记染色体的识别,染色体数目异常的检测,间期细胞遗传学研究和临床诊断等。

(2) 染色体位点特异的单拷贝探针 FISH 方法与同位素原位杂交不同,它要求探针要足够大,探针越小,杂交位点检出率越低。对于存在于基因组内的单一序列基因,检出它最有效的方法是应用含有大插入片段的克隆载体。因此,染色体位点特异的单拷贝探针主要通过克隆技术获得,包括各类人工染色体探针,如酵母人工染色体(yeast artificial chromosome,YAC)、细菌人工染色体(bacterial artificial chromosome,BAC)、P1 人工染色体(P1 artificial chromosome,PAC)探针,以及黏粒(cosmid)探针。该类探针主要应用于染色体 DNA 克隆序列的定位,识别染色体的易位、缺失和扩增,分析染色体的断裂点等。小于 2 kb 的质粒探针也可用于 FISH 定位,但效率较低。

(3) 染色体涂染探针 染色体涂染探针(chromosome painting probes)是将整条染色体或某条染色体臂(长臂或短臂)或者染色体特异性区带的 DNA 制成的探针,即包括全染色体、染色体臂、染色体末端涂染探针以及染色体位点特异探针。染色体涂染探针可以通过下列三种方式获得。①流式细胞术(flow cytometry):该法是用一种或多种荧光染料将染色体悬浮液中的中期分裂象染色体染色。由于染色体大小、形态、组成和结构的不同,不同染色体的染色特征不同,从而通过流式细胞术将特定的染色体整条收集起来,并以载体克隆或 PCR 扩增获得目的探针。但如果受试物的染色体形态单一、数目较多,仅根据染色体的形态和大小特征很难将所有的染色体准确区分。②克隆基因文库或体细胞杂交细胞株:通过特定的克隆基因文库或者特异性的体细胞杂交细胞系制备某条染色体整个或部分DNA探针。该法特异性强,准确性高,但对实验室要求较高,取材来源有所限制。③染色体显微切割和PCR扩增:通过显微操作系统切割分离所需染色体片段,收集5～10个拷贝后,即可通过PCR扩增获得。该方法具有直接、准确、简便的特点,因而应用范围较广。

染色体涂染探针可应用于检测、分析染色体数目和结构异常,鉴定、标记染色体的来源,以及比较不同物种间的基因同源性。

4. FISH常见类型　根据研究目的和应用探针的不同,FISH可分为多种类型,如着丝粒重复FISH、染色体绘图、独特序列的FISH以及全染色体FISH等。在FISH的基础上,衍生出许多新的FISH类型,使FISH的特异性、灵敏度进一步提高,应用范围更加广泛。

(1) 染色体原位抑制(chromosome in situ suppression,CISS)杂交　在各类人工染色体探针和染色体涂染探针中,存在短散布核元件Alu序列和长散布核元件Kpn序列,这些重复序列DNA的存在将干扰探针识别靶序列的特异性。为了阻断探针与DNA重复序列之间的非特异性结合,克服散在的重复序列造成的杂交背景,杂交前在探针中加入适量的未标记的竞争性DNA(competitor DNA),如超声碎断的人体胎盘组织DNA或Cot-ⅠDNA,进行杂交前的预复性(竞争性DNA与探针混合,变性后在37 ℃孵育)。探针中的重复序列与加入的竞争物中的大量重复序列优先退火复性,而特异性的单拷贝序列因竞争物中同源序列拷贝数少,绝大部分仍保持单链状态。预复性后的探针再与靶序列杂交,实现与靶序列之间的特异性结合。该技术被称为染色体原位抑制杂交。

(2) 染色体涂染技术　染色体涂染技术(chromosome painting techniques)是联合染色体原位抑制杂交(CISS)技术,将制备、标记好的一种染色体涂染探针与中期分裂象或间期核的染色体进行荧光原位杂交,使特定的染色体物质在整条染色体或某个特定区域显示出均匀恒定的荧光信号。该技术可用于分析和研究染色体数目和结构畸变,如染色体易位、重复或缺失等。染色体涂染技术包括正向染色体涂染和反向染色体涂染。前者以正常染色体DNA作为探针,杂交到待检测的异常标本上,使异常染色体涂色;后者以异常染色体DNA作为探针,杂交到正常标本上,使正常染色体涂色。

(3) 多色荧光原位杂交　多色荧光原位杂交(multicolour fluorescence in situ hybridization,mFISH)是应用几种不同颜色的荧光素单独或混合标记的探针,同时对一张标本制片进行原位杂交,从而对不同的多个靶DNA同时进行定位和分析,并能对不同探针在染色体上的位置进行排序,各靶位点在荧光显微镜下和照片上的颜色不同,形成多种颜色,故被称为多色FISH(mFISH)。mFISH的探针标记方法分为组合标记法和比例标记法。组合标记法是指用几种不同颜色的荧光素同时标记一个探针;比例标记法则是应用不同比例的各种荧光素标记每个探针。利用组合标记或比例标记法对染色体、染色体臂或染色体带特异性涂染探针进行标记而进行的mFISH,称为多色染色体涂染。将一个人类的染色体探针池标记上24种不同的荧光素组合,与中期染色体分裂象进行杂交,经荧光显微镜摄像和图像处理后,产生24色人类染色体图像(见文后彩图3)。

(二)荧光原位杂交基本过程

荧光原位杂交的基本过程如下:FISH标本制备;探针的制备与标记;探针与样品核酸的变性;预复性与杂交;杂交结果的检测;荧光显微镜观察与结果分析(图6-18)。

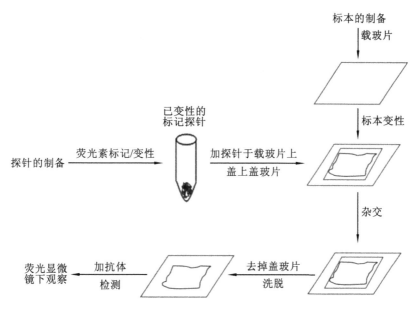

图 6-18 荧光原位杂交的基本过程

1. FISH 标本制备 用于 FISH 的标本可以来自常规方法制备的染色体玻片以及石蜡或冰冻切片等。为了降低本底,杂交前可用 RNA 酶处理标本。另外,蛋白酶 K 消化有利于 DNA 探针穿透细胞膜进入核内,特别是对于石蜡切片,蛋白酶 K 的消化尤为重要,是决定石蜡切片杂交成功与否的重要步骤。

2. 探针的制备与标记 前已述及探针的制备和标记方法。实验中,应根据检测和研究的目的及实验条件,选择合适种类的探针和探针标记物。通常采用切口平移法或随机引物法标记探针;在已知探针 DNA 序列的情况下,也可采用 PCR 法进行标记。近年来,直接标记法的应用越来越广泛,这样可以省去用抗体检测,简化了操作步骤,但是对于某些探针产生的荧光信号不够强,不能进行信号放大。

3. 探针与样品核酸的变性 标记好的探针与含有甲酰胺、硫酸葡聚糖的杂交液混合,如探针为具有重复序列的 DNA 如 Cosmid、YAC 探针,在杂交液中加上适量的竞争性 DNA,以阻断非特异性结合。探针与杂交液混合好之后,放在 70～75 ℃恒温水浴箱中温育 5 min,立即于 0 ℃放置 5～10 min,使探针变性。同样,染色体和组织切片也需在同样的温度下处理,使目标 DNA 变性。

4. 预复性与杂交 已变性的含探针和竞争性 DNA 的杂交液,首先置 37 ℃退火 30 min,进行杂交前的预复性。然后将探针杂交液加到处理后的染色体制片或组织切片上,置 37 ℃过夜(15～17 h)。杂交完成后必须充分洗脱,以除去非特异性结合的探针,降低本底。

5. 杂交结果的检测 检测方法包括直接荧光法和间接免疫荧光法,如用荧光染料直接标记探针,可直接置于荧光显微镜下观察。间接免疫荧光法的检测系统主要包括两类。①生物素标记探针与荧光素标记的亲和素(avidin):生物素标记探针可用荧光素标记的亲和素如 avidin-FITC 或 avidin-Rhodamine 或 avidin-Texas Red 等检测,当荧光信号较弱时,可加一层抗 avidin 抗体,再覆盖一次 avidin-FITC(或相应的 avidin-荧光素)来放大信号。

②地高辛标记的探针与荧光素标记的抗地高辛抗体:地高辛标记的探针通常用抗 Dig 抗体结合的 FITC 或 Rhodamine 或 Texas Red 等检测,同样也可加用第二抗体、第三抗体等放大信号。另外,还可用 DAPI 或 PI 对染色体进行复染,以便在荧光显微镜下观察杂交信号的同时,能看到胞核及染色体结构。

6.荧光显微镜观察 FISH 的结果需在荧光显微镜下观察,最好在染色当天即做镜检,并及时摄影记录结果,以防荧光褪色消减,影响结果。

小 结

核酸分子杂交是指具有一定同源序列的两条核酸单链在一定条件下(适宜的温度和离子强度)遵循碱基互补配对原则形成异质双链(DNA/DNA、DNA/RNA 或 RNA/RNA)的过程。本章重点讲述了核酸分子杂交的基本原理,核酸分子杂交技术的基本类型及其特点,核酸探针的种类及其选择原则,核酸探针的标记、纯化与杂交信号的检测,荧光原位杂交的基本原理和基本过程。

核酸分子杂交可分为液相杂交和固相杂交两大类。常用的固相杂交主要包括 Southern 印迹杂交、Northern 印迹杂交、菌落杂交、斑点杂交和狭缝杂交等膜上印迹杂交以及核酸原位杂交。Southern 印迹杂交和 Northern 印迹杂交检测的目的基因分别是 DNA 片段和 RNA 片段;斑点或狭缝杂交无需电泳,直接于膜上检测 DNA 或 RNA,但无法鉴定靶基因的大小;菌落杂交检测的是菌落裂解释放的 DNA;原位杂交则是直接检测细胞或组织切片中的 DNA 或 RNA 分子。实验中应根据检测目的不同,选择适宜的杂交方法。

核酸探针包括基因组 DNA 探针、cDNA 探针、RNA 探针和寡核苷酸探针四大类。探针的标记物有放射性核素和非放射性核素两类。生物素、光敏生物素、地高辛、荧光素 、碱性磷酸酶和辣根过氧化物酶是常用的非放射性核素标记物。核酸探针的标记方法分为化学法和酶促法两种,酶促法应用广泛,对放射性核素和非放射性核素标记物均适用,主要包括切口平移法、随机引物法、末端标记法、体外转录法和 PCR 标记法。放射性核素探针杂交结果的检测有两种方式:一种是放射自显影,另一种是液闪计数法。非放射性核素标记的探针多采用酶偶联反应进行显色检测。

荧光原位杂交(FISH)是在放射性原位杂交技术的基础上发展起来的一种非放射性的分子标记技术,使用荧光标记和检测系统取代了放射性核素标记和检测系统,具有安全、快速、灵敏度高、特异性好和定位准确等特点。应用于 FISH 的探针主要包括染色体特异的重复序列探针、染色体位点特异的单拷贝探针和染色体涂染探针三类。常用于标记探针的荧光素有异硫氰酸荧光素、四乙基罗丹明和四甲基异硫氰酸罗丹明等,DAPI 和 PI 两种荧光染料最常用于染色体复染。染色体原位抑制杂交、正向和反向染色体涂染技术以及多色荧光原位杂交等新的衍生 FISH 技术,使 FISH 的特异性、灵敏度进一步提高,应用范围更加广泛。

思 考 题

1. 试述核酸分子杂交的基本原理。
2. 影响核酸分子杂交的因素有哪些？
3. 一个良好的固相支持物应具备哪些特性？
4. 膜印迹杂交主要包括哪几种？其检测目的各是什么？
5. 试述 Southern 印迹杂交的基本步骤。
6. 试述核酸探针的种类及其制备。
7. 核酸探针的标记方法有哪些？其原理各是什么？
8. 试述非放射性探针的检测方法。
9. 试述荧光原位杂交探针的种类及其来源。
10. 试述荧光原位杂交的基本过程。

（常晓彤）

第七章 生物芯片技术

芯片是20世纪50年代发展起来的，在硅板上集合多种电子元器件实现某种特定功能的电路模块，具有微型化和大规模处理、交换代表信息的电信号的特点。而生物芯片是近年发展起来的以DNA芯片为代表的应用于分子生物学研究的一项新技术，具有芯片的微型化、大规模处理分析数据的特点。

生物芯片发展的理论基础是核酸分子杂交理论，即标记的核酸分子能够和与之互补配对的核酸分子杂交。1988年，W. Bains等人利用在玻片表面固定的寡脱氧核苷酸探针，借助分子杂交技术对DNA进行序列测定。随后，很多研究小组都开展了这项研究工作。而真正使生物芯片技术发展并实用化的技术是光路印刷屏蔽技术。Steve Foder研究小组采用光路印刷屏蔽技术和固相支持介质玻片，生产高密度寡核苷酸芯片，使得芯片的微量和荧光检测的实现成为可能。目前，芯片实验室技术已成为生物芯片技术发展的一个热点和方向。芯片实验室又称为微全分析系统，其将细胞培养、核酸提取、杂交、PCR反应及电泳等常规的分子生物学操作技术都集中于一块或若干块基底材料上来完成，大大减少了仪器的使用及试剂、耗材的消耗。

第一节 生物芯片的概念和分类

一、生物芯片的概念

生物芯片（biochip）是指采用微量点样或光导原位合成等方法，将大量核酸片段、多肽分子甚至组织切片、细胞等生物样品有序地固定于支持物（硅片、玻片、聚丙烯膜、尼龙膜等）表面，形成密集的二维分子排列，与待测生物样品中的目标分子杂交，然后通过仪器对杂交信号的强度进行快速、并行、高效地检测分析，从而判断样品中目标分子的性质和数量，见图7-1。

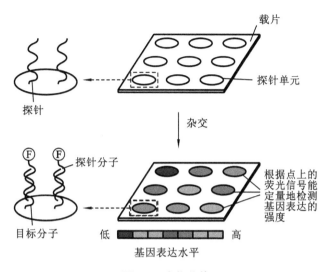

图 7-1 生物芯片

生物芯片技术的主要特点是高通量、微型化、并行化和自动化。其将电子学、生物学、物理学、化学、计算机科学有机地融为一体，可以在一块或几块普通邮票大小的芯片上完成样品制备、生化反应及检测等步骤。这一技术已经成为核酸序列测定、基因突变检测、基因表达分析等研究领域的热门技术。

二、生物芯片的分类

生物芯片有几种不同的分类方法。根据芯片的用途不同，分为基因表达谱分析芯片(gene expression chip)、测序芯片(sequencing chip)和芯片实验室(lab-on-a-chip)等；根据芯片上固定的探针种类不同，分为 DNA 芯片(DNA chip)、蛋白质芯片(protein chip)、细胞芯片(cell microarray)和组织芯片(tissue microarray)等；而根据作用原理和最终检测载体不同，可以将生物芯片分为固相芯片(flat chip)和液相芯片(liquid chip)两种。

第二节　DNA 芯片

DNA 芯片是指利用原位合成法或将合成好的一系列寡核苷酸以预先设定的排列方式固定在固相支持介质表面(如硅片、玻片或尼龙膜等)，形成高密度的寡核苷酸的阵列，即 DNA 探针，与标记的样品根据碱基互补配对的原则进行杂交，通过检测分析杂交信号的强度及分布情况，对基因序列及功能进行大规模、高通量的分析。

一、DNA 芯片的制备与检测步骤

DNA 芯片技术的主要步骤如下：芯片的制备、样品的制备、分子杂交与杂交信号的检测分析，见图 7-2。

(一) 芯片的制备

因为芯片的种类、制备方法不同，常将芯片的制备方法分为原位合成法(又称在片合

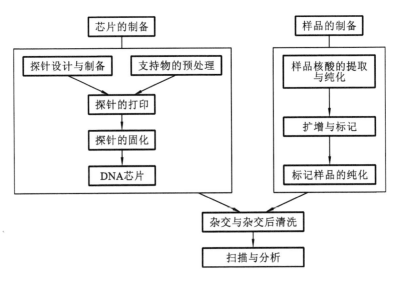

图 7-2　DNA 芯片技术流程

成)和直接点样法(又称离片合成)两类。

1. 原位合成芯片的制备　原位合成是指直接在载片上用四种脱氧核糖核苷酸合成所需的 DNA 探针,适用于制备寡核苷酸芯片和制作大规模 DNA 探针芯片。原位合成芯片的主要方法有光导原位合成法、原位喷墨合成法、分子印章多次压印合成法。

光导原位合成法(又称显微光蚀刻技术)的原理是在合成碱基单体的 5′羟基末端连接一个光敏保护基。首先使支持物羟基化,并用光敏保护基将其保护起来。每次选取适当的掩蔽物(mask)使需要聚合的部位透光,其他部位不透光。这样光通过掩蔽物照射到支持物上,受光部位的羟基脱保护而活化。因为合成所用的单体分子一端按传统固相合成方法活化,另一端受光敏保护基的保护,所以发生偶联的部位反应后仍就带有光敏保护基。因此,每次通过控制掩蔽物的图案(透光与不透光)决定哪些区域被活化,以及所用单体的种类和反应次序就可以实现在待定位点合成大量预定序列寡聚体的目的,其基本原理如图7-3所示。该方法的主要优点是可以用很少的步骤合成大量的探针,但制作成本较高。

原位喷墨合成法(又称压电打印法):其应用的是一种喷墨打印技术,主要仪器是压电毛细管喷射器。原理与普通的彩色喷墨打印机相似,芯片喷印头和墨盒有多个,墨盒中装的是含有四种碱基的液体。喷印头可在整个载片上移动。支持物经过包被后,根据载片上不同位点探针的序列需要将特定的碱基喷印在载片上特定位置。冲洗、去保护、偶联等则同于一般的固相合成技术。该技术采用的化学原理与传统的 DNA 固相合成一致,因此不需要特殊制备的化学试剂,效率高,但是耗时长,故不适合大规模 DNA 芯片的制备。

分子印章多次压印合成法是通过光刻硅胶模板形成分子印章,涂覆DNA 合成试剂,根据所需芯片压印在基片的表面,合成不同的寡核苷酸探针。该方法制备的芯片效率高,DNA 探针的正确率、分辨率也高。

2. 直接点样芯片的制备　直接点样芯片是将预先合成好的 DNA 或 cDNA 等通过特定的高速点样机直接点加在芯片载片上,并通过理化方法固定。包括以下三个关键步骤:根据实验需要设计并合成探针、选择合适的载片并预处理、点样。

(1)探针的设计　探针是指所有能与特定的靶分子发生特异性的相互作用,并可以被

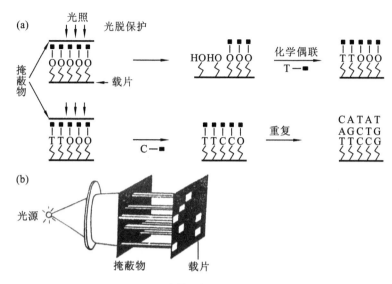

图7-3 DNA芯片的光指导原位合成法示意图

检测的分子。通常采用人工合成的寡核苷酸片段、基因克隆或 PCR 技术扩增的基因片段、RT-PCR 扩增的 cDNA、DNA 合成仪合成的少于 100 nt 的单链 DNA 片段等作为探针。

通常要设计实验组和对照组两类探针。实验组的探针根据芯片应用目的的不同,探针的设计也不同。对照组探针应包括空白对照、阳性对照和阴性对照。空白对照中不含有任何的 DNA;阳性对照探针与不同样品杂交后得到的杂交信号是基本一致的,因此阳性对照组是作为内对照起校正作用(即标准化处理);阴性对照探针不会产生任何杂交信号,故阴性对照探针与所研究的基因不能存在同源性,但是核酸的长度、GC 含量等性质要基本相似。

(2)载片的选择与预处理　载片又称为片基,是指用于连接、吸附或包埋各种生物分子并使其固相化并进行反应的固相材料。载片可分为实性材料和膜性材料两类。玻片、硅片等属于实性材料,而聚丙烯膜、尼龙膜和硝酸纤维素膜属于膜性材料。一种理想的载片应该能够有效地固定探针,允许探针在载片表面与目标分子稳定地进行杂交反应,而且不会引起实验中信号的增强或损失。

载片未经处理不能够固定探针,必须对其表面进行化学处理,使载片表面生成功能基团如活性氨基或活性醛基基团等以连接探针,使探针固化于支持物表面,防止被洗脱。因此,载片表面处理的优劣对探针分子在其上的固定程度、反应效率、检测的精确度及最终数据结论的准确性影响巨大。

(3)点样　常用的点样方法有喷墨打印法和针式打印法。喷墨打印法是将预先合成的 DNA 探针转移到微孔板上,喷头从微孔板上吸取探针试剂后移至处理过的载片上,通过热敏或声控等形式的喷射器把液滴喷射到载片表面;针式打印法是将预先制备好的探针溶液放于 96 孔或 384 孔内,打印针浸入探针溶液,吸取一定量的液体,移至载片上方,打印针垂直运动触及载片表面后留下液滴,然后清洗打印针,真空干燥后进行下一个位点的打印,也可以使用多针同时进行打印。探针转移到载片上后,需将其固定在载片表面,也要封闭载片表面未转移上探针的区域以防止核酸样品的非特异性固定。

直接点样法技术比较成熟、灵活性大、成本低、速度快,多用于大片段 DNA 探针芯片的制备。

（二）样品的制备

样品的制备过程包括核酸分子的分离与纯化、扩增和标记三个步骤。

在 DNA 芯片实验中，目标分子的质量是非常重要的。因为生物样品中的成分较复杂，一般不可以直接用于芯片反应，而且生物样品中的目标分子的含量较少，因此在实验前首先要根据实验目的从样品中分离与纯化 DNA 或 RNA，再通过 PCR 或 RT-PCR 等方法特异性扩增待测目标核酸分子，可以同时完成标记。

样品的标记有荧光标记、生物素标记、放射性同位素标记等方法，其中以安全性好、分辨率高的荧光标记法最为常用。荧光通常会标记在引物或脱氧核糖核苷三磷酸上。标记后将未结合上的荧光物质洗脱，才能够进行杂交，否则在检测时会由于荧光背景高而影响检测的结果。常用的荧光物质有 Cy3、Cy5、FITC（异硫氰酸荧光素）、RB200（罗丹明）、HEX（六氯-6-甲基荧光素）、TMR（四甲基罗丹明）、FAM（羧基荧光素）等。近几年，新发展起来的双色荧光标记系统，可用红、绿双色荧光标记来源不同的正常、异常样品，在载片上同时进行杂交，通过对比杂交位点及杂交位点双色荧光信号的强弱，可达到定性、定量分析的目的，且可发现更微小的表达差异。

（三）分子杂交与杂交信号的检测分析

1. 分子杂交　待测样品扩增、标记完成后即可与载片上的探针进行分子杂交了。DNA 芯片上的杂交反应与传统的 Southern 印迹杂交方法类似，先封闭、预杂交，再在含有目的基因的杂交液中杂交 3～24 h 或更长，然后洗脱、干燥、检测信号。因为探针的数量显著多于目的基因片段的数量，所以杂交信号的强弱与样品中目的基因的拷贝量呈正相关。

杂交反应的条件要根据芯片中 DNA 片段的长短、类型和芯片本身的用途来选择。一般情况下可改变杂交液的盐浓度、杂交温度、杂交时间等以优化杂交反应条件，例如检测基因表达情况时，杂交反应要在高盐、低温、时间相对较长的情况下进行，但对反应的严谨性要求较低；而检测 DNA 突变时，则需要在短时间内、低盐、高温条件下进行，而且对反应严谨性要求较高。

2. 杂交信号的检测分析　芯片杂交及清洗后，带有荧光标记的目标 DNA 与其互补的 DNA 探针形成了杂交体，在激光激发下，荧光素发射荧光，扫描仪对荧光信号进行检测、分析。

芯片上杂交信号的检测方法很多，常用的是荧光显影。扫描系统主要有两种：一种是利用电荷耦合装置（CCD）检测的扫描系统；另一种是利用激光共聚焦芯片扫描仪的扫描系统。激光共聚焦芯片扫描系统的灵敏度、分辨率较 CCD 扫描系统高，但其扫描时间长，是近年来广泛应用的芯片检测方法。

扫描的图像处理和分析由配套软件来完成。图像分析时一定要注意将阳性杂交点与那些因标记样品残留、杂交时载片表面灰尘污染等造成的假阳性信号区分开。

二、DNA 芯片的临床应用

目前，实验室与临床常用的 DNA 芯片有单核苷酸多态性（single nucleotide polymorphism，SNP）芯片、表达谱芯片（expression profile chip）、DNA 甲基化（DNA methylation)芯片和微小 RNA(microRNA)芯片。

（一）SNP 检测芯片的临床应用

1. SNP 检测芯片探针的设计 SNP 检测芯片探针的设计通常采用等长移位设计法（又称为叠瓦式探针设计法），其可对一段 DNA 序列所有可能的 SNP 位点进行扫描。等长移位设计法是以突变区每个位点的碱基为中心，在该中心两侧按照从左到右的顺序选取一定长度（15～25 bp）的目标序列，合成与其完全互补的寡核苷酸片段作为野生型探针，将中心位点的碱基分别替换成其他三种碱基得到三个突变型探针。这四个探针之间只有一个碱基不同，它们构成一组，这样可对这个位点可能发生的所有碱基突变进行检测。再以下一个位点为中心，按照这种方法设计另一组探针。每组探针之间像叠瓦片一样错开一个碱基。这样 N 个碱基长的突变区就需要 4N 个探针。将这 4N 个探针按中央碱基的不同，分别固化在芯片的 A、T、C、G 行，与扩增标记的目的基因片段杂交后，根据对杂交信号的位置与杂交信号强度的检测，即可确定突变的类型（纯合型或杂合型）。针对目标分子的另一条链上的突变区再设计 4N 个互补的探针与上述 4N 个探针一起固化在芯片上，即可同时检测目标分子上两条链的基因突变，如图 7-4 所示。

靶分子　GCAAACGAGT<u>T</u>CAAAAGTC

探针　　TTTGCTC<u>A</u>GTTTTCA

　　　　TTTGCTC<u>C</u>GTTTTCA

　　　　TTTGCTC<u>G</u>GTTTTCA

　　　　TTTGCTC<u>T</u>GTTTTCA

　　　　TTGCTCA<u>G</u>TTTTCAG

　　　　TTGCTCA<u>C</u>TTTTCAG

　　　　TTGCTCA<u>A</u>TTTTCAG

　　　　TTGCTCA<u>T</u>TTTTCAG

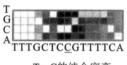

TTTGCTC<u>C</u>GTTTTCA

T→C的纯合突变

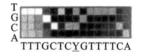

TTTGCTC<u>Y</u>GTTTTCA

T→A和T→G的杂合突变

图 7-4　等长移位设计法用于检测基因突变示意图

2. SNP 检测芯片的应用

（1）病因探索　在同一物种，不同种群和个体之间，存在着不同的基因型，其与多种遗传性疾病的发生、发展有着密切的关系。通过对大量具有不同性状个体的基因型进行比对，可以得出基因型与性状的关系。要分析基因多态性与生理功能、疾病的关系，需要对大量生命有机体进行分析，利用 SNP 检测芯片技术可以对基因单个核苷酸突变位点进行定位，研究基因 SNP 与疾病的关系。例如，Hacia 等通过由 96000 个寡核苷酸探针组成的芯片，完成了对遗传性乳腺癌、卵巢癌患者与正常人群乳腺癌易感基因（breast/ovarian cancer susceptibility gene, *BRCA1*）中第 11 个外显子的 24 个 SNP 的比对检测，筛选出了与遗传性乳腺癌、卵巢癌相关的单核苷酸突变。

（2）个体化医疗　种族、个体等因素都会导致遗传背景的差异，不同患者对于同样剂量的药物在疗效与副作用方面会产生很大的差异。例如治疗艾滋病（ADIS）的药物常在用药 3～12 个月后就会出现耐药性，其原因可能是病毒的 *rt*、*pro* 基因产生一个或多个单核苷酸突变，引起其表达产物抑制病毒逆转录酶 RT 和蛋白酶 PRO 的结构与功能发生改变，从而产生耐药性。如果将这些基因突变区域的全部序列构建成 SNP 检测芯片,则可以快速检测出患者所感染病毒发生突变的位点,从而对症施药,指导临床治疗。

(二)表达谱芯片的临床应用

表达谱芯片技术一般采用 cDNA 或寡核苷酸片段作为探针,将其固化在载片上,将待测样品与对照样品的 mRNA 分别以两种不同的荧光分子标记后等量混合,利用竞争性杂交的原理,与芯片上的探针进行杂交,通过分析杂交后两种荧光强度的比值,判断不同个体(正常人和患者)、不同组织、不同细胞周期、不同发育阶段、不同分化阶段、不同病变、不同刺激(诱导、治疗条件)下组织或细胞内的 mRNA 或 cDNA 样品间基因表达水平的差异,从而进行大规模的平行检测与分析。因此,表达谱芯片技术在基因表达分析与基因功能研究领域得到广泛应用。

1. 表达谱芯片探针的设计　表达谱芯片探针通常是通过 PCR 扩增的 cDNA 文库中的基因片段,其设计应注意以下几点:①探针序列应为特异性强和灵敏度高的寡核苷酸,一般为 16~25 bp。探针的选择应避免与 rRNA、tRNA 互补的序列或相近的序列;②探针碱基组成中 G+C 应在 40%~60% 之间,超过此范围,非特异性杂交信号将增强;③探针内部不应有超过 4 个碱基的反向互补配对序列,否则会形成探针内部的"发夹"状结构;④探针内部应避免超过 4 个同种碱基的连续出现,如-GGGG-;⑤探针与其他已知的各种基因序列进行同源性的比较时,若此探针序列与非靶基因序列有 70% 以上的同源性或连续 8 个以上的碱基序列相同,则最好重新设计;⑥为了提高信号检测的信噪比,针对某一基因可以设计多个序列相近的参考寡核苷酸探针(如单碱基改变的寡核苷酸)。表达谱芯片探针序列一般来自已知基因的 cDNA 或表达序列标签(expressed sequence tag,EST)。

2. 表达谱芯片的临床应用　表达谱芯片可以高效地、灵敏地、高通量地、平行地对基因表达的时空特征和基因的差异表达进行分析。

(1)**个体化医疗**　利用表达谱芯片对治疗前、后基因表达的差异性进行检测,或对相同疾病不同个体的遗传学差异性进行检测,为选择合理的治疗方案,实现个体化治疗打下坚实的基础。例如,采用表达谱芯片检测急性肾衰竭患者治疗前后基因表达差异,为指导临床急性肾衰竭的个体化治疗提供了理论依据。

(2)**疾病的诊断**　利用表达谱芯片可以快速筛选出肿瘤早期诊断和预后预测的肿瘤标志物,从而达到对肿瘤早期诊断、早期治疗的目的;利用肿瘤分型基因表达谱芯片可以帮助医生判断肿瘤的恶性程度、分型和转移情况。

(3)**疾病发生机制的研究**　通过表达谱芯片对疾病发生、发展各个时期基因表达的时空特征性进行分析,揭示疾病发生的分子机制。例如,采用含有肿瘤转移相关基因的表达型芯片,可以分析高低转移性肿瘤细胞内肿瘤转移相关基因表达的差异。

(4)**耐药性分析**　肿瘤细胞多药耐药性是化疗不成功的重要原因之一,因为肿瘤细胞内编码各种耐药相关的酶类和转运蛋白的基因过度表达或表达下调,造成酶类和转运蛋白数量的改变。在临床上可利用基因表达谱芯片比较肿瘤患者用药前后基因表达的变化情况,了解肿瘤细胞发生多药耐药的机制,设计合理的逆转策略,减少化疗的盲目性,提高预见性,增加肿瘤患者的生存期和存活率。

(5)**药物筛选及新药的研发**　利用表达谱芯片可以观察药物对肿瘤细胞处理前后基因表达的差异性,评估药物对肿瘤治疗的可行性,筛选出抗肿瘤候选药物;利用表达谱芯片技术对比药物治疗前后细胞基因表达差异,有助于了解药物作用的机制,确定药物作用的靶基因,为副作用更小、治疗效果更好的新药的研发提供线索。

三、甲基化芯片的应用

DNA 甲基化是一种遗传外修饰,在基因表达调控,细胞增殖、分化、发育,基因印迹等方面都起着重要作用,与肿瘤细胞发生和演进有密切联系。人类基因组中约有 45000 个 C_PG 岛,其中很多 C_PG 位点的异常甲基化与癌症的发生发展、密切相关。目前,DNA 甲基化已成为医学领域的研究热点。

(一)甲基化芯片探针合成的方法

甲基化芯片技术为 DNA 甲基化的高通量检测提供了技术平台,与表达型、SNP 等生物芯片的研究进展相比,DNA 甲基化检测芯片的研究和开发刚起步。目前,甲基化芯片主要有差异甲基化杂交(differential methylation hybridization,DMH)芯片和甲基化特异寡核苷酸(methylation specific oligonucleotide,MSO)芯片。

DMH 芯片可以在整个基因组范围内进行甲基化扫描,通常用来区分癌症组织和正常组织之间的差异甲基化谱系。DMH 芯片技术的原理是,限制性核酸内切酶 *Mse* I 处理 DNA 使之消化成小于 200 bp 的片段,因为 *Mse* I 酶识别的位点为 TTAA,所以富含 CpG 岛区不会被切断。甲基化 CpG 结合域的亲和基质(affinity matrix)能从人类基因组 DNA 中分离出 CpG 岛序列。故用亲和柱将富含 GC 的 *Mse* I 酶切片段分离出来,再用甲基化敏感性的内切酶,如 *BstU* I、*Hpa* II 和 *Hha* I 酶切 DNA 片段,酶切片段的两端连接 PCR 扩增通用接头。此时,甲基化的 DNA 片段因为受到甲基的保护而不会被切割,进而可以通过通用接头进行 PCR 扩增。而无甲基化修饰的片段因缺乏甲基的保护被限制性核酸内切酶切断,故不能扩增,见图 7-5。由于癌症和正常组织的甲基化状态不同,两者各自扩增的 PCR 产物含有不同量的甲基化 DNA 片段。此时,利用双色荧光分别标记两组扩增子,同时在 CpG 岛基因芯片上杂交,最后通过荧光密度比值的高低筛选差异甲基化的基因。DMH 的优点在于能够在整个基因组范围检测甲基化的状态,高度实现了芯片技术的高通量优势。缺陷在于只能局限于酶切位点的甲基化,遗漏了很多非酶切位点的甲基化,而且由于是整个基因组范围内的杂交,假阳性的概率较大。

MSO 芯片技术则是针对某个特定基因进行甲基化检测。MSO 芯片技术的原理是非甲基化的胞嘧啶被亚硫酸氢盐处理后会变为尿嘧啶,而甲基化的胞嘧啶保持不变。目的基因片段经过重亚硫酸盐转化,PCR 扩增后,非甲基化的胞嘧啶全

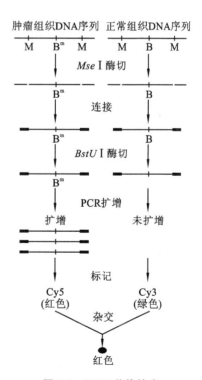

图 7-5 DMH 芯片技术

注:M—*Mse* I 酶切位点;B—*BstU* I 酶切位点;
B^m—甲基化的 *BstU* I 位点

部转变为胸腺嘧啶,而甲基化位点的胞嘧啶仍然为胞嘧啶,见图 7-6。利用这一原理,MSO芯片技术可以同时检测某一基因的多个甲基化位点。

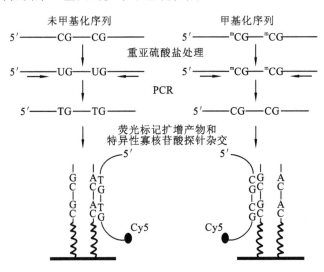

图 7-6 MSO 芯片技术

(二) 甲基化芯片技术的应用

肿瘤细胞普遍存在 DNA 甲基化模式的改变,DNA 甲基化异常包括基因组的低甲基化和局部区域的过甲基化。因此,DNA 甲基化检测对临床肿瘤发病的分子机制的研究具有重大意义。如谷晓鸿等利用 DMH 芯片技术筛选上皮性卵巢癌的 DNA 异常甲基化位点时,发现了 62 个异常甲基化位点,为卵巢癌的发病机制的研究提供了重要的线索。

四、微小 RNA 芯片的应用

微小 RNA(microRNA, miRNA)是一种非编码单链小分子 RNA,可以与目标 RNA结合,产生转录后基因调节作用。miRNA 基因可以位于编码或非编码基因的内含子内或外显子附近,也可以位于基因的间隔区。作为重要的调节分子,miRNA 参与生命过程中一系列的重要进程,包括胚胎发育、细胞增殖、细胞凋亡、病毒防御、脂肪代谢、肿瘤发生等。

(一) miRNA 芯片探针合成的方法

miRNA 芯片技术将高密度已知序列 DNA 探针固定在玻片等载片上,待测样品miRNA 的 3′端标记上荧光基团,miRNA 与芯片上互补的特定探针杂交,通过检测杂交信号强度及数据处理,获得 miRNA 谱,从而全面比较正常和病变组织中不同组织或器官miRNA 表达水平的差异。miRNA 芯片技术主要包括 RAKE(RNA-primed, array-basedKlenow enzyme)检测方法和 NCODE 技术。

RAKE 检测方法的探针设计与传统的方法有所不同,探针由三部分构成:5′端是起支撑作用的序列,3′端是与目的基因互补配对的序列,中间部分是按放大程度不同可以增减的 polyT 序列。当目标 miRNA 与探针杂交后,Klenow 酶会以目标 miRNA 为引物、探针为模板进行延伸,其中与 dTTP 互补的 dATP 上标记有生物素,当延伸到富含 dTTP 的中间区域,大量标记了的 dATP 会加载到 miRNA 分子上。延伸结束后,标记有荧光素的链霉抗生物素蛋白和 dATP 上的生物素特异性结合,从而能使用生物芯片扫描仪对蛋白质上的荧光分子进行检测,见图 7-7。RAKE 检测方法可以人为地增加荧光蛋白数量,提高芯片检测的灵敏度,而且 miRNA 在检测前无需任何处理,避免了方法的复杂化导致的污染。目标 miRNA 与探针杂交后,如果 5′端序列有错配,Klenow 酶无法正常延伸,提高了检测的特异性。

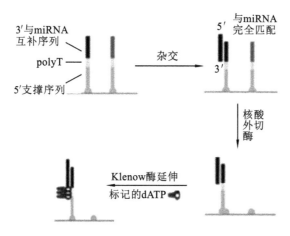

图 7-7 RAKE 检测方法原理

NCODE 技术是 Invitrogen 公司的专利技术,这项技术更注重样品的处理,它从第一步总 RNA 的提取到最后荧光信号的检测每一步都需进行优化。NCODE 技术使用特殊材料的柱子对总 RNA 进行过滤,收集到少于 200 个核苷酸的 RNA,利用末端转移酶在 RNA 分子的 3′端加上一段 polyA 序列,当加入人工合成的 Oligo dT 桥联 DNA 序列和捕获序列时,被检测的 RNA 和桥联序列通过碱基互补配对形成双链结构,通过 T4 DNA 连接酶将捕获序列连接到 miRNA 的 3′端,修饰好的目标 miRNA 与芯片上的探针进行杂交检测,见图 7-8。在荧光检测时,NCODE 技术没有采用传统的 Cy3、Cy5 荧光染料,而是采用纳米材料物质 dendrimer 进行了放大。dendrimer 是呈树状结构的多聚物,在每个树枝的分叉部位都可以连接 1 个荧光染料,1 个 dendrimer 可以连接 2^n(n=分级层数)个荧光染料,与传统的连接单个荧光染料相比,相当于放大了 2^n 倍。在 NCODE 技术中,每个 dendrimer 连接了 600 多个荧光分子,将灵敏度提高到能够检测到 10 个 miRNA 分子的水平。

(二)miRNA 芯片技术的应用

目前,miRNA 芯片技术在筛选肿瘤特异性 miRNA、基因相关 miRNA、表观遗传相关 miRNA、肿瘤耐药相关 miRNA 及肿瘤治疗性相关 miRNA 上做出了重大贡献。例如利用 miRNA 芯片技术检测正常人肝脏、乙型肝炎肝硬化及乙型肝炎相关性肝癌组织中 miRNA 表达的差异时,发现从 HBV 感染经由肝硬化再到肝癌的进程中,miRNA 表达谱的变化主要发生在进程的早期,揭示了 miRNA 是从 HBV 感染到肝癌变化的始动因素。

目前,许多生物制品公司已经推出了商品化的 miRNA 芯片,且已经在乳腺癌、前列腺癌、胃癌、鼻咽癌等疾病的分子分型及分子标志物的寻找等应用方面获得了一定的进展。

DNA 芯片技术与传统的杂交技术相比,有检测系统微型化、样品需要量少、效率高、灵敏度高、高通量等优点,但是也有一定的局限性,如制作成本高,对实验条件要求严格,不利

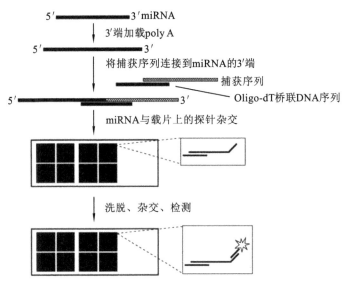

图 7-8　NCODE 技术原理

于普及推广;探针的制备、合成过程要求严格,若掺入错误的核苷酸或杂质,杂交背景增高,特异性降低;杂交条件要求较高,若一张芯片上存在多种最适反应条件不一致的探针,会增加芯片的制作难度及检测误差等。随着 DNA 芯片技术的不断发展、完善,其一定会在医学领域发挥越来越重要的作用。

第三节　蛋白质芯片

人类基因组计划已经进入后基因组时代,作为基因功能的直接体现者——蛋白质的结构与功能再度引起基础及临床科研人员们的广泛关注。但是,基因转录水平的研究只能反映基因是否表达或表达量的高低,而发挥功能的蛋白质是需要转录后加工、翻译调控及翻译后加工等步骤才能形成的。面对这些问题,DNA 芯片技术就显得力不从心了,需要蛋白质芯片来弥补。

一、蛋白质芯片的原理

蛋白质芯片(protein chip),又称蛋白质微阵列(protein array/protein microarray),是指以蛋白质或多肽作为配基,将其有序地固定在固相载体的表面形成微阵列,用荧光标记的蛋白质或其他分子与之作用,洗去未结合的成分,经荧光扫描等检测方式测定芯片上各点的荧光强度,来分析蛋白质之间或蛋白质与其他分子之间的相互作用关系。

蛋白质芯片种类很多,根据芯片应用途径不同可分为两种:一种为功能研究型蛋白质芯片,将所研究体系中的每种天然蛋白质点样在基片上制成芯片,其主要用于天然蛋白质活性及分子亲和性的高通量平行研究;另一种为蛋白质检测芯片,不需要将天然状态下的蛋白质点加在芯片上,而是将能够识别复杂生物溶液(如细胞提取液)中目标多肽的高度特异性配体点加在芯片上。蛋白质检测芯片根据检测方法不同又可分为正相蛋白质芯片和反相蛋白质芯片。正相蛋白质芯片即在一张载片上点上几千个不同的探针,如抗体、半抗原等,再用这张芯片去检测蛋白质裂解液中所含有的不同蛋白质;反相蛋白质芯片为将成百上千个不同的蛋白质裂解液样品固定在一张载片上,再运用合适的配体或抗体等去分析很多样品中某一种蛋白质的变化。

二、蛋白质芯片技术

(一)芯片的制备

在蛋白质芯片(图 7-9)的制备中,理想的基质材料是各种滤膜(如硝化纤维素膜、聚丙烯膜、聚苯乙烯膜)和涂布各种试剂(如牛血清白蛋白、聚赖氨酸或聚丙烯酰胺等)的玻片。玻片机械强度和光学性质良好而且表面易于处理,因此更受青睐。

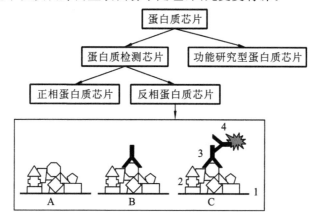

图 7-9　不同类型的蛋白质芯片

注:1—尼龙包被的玻璃片;2—蛋白质裂解液;3——抗;4—二抗;

A—蛋白质裂解液被点在尼龙包被的玻璃片等固相表面;

B—用特异性抗体去结合裂解液中感兴趣的蛋白质;

C—再用合适的标记二抗去结合一抗显色

蛋白质芯片的探针包括特定的抗原、抗体、酶、结合某些阳离子或阴离子的化学基团、受体和免疫复合物等。由于蛋白质必须保留在液相环境中才能维持其活性,且蛋白质要行使其功能,需要存在正确的一级结构和空间结构,才能保证它们和样品特异的结合能力,但是在体外合成的条件下肽链的长度不容易控制而且肽链能否折叠成适当的三级或四级空间结构也难以预见,因此蛋白质芯片不能像基因芯片那样采用原位合成技术,而只能采用直接点样法来制作。常用的点样方式有两种:一种为接触点样法,即由精密机械手迅速将蛋白质或探针分子定量地滴加至已衍生处理过的载片上;另一种为喷墨点加法,先将样品吸入微型喷嘴,喷嘴由压电晶体驱动,压缩喷嘴定量地将样品喷加于载片上。

(二)样品的制备

蛋白质芯片的特异性强,受其他杂质的影响较小,因此对标本(如血样、尿样、细胞及组织等)的要求较低,仅需简单处理,甚至可以直接使用。

(三)杂交与信号分析

将待检的标本按一定程序做好层析、电泳、色谱等前处理后,点入每个芯片池。根据测定目的不同选择探针结合或与生物制剂相互作用一段时间后进行洗涤、纯化,目的蛋白质可在芯片表面直接检测,也可以类似 ELISA 方法,利用第二抗体分子标记进行间接检测。直接检测法包括检测折射指数变化的表面等离子体共振法(SPR)、固相激光激发时间分辨荧光光谱法、增强化学发光法、表面增强激光解吸/离子化(SELDI)质谱法、荧光偏振波导向技术(FPWG)。间接检测法多数是将蛋白质芯片与电喷雾离子化(ESI)、基质辅助激光解吸/离子化(MALDI)质谱联用。

三、蛋白质芯片的应用

蛋白质芯片技术与传统的蛋白质组学的分析方法比,具有快速、易行、并行、高通量、高效等优点。因此,蛋白质芯片分析系统可以应用于新蛋白质的发现、蛋白质表达谱、蛋白质结构、蛋白质活性分析、蛋白质与蛋白质及蛋白质与其他小分子物质的相互作用等研究。蛋白质芯片技术不但在蛋白质水平上为全基因组的基因功能分析提供了一个强大、多功能的研究手段,而且还可通过蛋白质谱或蛋白质差异分析,对一些表达上调或下调蛋白质进行定性和定量分析,从中发现某些能作为某种代谢性疾病、药物反应、肿瘤以及微生物感染的生物学标志,为研究疾病的发生、发展、诊断和治疗提供科学依据。

(一)疾病发病机制的研究

蛋白质芯片在疾病发病机制研究中的应用很广泛。鼠疫耶尔森菌是烈性传染病鼠疫的病原菌,主要宿主为啮齿动物,通过节肢动物蚤的叮咬在宿主间传播,也可传播给人类,如果治疗不及时可引起致死性感染。鼠疫耶尔森菌在 26 ℃和 37 ℃两个温度下可以表达出不同的蛋白质。有研究者通过蛋白质芯片比较鼠疫耶尔森菌在两种生理状态下的蛋白质全貌,发现了 37 ℃下表达而在 26 ℃未表达的分子质量为 14.9 kD 和 78.8 kD 的两种蛋白质,经鉴定 14.9 kD 的蛋白质为 Kat Y 蛋白质。鼠疫耶尔森菌在 37 ℃下该基因可以表达,说明 Kat Y 蛋白质对于鼠疫耶尔森菌在哺乳动物体内的生存是有利的。

(二)疾病的诊断

蛋白质芯片无论是对研究肿瘤发展过程,还是对寻找肿瘤标志物和肿瘤早期诊断方面都有重要意义。

蛋白质芯片技术还可以对组织、细胞或体液中蛋白质表达谱的变化进行分析,获得蛋白质水平的整体表达情况。将待测样品与疾病相关全部蛋白质的含量进行比对,即表型指纹(phonemic fingerprint),更准确地进行疾病诊断或筛查。例如,应用表型指纹技术发现前列腺癌患者尿液中有 9 种蛋白质的水平与前列腺增生患者、正常人不同,且其灵敏度为83%,特异性高达 97%,阳性预测值也高达 96%。还有研究者利用蛋白质芯片技术在胰腺癌患者的胰液中检测出蛋白质 HIP/PAP-I(hepatocarcinoma-intestine-pancreas/pancreatitis-associated-protein I),该蛋白质在胰腺癌患者胰液中的检出率为 67%,而在其他胰腺病中的检出率仅为 17%。因此,HIP/PAP-I 水平可以作为医生诊断胰腺癌的有力辅助手段。表型指纹对监测疾病的进程、判断疾病治疗的效果及预后也具有重要的意义。

在病理科室中,患者组织通常被制作成组织切片,利用免疫组化实验,从蛋白质水平评估疾病标记物。而在不久的将来,我们可以利用反相蛋白质芯片技术对肿瘤组织中大量的疾病相关蛋白质进行定性、定量分析,实现个体化治疗服务。

（三）药物筛选及新药研发

蛋白质芯片在新药研发及筛选药物作用靶位点方面具有巨大的潜力。将患者体内异常表达的蛋白质、特异性表达的蛋白质及细胞信号传递途径中关键性蛋白质等分子作为药物作用的靶目标，构建成蛋白质芯片，不仅可以用于筛选众多候选药物，促进药物的研发，还有助于筛选出患者最适用药物的靶位点，减少药物的毒副作用。例如，免疫抑制药物FK506可以降低机体免疫系统对移植器官产生的排斥性，是器官移植常用药，但其也能够增加血凝块形成的可能性。因此，利用蛋白质芯片对比药物FK506处理小鼠前后蛋白质情况，确定FK506免疫抑制后的蛋白质图谱，可有助于研发人员开发出副作用更小的、疗效更好的免疫抑制剂。

（四）特异性抗原抗体的检测

利用蛋白质芯片可以大规模地筛选特异性结合的抗体抗原成分。如蛋白质抗体芯片就是将多种不同的单克隆抗体点样固定在载片上制成的。目前，BD Clontech公司已经推出了第一张商品化的抗体芯片，其上排列了378种已知的单克隆抗体，这些抗体对应的蛋白质都是细胞结构和功能上重要的蛋白质，涉及信号转导、细胞周期调控、细胞结构和神经生物学等领域。因此，通过这张芯片，在一次实验中就可以完成几百种蛋白质表达变化的比对。

（五）生化反应的检测

酶活性的检测是生物化学检验中非常重要的一部分，酶是一种特殊的蛋白质，可以利用蛋白质芯片研究酶的底物、激活剂和抑制剂等。例如Snyder等人用蛋白质芯片对酵母基因组编码的119种蛋白激酶底物的专一性进行了检测，发现了许多新的酶活性。

目前，蛋白质芯片技术与传统的分析方法相比，有快速、易行、高效、高通量平行分析等优点，但是也有一定的局限性，主要表现在：大部分病原生物蛋白质分子含量很低，往往被高丰度蛋白质所掩盖，因此需要经过信号放大才能够被检测到，信号放大环节是蛋白质芯片技术急需解决的问题；蛋白质芯片的准确性在一定程度上受限于所选的抗原或抗体的来源、纯度及特异性，同时蛋白质类抗体的生产与应用受到抗原性和免疫原性的强弱、异源抗体的干扰、罕见抗体的筛选等一系列因素的限制；另外，蛋白质芯片技术对于大多数实验室来讲，存在着制备困难、成本高、可重复性较差的缺点。

第四节 芯片实验室

一、芯片实验室的概念

芯片实验室是"labs-on-a-chip"的直译，它是一个新兴的领域。从本质上讲，芯片实验室就是一种微型化的分析仪，完整的芯片实验室可以完成样品的预处理、分离、稀释、混合、化学反应、检测等所有步骤，因此将其又称为微全分析系统（micro total analytical system，μTAS）。它具有提高分析速度、增加分析效率、大大降低样品和试剂消耗，而且使分析过程自动化、排除人为干扰、防止污染以及完成自动、高效的重复试验等优点。

二、芯片实验室的原理

芯片实验室是系统集成和微刻技术发展的结晶,分为两大类。一类为非流动的静态微型实验系统,如传统定义中的基因芯片、蛋白质芯片等生物芯片;另一类是微流控芯片,其采用类似半导体的微机电加工技术在芯片上构建微流路系统,将实验与分析过程转载到由彼此联系的路径和液相小室组成的芯片结构上。加载生物样品和反应液后,采用电渗驱动、压力驱动等方法驱动芯片中缓冲溶液的流动,形成微流路,并于载片上进行一种或连续多种的反应。微流控芯片的最大特点是在一个芯片上可以形成多功能集成体系和数目众多的复合体系的微全分析系统。

三、芯片实验室技术

芯片实验室技术从概念提出到诞生和发展,都离不开微加工技术。微加工技术的发展与微流控芯片的发展息息相关。另外,由于新材料应用和发展,微加工本身的内涵也得到了丰富。

(一)芯片实验室的基底材料

芯片实验室的结构设计首要问题是选取基底材料,选取芯片材料需要考虑的问题有化学相容性、电渗流、绝缘性、散热性及制作工艺等。但很难找到完全满足这些要求的材料,因此,可根据不同的需要选择不同的材料,但应有良好的工艺性,以便于将来产品的开发。

最早的芯片实验室的基底材料是硅片,由于硅导电性太强,生物兼容性不好,随后被石英基片取代,石英基片的微细加工技术与硅片相似,可以耐高压,生物兼容性好,而且完全透明,便于检测,但石英基片的成本较高。随着蚀刻技术的发展,因高分子聚合物种类繁多,大部分对生物和化学样品具有相容性,容易获得高深宽比的微结构,具有能可逆和重复变性而不发生永久性破坏的特点,能透过 300 nm 以上的紫外光和可见光,具有一定的化学惰性、无毒、价廉,适合于一次性使用等优点,已被视为未来制作芯片实验室基底材料的理想材料,成为研究的热点。目前,常用的聚合物材料有聚二甲基硅氧烷(polydimethylsiloxane,PDMS)、聚甲基丙烯酸甲酯(polymethylmethacrylate,PMMA)、聚碳酸酯、聚乙烯等,其中以 PDMS 使用最广泛。

(二)芯片实验室的加工工艺

1. 紫外光蚀刻 紫外光蚀刻是早期硅片加工中使用最为广泛的微细加工技术。工艺过程通常包括形成保护层、涂感光胶、紫外曝光、显影定影、腐蚀、去保护层等。紫外光蚀刻用光刻胶、掩模和紫外光进行微制造,工艺成熟。然而,光蚀刻需要昂贵的设备。

2. 软蚀刻 软蚀刻技术一般通过表面复制有细微结构的弹性印章来转移图形,其核心是图形转移元件——弹性印章,印章的最佳基底材料是聚二甲基硅氧烷(PDMS)。用紫外光蚀刻法在基片上刻出精细图形,然后在基片上浇铸 PDMS,固化剥离后便得到表面上复制了精细图形的弹性印章。软蚀刻技术包括微接触印刷、毛细微模塑、溶剂辅助的微模塑、转移微模塑、近场光蚀刻等。

软蚀刻过程简单,方法灵活,在微制造方面有很好的应用前景。虽然在图形的精确定位、印刷质量方面还比不上光蚀刻,但能在曲面上蚀刻图形,制作三维微结构,且可方便控制微接触印刷表面的化学、物理性质,从而制作陶瓷、高分子、微颗粒等微制造材料的微图形,尤其是它不需要复杂的设备,可以在普通实验室条件下进行制作等方面是光蚀刻技术所不具备的。

3. LIGA 技术 紫外光蚀刻技术及软蚀刻技术都难以加工较大深宽比的三维结构,石板印刷-电铸-压膜(lithographie-galvanoformung-abformung,LIGA)技术解决了这一问题。LIGA 技术的主要工艺流程包括:深度 X 射线蚀刻,电铸成型及制模,注模复制。LIGA 技术的优点有:用材广泛,可以是金属、陶瓷、聚合物及玻璃;可加工任意复杂的图形结构;可制造出有较大高宽比的微结构;加工精度高,可达微米级;可以重复复制,便于工业上批量生产。

在衬底材料上的加工技术除了紫外光蚀刻、软蚀刻及 LIGA 技术外,还有深蚀刻-电铸-微复制(deepetching-electroforming-microreplication,DEM)技术和键合技术等。DEM 技术可进行非硅材料三维微机械加工,该技术吸收了体硅微加工技术和 LIGA 技术的优点,解决了 LIGA 技术需要同步辐射光源的问题。键合技术是形成封闭的微结构的重要工艺。

(三)微流体的驱动

微流体驱动的控制与宏观流体驱动的控制有很大不同,因为当特征尺度接近微米量级的时候,流体的流动特性与宏观相比会有很大的变化。这种流动特性的变化使得宏观流体的驱动和控制技术难以简单地移植到微流体中,微流体的驱动和控制技术更为复杂和多样化。根据原理将流体的驱动方式分为电渗驱动、压力驱动、电水力驱动、表面张力驱动、离心力驱动等。

1. 电渗驱动 电渗驱动利用电压的切换,可以在微管道的交叉口控制电渗流流动的方向,起到阀门的作用。对管道的几何参数进行优化,还可以在管道中的不同部分产生不同的流速,便于在芯片实验室中实现溶液的混合和多个样品的同时处理。

电渗驱动方法简单,无可动部件,容易在微管道中应用,该方法没有机械阀,通过电压的切换实现电渗流流动方向的控制。因此,电渗流驱动在微生化分析领域,尤其是芯片实验室中应用十分广泛,是目前比较成熟、效率较高的微流体驱动技术。但是电渗流对管壁材料和被驱动流体的物理化学性质敏感,因此只适用于一定范围的流体和管壁材料。

2. 压力驱动 利用压力驱动微流体有两种方法:一种是利用注射器或外部的宏观泵与微流体管道耦合,通过推力驱动流体在微管道中流动,由管道中的阀门控制流体,这种方法简单、成本低,已经商品化,但很难小型化;另一种方法是由微机械泵提供驱动力,其优点是几乎适用于任何流体的驱动,但制作工艺复杂,价格昂贵,而且微机械泵中的微阀存在背压低、易泄漏和死体积等问题。因此,目前在芯片实验室的流体驱动中,压力驱动并不占主导地位。

微流体的驱动除了电渗驱动和压力驱动外,还有常用来与电渗驱动互补使用的电水力驱动,在固液表面产生某种特定的表面张力梯度,驱动液体在特定方向流动。其具有功耗低、体积小、流速大以及调节方便等优点,且可以驱动多种不同的液体。

(四)芯片实验室常用的检测方法

芯片实验室的制作及分离检测技术是该分析系统的两大核心技术。在样品检测方面,由于芯片微通道尺寸小,使得如何检测成为一个需要解决的重要问题。目前,芯片实验室的检测方法大体上可以分为三类,包括光学检测、电化学检测及质谱检测。

1. 光学检测 光学检测技术比较成熟,是最早应用于芯片实验室的检测方法,光学检测又可分为荧光检测、吸光度检测和化学发光检测等。

(1)荧光检测 其原理是用激光作为光源,通过诱导被测样品的荧光基团发出荧光信号达到检测样品的目的。激光诱导荧光是目前最灵敏的检测方法之一,一般可达 $10^{-9}\sim10^{-12}$ mol/L,具有良好的选择性和较宽的线性范围,是目前应用较多的检测方法。

(2)吸光度检测 其基于待测定物质浓度与吸收池内的吸光度成正相关的原理,是一种应用广泛的通用光学检测方法,它具有可测定物质种类多、仪器结构较简单等优点。目前,采用吸光度检测的芯片的吸收池光程长度通常仅在 $10\sim700$ μm 的范围,无法进行高灵敏度检测,限制了吸光度检测技术在芯片实验室中的应用。

(3)化学发光检测 其原理是在检测窗口引入发光试剂,使它与待测样品复合发光,通过检测特殊化学反应中发光的强度来检测被测样品。化学发光检测法是人们公认高灵敏度的检测方法之一,广泛应用于无机物和有机物的分析。

2. 电化学检测 由于光学检测需要昂贵的光学设备,不便于微型化、集成化,限制了其在芯片实验中的应用。电化学检测很好地克服了光学检测的缺点,成为近年来研究的热点。常用的电化学检测方法有安培检测、电导检测和电位检测等。

(1)安培检测 其原理是在检测电极上加直流电压,在电场作用下电子从一个电极迁移到另一个电极,形成一定的电流,依据电流与发生的化学反应具有一定的关系来检测。

(2)电导检测 其原理是基于测量电极间离子化合物的电荷迁移引起的电导率随时间变化得到的电泳分离图谱进行分析。

(3)电位检测 其原理是溶液中的离子有选择地转移到亲脂性的膜上,导致检测器内部填充溶液与样品溶液的电位差,此电位差是两种溶液中活性离子比例对数的线性函数,由此关系可以对样品进行检测。

3. 质谱检测 质谱检测的原理是根据分子质荷比的不同而达到检测目的的。质谱仪是最早应用于传统实验室的检测仪器,质谱法不仅检测灵敏度高,而且可检测分子种类多,并有高通量分析能力。它能够提供分子结构信息,是元素分析的一种有效方法,常用于生物医学、呼吸气体监测、体液分析、病毒筛选、肽和蛋白质鉴定等。目前研究的重点是质谱仪结构的微型化。

四、芯片实验室的应用

(一)生物大分子的分析

DNA 测序是分子生物学领域最根本的分析手段之一,第一代测序仪的主要技术是基于 Sanger 末端终止法的阵列毛细管电泳。随着芯片实验室的发展,Mathies 等人设计了一种 96 通道电泳芯片,使高通量的 DNA 测序第一次在芯片上实现了,且该芯片采用转角蜿蜒设计,将有效分离通道的长度加长到 16 cm,从而增加了一次电泳分析的可读片段长度,极大地提高了分析的通量。目前,在分子生物学领域,芯片实验室已经可以集细胞裂解、RNA 提取纯化、逆转录 PCR、套式 PCR、DNA 酶消化、DNA 片段脱磷酸化、末端转移酶催化标记、靶 DNA 与探针点阵杂交和信号检测等多种功能于一体。

蛋白质空间结构分析是结构生物学的基础,而如何获得目的蛋白质的单质结晶是确定蛋白质空间结构的一个难点。Quake 等人通过高度集成的"配方芯片"和微尺度下自由扩散的方式,在芯片上实现了对结晶条件的快速筛选、对结晶过程的细微控制和晶体衍射数据的采集,极大地提高了工作效率。

(二)细胞生物学研究

细胞是构成生物体的基本组成单位。近年来,人们对细胞的结构、功能和组成的了解越来越多,越来越深入。随着芯片实验室加入到细胞生物学的研究领域,为细胞培养、原位观察以及实时动态的微环境调控提供了可能。Beebe 等人制备了一种细胞培养芯片,其可与移液器一起配合进行高通量的细胞培养实验。Quake 等人则将微生物培养恒化器集成到芯片上,使大肠杆菌的恒化培养中的关键步骤,如洗涤、注入、恒化培养及循环泵流等实现了自动化。而 Zare 等人设计并制作了一种多功能集成的单细胞分析芯片,该芯片将单细胞的操作、化学试剂定量运输、细胞裂解、胞内氨基酸荧光标记和电泳分离等功能集成到了一块芯片上。

(三)疾病诊断

随着芯片实验室技术的发展,人们希望芯片实验室能够"走出"实验室,真正走入应用领域并对人们的日常生活产生真正的影响。芯片实验室作为一种微型化的检验分析仪,已成功地应用于临床分析和诊断。Landers 等人设计并制作了一种直接以全血为分析样品的芯片实验室,该芯片集成了核酸的提取、PCR 扩增和核酸电泳检测三个功能区域。这个芯片实验室仅需 $1\ \mu L$ 鼻腔提取液就可以确诊一名患者体内的百日咳病毒,且整个分析过程不到 30 min。而 Toner 等人还制作了一个芯片实验室,可以从未经任何处理的全血中分离出循环肿瘤细胞,且检出率高达 99%。

(四)药物筛选

药物筛选是现阶段新药开发的主要途径。高通量药物筛选是近十年发展起来的药物筛选的主流研究方式。芯片实验室用于大规模的药物筛选研究,可以省略大量的动物试验,缩短药物筛选所用时间,大大节省了新药开发的费用。

芯片实验室不仅应用在生物、医学领域上,近年来在新药开发、商品检验、刑事科学、军事科学及航天科学等方面也有广泛的应用。但是,芯片实验室也受到芯片形式局限性的制约,特别是在保证实验结果可靠性和平行性的前提下,如何提高芯片操控的简便性、如何减少芯片与外界连接的损耗、如何提高实验通量的同时简化芯片的复杂度、如何实现芯片上成熟分析化学手段的高效移植、如何发展更有效的芯片观察手段等问题均是目前芯片实验室研究的热点和难点。

小 结

生物芯片是指采用微量点样或原位合成等方法,将大量核酸片段、多肽分子甚至组织切片、细胞等生物样品有序地固定于支持物表面,形成密集的二维分子排列,与待测生物样品中的目标分子杂交,然后通过仪器对杂交信号的强度进行快速、并行、高效地检测分析,从而判断样品中目的分子的数量。生物芯片有几种不同的分类方法:一种为根据芯片的用途不同,分为表达谱芯片、测序芯片和芯片实验室等;另一种是根据芯片上固定的探针种类不同,分为 DNA 芯片、蛋白质芯片、细胞芯片和组织芯片等。根据作用原理和最终检测载体不同,可以将生物芯片分为固相芯片和液相芯片两种。

DNA 芯片和蛋白质芯片的最大优点是能同时分析和处理大量的样品,以高通量、微型化、并行化和自动化为主要特点,其主要包括芯片的制备、样品的制备、分子杂交和杂交信号的检测分析四个步骤。

芯片实验室是将样品制备、生化反应和检测分析的全过程集约化,并缩微到一张芯片上自动完成,形成的微型全分析系统。芯片实验室首先要选择适合的基底材料,然后在其上进行微加工构建微流路系统,通过微流体驱动系统驱动微流路中的生物样品和反应液流动,最终利用检测系统对样品完成检测。

生物芯片的出现为蛋白质表达谱的研究、基因表达型的研究、基因突变检测等提供了有力的工具,在疾病发病的分子机制研究、疾病基因诊断、指导个体化治疗、药物筛选及新药的研发等方面具有强大的应用潜力。

思 考 题

1.试述 DNA 芯片的工作原理及制备。

2.简述蛋白质芯片的工作原理及制备。

3.生物芯片是如何分类的?

4.什么是载片,一个理想的载片应具备哪些条件?

5.DNA 芯片的制备包括哪几个步骤?

6.SNP 检测芯片技术的应用有哪些?

7.表达谱芯片、甲基化芯片、miRNA 芯片的应用有哪些?

8.目前,DNA 芯片技术有哪些局限性?

9.什么是蛋白质芯片? 蛋白质芯片的分类及其应用有哪些?

10.什么是芯片实验室? 其有哪些优点?

(周静)

第八章 核酸测序技术

1953年，DNA双螺旋结构的发现大大激起了人们对DNA序列探索的兴趣，于是出现了DNA测序技术，DNA测序能够准确、快速、真实地反映整个生物体基因组DNA上的遗传信息，从而全面揭示基因组的复杂性和多样性，因此对于生命科学的研究具有重要意义。

早在20世纪50年代，就出现了早期测序技术，1977年Sanger等建立的双脱氧核苷酸末端终止法和Gilbert等提出的化学降解法，标志着第一代测序技术的诞生。随后，Roche公司的454测序技术、Illumina公司的Solexa测序技术和ABI公司的SOLiD测序技术，统称为第二代测序技术。之后的第三代测序技术包括Heliscope单分子测序技术、单分子实时DNA测序技术和纳米孔单分子测序技术。经过短短几十年的努力，DNA测序技术已历经三代，正在向着通量高、成本低、长读取长度的方向发展。

第一节 第一代测序技术

DNA测序技术是分子生物学研究中最常用的技术，是研究核酸序列结构、功能及其相互关系的基础，并可为临床疾病的分子诊断提供依据。早在1954年，Whitfeld等就提出了测定多聚核糖核苷酸链的降解法。1977年，Sanger等建立了经典的双脱氧核苷酸末端终止测序法。同一年，Maxam和Gilbert等人提出了化学降解法。在Sanger法的基础上，20世纪80年代中期出现了以荧光标记代替放射性同位素标记、以荧光信号接收器和计算机信号分析系统代替放射性自显影的自动测序仪。另外，20世纪90年代中期出现的毛细管电泳技术使得测序的通量大为提高。除此之外，这一时期还出现了一些其他的测序方法，如焦磷酸测序技术、杂交测序技术、单分子测序技术等。这些方法统称为第一代测序技术。第一代测序技术在分子生物学研究中发挥过重要的作用，如人类基因组计划（human genome project，HGP）主要基于第一代测序技术。

一、基本原理

（一）双脱氧核苷酸末端终止测序法

双脱氧核苷酸末端终止测序法，也称Sanger法或末端终止法。该法的原理是利用大肠杆菌DNA聚合酶Ⅰ，以待测的单链或双链DNA为模板，以dNTP（含放射性核素标记的dNTP）为底物，合成互补的DNA链。大肠杆菌DNA聚合酶Ⅰ催化DNA合成时需要引物，引物先与DNA模板结合后，DNA聚合酶Ⅰ才能根据碱基配对的原则将dNTP的5′磷酸基团加到引物的3′-OH末端生成3′,5′-磷酸二酯键，新合成的DNA链从5′→3′不断延伸。当在反应体系中加入双脱氧核苷三磷酸(ddNTP)时,因为 ddNTP 在 3′位置上缺少一个羟基(—OH),虽然 ddNTP 的 5′磷酸基团还可以结合到 DNA 链的 3′-OH 末端,但下一个核苷酸不能通过 5′磷酸基团与之结合,DNA 链的继续延伸就被终止。在 4 组互相独立的反应体系中分别加入 4 种不同的 ddNTP 作为链反应的终止剂,并通过控制 dNTP 与 ddNTP 的浓度,就会得到 4 组终止于互补链中每一个 A、G、C、T 位置的一系列寡核苷酸产物。然后通过高分辨率变性聚丙烯酰胺凝胶电泳和放射自显影检测,可直接读出 DNA 链上的核苷酸序列(图 8-1)。

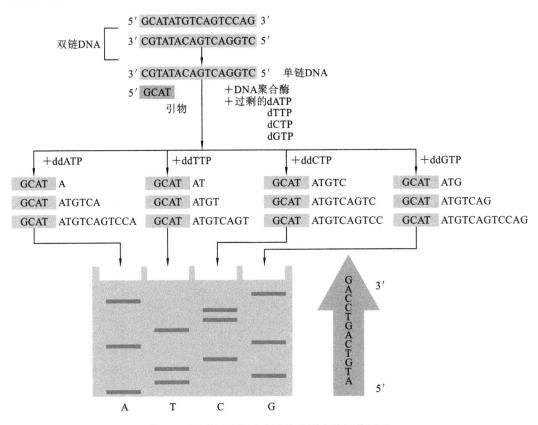

图 8-1 双脱氧核苷酸末端终止测序法工作原理

(二) 化学降解法

化学降解法测序的基本原理是先将待测 DNA 的末端进行放射性标记,然后分成 4 组或 5 组,把它们分别放在互相独立的化学反应体系中,每一组反应特异地针对某种碱基,DNA 片段分别被部分降解,生成 4 组或 5 组放射性标记的长短不一的混合物,其长度取决于该组反应所针对的碱基在待测 DNA 片段上的位置。例如在 C 反应体系中,DNA 在任意位置的胞嘧啶处断裂,产生了一组一端为放射性核素标记物标记,另一端为胞嘧啶的长短不一的 DNA 片段混合物。然后,连同其他反应体系 G、G+A、C+T 等各组混合物通过聚丙烯酰胺凝胶电泳进行分离,再通过放射自显影来检测末端标记的分子,最后识读出待测 DNA 序列(图 8-2)。

化学降解法中 DNA 断裂的化学机制如下。

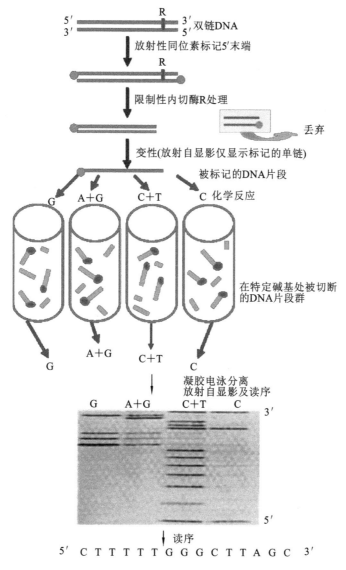

图8-2 化学降解法工作原理

G 反应：硫酸二甲酯（DMS）使鸟嘌呤（G）的 N_7 甲基化，与 C_8、N_9 之间的化学键断裂，鸟嘌呤被吡啶取代。

G＋A 反应：甲酸使嘌呤环上的 N 原子质子化，削弱了糖苷键，然后嘌呤被吡啶取代。

C＋T 反应：肼能致嘧啶环断裂，从而被吡啶取代。

C 反应：当溶液中有 NaCl 存在时，肼只能与胞嘧啶作用，然后被吡啶取代。

（三）荧光自动测序技术

随着计算机软硬件技术、电泳技术、仪器制造和分子生物学研究的迅速发展，DNA 自动化测序技术也取得了突破性进展。第一代 DNA 自动化测序仪是以 Sanger 法为基础，用荧光标记代替同位素标记，用成像系统自动收集、处理、分析数据，具有快速和准确的特点。目前应用最广泛的是应用生物系统公司（ABI）的全自动 DNA 测序仪，它以毛细管电泳和荧光标记技术为基础。

该技术的原理是采用4种荧光染料分别标记不同组的反应终止物ddNTP或引物,经Sanger测序反应后,产物的3′端或5′端带有不同颜色的荧光标记,再经毛细管电泳将各组片段分开。一个样品的4个测序可以在一个泳道内电泳,一次即可测定64个或者更多的样品,不仅避免了泳道间迁移率差距对结果的影响,还提高了测序的速度。经电泳后各荧光谱带分开,激光检测同步扫描,4种荧光基团被激发出4种不同颜色的荧光,被CCD成像系统识别,最终读出DNA序列。

(四)焦磷酸测序技术

1987年Nyren首先通过生物荧光对DNA聚合的全过程进行了监测,1988年Hyman首创了相应的测序技术,同年Ronaghi等人建立了焦磷酸测序(pyrosequencing)技术。焦磷酸测序反应原理见图8-3。焦磷酸测序技术是一种酶级联反应测序技术,其原理是以靶DNA链为模板,在核酸合成过程中,检测荧光信号,从而实时记录靶DNA的核苷酸序列。单链DNA模板与引物退火后,通过DNA聚合酶、ATP硫酸化酶(ATP sulfurylase)、荧光素酶(luciferase)、三磷酸腺苷双磷酸酶(apyrase)4种酶催化发生酶级联反应,每一轮反应中加入一种dNTP,若dNTP与模板配对则释放出焦磷酸(PPi),焦磷酸将生成ATP,催化产生荧光,反应结束后,游离的dNTP会在双磷酸酶的作用下降解ATP,导致荧光淬灭,从而使反应体系再生。每一个dNTP的加入都与一次荧光信号的释放偶联,产生的荧光信号自动传入分析系统,实时记录靶DNA序列。其酶联反应方程如下:

(1) $(DNA)_n + dNTP \xrightarrow{\text{DNA 聚合酶}} (DNA)_{n+1} + PPi$

(2) $PPi + APS \xrightarrow{\text{ATP 硫酸化酶}} ATP + SO_4^{2-}$

(3) $D\text{-luciferin} + ATP + O_2 \xrightarrow{\text{荧光素酶}} Oxyluciferin + AMP + PPi + CO_2 + h\nu$

(4) $ATP \xrightarrow{\text{三磷酸腺苷双磷酸酶}} AMP + 2Pi$

$dNTP \xrightarrow{\text{三磷酸腺苷双磷酸酶}} dNMP + 2Pi$

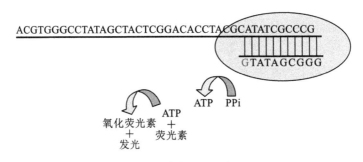

图8-3 焦磷酸测序反应原理

注:图中长链代表模板链,引物为其下方的短链核苷酸,DNA聚合酶以椭圆形表示,每当掺入一个碱基(如图中浅色的G时),就会释放出焦磷酸(PPi),被磷酸化酶转化成ATP,然后荧光素酶就可以在ATP参与下将荧光素氧化为氧化荧光素,同时发光也会被测序仪检测到

(五)杂交测序技术

DNA杂交测序(sequencing by hybridization,SBH)技术是利用分子杂交技术来测定

DNA 序列,从根本原理上实现了创新。该法将大量序列已知、长度特异、具有所有可能碱基序列的寡核苷酸探针与生物样品的靶序列进行分子杂交,然后根据产生的杂交图谱排列出靶 DNA 的序列。目前的杂交测序技术一般与基因芯片技术结合使用,称为寡核苷酸测序芯片技术,具有快速、微型、自动化的特点,在基因点阵、探针合成、核酸标记、信号检测等方面都有快速发展,在大规模测序和基因诊断中发挥着重要作用。

（六）单分子测序技术

1989 年,Jett 等人建立了单分子测序技术,其原理是单链 DNA 片段所有碱基均进行标记,4 种碱基分别标记上不同的荧光基团,置于液流系统中,用核酸外切酶依次快速切断 DNA 中标记的核苷酸,依次用激光荧光检测,便可直接得到 DNA 序列。该方法有测序速度快的优点,每秒可达 100～1000 个碱基,但会受核酸外切酶外切速度的影响。

二、临床应用

DNA 测序是一个技术平台,其所提供的信息是疾病诊断、监测治疗以及健康状况的重要依据。20 世纪 90 年代初,人类基因组计划正式启动,经过 10 年时间,2001 年人类的基因组草图发表,第一代测序技术在人类基因组计划 DNA 测序的后期起到了关键的作用,加速了人类基因组计划的完成。随着测序技术的不断发展,第一代测序技术在医学领域的应用也越来越广泛。在理论研究方面,第一代测序技术可以应用于肿瘤学、遗传学、免疫学、病原学、微生物学、寄生虫学、药学等多学科;在临床诊疗方面,第一代测序技术成熟、稳定,而且拥有传统 PCR 方法所不具备的灵敏、精确、价廉、信息量大等优势,因而更适用于基因水平的检测。

临床对于病原微生物鉴定的"金标准"是将标本接种于合适的培养基,使其生长繁殖,并进一步作出鉴定。该法特异性高,但受专业化技术、试剂、设备、培养条件等因素的影响,容易产生假阴性,而且培养周期长。特别对于多个病原微生物的混合感染会产生一定的判断偏差,而对于未见报道的病原微生物则难以找到合适的培养方法。使用第一代测序技术,对病原微生物群体不再逐一分离,而是提取 DNA 后进行测序,通过得到的大量序列信息,从整体上把握病原微生物群体的组成情况,也可获得含量低的病原微生物序列,并通过未知序列鉴定新的物种。更进一步,若预先定义每种病原微生物的特征序列谱,在测序结果中逐一比对,可以迅速识别各类病原微生物,使诊断时间缩短,诊断结果更加精确。目前,毛细管凝胶电泳技术、全基因组鸟枪测序法、多位点序列分析等技术均已用于临床鉴定疑难病原体。

第二节 第二代测序技术

虽然第一代测序技术已经帮助人们完成了人类基因组计划,从基因组时代进入了后基因组时代,但其存在成本高、速度慢等缺点,已经不能满足深度测序和重复测序等大规模测序的需求。经过多年的研发和测试,20 世纪 90 年代末第二代测序技术诞生了。第二代测序技术包括 Roche 公司的 454 测序技术、Illumina 公司的 Solexa 测序技术和 ABI 公司的 SOLiD 测序技术。

三种第二代测序技术都采用合成测序法,只是在 DNA 阵列的排布、DNA 簇扩增以及基于酶的测序生化反应方面存在差异。与第一代测序技术相比,第二代测序技术不仅保持了高准确度,而且速度显著提高,测序成本明显降低。人类基因组计划用了十余年的时间,花费了近 30 亿美元,然而现在使用第二代测序技术,完成一个人的基因组测序只需要一周的时间。第二代测序技术都采用了大规模矩阵结构的微阵列分析技术,阵列上的 DNA 样品可以被同时并行分析,这种大规模的并行化,提供了高程度的信息密度,实现测序数据产出的高通量。第二代测序技术都要经过克隆扩增以加强测序过程中的光学检测灵敏度,克隆的扩增有桥式 PCR、微乳滴 PCR 或原位成簇等方法,再利用 DNA 聚合酶或连接酶以及引物对模板进行一系列的延伸,通过显微设备观察并记录连续测序循环中的光学信号(图8-4)。

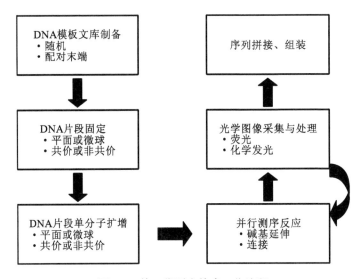

图 8-4　第二代测序技术工作流程

一、基本原理

(一)454 测序技术

454 生命科学公司是第二代测序技术的奠基者,发明了边合成边测序(sequencing by synthesis,SBS)技术,俗称 454 测序技术。2005 年,454 生命科学公司最早推出了新型高通量测序平台——Genome Sequencer 20,测序了支原体的基因组,推动了测序技术的不断发展。2007 年,该公司推出了性能更优的第二代基因组测序系统——Genome Sequencer FLX System(GS FLX)。2007 年,454 生命科学公司被 Roche 公司收购,紧接着公布了 DNA 双螺旋的发现者之一沃森(Jim Watson)的个人基因组,测序总花费不到一百万美元。在 2008 年,Roche 公司推出了 454 测序技术最新的 GS FLX Titanium 系列试剂和软件,提升了读取长度与测序通量,使 454 测序技术的平均读取长度达到 400 bp,每个循环能产生总量为 400～600 Mb 的序列,耗时约 10 h。2010 年,Roche 公司推出初级版的新一代测序仪 GS Junior,预计每次反应能得到 100000 条序列,是 GS FLX 的十分之一,读取的序列平均长度为 400 bp,准确率达 99%,更适合规模较小的实验室。454 测序技术的原理如下。

1. 构建待测 DNA 文库 用喷雾法将待测 DNA 序列打断成 300～800 bp 的片段，并在单链 DNA 的 3′ 端和 5′ 端加上不同的接头，或将待测 DNA 变性，再用杂交引物进行 PCR 扩增，连接载体，构建单链 DNA(ssDNA) 文库。

2. 连接 将磁珠与带有接头的单链 DNA 在一起孵育、退火，由于磁珠表面含有与接头互补的寡聚核苷酸序列，因此单链 DNA 被捕获到磁珠上。随后将包含磁珠和扩增试剂的水溶液注入矿物油中，水溶液分散形成小水滴，被矿物油包裹，形成了油包水的乳浊液结构，每个小水滴就是一个只包含一个磁珠及 PCR 试剂的微反应器。

3. 扩增反应 每个小片段在微反应器内进行独立的扩增 (乳浊液 PCR，emulsion PCR)，因而排除了其他序列的竞争。整个 DNA 片段文库的扩增平行进行。经过扩增反应，每一个小片段被扩增产生几百万个相同的拷贝，从而达到下一步测序反应所需的模板量。孵育体系中含有 PCR 反应试剂，因此反应终止后扩增产物仍然结合到磁珠上，破坏孵育体系并富集带有 DNA 的磁珠。

4. 测序 先用嗜热脂肪芽孢杆菌 (Bacillus stearothermophilus) 聚合酶与单链结合蛋白处理带有 DNA 的磁珠，测序时将磁珠放在 PTP(pico titer plate) 平板上进行。PTP 板上有许多小孔，每个小孔直径约为 30 μm，小孔内只能容纳一个磁珠，通过此方法固定每个磁珠的位置以监测反应过程。测序的原理是依据焦磷酸测序法，当磁珠进入 PTP 板上的小孔内时，启动测序反应。测序反应以磁珠上大量扩增的单链 DNA 为模板，每次反应加入一种 dNTP 进行合成反应。4 种碱基依照 T、A、C、G 的顺序依次循环进入 PTP 板，每次只进入一个碱基。如果这个碱基能与待测序列配对，就会释放一个焦磷酸基团。释放的焦磷酸基团与反应体系中的 ATP 硫酸化酶反应形成 ATP。生成的 ATP 在荧光素酶的催化下产生荧光。测序反应产生的荧光信号被 CCD 照相机记录下来，再经过计算机分析转换为测序结果。有一个碱基和测序模板进行配对，就会捕获到一分子的光信号，因而可以准确、快速地确定待测模板的碱基序列。因为 PTP 板上每个小孔之间相互独立，因而大大降低了反应的干扰和误差。

454 测序技术 (图 8-5) 的主要优势是较长的读长，目前 GS FLX 测序系统的序列读长已超过 400 bp，在新物种基因组和转录组测序中占据主要的地位。454 测序技术的主要缺点是无法准确测量同聚物的长度，当相同碱基连续掺入时，由于没有终止元件来阻止连续掺入，相同碱基的长度只能靠荧光信号的强度来推断，这个过程可能产生误差。因此，454 测序技术的主要错误类型是插入或缺失，而不是替换。

（二）Solexa 测序技术

Solexa 测序技术最早由 Solexa 公司研发，2006 年 Solexa 公司被 Illumina 公司收购，Illumina 公司的新一代测序仪 Genome Analyzer 基于 Solexa 测序技术，利用合成测序 (SBS) 的原理，实现自动化样品制备及大规模平行测序。

1. 构建待测 DNA 文库 用喷雾法将待测 DNA 序列打碎成 200～500 bp 的片段，并在单链 DNA 的 3′ 端和 5′ 端加上不同的接头，连接载体，构建单链 DNA 文库。

2. DNA 的桥式扩增 将待测 DNA 片段变成单链后通过接头与芯片表面的引物碱基互补而使一端被固定在芯片上。另外一端随机和附近的另外一个引物互补，也被固定住形成寡核苷酸桥状结构。芯片具有 8 个独立的通道，每条通道的表面均可固定寡核苷酸。固定了寡核苷酸桥的芯片放置于流通池内，向反应体系中添加未标记的核苷酸和酶，进行

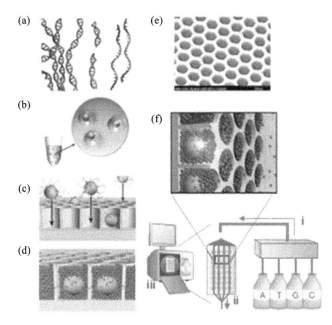

图 8-5　454 测序技术简介

注：(a) 基因组 DNA 被切割成小片段，小片段两端接上接头序列，随即变性成单链；

(b) 每个微珠连接上一条单链，然后在乳液中包裹成一个油包水的小液滴，每个液滴中包含一个微珠，然后进行乳液 PCR 扩增，最后每一个微珠上都会带有千万条待测模板 DNA 分子；

(c) 收集微珠，然后将微珠放置到芯片上的小孔中，每个小孔中有一个微珠；

(d) 每个小孔中置入吸附有焦磷酸测序反应所需酶的微珠；

(e) 微珠置入前的芯片；

(f) 微珠置入后进行 454 测序，测序仪由三部分组成：液体试剂供应装置；反应池；光线探测成像系统和计算机控制系统。

Bridge PCR 扩增反应，经扩增将桥型单链 DNA 扩增成桥型双链 DNA。

3. 双链 DNA 的变性　将桥型双链 DNA 变性成单链 DNA，然后继续扩增。通过 30 轮扩增变性反应，单链 DNA 都在各自的位置集中成束，成为单克隆的 DNA 簇。流通池中芯片表面的 8 个通道中，每条通道上都可以独立产生数百万这样的簇（这样就可以在一个反应中对 8 个不同的文库并行测序）。每个单分子被扩增 500～1000 倍，从而达到能支持下一步测序反应所需信号强度的模板量。

4. 测序　测序是边合成边测序。反应体系中有 DNA 聚合酶、引物和带有 4 种特异荧光标记的 dNTP。由于 dNTP 的 3′-OH 端被化学方法保护，因此每轮合成反应都只能添加一个 dNTP。在 DNA 合成时，每一个 dNTP 加到引物末端时都会释放出焦磷酸盐，激发生物发光蛋白发出荧光，用光学设备完成荧光信号的记录，再通过计算机分析转化为测序结果。当荧光信号的记录完成后，加入化学试剂淬灭荧光信号并去除 dNTP 的 3′-OH 端的保护基团，恢复 3′端的黏性，随后添加第二个核苷酸。如此重复，直到每个模板序列都完全被聚合为双链。统计每轮收集到的荧光信号，就可以得知每个模板 DNA 片段的序列。

Illumina 公司于 2009 年推出了双向测序(paired-end)方法，使用双向测序方法，Solexa 测序技术的读取长度可以达到 2×75 bp，但其后续的序列拼接工作的计算量和难度均大大增加。相比 454 测序技术，Solexa 测序技术在每次合成中只能添加一个 dNTP，因此不存在同聚物长度难以准确测量的问题。

Solexa 测序技术的缺点是序列读长较短。测序过程中要记录每个 DNA 簇的光学信号,每一簇中所有 DNA 链的延伸必须保持同步。但是,测序中有可能出现如不能将荧光标记物切掉或者未能去除封闭化学基团的情况,这将导致一个簇中 DNA 链没有同步延伸,会引起信号衰减或荧光信号位移,最后使得序列读长较短。Solexa 测序技术主要的错误来源是核苷酸的替换,而不是插入或缺失,目前它的错误率在 $1\% \sim 1.5\%$ 之间。

（三）SOLiD 测序技术

2007 年,ABI 公司推出 SOLiD 测序技术,SOLiD 全称 supported oligo ligation detection,与 454 测序技术和 Solexa 测序技术不同,SOLiD 测序技术的独特之处在于以连接反应取代传统的聚合酶延伸反应,其基本原理是以四色荧光标记的寡核苷酸进行多次连接、合成。另外,它采用了双碱基编码策略来协助检测错误。

1. 构建待测 DNA 文库 SOLiD 测序技术支持两种 DNA 文库:片段文库(fragment library)和配对末端文库(mate-paired library)。片段文库就是把待测 DNA 序列打碎成很小的片段,并在小片段两端加上不同的接头,连接载体,构建单链 DNA 文库。配对末端文库则是将待测 DNA 序列打成小片段,与中间接头连接,然后环化,用 $EcoP15$ 酶酶切,让中间接头两端留出 27 bp 的碱基,最后再加上两端的接头形成文库。片段文库适用于转录组测序、RNA 定量、mRNA 研究、重测序、$3'$,$5'$-RACE、甲基化分析及 ChIP 测序等。配对末端文库适用于全基因组测序、SNP 分析、结构重排及拷贝数分析等。

2. 连接和扩增反应 在连接和 PCR 扩增方面,与 454 测序技术类似,将带接头的单链 DNA 固定在磁珠表面,磁珠直径只有 1 μm,并进行乳浊液 PCR 扩增,对扩增产物进行 $3'$ 端修饰。

3. 连接酶测序 乳浊液 PCR 结束后,把模板变性,富集带有 DNA 模板的磁珠,磁珠上的模板经过 $3'$ 端修饰,就可以共价结合到玻片上。由于磁珠直径只有 1 μm,所以每张玻片能容纳更高密度的磁珠,轻松实现更高的通量。含有 DNA 模板的磁珠共价结合在 SOLiD 玻片表面,进行连接酶测序。

向体系中加入 DNA 连接酶、通用测序引物和 8 bp 的探针。在这个八聚核苷酸中,$5'$ 端标记有荧光,$3'$ 端 $1 \sim 2$ 位碱基对与 $5'$ 端荧光信号的颜色对应,由于 2 个碱基有 16 种组成情况,而只有 4 色荧光,因此每色荧光对应 4 种碱基组成。SOLiD 测序共有 5 轮,每轮测序又由多个连接反应组成。第 1 轮的第 1 次连接反应将掺入 1 条探针,测序仪记录下反映该条探针 $3'$ 端 $1 \sim 2$ 位碱基信息的荧光信号,随后除去 $6 \sim 8$ 位碱基及荧光基团,这样实际上连接了 5 个碱基,并获得 $1 \sim 2$ 位的颜色信息。以此类推,第 2 次连接反应得到 $6 \sim 7$ 位的颜色信息,第 3 次连接反应得到 $11 \sim 12$ 位的颜色信息。多次连接后,开始第 2 轮测序。由于第 2 轮测序的引物比第 1 轮前移 1 位,这轮测序将得到 $0 \sim 1$ 位、$5 \sim 6$ 位、$10 \sim 11$ 位的颜色信息,5 轮测序过后,就可得到所有位置的颜色信息,并推断出相应的碱基序列。

SOLiD 测序技术在第二代测序技术中准确度最高,原因是每个碱基都被测定了两遍(即在两个独立的连接反应中被测定),使用连接酶替代聚合酶能减少因碱基错配而出现的错误,确保 SOLiD 测序技术的原始碱基数据的准确度大于 99.9%。该技术主要的缺点是序列读长相对较短,这也是由于同一簇扩增产物中存在移相造成的。

二、临床应用

随着测序技术的不断发展,第二代测序技术比第一代更加自动化,测序通量呈指数增加,而成本急剧降低。快速、廉价的测序能力引领我们开辟疾病诊断的新领域。

(一)无创筛查

多年科学研究表明在孕妇血浆中存在微量的胎儿游离DNA,但是PCR技术及Sanger测序法的灵敏度难以达到对微量DNA物质进行检测。第二代测序平台的高灵敏度,使得基于外周血标本,进行无创性产前筛查如唐氏综合征筛查成为可能。

(二)确定疾病的基因根源

目前国内很多大型医院已使用第二代测序仪,积累了很多的临床病例,比如在癌症治疗方面。传统的癌症化疗方法疗效差、毒性强,如果能通过基因测序找到突变基因,就可以用靶向药物治疗。有数据显示,目前癌症化疗总体有效率为30%～40%,而通过基因测序筛选出获益患者,有效率可以提高到80%。

(三)健康监测与疾病预防

检验不仅应帮助提升疾病诊疗的效果,而且应为健康监测与疾病预防提供强大的支持,也就是通过基因测序发现缺陷基因,对可能引起的疾病进行提前干预,从而达到降低疾病发生的目的。

第三节　第三代测序技术

当个人基因组图谱的绘制正在进行中,第二代测序技术将广泛运用时,第三代测序技术出现了。第三代测序技术是基于纳米孔(nanopore)的单分子测序技术,与前两代相比有着更快的数据读取速度,应用潜能也将超过前两代测序技术。第三代测序技术包括Helicos生物科学公司的Heliscope单分子测序技术、太平洋生物科学公司的单分子实时DNA测序技术(SMRT)和牛津纳米孔技术公司的纳米孔单分子测序技术。三种技术的共同点是单分子测序,其中,Heliscope测序技术和SMRT测序技术利用荧光信号进行测序,而纳米孔单分子测序技术则利用不同碱基产生的电信号进行测序。

一、基本原理

(一)Heliscope单分子测序技术

Heliscope单分子测序技术采用边合成边测序的方法,将待测DNA序列打碎成小片段,在片段的3′端加上多聚腺苷酸尾poly,另一端用Cy3荧光标记。然后将标记了的片段与表面带有寡聚poly T的平板进行杂交。加入Cy5荧光标记的dNTP和DNA聚合酶进行反应,每一轮反应只加入一种dNTP。当荧光标记的dNTP被掺入DNA链的时候,它的荧光就同时能在DNA链上探测到。即一个dNTP的加入就会有一个荧光信号产生,相机快速扫描整个阵列,检测特异性结合到DNA片段上的荧光碱基。一轮反应完成后用化学试剂去掉荧光标记,以便进行下一轮反应。经过数轮重复合成、洗脱、成像、淬灭的过程完成测序。

Heliscope 单分子测序的读长为 30～35 bp，另外，该技术可通过二次测序来提高准确度。在第一次测序结束后，通过变性和洗脱去除 3′ 端带有 poly A 的模板链，而第一次合成的链 5′ 端上有固定在平板上的寡聚 poly T，因而会被保留。第二次测序以第一次合成的链为模板，测序的是其反义链。

Heliscope 单分子测序技术的缺点与 454 测序技术一样是无法准确测量同聚物的长度，但可以根据荧光信号的强弱，推测同聚物的长度。Heliscope 单分子测序技术的主要错误类型是缺失，那是由于在合成中可能掺有未标记的碱基造成的。

(二) 单分子实时(single-molecule real-time，SMRT) 测序技术

SMRT 测序技术与 Heliscope 单分子测序技术一样是基于边合成边测序的方法，以 SMRT 芯片为测序载体进行反应。SMRT 芯片是一种厚度为 100 nm 的金属片，金属片上带有很多 ZMW(zero-mode waveguides)孔，孔的直径只有几十纳米。将待测 DNA 序列、DNA 聚合酶和不同荧光标记的 dNTP 放入 ZMW 孔的底部，进行合成反应。与其他测序技术不同，SMRT 测序技术荧光标记的位置是磷酸基而不是碱基。当一个 dNTP 合成到 DNA 链的同时，它会进入 ZMW 孔的荧光信号检测区并被激发出荧光，4 种 dNTP 发出 4 种不同颜色的荧光，根据不同颜色的荧光就可以判读出 dNTP 的种类。在 ZMW 孔内，DNA 链周围的荧光标记 dNTP 有限，而且由于 A、T、C、G 这四种荧光标记的 dNTP 非常快速地从外面进入到孔内又出去，形成了非常稳定的背景荧光信号。在下一个 dNTP 与 DNA 链形成化学键之前，结合在 DNA 链上 dNTP 的被荧光标记的磷酸基团就会被氟聚合物(fluoropolymer)切除，荧光消失。

SMRT 测序技术的优点是测序速度很快，每秒可测 10 个碱基，精度非常高，达到 99.9999%。

(三) 纳米孔单分子测序技术

纳米孔单分子测序技术是一种基于电信号测序的技术。牛津纳米孔技术公司设计了一种低成本且稳定的物质——以 α-溶血素蛋白为材料制作的纳米孔，在孔内共价结合有环糊精接头分子。目前有两种测序方法，即核酸外切酶测序和链测序。在核酸外切酶测序方法中，环糊精接头分子位于蛋白纳米孔的内部，作为 DNA 结合位点。此外，纳米孔还偶联了一个核酸外切酶分子，该酶分子可以从单链 DNA 上逐个剪切单个核苷酸，被切下来的单个核苷酸会落入纳米孔，并和纳米孔内的环糊精相互作用，短暂地影响流过纳米孔的电流，这种电流的变化幅度就成为每种核苷酸的特征。核苷酸在纳米孔内的平均停留时间是 20 ms，足以用于精确检测。它的解离速率常数与电压有关，180 mV 的电压就能够保证在电信号记录后将核苷酸从纳米孔中清除。

另外一种是链测序技术，即当单链 DNA 片段通过纳米孔时检测每个核苷酸。这个方法比核酸外切酶测序方法更快、更准确。因为所有的核苷酸都是相互连接的，所以可以避免读错方向。不过，真正的困难在于，当它们通过纳米孔时，如何精确地读取每个单个核苷酸。

纳米孔单分子测序技术的另一大特点是能够直接读取甲基化的 DNA 序列，因为 DNA 聚合酶复制 A、T、C、G 的速度是不一样的。以正常的胞嘧啶或者甲基化的胞嘧啶为模板，DNA 聚合酶停顿的时间不同。根据这个不同的时间，可以判断模板的胞嘧啶是否甲基化，

这为在基因组水平研究表观遗传相关现象提供了巨大的帮助。纳米孔单分子测序技术的准确率能达到 99.8%,而且一旦发现替换错误也能较容易地更改,另外由于每次只测定一个核苷酸,因此该技术可以很容易地解决同聚物长度的测量问题。

二、临床应用

随着第三代测序技术的出现,大规模测序的成本迅速下降,花费 1000 美元测一个人的基因组的目标相信很快就可以实现。届时,对于遗传病的诊治将变得简单、快速,并能从基因组水平上指导个人的医疗和保健,从而进入个体化医疗的时代。

(一)临床医生将更多使用基因测序技术

基因测序的发展趋势就是更简单、更方便、更快速、更便宜。基因测序作为一个技术平台,其所提供的信息为医生的疾病诊断和患者的疾病治疗以及健康状况的监测提供了相当重要的依据。虽然我国医疗领域的基因测序应用刚刚起步,但今后的发展趋势是临床医生将更多使用基因测序技术。

(二)个体化医疗

个体基因组测序的意义不言而喻,临床医师可以通过全基因组图谱,了解患者的整体遗传信息,对预防、诊断、治疗和用药提供指导性意见。特别是常见的复杂性遗传疾病,如肿瘤、心脑血管疾病等,以及临床药物在体内的消化、吸收、转运所设计的药物代谢酶,涉及多个染色体上的多种变异形式,都可以通过测序得到全部信息。

小 结

短短三十几年,核酸测序技术发展了三代,每一代测序技术各有优、缺点,适用范围也不尽相同。第一代测序技术适合对新物种进行基因组长距框架的搭建以及后期 GAP 填补,但是成本高、速度慢,难以胜任微量 DNA 样品的测序工作。第二代测序技术中,454 测序技术的主要优势是较长的读长,比较适合对未知基因组进行从头测序,但是在测量同聚物长度时准确度不高。Solexa 测序技术较 454 测序技术具有高通量、低价位的优点,可以用于大基因组和小基因组的测序和重复测序,缺点是读长短。SOLiD 测序技术的优点是具有双碱基编码系统的纠错能力及高通量,适合 SNP 检测,缺点是测序的片段短。第三代测序技术与前两代测序技术相比实现了质的飞跃,主要体现在测序速度快(测序速度是化学法测序的 2 万倍)、实现了 DNA 聚合酶内在自身的延续性(一次可以测几千个碱基)、精度非常高(达到 99.9999%)。另外,第三代测序技术还能直接测 RNA 的序列、直接测甲基化的 DNA 序列,这是前二代测序技术所不具备的。

思 考 题

1.请介绍核酸测序技术的发展史。

2.列表比较三代核酸测序技术的特点。

3.第三代 DNA 测序技术对临床治疗有何意义?

(张红)

第九章 分子克隆技术

学 习 目 标

掌握：DNA 重组、分子克隆的概念；限制性核酸内切酶的概念和分类、Ⅱ型限制性核酸内切酶的作用；DNA 重组体导入宿主细胞的方法。

熟悉：常用克隆载体的分类及一级结构；目的基因和载体的酶切与连接。

了解：表达载体和穿梭载体。

DNA 分子克隆是指将某一特定 DNA 片段通过重组 DNA 技术插入到一个载体（如质粒和病毒）中，导入宿主细胞，在宿主细胞中进行自我复制并得到的大量完全相同的该 DNA 片段的"群体"。

切割 DNA 分子需要用限制性核酸内切酶。生物来源不同但识别序列与切割序列相同的限制性核酸内切酶，称为同裂酶；切割产生单链末端相同的限制性核酸内切酶，称为同尾酶。相容的限制片段可用 DNA 连接酶相连接。平末端连接效率较低，利用接头、衔接物可帮助平末端连接。

将外源 DNA 带入宿主细胞并进行复制的运载工具，称为载体。分子克隆的载体包括克隆载体和表达载体，常用的载体有质粒、噬菌体、黏粒、酵母质粒和病毒等。它们能够携带的外源 DNA 片段大小不同，用途也各异。宿主细胞应根据载体的性质来选定。

重组 DNA 分子通过转化或转染的方式导入受体细胞。重组体可通过遗传标记表型特征或结构特征进行鉴定或筛选。

分子克隆技术的基本步骤大致包括：①目的基因获取；②载体的选择；③目的基因和载体酶切及连接；④重组 DNA 导入受体细胞；⑤重组体的筛选和鉴定；⑥目的基因的表达等。

本章主要介绍分子克隆的工具、重组基因的导入策略以及重组子的鉴定等分子克隆的基本步骤。

第一节 分子克隆的工具

一、分子克隆的定义

1972 年 Berg P 和他的同事们将 λ 噬菌体基因和大肠杆菌乳糖操纵子插入猴病毒

SV40 DNA 中,首次构建了 DNA 的重组体(recombinant)。由于 SV40 能使动物致癌,出于安全考虑,该项工作未能进行下去。1973 年 Cohen S 和 Boyer H 将细菌质粒通过体外重组后导入宿主大肠杆菌细胞内,得到基因的分子克隆(molecular cloning),由此产生了分子克隆技术。克隆(clone)意为无性繁殖系。DNA 克隆即将 DNA 的片段插入克隆载体,导入宿主细胞,经无性繁殖,以获得相同的 DNA 扩增分子,故 DNA 克隆也称为分子克隆。

二、工具酶

工具酶是分子克隆技术中不可缺少的工具,常用的工具酶有:限制性核酸内切酶、DNA 连接酶、碱性磷酸酶、DNA 聚合酶、逆转录酶、T4 多核苷酸激酶和末端脱氧核苷酸转移酶等。

(一)限制性核酸内切酶

Arber W 等早在 20 世纪 50 年代就已发现大肠杆菌具有对付噬菌体和外来 DNA 的酶系统,20 世纪 60 年代后期证明存在修饰酶和限制性核酸内切酶,修饰酶主要是修饰宿主自身的 DNA,限制性核酸内切酶主要用以切割外源 DNA。1970 年 Smith H O 和 Wilcox K W 从流感嗜血杆菌(*Hemophilus influenzae* Rd)中分离出特异切割 DNA 的限制性核酸内切酶,简称为限制酶。1971 年 Danna K 和 Nathans D 用此限制性核酸内切酶切割 SV40 DNA,绘制出第一个 DNA 限制性核酸内切酶酶切图谱。此后数年从不同种类的细菌中分离出许多修饰性甲基化酶(modification methylase)和限制性核酸内切酶(restriction endonuclease)。限制性核酸内切酶的发现为切割基因提供了方便。

1. 限制性核酸内切酶的命名与分类 限制性核酸内切酶多数从细菌中发现,通用的命名原则是:限制性核酸内切酶的第一个字母(大写,斜体)为宿主菌的属名,第二、第三个字母(小写、斜体)代表宿主菌的种名缩写,第四个字母(正体)是株或型,最后的罗马数字表示同株内发现和分离的先后顺序(图 9-1)。比如限制性核酸内切酶 *Hind*Ⅲ 是来自流感嗜血杆菌(*Haemophilus influenzae*)的 d 血清型菌株。

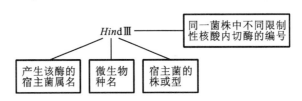

图 9-1 限制性核酸内切酶命名图示

限制性核酸内切酶主要有三类。Ⅰ型限制性核酸内切酶为多亚基双功能酶,对 DNA 甲基化和切割由同一种酶完成。当Ⅰ型限制性核酸内切酶特异结合在识别位点上时,由于两条链识别位点特定碱基甲基化的不同而发生不同反应。如果两条链均已甲基化则不会发生反应。对半甲基化 DNA,即一条链甲基化,另一条链未甲基化,可使未甲基化的链甲基化。在识别位点上两条链均未甲基化,则 DNA 被酶切割,该过程需要由 ATP 提供能量。由于切割是随机的,这类酶在基因操作中没有实际用途。Ⅲ型限制性核酸内切酶为两个亚基双功能酶,M 亚基负责识别与修饰,R 亚基负责切割。修饰与切割过程均需 ATP 提供能量,切割位点在识别位点下游 24～26 bp 处。Ⅰ型和Ⅲ型限制性核酸内切酶兼有修饰作用并依赖 ATP 的活性,但不能在识别序列上直接裂解 DNA,故用途较少。Ⅱ型限制性核酸内切酶具有高度特异的 DNA 裂解点,是分子克隆和基因工程中重要的工具酶。

2. Ⅱ型限制性核酸内切酶的作用 Ⅱ型限制性核酸内切酶的修饰和限制活性由分开的两个酶来完成,其中限制性核酸内切酶由两条相同的多肽链组成;甲基化酶由一条多肽链组成,能使半甲基化 DNA 识别位点上特定碱基甲基化,如果 DNA 双链都已甲基化,Ⅱ型限制性核酸内切酶无任何切割作用;如果两条链都未甲基化则被限制性核酸内切酶降解。Ⅱ型限制性核酸内切酶的作用位点位于识别位点内或者靠近识别位点,其识别序列通常是 4~8 bp 的回文结构(palindrome structure),其中以 6 个核苷酸序列最为常见。

知识链接

回 文 结 构

回文结构(palindrome structure),即同一条单链以中心轴对折可形成互补的双链。常见的切割 4~8 个碱基的有代表性的序列,箭头所指为切割位点。

4 个碱基识别位点:*Sau*3A Ⅰ　　N↓GATC(N 为任一碱基)

5 个碱基识别位点:*Eco*R Ⅱ　　↓CCWGG(W 为 A 或 T)

6 个碱基识别位点:*Eco*R Ⅰ　　G↓AATTC

7 个碱基识别位点:*Bbv*C Ⅰ　　CC↓TCAGC

8 个碱基识别位点:*Not* Ⅰ　　GC↓GGCCGC

Ⅱ型限制性核酸内切酶切割 DNA 可以将两条链对应的酯键切开,形成平末端;也可将两条链交错切开,形成单链突出的末端,切开的两末端单链彼此互补,可以配对,称为黏性末端。

由不同微生物分离得到的限制性核酸内切酶,如果识别位点和切割位点完全一样,称为同裂酶或同工异源酶(isoschizomer)。如 *Bam*H Ⅰ 和 *Bst* Ⅰ 识别相同的序列并切割同一位点:G↓GATCC。如果仅仅是黏性末端突出的单链相同,称为同尾酶(isocaudamer)。由同尾酶切割的限制片段彼此相连,如 *Bam*H Ⅰ(G↓GATCC)和 *Sau*3A Ⅰ(N↓GATC),由此产生的 DNA 片段可借黏性末端相互连接,在分子克隆过程中具有更大的灵活性。在非标准反应条件下限制性核酸内切酶的识别特异性及切割能力均会下降,因此会导致内切酶能切割一些与其特异性识别顺序相类似的序列,这种现象称为星号活力,一般在限制性核酸内切酶的右上角加一个"＊"表示。如 *Eco*R Ⅰ 在正常条件下识别并切割 5′GAATTC3′序列,但在甘油浓度超过 5%时,也可切割 5′PuPuATPyPy3′或者 5′AATT3′。

(二)DNA 连接酶

DNA 连接酶是一种封闭 DNA 链上缺口的酶,最初是在大肠杆菌细胞中被发现的。DNA 连接酶的主要功能是借助 ATP 或 NAD 水解提供的能量催化 DNA 链的 5′磷酸端与另一 DNA 链的 3′-OH 生成磷酸二酯键。但这两条链必须是与同一条互补链配对结合的(T4 DNA 连接酶除外),而且必须是两条紧邻 DNA 链才能被 DNA 连接酶催化生成磷酸二酯键。其催化黏性末端连接的效率要比平末端高得多。

DNA 连接酶主要有两种:大肠杆菌的 DNA 连接酶和噬菌体 T4 DNA 连接酶。大肠杆菌的 DNA 连接酶是一条分子质量为 75 kD 的多肽链。该酶可被胰蛋白酶水解,水解后形成的小片段可催化酶与 NAD 反应形成酶-AMP 中间物,但不能继续将 AMP 转移到

DNA 上促进磷酸二酯键的形成。噬菌体 T4 DNA 连接酶分子也是一条多肽链,分子质量为 60 kD,此酶的催化过程需要 ATP 辅助,其活性很容易被 0.2 mol/L 的 KCl 和精胺所抑制。T4 DNA 连接酶可连接 DNA-DNA、DNA-RNA、RNA-RNA 和双链 DNA 黏性末端或平头末端。另外,无论是 T4 DNA 连接酶,还是大肠杆菌 DNA 连接酶都不能催化两条游离的 DNA 链相连。

值得注意的是,DNA 分子磷酸二酯键的断裂称为切口(nick),可以用 T4 DNA 连接酶来修复;如 DNA 分子中核苷酸缺失,称为缺口(gap),不能单独用连接酶来修复。

（三）碱性磷酸酶

目前在实验室常用的碱性磷酸酶(alkaline phosphatase)主要有由大肠杆菌分离出来的细菌碱性磷酸酶(bacterial alkaline phosphatase,BAP)和由牛肠道分离出来的小牛碱性磷酸酶(calf alkaline phosphatase,CIP),催化去除 DNA、RNA 或 dNTP 上的 $5'$磷酸基团。其主要用途包括:①除去 DNA 片段上的 $5'$端磷酸,以防自身连接;②在使用 T4 多核苷酸激酶和^{32}P 同位素标记前,除去 RNA 或 DNA 上 $5'$端磷酸,以便进一步用^{32}P 标记的 γ-磷酸重新磷酸化,使 $5'$端被^{32}P 标记。

（四）DNA 聚合酶

DNA 聚合酶(DNA polymerase)是一种在 DNA 复制过程中起重要作用的酶。DNA 聚合酶以 DNA 为模板,将 DNA 由 $5'$端开始复制到 $3'$端。DNA 聚合酶的主要活性是催化 DNA 的合成(在具备模板、引物、dNTP 等的情况下)。

此酶最早在大肠杆菌中被发现,以后陆续在其他原核生物及微生物中找到。这类酶的共同性质是:①以脱氧核苷酸三磷酸(dNTP)为前体催化合成 DNA;②需要模板和引物的存在;③不能起始合成新的 DNA 链;④催化 dNTP 加到生长中的 DNA 链的 $3'$-OH 末端;⑤催化 DNA 合成的方向是 $5'\rightarrow3'$。

1. 大肠杆菌 DNA 聚合酶Ⅰ(DNA polymeraseⅠ,DNA polⅠ)　DNA polⅠ又称 Kornber 酶,是由大肠杆菌 pol A 基因编码的一种单链多肽。该酶具有三种活性,即 $5'\rightarrow3'$聚合酶活性、$5'\rightarrow3'$外切酶活性和 $3'\rightarrow5'$外切酶活性,它在分子克隆中主要用于制备供核酸分子杂交用的放射性同位素标记的 DNA 探针和 DNA 序列分析。

2. T4 DNA 聚合酶(T4 DNA pol)　T4 DNA 聚合酶是一条与大肠杆菌 DNA 聚合酶Ⅰ分子质量相近的多肽链,但氨基酸组成不同。与大肠杆菌 DNA 聚合酶Ⅰ生物活性的不同点主要表现在:①无 $5'\rightarrow3'$外切酶活性且需要一条有引物的单链 DNA 作为模板;②在以有缺口的双链 DNA 作为模板时,需要有基因 32 蛋白的辅助。此外,T4 DNA 聚合酶可利用单链 DNA 作为模板,同时将该单链 DNA 作为引物,即此单链 DNA 的 $3'$端能环绕其本身的某一顺序形成氢键配对,而 $3'$端的未杂交部分即被 T4 DNA 聚合酶的 $3'\rightarrow5'$外切酶活性切去,然后在其作用下从 $3'$-OH 端开始聚合,合成该模板 DNA 的互补链,再以互补链为模板合成原来的单链 DNA。

3. 热稳定 DNA 聚合酶　*Taq* DNA 聚合酶是第一个被发现的热稳定 DNA 聚合酶,具有 $5'\rightarrow3'$外切酶活性,但不具有 $3'\rightarrow5'$外切酶活性,是所有耐热 DNA 聚合酶中活性最高的一种。该酶具有非模板依赖性,可将 PCR 双链产物的每一条链 $3'$末端加入 A 单核苷酸尾,故可使 PCR 产物具有 $3'$ 突出的 A 单核苷酸尾；另一方面，在仅有 dTTP 存在时，它可将平端质粒的 $3'$ 端加入 T 单核苷酸尾，产生 $3'$ 端突出的 T 单核苷酸尾。应用这一特性，可实现 PCR 产物的 T-A 克隆法。

（五）逆转录酶

逆转录酶（reverse transcriptase）是依赖 RNA 的 DNA 聚合酶，它以 RNA 为模板、4 种 dNTP 为底物，催化合成 DNA，此过程称为逆转录作用。

逆转录酶是多功能酶，其功能主要如下。①逆转录作用：以单链 RNA 为模板，需引物 tRNA 提供 $3'$—OH 末端，沿 $5' \rightarrow 3'$ 方向合成 DNA，催化合成 RNA:DNA（cDNA）杂交链。②核酸酶 H 的水解作用：沿 $3' \rightarrow 5'$ 方向，特异地水解 RNA:DNA 杂交链中的 RNA 链。③依赖 DNA 的 DNA 聚合酶作用：以杂交链中的单链 cDNA 为模板，催化合成 cDNA 的互补链。

（六）T4 多核苷酸激酶

T4 多核苷酸激酶的作用是将 ATP 上的 γ 位磷酸转移到 DNA 的 $5'$ 末端上，包括前向反应（forward reaction）和交换反应（exchange reaction）两种。在前向反应中，将 ATP 上的 γ 位磷酸转移到 DNA 的 $5'$ 末端上；在交换反应中，过量的 ADP 可促使酶将 DNA $5'$ 末端磷酸转移到 ADP 分子生成 ATP，然后将 $[\gamma^{-32}P]$dATP 中同位素标记的 γ 位磷酸转移到 DNA 的 $5'$ 末端，使之重新磷酸化。此过程需要二硫苏糖醇（DTT）和 Mg^{2+} 参与。

（七）末端脱氧核苷酸转移酶

末端脱氧核苷酸转移酶（terminal deoxynucleotidyl transferase，TdT，简称末端转移酶），在二价阳离子存在下，催化脱氧核糖核苷酸转移到单链或双链 DNA 分子的 $3'$ 末端—OH 上。底物是单链 DNA 或有 $3'$ 突出末端的双链 DNA，需要 Mg^{2+} 参与；底物是平端或 $3'$ 凹端的双链 DNA，需要 Co^{2+}。

末端转移酶的功能主要有：①在载体或目的基因 $3'$ 末端加上互补的同质多聚尾，形成人工黏性末端，便于 DNA 重组连接；②用于 DNA $3'$ 末端的同位素探针标记。

三、载体

借助限制性核酸内切酶可以切出含有目的基因序列的 DNA 片段。将外源 DNA 片段带入宿主细胞进行扩增或表达的运载工具称为载体（vector），本质为 DNA。三种最常用的载体是细菌质粒、噬菌体和动植物病毒。质粒是细菌染色体以外的遗传物质，是一种相对分子质量较小、独立于染色体 DNA 之外的环状 DNA（一般有 $1 \sim 200$ kb），有的一个细菌中有一个，有的一个细菌中有多个。质粒能通过细菌间的接合由一个细菌向另一个细菌转移，可以独立复制，也可整合到细菌染色体 DNA 中，随着染色体 DNA 的复制而复制。在基因操作过程中使用载体有两个目的：一是用它作为运载工具，将目的基因转移到宿主细胞中去；二是利用它在宿主细胞内对目的基因进行大量的复制（称为克隆）。

载体应具备以下条件。①在宿主细胞中能保存下来并能大量复制，且对受体细胞无害，不影响受体细胞正常的生命活动。②有多个限制性核酸内切酶切点，而且每种酶的切点最好只有一个，如大肠杆菌 pBR322 就有多种限制性核酸内切酶的单一识别位点，可适于多种限制性核酸内切酶切割的 DNA 插入。③含有复制起始位点，能够独立复制；通过复制进行基因扩增,否则可能会使重组 DNA 丢失。④有一定的标记基因,便于进行筛选。如大肠杆菌的 pBR322 质粒携带氨苄青霉素抗性基因和四环素抗性基因,就可以作为筛选的标记基因。一般来说,天然载体往往不能满足上述要求,因此需要根据不同的目的和需要,对载体进行人工改建。现在所使用的质粒载体几乎都是经过改造的。⑤载体 DNA 分子大小应合适,以便操作。

根据载体的用途不同将载体分为克隆载体和表达载体两种。

（一）克隆载体

能将目的基因在受体细胞中复制扩增并产生大量目的基因的载体称为克隆载体（cloning vector）。通常采用从病毒、质粒或高等生物细胞中获取的 DNA 作为克隆载体,在载体上插入合适大小的外源 DNA 片段,并注意不能破坏载体的自我复制。将重组后的载体引入到宿主细胞中,并在宿主细胞中大量繁殖。常见的载体有质粒、噬菌体、酵母人工染色体等。

1. 质粒载体　质粒（plasmid）是指细菌染色体以外的小分子双链环状 DNA,具有自我复制能力并能表达其所携带的遗传信息。质粒的分子质量一般为 $10^6\sim10^8$ kD,长 $1.5\sim15$ kb。目前常用的克隆载体大多都是天然质粒经人工改造后构建而成。

质粒 DNA 根据复制是否受宿主细胞蛋白质合成控制分为严紧型质粒（stringent plasmid）和松弛型质粒（relaxed plasmid）。严紧型质粒的复制与细菌的复制密切相关,需要蛋白质合成酶和 DNA 聚合酶Ⅲ的存在。每个细胞只有 $1\sim5$ 个质粒。松弛型质粒（relaxed plasmid）可在没有蛋白质合成的情况下继续复制,松弛型质粒作为质粒载体是目前使用最广泛的重组 DNA 载体。作为克隆载体的质粒应具备以下特点。①具有松弛型复制子（如 ColEⅠ）,复制子是质粒自我增殖所必不可少的基本条件,并可协助维持使每个细胞含有一定数量的质粒拷贝;②在复制子外存在几个单一的酶切位点（或多克隆位点）,以便目的 DNA 片段插入;③具有插入失活的筛选标记,理想的质粒载体应具有两种抗生素抗性标记,以便从平板中直接筛选阳性重组子;④具有分子质量相对较小和较高的拷贝数。然而,质粒的缺点是容量较小,一般只能接受小于 15 kb 的外来 DNA,插入片段过大会导致重组子扩增速度减慢,甚至使插入片段失活。质粒克隆载体的用途主要有:①用于保存和扩增小于 2 kb 的目的 DNA;②构建 cDNA 文库;③目的 DNA 的测序;④作为核酸杂交时的探针来源。

目前常用的质粒载体有 pBR322、pUC 系列以及由后者衍生而来的 pSP 和 pGEM 系列等。

（1）pBR322 质粒载体　pBR322 是最早被广泛应用于分子克隆的载体之一（图 9-2）。是由一系列大肠杆菌质粒 DNA 通过 DNA 重组技术构建而成的双链克隆载体,长为 4.36 kb。pBR322 由三个不同来源的部分组成:①来源于 ColEⅠ的派生质粒 pMBⅠ的复制起始位点（ori）;②来源于 pSF2124 质粒易位子 Tn3 的氨苄青霉素抗性（Amp^r）;③来源于 pSC101 质粒的四环素抗性（Tet^r）。

pBR322 质粒载体具有下述特点。①带有一个复制起始位点,该特点保证该质粒能在大肠杆菌中复制。②具有两个抗生素抗性基因作筛选标记和数个单一的限制性酶切位点。其中三个单一的酶切位点 *Bam*HⅠ、*Hind*Ⅲ和 *Sal*Ⅰ均在 Tet^r 基因内,*Pst*Ⅰ识别位点在 Amp^r 基因内。当外源基因插入这些抗性位点时,就分别称为 Amp 敏感（Amp^s）或 Tet 敏

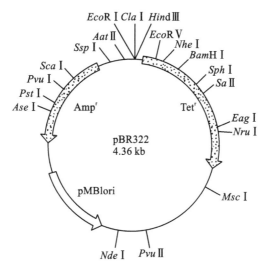

图 9-2 pBR322 质粒图谱

感(Tet^s),即插入失活。③具有较小的分子质量:pBR322 质粒载体的这种小分子质量特征,不仅易于自身 DNA 的纯化,而且能有效地克隆 6 kb 大小的外源 DNA 片段。④具有较高的拷贝数:经扩增后,每个细胞可累积 1000～3000 个拷贝,这为重组 DNA 的制备提供了极大的方便。

(2) pUC18、pUC19 质粒载体 pUC 系列载体是由 pBR322 质粒和 M13 噬菌体重组构建而成的双链 DNA 质粒载体(图 9-3、图 9-4)。pUC 系列的质粒载体包含 4 个组成部分:①来自 pBR322 质粒的复制起始位点(ori);②Amp^{r}基因,但其 DNA 序列已不再含有原来的核酸内切酶单一识别位点;③大肠杆菌 β-半乳糖苷酶基因(*lacZ*)的启动子及其编码 α-肽链的 DNA 序列,此结构称为 *lacZ'* 基因;④位于 *lacZ'* 基因中靠近 5′ 端的一段多克隆位点区段,但并未破坏该基因的功能。pUC 系列大多数是成对的,如 pUC8/pUC9、pUC18/pUC19,即每对间内含有大致相同的多克隆位点(个别切口又可不同),但整个多克隆位点反向倒装(故称其为一对)。不同对的 pUC 系列质粒载体的多克隆位点的数目和种类不同。

与 pBR322 质粒载体相比,pUC 系列具有许多方面的优越性。①具有更小的分子质量和更高的拷贝数,在构建 pUC 系列时仅保留了 pBR322 的复制子和 Amp^r,可供菌落筛选。②适应于组织化学筛选重组体,pUC 质粒结构中具有来自大肠杆菌 *lacZ* 操纵子的 *lacZ'* 基因,其编码的 α-肽链可参与 α-互补作用。目的基因插入后,破坏 *lacZ* 基因的完整性。在重组实验中,可用异丙基-β-D-硫代半乳糖(IPTG)诱导 *lacZ* 基因表达 β-半乳糖苷酶(β-galactosidase),该酶能消化 5-溴-4-氯-3-吲哚-β-D-硫代半乳糖苷(X-gal)产生蓝色产物。若 *lacZ* 基因插入失活,则缺乏 β-半乳糖苷酶表达,也就不能消化 X-gal,菌落为白色即阳性重组体克隆,此称为蓝白斑实验。③pUC 系列的多克隆酶切位点与 M13 mp 系列相对应,因此克隆的外源 DNA 片段就可以在两类载体系列之间来回"穿梭",这使克隆序列的测序极为方便。

2. 噬菌体质粒 噬菌体(bacteriophage, phage)是指感染细菌的病毒。按其生活周期分为溶菌性噬菌体和溶源性噬菌体两种类型:前者是指噬菌体感染细胞后,连续增殖,直到

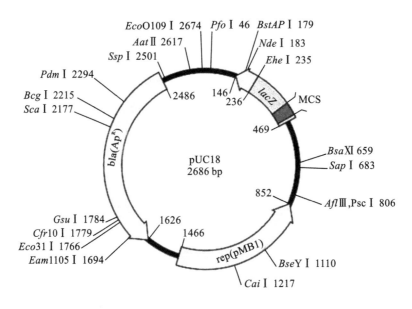

图 9-3　pUC18 质粒图谱

细菌裂解,释放的噬菌体又可感染其他细菌;后者是指噬菌体感染细胞后,可将自身的 DNA 整合到细菌的染色体中和细菌染色体一起复制。构建的噬菌体载体,以 λ 噬菌体、M13 噬菌体和黏粒最为常用。

1)λ 噬菌体载体　野生型的 λ 噬菌体是一种基因组为 4.8 kb 的线性双链 DNA,全长约 48.5 kb,其中 60%(约 30 kb)的基因为噬菌体生长所必需,称为必需基因;中间约 40% 为非必需基因区域,可被外源 DNA 片段代替而不影响 λ 噬菌体的生存。λ 噬菌体 5′端含 12 个核苷酸的互补单链,是天然的黏性末端,称为 cos 位点,λ 噬菌体感染宿主菌后,其 cos 位点通过碱基配对而结合,形成环状 DNA 分子。重组噬菌体的分子质量必须为野生型噬菌体分子质量的 75%～105%,否则不能包装成有活性的噬菌体颗粒。

λ 噬菌体的用途主要有:①用作一般的克隆载体;②用于构建一般的基因组或 cDNA 文库(小于 22 kb);③用于抗体库或随机肽库的构建;④用于核酸的序列分析。

λ 噬菌体载体包含插入型和置换型两类。

(1)插入型载体　外源 DNA 直接插入噬菌体的单一酶切位点,而此位点所在的基因不是噬菌体存活所必需。由于噬菌体包装时对 DNA 分子质量大小有一定的限制,因此只容许几个 kb 的外源 DNA 插入。外源 DNA 的插入位点为 EcoR I,正好插在 lacZ 基因编码区内,因此可通过蓝白斑实验筛选。如常用的 λgt 噬菌体 10 和 λgt 噬菌体 11 载体是这类载体的代表。

(2)置换型载体　λ 噬菌体基因组中央部分约 14 kb 非其生长所必需,在此载体的中

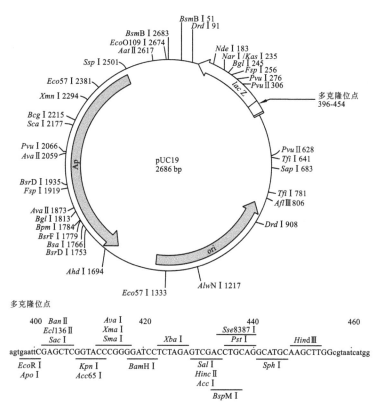

图 9-4　pUC19 质粒图谱

央、两端都有 *Eco*R I（E）、*Bam*H I（B）和 *Sal* I（S）三个限制性核酸内切酶位点，用这三种内切酶将中央部分切下可由外源 DNA 所代替，从而丧失某些生物学功能，造成重组体与空载体形成噬菌斑形态（清晰和混浊）或颜色（蓝白斑实验）差别，这种差别即可作为筛选标记。EMBL4 是这类载体的代表。

2）M13 噬菌体载体　M13 噬菌体是一类雄性特异的大肠杆菌噬菌体，其基因组都是一个长度为 6.4 kb 且彼此同源性很高的单链闭环 DNA 分子。M13 噬菌体在细菌内呈溶源状态生长，在适当条件下可生成过渡形式的双链环状复制型 DNA，成熟的噬菌体以单链（正链）形式释放到培养液。作为克隆载体的 M13 噬菌体以双链环状 DNA 复制形式克隆外源 DNA，重组体导入宿主细胞后，又重新进入复制周期，最后成熟的子代噬菌体中只有一条含外源 DNA 的链（负链）。通过对 M13 噬菌体进行改造，已成功地发展出了 M13 mp 噬菌体载体系列，例如 M13 mp8、M13 mp9 和 M13 mp10、M13 mp11 等。改造过的 M13 噬菌体引入了带有大肠杆菌 *lacZ* 的调控序列和 N 端前 146 个氨基酸的编码信息以及多克隆酶切位点，因此也可用 IPTG-X-gal 蓝白斑筛选重组体。M13 mp 系列大多是成对的，且有 pUC 质粒系列的多克隆位点与之对应。主要用于目的 DNA 的测序和单链放射性探针的制备，克隆的外源 DNA 一般小于 1 kb。

3. 黏粒载体　黏粒（cosmid）又称柯斯质粒，"cosmid" 一词是 "cos site-carrying plasmid" 的缩写，其原意是指带有黏性末端位点（cos）的质粒。黏粒载体由质粒和 λ 噬菌体的 cos 位点构建而成。它含有质粒复制的起始点（ori）、一个或多个酶切位点和抗生素抗药性基因（Amp^{r}和（或）Tet^r）、用于插入目的基因的单一酶切位点以及 λ 噬菌体的 cos 位点。黏粒载体主要用于克隆大片段 DNA 和构建基因组文库。

黏粒载体有以下作用特点。①黏粒载体大小为 4～6 kb，而插入外源基因长达 40～50 kb，可用于克隆大片段真核 DNA。②加入 λ 噬菌体头部和尾部蛋白，可将黏粒包装成类似于 λ 噬菌体的具感染能力的颗粒，容易进入大肠杆菌。③黏粒进入细菌后则完全失去噬菌体的功能，表现出质粒的特性。

4. 酵母细胞中克隆基因常用的载体　由于许多基因过于庞大而不能作为单一片段克隆于这些载体之中，以及建立真核生物染色体物理图谱及克隆其大片段的需要，20 世纪 80 年代提出了建立人工染色体（artificial chromosome）的概念和方法。在 1983 年成功构建了第一条酵母人工染色体（yeast artificial chromosome，YAC）。酵母是研究真核生物 DNA 复制、重组、基因表达和调控过程等的理想材料，酵母人工染色体是利用酵母染色体 DNA 和大肠杆菌 pBR322 质粒改造而成，主要由着丝粒、端粒（telomere）、复制子和外源 DNA 构成的线状 DNA 分子，具有天然酵母染色体的许多特征和生物性状。YAC 主要包括以下调控元件：①着丝粒，以保证染色体在细胞分裂过程中正确地分配到子代细胞；②端粒，作为染色体复制所必需的元件，具有防止染色体被核酸外切酶降解的功能；③复制起始点和限制性酶切位点；④筛选标记，YAC 载体的两臂均带有选择标记，在酵母中选择标记一般为色氨酸、亮氨酸、组氨酸或尿嘧啶的合成基因产物插入失活而进行筛选；⑤原核序列及调控元件，包括大肠杆菌复制起始点、Amp^{r}基因等，以便于在大肠杆菌中操作。

根据其复制方式不同分为三型：整合型（YIP）、复制型（YRP）和附加体型（YEP）载体。三类载体的共同特点如下：①能在大肠杆菌中复制，并具有较高的拷贝数；②含有在酵母细胞中便于选择的遗传标记；③含有合适的限制性酶切位点，以便插入外源基因。

YIP 和 YRP 载体能稳定遗传但都是单拷贝、转化率低，多用于遗传分析；YRP 和 YEP 载体对酵母具有很高的转化活性、拷贝数较高但稳定性差，后者较前者稳定，是基因克隆中常用的载体。

5. 动物病毒克隆的载体　已构建并经常使用的动物病毒克隆载体有：猿猴空泡病毒40（simian vacuolating virus40，SV40）载体、腺病毒（adenovirus）载体和逆转录病毒（retrovirus）载体等，它们都有各自的特点和应用范围。

以 SV40 为例，SV40 是共价闭合环状双链 DNA 病毒，能感染猿猴等哺乳类动物。分子质量小，长度约 5.2 kb，人工改造的 SV40 载体只含 SV40 的复制起始区、早期区域启动子等调节基因，不含病毒基因组的编码序列，改造过的 SV40 克隆载体主要有两种类型：取代型的重组病毒载体和重组的病毒-质粒载体。前者的特点是将外源 DNA 直接插入缺陷型的病毒基因组中，且插入的片段与被取代的病毒基因组大小等同，有利于包装成病毒颗粒。后者的特点是只取病毒基因组中与维持哺乳动物复制有关的序列，使它与细菌质粒融合，这样的重组体类似于质粒的 DNA 分子载体，不能被包装成病毒颗粒，不会引起细胞裂解感染。

（二）表达载体

表达载体（expressing vector）是指用来在受体细胞中表达（转录和翻译）外源基因的载体。这类载体除具有克隆载体所具备的性质以外，还带有转录和翻译所必需的 DNA 序列。根据受体细胞不同，表达载体多种多样，如大肠杆菌、分枝杆菌、放线菌、酵母、哺乳动物细胞等,各有相应的表达载体。在这里,通过大肠杆菌表达载体和哺乳动物细胞表达载体介绍表达载体的一般特性。

1. 原核表达载体 原核表达载体适合于在原核生物细胞中表达外源基因。大肠杆菌表达载体中含有复制起始位点、抗性基因、克隆位点,可以导入大肠杆菌,这些特点与其他克隆载体一样。此外,表达载体中还含有启动子、核糖体结合位点、克隆位点和转录终止序列等表达元件。

1)启动子 启动子是启动外源基因表达的必需成分,大肠杆菌表达载体中常用的启动子(promoter)有 trp-lac 启动子、λ 噬菌体 P_L 启动子和 T7 噬菌体启动子。

(1) trp-lac 启动子 亦称 tac 启动子,它是一个双启动子,又称杂合启动子。由 trp 启动子加上 lac 操纵子中的操纵元件、SD 序列融合而成。整个 tac 启动子受 lac 阻抑物调控,在 lac 阻抑物高水平表达的 $lacI^q$ 大肠杆菌菌株中,其转录可被抑制,加入 IPTG 诱导其表达。常用的受体菌株有 RB791、XL-1-blue. SB221、JM109 等。

(2) λ 噬菌体 P_L 启动子 该启动子受控于温度敏感的阻抑物(cIts857)。cIts857 在低温下可以阻抑 P_L 启动子的转录,但在高温下则失去阻抑作用,P_L 启动子开始转录。因此 P_L 是一种温度诱导的启动子。大肠杆菌 M5219 株含有 λ 噬菌体的缺陷型原噬菌体,可以编码 cIts857。含 P_L 启动子的表达载体需转化到 M5219 菌株中才能调控表达。

(3) T7 噬菌体启动子 其是个表达效率很高的启动子,但需要特殊的受体菌,如 JM109 等,JM109 是溶原菌,带有 lacUV5 启动子控制下的 T7 噬菌体 RNA 聚合酶基因,可用 IPTG 诱导。

2)核糖体结合位点 核糖体结合位点是外源基因在原核细胞中翻译的必需成分,mRNA 在细菌中的翻译严格依赖于是否有核糖体结合位点(ribosome-binding site,RBS)的存在,它是大肠杆菌表达载体中必不可少的元件。核糖体结合位点位于 AUG 上游 8~13 个核苷酸处,为一个富含嘌呤的短片段,又称为 SD 序列(Shine-Dalgarno sequence)。这段序列正好与 30 S 小亚基中的 16S rRNA3′端一部分序列互补,因此 SD 序列也称为核糖体结合序列。

3)转录终止序列 转录终止序列可保证外源基因的高效表达,如果载体中没有转录终止序列,也可以表达某些外源蛋白质,但并非所有的外源蛋白质的表达都可获得较满意的效果。所以多数表达载体中都带有转录终止序列,常用的转录终止序列短的有几十 bp,长的可达 700~800 bp。

2. 真核表达载体 原核细胞缺乏真核细胞的转录后加工系统,不能切除 mRNA 中的内含子形成成熟的 mRNA,并缺乏真核细胞的翻译后加工系统,因此采用真核表达系统自然应比原核系统优越。

真核表达载体主要有酵母、昆虫、动物和哺乳类细胞等表达系统,也是在克隆载体基础上发展的。真核表达载体至少要含有两类序列:①原核质粒的序列,包括复制起始序列、抗药性基因标志等;②在真核宿主细胞中表达重组基因所需要的元件,包括启动子、增强子、转录终止和加 polyA 信号序列,以及供外源基因插入的单一限制性核酸内切酶识别位点等。

(1)原核 DNA 序列 包括能在大肠杆菌中自身复制的复制子,便于抗药性基因的筛选标记,以及便于目的基因插入的限制性核酸内切酶位点。

（2）启动子（promoter）　转录起始位点上游 25～30 bp 有富含 AT 的 TATA 框及其上游 100～200 bp 处的上游启动子元件。

（3）增强子（enhancer）　是一类显著提高基因转录效率的顺式作用元件，目前常用的有 SV40 的早期基因增强子、Rous 肉瘤病毒（RSV）基因组的长末端重复序列和人类巨细胞病毒（CMV）等。

（4）终止子（terminator）和加 polyA 信号　真核基因表达的过程中 RNA 聚合酶Ⅱ通常跨过结构基因的末端继续进行转录，因此，成熟的 mRNA3′端是经过位点特异性的转录后切割并加上 polyA 而形成的。准确而有效地加上 polyA，有赖于 mRNA 中的特异序列，即 3′末端的 AAUAA 和其下游的 GU 富集区或 U 富集区。真核表达载体必须带有 polyA 加尾信号以保证新转录的 mRNA 能够有效地加上 polyA。尽管全长 cDNA 克隆可能已带有 AATAAA 序列和一段 polyA，但这些内源性序列本身并不足以保证 polyA 的形成。因此，载体中务必包含切割和加 polyA 尾所必需的下游 GU 富集区。最为常用的加 polyA 信号来自 SV40，是一段 237 bp 的 *Bam*HⅠ-*Bcl*Ⅰ 限制性核酸内切酶片段，其中同时含有早期和晚期转录单位的切割与加 polyA 信号。两套信号作用的方向相反，并分别位于不同的 DNA 链上，对 mRNA 的加工均很有效。

为了将含目的基因的载体导入哺乳动物细胞，还必须加入遗传选择标记。常用的标记基因有胸腺激酶（tk）基因、二氢叶酸还原酶（dhfr）基因、新霉素（neo）抗性基因、氯霉素乙酰基转移酶（cat）基因等。

第二节　重组基因的导入策略

分子克隆主要分为以下几个步骤：①制备目的基因和相关载体；②将目的基因和相关载体进行连接；③将重组的 DNA 导入受体细胞；④DNA 重组体的筛选和鉴定；⑤DNA 重组体的扩增、表达和其他研究。

将重组 DNA 或其他外源 DNA 导入宿主细胞，常用的方法主要有以下几种。

一、原核细胞的导入策略

转化是直接将 DNA 导入细菌的方法。转化（transformation）是指将质粒或其他外源 DNA 导入处于感受态的宿主菌，并使其获得新的表型的过程。转化常用的宿主菌是大肠杆菌。大肠杆菌悬浮在 CaCl$_2$ 溶液中，并置于低温（0～5 ℃）环境下一段时间，钙离子使细胞膜的结构发生变化，通透性增加，从而具有摄取外源 DNA 的能力，这种细胞称为感受态细胞（competent cell）。在感受态细胞中，加入质粒 DNA（重组的或非重组的），使其进入细胞内。

在合适条件下，细菌大约每 20 min 分裂一次，一般只需 10 多个小时，琼脂平板上便出现肉眼可见的菌落。每个细菌菌落都是单一细菌的后代。因此，在一个菌落中，所有细菌都具有相同的遗传组成，称为细菌的克隆（clone）。在一个克隆中，所有细菌含有相同的外源 DNA 插入片段，如将这样的一个菌落从琼脂平板上挑出来，转移至另一琼脂平板上培养，以后生长出的所有菌落均含有相同的外源 DNA 序列，这一过程便是克隆化（cloning）。

应用这一方法,可使某一特殊的重组 DNA 片段得到扩增。

由于黏粒带有一个复制起始点和一个药物抗性标志,黏粒也能由标准的转化方法导入大肠杆菌,并像质粒一样扩增。

在实验室常用的转化方法如下。

（一）CaCl$_2$ 处理法

当细菌处于 0 ℃、二价阳离子（如 Ca^{2+}、Mg^{2+} 等）低渗溶液中时,细菌细胞膨胀成球形,处于感受态;此时转化混合物中的 DNA 形成抗 DNA 酶的羟基—钙磷酸复合物黏附于细胞表面,重组 DNA 在 42 ℃短时间受热冲击后吸附在细胞表面,在丰富的培养基中生长数小时后,球状细胞恢复原状并繁殖,该方法的转化效率为每微克 DNA 可获得 10^5～10^6 转化子。

（二）电击法

利用高压脉冲,在细菌细胞表面形成暂时性的微孔,重组 DNA 从微孔中进入,脉冲过后,微孔复原,在丰富的培养基中生长数小时后,细胞增殖,重组 DNA 得到大量复制。

二、真核细胞的导入策略

转染是将外源 DNA 导入真核细胞的方法,转染（transfection）是由转化和感染两个词构成的新词,指真核细胞主动摄取或被动导入外源 DNA 片段而获得新的表型的过程。进入细胞的 DNA 可以被整合至宿主细胞的基因组中,也可以在染色体外存在和表达。用这些方法,可以将外源 DNA 导入受体细胞,观察外源基因的表达状态;或者从基因组中筛选出具有某种功能的基因。例如将癌细胞 DNA 转染 NIH/3T3 细胞,得到转化灶,再从中克隆有关癌基因。从转化的 NIH/3T3 细胞基因组中已经鉴定出一系列与恶性转化有关的基因。除了上述与原核细胞导入方法相同的 CaCl$_2$ 处理法及电击法之外,其他常用的方法如下。

（一）聚乙二醇介导的转染法

此法一般用于转染酵母细胞以及其他真菌细胞。细胞用消化细胞壁的酶处理以后变成球形体,在适当浓度的聚乙二醇 6000 的介导下,将外源 DNA 导入受体细胞。

（二）磷酸钙-DNA 共沉淀法

将外源基因导入哺乳细胞中进行瞬时表达的常规方法。将被转染的 DNA 和正在溶液中形成的磷酸钙微粒共沉淀后,磷酸钙和外源性 DNA 形成沉淀颗粒附着在细胞表面,通过细胞收缩时裂开的空隙进入或在钙、磷的诱导下被细胞摄取,通过内吞作用进入受体细胞,从而使外源 DNA 整合到受体细胞的基因组中得以表达。

（三）二乙氨基乙基-葡聚糖介导的转染

二乙氨基乙基（diethyl aminoethyl, DEAE)-葡聚糖介导的作用机制依然不甚清楚,可能是 DEAE-葡聚糖与 DNA 结合后抑制核酸酶的作用或与细胞结合后促进细胞对 DNA 的内吞作用。此方法比磷酸钙-DNA 共沉淀法重复性好,但只适合瞬时转染实验。

（四）原生质体融合

外源性 DNA 片段与噬菌体 DNA 载体连接后成为重组噬菌体 DNA,经噬菌体外壳蛋白包装完毕以后,成为有感染能力的噬菌体颗粒。将这些有感染能力的重组噬菌体颗粒和宿主真核细胞按一定比例混合,在培养过程中利用噬菌体的主动感染能力,将重组噬菌体DNA 导入真核细胞宿主中,在宿主真核细胞中大量复制。

（五）脂质体法

脂质体(liposomes)是一种人造膜泡,可作为体内、体外物质的转运载体。脂质体与DNA 或 RNA 上带负电荷的磷酸基团结合,形成由阴离子脂质包裹 DNA 的颗粒,通过脂质体上剩余正电荷与细胞膜上唾液酸残基负电荷的融合将外源基因导入细胞。

（六）细胞核的显微注射法

将外源基因的重组体通过显微注射装置直接注入细胞核中并进行表达。外源基因导入原核细胞和真核细胞方法很多,可根据具体情况进行选择。

第三节 重组子的鉴定

将外源基因导入宿主细胞后,首要任务是筛选含有目的基因的阳性克隆并加以扩增。主要包含三个步骤:首先是筛选出带有载体的克隆,然后是筛选出带有重组体的克隆,最后筛选出带有特异DNA 序列的克隆。所用的方法主要有遗传学方法、免疫学方法、核酸杂交法、PCR 等。

一、遗传标记物的鉴定

（一）利用抗性标记进行筛选

遗传学选择是从一个数目庞大的细胞群体中筛选特定细胞的最为有效的方法,所有的克隆载体均带有可供选择的遗传学标志或特征,为遗传学选择带来了方便。质粒都含有针对某种抗生素的抗性基因,转化后,将细菌放在含有这种抗生素的培养基中培养,未被转化的细菌即被杀死,生长的细菌就是已转化的细菌。

（二）利用其他标记进行筛选

带有重组 DNA 的克隆可利用载体的不同特性进行筛选。

1. 插入灭活法 这种方法利用特定抗性基因的失活进行筛选,常被用于鉴别质粒重组体和非重组体,适用于具有两个或两个以上抗生素抗性标记的质粒。例如 pBR322 中有氨苄青霉素抗性基因(Amp^r)和四环素抗性基因(Tet^r),在 Amp^r 上有一个 Pst I 位点,在 Tet^r 上有一个 BamH I 位点,如将外源 DNA 通过 BamH I 位点插入到 Tet^r 中,使 Tet^r 基因灭活,再用这个重组体转化 Amp 和 Tet 均敏感的大肠杆菌,将细菌放在含有氨苄青霉素的培养基上培养,在生长出的菌落中,有的菌落含携带有外源 DNA 片段的质粒,也有自身环化而无外源 DNA 插入的质粒。区别这两种菌落的方法是把菌落分别接种到含氨苄青霉素和四环素的培养基平板上,每个菌落接种到两块平板的位置必需对应,如果菌落在氨苄青霉素和四环素平板上均生长、说明它携带的质粒中并没有外源 DNA 片段插入。只有那些在氨苄青霉素平板上生长而在四环素平板上不生长的菌落,其携带的质粒中才可能插入了外源 DNA 片段。

2. α-互补筛选 α-互补筛选利用的是功能互补的基因片段。为了便于克隆外源 DNA 片段,在野生型 M13 噬菌体 DNA 的 Ⅳ 基因和 Ⅱ 基因之间,插入了 *lac* 操纵子的调控序列以及 β-半乳糖苷酶前 145 个氨基酸的编码序列,该序列不能产生有活性的 β-半乳糖苷酶。M13 宿主菌(JM 系列)F 游离体上的 β-半乳糖苷酶基因中,失去了编码 11~14 个氨基酸序列的核苷酸序列,未受感染的宿主菌不能产生有活性的 β-半乳糖苷酶(*lac⁻*)。当 M13 的宿主菌受到 M13 的感染后,M13 上编码的 β-半乳糖苷酶的氨基端部分与宿主菌中有缺陷的 β-半乳糖苷酶互补,才能产生有活性的 β-半乳糖苷酶,这种作用称为 α-互补作用。当有 *lac* 启动子的诱导剂 IPTG(isopropyl-β-D-thiogalactoside,异丙基-β-D-硫代半乳糖苷)和该酶的人工底物 X-gal(5-bromo-4-chloro-3-indolyl-β-D-galactopyranoside,5-溴-4-氯-3-吲哚-β-D-半乳糖苷)存在时,产生蓝色噬菌斑。如果在 M13 载体上插入外源 DNA 片段,破坏了 M13 载体上 *lac* 基因的结构,不能与宿主菌中的 β-半乳糖苷酶互补,在 IPTG 及 X-gal 存在时,则产生白色菌斑。

某些质粒载体(如 pUC 系列载体)也带有大肠杆菌的 β-半乳糖苷酶基因(*lacZ*)前一部分片段,在 *lacZ* 基因区又另外引入了一段含多克隆位点的 DNA 序列。这些位点上如果没有克隆外源性 DNA 片段,在质粒被导入携带 *lacZ* 基因 C 端编码区的大肠杆菌后,质粒携带的 *lacZ* 基因片段将正常表达,与大肠杆菌的 *lacZ* 基因产物 C 段部分互补,产生有活性的 β-半乳糖苷酶,加入人工底物 X-gal 和诱导剂 IPTG 后,使 X-gal 转化成蓝色的代谢产物,出现蓝色的菌落。如果在多克隆位点上插入外源 DNA 片段,将使 *lacZ* 基因灭活,不能生成有活性的 β-半乳糖苷酶,结果菌落呈现白色。由于这种颜色标志,重组克隆和非重组克隆的区分一目了然,这种筛选方法也称为蓝-白斑筛选。

λgt11 也引入了大肠杆菌 *lacZ* 基因,同理,非重组体将在含 X-gal 和 IPTG 的培养基上产生蓝色噬菌斑,而重组体则将产生白色噬菌斑。

二、PCR 鉴定

根据已知插入的外源性 DNA 片段的序列,设计出相应的引物,也可根据一些载体克隆位点两翼存在的恒定的序列,通过通用引物对,直接采用 PCR 技术,以小量抽提得到的重组 DNA 为模板,进行扩增,通过 PCR 产物的电泳分析可以确定是否有目的 DNA 的插入。利用 PCR 的方法除了快速扩增特异的外源性 DNA 片段,还可以利用其产物进行 DNA 序列的直接测序。该方法目前已得到广泛的应用。

三、酶切鉴定

当初步确定是带有外源性 DNA 片段的重组体菌落时,则挑少量菌落进行小量培养,然后进行快速抽提得到重组 DNA,用限制性核酸内切酶进行酶切,凝胶电泳分析是否有外源 DNA 的插入。电泳后只出现一条区带的是原载体本身,而重组载体还多一条外源 DNA 片段的区带,可根据 DNA Marker 来分析插入 DNA 片段的分子质量。

四、测序鉴定

DNA 序列分析是最后确定分离的 DNA 是否是特异的外源性插入 DNA 的唯一方法,也是最确定的方法。现在 DNA 序列分析已实现自动化,是一个快速、简便和实用的方法。

上述是几种基因重组筛选及克隆基因序列鉴定的方法,在应用时要根据具体情况选择适当的方法,本着先粗后精的原则,对重组体进行逐步分析。

小 结

分子克隆指在体外对DNA分子按照既定的目的和方案进行剪切和重新连接,或将DNA分子中某个(些)位点进行人工替换或删除,改造基因结构,然后利用转化、转染、感染等方法将重组DNA导入宿主细胞,使DNA片段得到扩增。DNA的体外剪切和重新连接是在限制性核酸内切酶、连接酶以及其他修饰酶的参与下进行的。不同目的的基因克隆需要使用不同的载体,常用的载体有质粒、噬菌体和黏粒等。载体可与外源DNA片段在体外连接,构成重组DNA分子,导入相应的宿主细胞自行复制和表达。

思 考 题

1.DNA分子克隆包括哪些步骤?有何应用价值?

2.克隆载体的必要条件有哪些?

3.将重组DNA导入细胞内有哪些方法?它们的原理是什么?

(王秀青)

第十章 感染性疾病的临床分子诊断

学习目标

掌握：乙型肝炎病毒、结核分枝杆菌、人乳头瘤病毒分型的分子诊断方法。

熟悉：乙型肝炎病毒、结核分枝杆菌的耐药检测；丙型肝炎病毒、衣原体的分子诊断方法。

了解：乙型肝炎病毒、丙型肝炎病毒、结核分枝杆菌、衣原体、人乳头瘤病毒的基因组结构特征。

▌案例分析▐

杨某，男，48岁，因发现 HBsAg 阳性伴肝功能反复异常 8 年，于 2004 年 11 月 26 日入院。患者 9 个月前曾因干扰素治疗无应答换用拉米夫定（lamivudine，LAM）0.1 g，每日 1 次治疗。用药 2 个月后患者 ALT 由 63 U/L 降为 38 U/L，HBV DNA 由 2.42×10^7 copies/mL 下降为 9.1×10^3 copies/mL。入院前 1 个月，患者自感乏力、纳差、尿黄，门诊检查 ALT 186 U/L，TBIL 24.7 μmol/L，HBsAg、HBcAg 均为阳性，HBV DNA 2.5×10^5 copies/mL，HBV 出现酪氨酸（Y）—甲硫氨酸（M）—天冬氨酸（D）—天冬氨酸（D）基序（YMDD）变异。诊断为 HBeAg 阴性慢性乙型病毒性肝炎，住院治疗，共住院 19 天。

患者入院后即换用阿德福韦酯片（adefovir dipivoxil Tablets，ADV）10 mg，每日 1 次治疗（与 LAM 重叠 1 月）。治疗后患者 ALT 为 57～109 U/L，HBV DNA 为 1.18×10^4～3.11×10^6 copies/mL，共治疗 9 个月，此过程中复查 1 次 HBV YMDD，结果为阴性。之后，开始以恩替卡韦（entecavir，ETV）1.0 mg，每日 1 次治疗，经治疗后患者 ALT 为 37.2～179 U/L，HBV DNA 为 1.18×10^4～3.68×10^5 copies/mL。停用后继续加用阿德福韦酯片 10 mg，每日 1 次，患者肝功能逐渐恢复正常，HBV DNA 为 5.0×10^2～1.18×10^3 copies/mL。

目前上市的核苷（酸）类似物抗 HBV 机制均为选择性抑制 HBV 聚合酶，从而终止 HBV DNA 链形成，迅速使 HBV DNA 水平下降而达到治疗目的。HBV 前基因组 RNA 逆转录为 DNA 缺乏校正功能，故核苷（酸）类似物长期应用后均有可能发生耐药变异。不同种类药物的耐药特点是不同的。本病例在干扰素治疗无效后即换用 LAM 抗 HBV 治疗，9 个月疗程后，HBV DNA 即由 10^3 回升到 10^6 copies/mL，检测发现为 YMDD 变异。之后换用 ADV 共治疗 8 个月,患者 HBV DNA 一直在 $10^4 \sim 10^6$ copies/mL 波动。患者换用 ETV 1 mg/d 治疗后,HBV DNA 仍在 $10^4 \sim 10^5$ copies/mL 波动,ADV 与 ETV 联用 2 个月后即出现疗效,HBV DNA 由 10^5 copies/mL 降为 $<10^2$ copies/mL,且已稳定维持 13 个月。ADV 与 ETV 单用均无效的 HBV 活跃复制的慢性乙型肝炎病例的治疗过程中,尝试 ADV 与 ETV 联合用药取得了明显疗效。这为临床工作者面对复杂耐药的 HBV 感染治疗选择提供了一个新思路。

以上介绍了一个慢性乙型肝炎患者"临床分子诊断"的典型病例。HBV DNA 检测是能够判断 HBV 复制水平和传染性强弱的直接标志,拷贝数越高,病毒复制越活跃,传染性越强。另外,HBV DNA 检测还可用于临床疗效的监测,如果 HBV DNA 含量持续下降,并能维持在低水平或低于最低检测限,说明治疗有效;否则,应及时调整治疗方案。

第一节 病毒性疾病的临床分子诊断

病毒学、免疫学、分子生物学等基础学科的发展,为病毒性疾病的诊断和防治提供了有利的条件。分子诊断技术具有快速、准确、特异度高、灵敏度强等特点,已被大量应用于病原体的快速检测,为感染性疾病的早期诊断、及时处理,以及控制疾病流行、减少发病率和病死率提供了可能。此外,分子诊断技术还可对病毒进行定量分析,如乙型肝炎和丙型肝炎病毒定量测定能反映患者体内病毒的复制情况,尤其是实时荧光定量 PCR 技术能动态检测患者体内病毒载量,了解病情进展,更好地指导临床治疗方案的制订,弥补了免疫学方法的不足。

一、乙型肝炎病毒

乙型肝炎是由乙型肝炎病毒(hepatitis B virus,HBV)引起的,以肝脏炎性病变为主并可引起多器官损害的一种传染病,主要侵犯儿童及青壮年。HBV 慢性感染已成为严重危害人类健康的重大公共卫生问题之一。据世界卫生组织报道,全球约有 20 亿人曾感染过 HBV,其中 3.5 亿为慢性 HBV 感染者,每年约有 100 万人死于 HBV 感染所致的肝衰竭、肝硬化和原发性肝细胞癌。我国属 HBV 高流行区,由于乙肝疫苗纳入新生儿计划免疫,一般人群的乙肝表面抗原(hepatitis B surface antigen,HBsAg)携带率已明显下降,但 HBsAg 携带者仍高达 9300 万人,乙肝患者约 3000 万。每年我国死于肝硬化和肝癌的人数高达 100 多万。乙型肝炎病毒主要通过母婴、血液和性接触等途径传播。

(一)乙型肝炎病毒的基因组结构特征

乙型肝炎病毒属于嗜肝 DNA 病毒科,基因组长 3.2 kb,为部分双链环状 DNA 结构。HBV DNA 负链能编码全部已知的 HBV 蛋白质,而其正链开放读码区,不能编码病毒蛋白。HBV DNA 负链有 4 个开放区,分别称为 S、C、P 及 X,能编码全部已知的 HBV 蛋白质。S 区可分为两部分,S 基因和前 S 基因,S 基因能编码主要表面蛋白,S 基因之前是一个能编码 163 个氨基酸的前 S 基因,编码 Pre S1 和 Pre S2 蛋白。C 区基因包括前 C 基因和 C 基因,分别编码 HBeAg 和 HBcAg。P 区最长,占基因组 75% 以上,编码病毒体 DNA 多聚酶。X 区可能编码有 154 个氨基酸的碱性多肽。

（二）乙型肝炎病毒的基因分型

在 HBV 复制过程中，由于 HBV DNA 聚合酶缺乏校正功能，容易导致 HBV 发生变异。根据 HBV 核苷酸全序列差异≥8％或 S 区基因序列核苷酸差异度≥4％，可将 HBV 划分为 A～H 8 个基因型。我国主要存在 A、B、C、D 四个基因型。北方城市以基因 C 型流行为主，由北方至南方，基因 B 型感染率逐渐增高，少数民族地区基因 A、D 型有较高的感染率，西藏则以 D 型为主。

研究发现，HBV 不同基因分型对疾病的流行特征、HBV 标志物的表达、临床表现、抗病毒药物治疗的疗效和转归等均具有一定的影响。①A 型与性接触传播有关，主要引起慢性活动性肝炎；②C 型与疾病的严重程度有关；③D 型与血液传播有关，在急性肝炎中最常见；④A 型较 C 型有较低的最高 ALT 水平；⑤B 型比 C 型较少发生进展性肝病，D 型比 A 型预后差；⑥F 型引起的肝病的死亡率要比 A 型或 D 型高。

基因分型在临床诊断、治疗及疾病预后判断方面也有非常重要的意义。常用基因分型方法有随机扩增多态性分析、限制性片段长度多态性分析、脉冲场电泳分型、质粒图谱分析、基因指纹图谱分析、核糖体分型及基因序列分析等。

（三）乙型肝炎病毒的核酸检测

乙肝病毒感染的实验室诊断主要依赖于血清特异性抗原抗体和 HBV DNA 的检测。ELISA 方法一直是临床诊断 HBV 感染的传统手段，反映机体 HBV 感染的免疫状态。聚合酶链式反应（polymerase chain reaction，PCR）是诊断 HBV 感染最敏感的方法，与免疫学检测法相比，PCR 法能更早地反映 HBV 的感染情况，缩短 HBV 感染后的窗口期，而且对一些血清学指标阴性的突变株来说，DNA 测定是监测 HBV 感染唯一可靠的指标。有研究者采用信号扩增技术、半巢式 PCR 及竞争 PCR 法对 HBV DNA 进行定量，但这些方法都有一个共同的缺点：PCR 产物必须经电泳或杂交（Southern 印迹杂交、ELISA）检测，容易交叉感染产生假阳性，而且产物量易受到反应体系中其他成分浓度的影响，定量不准确，重复性较差。

荧光定量 PCR（fluorescent quantitative PCR，FQ-PCR）采用全封闭管和实时荧光检测技术，由计算机自动分析定量，可以克服常规 PCR 的两大弊端。根据 TaqMan 技术的基本原理，结合 PCR 高灵敏的优点，在 HBV S 基因区设计了特异性的引物和探针，建立了实时定量检测 HBV-DNA 含量的方法（real-time fluorescent quantitative PCR，RFQ-PCR）。在常规 PCR 反应体系中，另引入一条能与 PCR 产物杂交的荧光双标记探针。该探针的 5′端标记一个荧光报告基团，3′端标记一个荧光淬灭基团，5′端荧光报告基团吸收能量后将能量转移给 3′端荧光淬灭基团，发生荧光共振能量传递。探针无特异性 PCR 扩增发生时，检测不出 5′端荧光报告基团发出的荧光；有特异性 PCR 扩增发生时，在 PCR 过程中，Taq 酶 5′→3′外切酶将探针 5′端连接的荧光基团从探针上切割下来，游离于反应体系中，从而脱离 3′端荧光淬灭基团的屏蔽，接受光刺激发出荧光，荧光信号与 PCR 产物的数量成正比。同时在 PCR 扩增过程中，引入一系列已知起始浓度的标准品与未知样品同时进行扩增，利用该系列模板 PCR 扩增信号进入相对稳定对数增长的最下限的循环数与已知浓度对数做直线回归得到标准曲线，由软件计算出未知样品的起始模板浓度。

RFQ-PCR 将 PCR 的敏感性与探针杂交的特异性相结合，在很大程度上改变了传统

PCR 的缺陷,降低了反应时间,简化了样品处理,使整个过程包括血清 HBV DNA 提取在内不超过 2 h;采用闭管检测不需 PCR 后处理,避免了由于样品间的交叉污染引起的假阳性和环境污染;采用的实时检测技术可连续不断地检测 PCR 过程中荧光信号的变化,避免了传统 PCR 的"平台期效应",准确性和灵敏度均有提高。

病毒载量(viral load)简单地说就是通过测量显示每毫升血液里病毒的数量。病毒载量测定是通过 PCR 技术测定血液中 HBV DNA 的含量。病毒载量以拷贝数(copies)为单位,计算每毫升血液有多少病毒量,如 copies/mL。HBV DNA 阳性,提示 HBV 复制和有传染性,HBV DNA 越高表示病毒复制量越大,传染性强;HBV DNA 低于检测水平通常提示抗病毒药物治疗有效,不一定反映机体对 HBV 免疫的恢复情况,更多的可能是病毒被暂时抑制。乙肝病毒的持续复制是乙肝致病的根本原因,乙肝的治疗主要是进行抗病毒治疗,根本目的是抑制病毒复制,促使乙肝病毒 DNA 的转阴。HBV DNA 是反映 HBV 复制状态及传染性的最直接和可靠的标志。因此,实现对 HBV DNA 的定量检测,对于了解乙肝患者的传染性强弱、正确判断抗病毒治疗的疗效及预后意义重大。

（四）乙型肝炎病毒的耐药突变检测

随着抗病毒治疗药物的广泛应用,乙肝病毒耐药变异成为困扰临床医生的重大难题。统计数据显示,我国目前有超过 10 万乙肝患者发生耐药,93.7% 的肝病患者长期不能得到有效治疗。中国工程院院士庄辉教授认为,乙肝病毒耐药已成为当今乙肝治疗领域最大的挑战。在乙肝治疗中,耐药情况一旦发生,原本有效的抗病毒药物的抑制病毒复制能力就会大大降低。同时,耐药会导致病情反复、疾病进展等不良后果,而药物之间的交叉耐药也会给后续治疗的选择带来极大的困难。

1. 乙型肝炎病毒耐药突变的分子机制 核苷（酸）类似物是临床最常用的抗 HBV 药物,通过直接靶向抑制 HBV 多聚酶/逆转录酶的活性发挥抗病毒作用,但因其对肝细胞中 HBV 复制的原始模板共价闭合环状双链 DNA(cccDNA)没有直接抑制作用,需长期用药。HBV 在复制过程中,由于其高复制率及校对功能的缺乏,因而具有高变异特性,在长期应用核苷（酸）类药物的情况下,对药物压力适应性强的变异病毒可获得选择性扩增,从而产生耐药性,导致治疗失败,这已成为临床面临的棘手问题之一。

HBV 的耐药类型按发生顺序依次为:①基因型耐药(genotypic resistance),指 HBV 基因组出现某种特定的突变,这些突变已通过体内外实验证实与耐药密切相关;②病毒学突破(virologica breakthrough),指在基因型耐药基础上 HBV DNA 反跳大于 1 个 lg10;③临床突破(clinical breakthrough),指在前两种耐药的基础上,出现了 ALT 升高或肝脏组织学损伤加重。随着核苷（酸）类抗 HBV 药物应用人群的增多及使用时间的延长,耐药相关病毒变异的形式也将增加。通常依据以下几个特征鉴定耐药相关病毒变异:①变异的产生与正在使用的治疗药物相关;②临床上出现病毒反弹和（或）病情反复;③表型耐药分析能证明变异病毒对治疗药物的敏感性降低;④可能出现在多个病例;⑤停药后病毒有可能恢复为野生型。

目前临床上最常用的核苷（酸）类似物以拉米夫定为代表。但是乙肝病毒变异很快,拉米夫定面临着耐药发生率高的问题。拉米夫定服用的第一年,耐药发生率就已经达到24%,到第五年则高达 70%。不仅是拉米夫定,现在临床上广泛使用的阿德福韦酯、恩替卡韦、替比夫定等多种主流乙肝治疗药物都存在不同程度的耐药性问题(表 10-1)。可以看出,这几种药物的耐药发生率都很可观。虽然恩替卡韦的耐药发生率比较低,但是价格也相对昂贵。如果 HBV 出现耐药,病毒载量将急剧上升,不仅浪费金钱,更严重的是会错过最佳的治疗时机,很有可能会导致肝炎突发,进而转化成肝硬化和肝癌。

表 10-1 常用乙肝抗病毒药物的耐药发生率

药物	1 年	2 年	3 年	4 年	5 年
拉米夫定	24%	38%	49%	67%	70%
阿德福韦酯	0%	3%	11%	18%	29%
恩替卡韦	0.2%	0.5%	1.2%	1.2%	1.2%
替比夫定	4%	22%	—	—	—

注:"—"表示暂无数据支持。

有专家推测,耐药会产生严重的公共卫生危害,如耐药病毒株的传播,免疫逃逸,多药耐药性等,但需要进一步的研究结果加以证实。因此,在慢性乙型肝炎的抗病毒治疗过程中,对于 HBV DNA 水平的监测十分重要。如果出现 HBV DNA 的突破(breakthrough),即在抗病毒治疗中,HBV DNA 水平比最低水平上升 1 个 lg10,在排除导致 HBV DNA 突破的其他原因之后,要考虑到出现耐药的可能性。此时对于耐药基因的检测,具有十分重要的意义。一方面对于耐药的原因和性质进行确定,同时,可以根据耐药基因检测的结果,选择后续合适的治疗药物和治疗方案,避免交叉耐药,最大限度地避免药物选择和方案制订的盲目性。

2. 乙型肝炎病毒耐药突变检测方法 目前 DNA 测序技术是临床上 HBV 耐药基因检测的"金标准"。HBV 耐药基因及分型检测技术,能同时做多种核苷(酸)类药物的耐药分析,灵敏度高,成本低廉,准确度高,还能发现新的耐药位点。HBV 病毒载量在 10^3 U/mL 以上,突变株占野生株 10% 以上即可检测,在病毒刚出现突变时就能检测出来。该技术可用于大批量检测,既可用于临床检测,又可用于科学研究。

基因变异检测及表型耐药分析是发现和鉴定 HBV 耐药的基本方法,前者主要是应用基因测序或线性反向探针杂交等方法,检出已知的病毒耐药相关的基因突变,后者则是在体外细胞水平确定携带有变异基因的 HBV 毒株对病毒复制力及核苷(酸)类药物敏感性的影响,是鉴定复杂与特殊 HBV 耐药变异的基本手段。在发现及鉴定 HBV 耐药的基础上,可以提出对 HBV 耐药合理治疗的建议。

(1)HBV 基因型耐药检测 HBV 基因型耐药分析是通过分析药物作用靶位——HBV RT 基因序列的改变,推导相应氨基酸的改变,以确定病毒是否产生了基因型耐药,其前提是所检测的突变已被证实可引发耐药。HBV 基因型耐药分析至少需要包括 rt180、rt181、rt184、rt202、rt204、rt236 和 rt250 7 个位点,每个位点还可能有 2 种或多种耐药相关突变形式。目前常用的方法为 PCR 产物直接测序法和反向线性杂交法,这两种方法也是目前公认的可用于临床的检测方法。前者的优点是提供的信息量丰富,可以检测所有已知和未知的突变,缺点是检测灵敏度较低,往往需要血清病毒载量 $>10^4$ U/mL,病毒突变株比例达到 20%~25%;后者的优点是检测灵敏度较高,可检测到不低于 5% 的突变株,但只能检测已知的突变,且使用成本较高。其他检测多位点突变的方法还有 DNA 芯片法、限制性片段长度多态性分析法、克隆测序法、超深焦磷酸测序法、基质辅助激光解吸电离-飞行时间质谱测定法等,这些方法各有优、缺点,且目前尚未在临床广泛应用。

(2) HBV 表型耐药分析　　HBV 表型耐药分析是确定某种基因变异是否与耐药相关的重要手段,基本方法是将变异株与野生株的病毒基因组分别转染肝癌细胞系(如 Huh7、HepG2),再加入不同浓度的药物,进行病毒复制力检测,比较两者的半数有效剂量(IC_{50}),计算变异病毒株相对于野生病毒株对药物敏感性变化的倍数。目前用于表型耐药分析的系统主要有 HBV 瞬时转染系统和 HBV 稳定复制细胞系。HBV 瞬时转染系统是将构建的 1.05 倍至 1.30 倍体 HBV 基因组与载体重组,在载体强启动子的作用下,产生复制力较高的病毒,是目前最常用的系统,但重组构建过程较为烦琐。用 RT 基因在同基因型病毒中进行重组载体置换,代替完全构建各种 RT 突变株载体可以简化操作。瞬时转染系统的共同缺点是容易产生批间结果差异。构建变异病毒株的稳定复制细胞系可以克服这一缺点,已有少数实验室利用这一系统对多种变异病毒株的耐药特性进行了分析,但细胞建系用时较长,技术难度较高。评价病毒复制力的主要指标是定量检测 HBV 核心颗粒中提取的复制中间体,常规检测方法为 Southern 印迹杂交,但检测灵敏度较低。

利用 HBV 耐药基因检测的结果,医生可以及时了解患者 HBV 病毒的基因型以及体内 HBV 的突变情况,随时调整治疗方案,为患者选择更合适的药物,提高临床治疗效果;患者可以真正享受到个体化的用药,降低药物治疗失败的风险。这不仅为患者节约大量的治疗费,更重要的是,为患者降低转为肝硬化和肝癌的风险,最大程度保护患者生命和提高生活质量。但目前耐药基因的检测仅限于抗病毒治疗后应答不完全的患者。其实,对于未经治疗的患者也应该进行常规的耐药基因的检测,从而避免交叉耐药的药物选择,最大程度地区别抑制病毒的治疗效果。

二、丙型肝炎病毒

丙型肝炎是由丙型肝炎病毒(hepatitis C virus,HCV)感染,主要经血或血制品传播的非甲非乙型肝炎。目前全世界约有 1.7 亿 HCV 感染者,我国预计受感染者不低于 3000 万人,约 60% 的急性丙型肝炎患者转化为慢性,而慢性患者中分别有 8%～46% 和 11%～19% 发展成肝硬化和肝细胞癌。目前仍无有效的预防和治疗方法,也没有可用的疫苗防止进一步传播,危害极大。因此,早期诊断仍是防止传播的有效手段。

(一)丙型肝炎病毒的基因组结构特征

1989 年 Choo 利用分子克隆技术发现了 HCV,1991 年国际病毒命名委员会将其归为黄病毒科丙型肝炎病毒属。HCV 病毒体呈球形,为单股正链 RNA 病毒,基因组长度约 9.6 kb,含有单个开放阅读框架(ORF),编码一条由 3010～3033 个氨基酸组成的聚蛋白前体,HCV 基因组编码 3 个结构蛋白和 7 个非结构蛋白,结构蛋白包括核心蛋白(core)和包膜糖蛋白(E1 和 E2),非结构蛋白分别为 P7、NS2、NS3、NS4a、NS4b、NS5a 和 NS5b,膜蛋白分布于病毒表面,NS3 蛋白具有蛋白酶的功能,NS5 蛋白为一依赖于 RNA 的 RNA 多聚酶。

(二)丙型肝炎病毒的核酸检测

丙型肝炎的实验室检测技术主要有抗-HCV 检测、HCV RNA 核酸扩增检测、HCV 核心抗原检测三种类型。但抗-HCV 检测存在"窗口期"(平均为 70 天)漏检的问题,而 HCV

RNA 在感染 1～2 周内即可在血清中检测到,HCV 核心抗原的检测对处于 HCV 感染"窗口期"的患者有很大价值。因此,丙型肝炎病毒抗原、抗体和 RNA 的联合检测已成为目前 HCV 感染诊断的主要指标。

HCV RNA 检测分为定性和定量检测,其基本原理就是逆转录聚合酶链式反应(RT-PCR):首先经逆转录酶作用,在特异性引物存在下,将 HCV RNA 逆转录为单链的 cDNA,再通过 PCR 将 cDNA 扩增。定性检测是为了确定血清中是否存在 HCV RNA,包括 RT-PCR 和转录介导的扩增(transcription mediated amplification,TMA)两种方法。定量检测是通过目标放大技术(如竞争性 PCR、实时 PCR)或信号放大技术,将待测样品和已知拷贝数的对照品一起扩增,通过比较分析检测信号,确定待测样品中 HCV 的病毒载量。现在应用最广泛的是实时荧光定量 PCR,检测的灵敏度和特异性最高,且实现了全自动定量检测,有 TaqMan 技术、Amplisensor 技术、复合探针法、SYBR 荧光染料法。HCV RNA 阳性是病毒感染和复制的直接标志。HCV RNA 的病毒载量对 HCV 感染的抗病毒治疗及预后评估有着重要的意义。

在 HCV RNA 检测中,由于 5′非编码区(5′NCR)被认为是在 HCV 基因组中最保守的区段,常被用作检测靶序列,但该区域存在的二级结构会干扰引物或探针的结合,降低检测灵敏度。因此,目前 HCV RNA 检测中,又选择另一个高度保守序列 3X tail 作为检测靶序列,提高了检测灵敏度及对病毒载量检测的精确性。

尽管 RT-PCR 检测 HCV RNA 具有早期、敏感和特异等特点,但该方法在技术和设备上要求较高,且费时,检出率较低,主要原因是:①HCV 在血液和肝组织中的感染滴度很低,且有一定波动;②HCV RNA 易被血细胞中的 RNA 酶降解,因此如果被检标本保存不当(例如反复冻融)将影响检测结果;③HCV RNA 还受进食的影响,易与血中脂质及脂蛋白结合,降低检出率;④RT-PCR 的多步骤实验中任何步骤的问题均易影响其检出;⑤容易因污染而出现假阳性。因此 RT-PCR 方法难以在常规工作中或基层实验室推广,限制了普遍应用。为了使 HCV RNA 的检测规范化,应采取以下相应措施:对患者在空腹条件下抽血,及早分离血清和进行检测,避免对标本反复冻融,PCR 的整个过程应避免 RNA 酶及 DNA 酶对标本的降解和对模板的污染。环介导等温扩增(loop-mediated isothermal amplification,LAMP)技术操作简单,无需特殊仪器,可以通过肉眼可视的方法迅速观察试验结果,具有广阔的应用前景。

（三）丙型肝炎病毒的基因分型

1. HCV 基因型种类 HCV 基因组序列具有高度变异性。根据不同区域的基因序列变异情况,HCV 分为 6 个基因型,80 多种基因亚型。欧美国家多数为 HCV-Ⅰ型感染,亚洲国家以Ⅱ型为主,Ⅲ型次之。我国丙型肝炎感染以Ⅰ型为主,也存在Ⅱ和Ⅲ型以及混合型。

2. HCV 基因型的检测 HCV 基因分型在 HCV 流行病学和抗病毒治疗等方面具有重要意义。HCV 基因分型方法以 PCR 技术为基础,主要包括以下几种。

（1）测序法:直接对 HCV 的核酸序列进行测序,是 HCV 基因分型的"金标准"。

（2）型特异性引物扩增法:根据不同 HCV 基因型在某一区段序列的差异,设计一系列型特异性引物,针对不同 HCV 基因型可扩增出长度大小不同的片段,以此进行分型。

（3）基因芯片和型特异性探针杂交法:HCV 基因分型芯片法是将型特异性的寡核苷

酸探针固定在经处理的玻片上,荧光标记的 PCR 产物与之特异结合,杂交后,经过扫描,在相应的型特异性探针位置上出现荧光点,根据点位置确定 HCV 的基因型和基因亚型。

(4)限制性片段长度多态性分析:根据 HCV 不同基因型某一区段个别碱基的变异直接导致了某些酶切位点的改变而进行基因分型。

(5)遗传发育关系进化树分析:是在测序法的基础上建立的方法。

(6)异源分子迁移率法。

无论哪种方法,一般都是围绕 5′UTR、C-E1 和 NS5b 这三个区来进行的。单独扩增这三个区域中的任何一个区的基因序列,对 HCV 进行基因分型都存在着一些漏诊或误诊的可能性。因此,应根据实验室现有条件以及分型的主要目的,选择合适的方法来检测 HCV 的基因型别。

(四)丙型肝炎病毒对直接作用抗病毒药物治疗的耐药性

HCV 对直接作用抗病毒药物治疗的耐药性是在治疗过程中产生的变异,这种变异是由于外周血中存在的大量病毒及半衰期短导致 HCV RNA 依赖性 RNA 聚合酶(RDRP)错配,导致氨基酸替换使得药物靶点发生改变,从而使药物的抑制活性减弱。预先存在的这种耐药变异在治疗前应用目前的检测手段是难以检测出的,因为在没有药物干预的情况下,氨基酸的替换会降低病毒复制的能力,因此变异病毒的比例相当小。由于化学特征、治疗靶点、作用机制、药理学特性不同以及 HCV 变异对不同特性的药物选择性不同,不同类药物的耐药性不同,同一类不同种药物的耐药性也有差别。

1. NS3/4A 蛋白酶抑制剂 蛋白酶抑制剂 NS3/4A 分为可以与酶的活性位点紧密结合、竞争性抑制天然底物与酶的结合、抑制蛋白切割、抑制病毒蛋白成熟等几种类型。目前没有任何一种第一代蛋白酶抑制剂对 Ⅲ 型蛋白酶活性具有抑制作用。第二代蛋白酶抑制剂 MK-5172 具有全基因型活性,在体外能有效抑制大部分对第一代蛋白酶抑制剂耐药的病毒突变株,但有 156 位点替代的除外。NS3/4A 蛋白酶抑制剂不容易在基因水平产生耐药性,可以选择性地拮抗 HCV 在体外细胞培养时位于 NS3 蛋白酶催化位点附近的变异,这些位点的改变可以使药物与催化位点的结合力发生改变,从而削弱对酶活性的抑制作用。

2. 核苷/核苷酸类似物 HCV RNA 依赖性 RNA 聚合酶(RNA dependent RNA polymerase, RDRP)核苷/核苷酸类似物抑制剂靶向作用于酶的催化部位,阻断新的三磷酸核苷酸合成 RNA。它们通常具有全基因型的活性,因为 RDRP 在 HCV 不同基因型和基因亚型的催化部位很保守。

3. 非核苷类 RDRP 抑制剂 非核苷类 RDRP 抑制剂家族靶向作用于 RDRP 表面的 4 个变构位点,诱导 RDRP 构象的改变,降低其催化能力,减少新的病毒基因组的合成。这些分子在体外能选择出多种耐药变异株,这取决于药物的种类、作用位点和作用机制。三维模型表明,这些氨基酸替代突变通常紧邻药物结合的变构位点,降低药物与靶点结合的亲和力。交叉耐药在不同作用靶点之间出现,相应的氨基酸替代可能导致构象改变从而影响其他药物结合的亲和力。

4. NS5 抑制剂 NS5 抑制剂选择性抑制 HCV 在 NS5 蛋白上的氨基酸突变。BMS-790052 可以特异性地结合 NS5 的第一个结构域,从而抑制 HCV 复制。BMS-790052 可以选择性地使病毒在 M28、Q30、M21 及 Y93 位点发生单个氨基酸突变,这些突变可以分别使 1 和 1 b 型病毒发生高水平或低水平耐药。

5. 亲环蛋白抑制剂 亲环蛋白抑制剂是环孢霉素类似物,但缺乏环孢霉素的免疫调节功能。它可以特异性地与亲环蛋白结合,从而抑制肽键中脯氨酰异构酶的活性。HCV复制过程中,亲环蛋白与 NS5 和 RDRP 结合,在复制复合体水平发挥重要作用。因此,亲环蛋白抑制剂也有可能抑制 HCV 复制。

第二节 细菌性疾病的临床分子诊断

细菌引发的感染已成为感染性疾病的主要原因之一。细菌感染是致病菌或条件致病菌自伤口或体内感染病灶侵入血液,并在血液循环中生长繁殖,产生毒素和其他代谢产物所引起的急性全身性感染,临床上以寒战、高热、皮疹、关节痛及肝脾肿大为特征,部分可有感染性休克和迁徙性病灶。临床上部分患者还可出现烦躁、四肢厥冷及发绀、脉搏细速、呼吸增快、血压下降等,尤其是老人、儿童、有慢性病或免疫功能低下者、治疗不及时伴有并发症者,可发展为败血症或者脓毒血症。

细菌感染诊断方法较多,优点各异,实际应用中应根据具体情况及技术条件加以选择。其中,细菌培养是最传统、最基础的方法,分子生物学技术是发展最快、最具潜力的方法。细菌感染诊断方法的研究依赖于微生物学与相关学科的结合,如生物化学、免疫学、分子生物学等,系统掌握相应的基础知识和技术手段是发展快速诊断细菌感染的基础。随着对细菌基因组的研究,人们从全基因组水平还将会发现一些新的细菌基因,认识某些细菌新的特征和致病基因片段,使细菌性感染的诊断得到进一步发展。

本节以结核分枝杆菌为例,介绍细菌性疾病的分子诊断学。

一、结核分枝杆菌概述

结核分枝杆菌(*M. tuberculosis*)简称结核杆菌(*tubercle bacilli*,TB)。早在 1882 年,德国微生物学家罗伯特·科赫(Robert Koch)就已证明它是结核病的病原体,并因此获得1905 年诺贝尔生理学或医学奖。结核分枝杆菌可侵犯全身各器官,但以肺部感染最多见。20 世纪中叶以来,各种抗结核药物相继问世,加之人们生活水平的提高和卫生设施的改善,特别是开展了群防群治,儿童普遍接种卡介苗之后,结核的发病率和死亡率曾一度大幅下降。20 世纪 80 年代后,由于艾滋病和结核分枝杆菌耐药菌株的出现、免疫抑制剂的应用、吸毒、贫困及人口流动等因素,结核病在沉寂了一段时间后又"死灰复燃",全球范围内结核病的疫情骤然恶化,给结核病控制工作带来了新的挑战。据 WHO 统计,全世界约每3 个人中就有 1 个人感染结核分枝杆菌,某些发展中国家的成人结核分枝杆菌携带率高达80%,其中 5%~10% 的携带者可发展为活动性结核病,每年约有 800 万新病例发生,至少有 300 万人死于该病。中国每年死于结核病的人约 25 万,是各类传染病死亡人数总和的两倍多。因此,结核病又成为威胁人类健康的全球性卫生问题,并成为某些发展中国家和地区,特别是艾滋病高发区人群的首要死因。

二、结核分枝杆菌的基因组结构特征

1998 年,英国 Sanger 中心和法国 Pasteur 研究所合作完成了对结核分枝杆菌 H37Rv 菌株全基因组测序工作。结核分枝杆菌基因组大小为 4.4 Mb,G/C 高达 65.6%,预测含 4411 个开放阅读框(ORF),其中 3924 个 ORF 被认为编码蛋白质,50 个基因编码稳定的 RNA。所编码的蛋白质,40% 为有功能的蛋白质产物,44% 与基因组其他信息有关(这当中大多是"保守且功能假定的序列",即它们在其他细菌中也存在但其功能未知),还有 16% 完全未知且仅存在于结核分枝杆菌和其他分枝杆菌属中。

2002 年,Camus 等根据新的实验数据对结核分枝杆菌 H37Rv 菌株的基因组进行重新分析和序列比对,又发现 82 个能够编码多肽的新基因,确定了 2058 个蛋白质的功能,预测出 376 个蛋白质与已知蛋白质不具有同源性,是结核分枝杆菌所独有的。

三、结核分枝杆菌的核酸检测

长期以来,结核病的实验室诊断主要依赖直接涂片抗酸染色镜检和罗氏培养检查。涂片染色镜检法具有简便、快速、成本低等优点,但其敏感性较低,受痰中细菌数量影响较大,且容易受到人为等外界因素的干扰;培养法是结核病病原学诊断的"金标准",精确可靠,特异性高,但所需时间较长,一般为 4～8 周,还需要培养箱等设备,且耗费人力资源较多。近年来,随着分子生物学理论和技术的发展,结核分枝杆菌的耐药机制及耐药的分子基础大部分已被阐明,建立了快速检测结核分枝杆菌及耐药基因的方法,为结核分枝杆菌快速药物敏感性试验开辟了一条新的途径。常用的有 PCR 技术、免疫酶联反应技术、核酸杂交技术和生物芯片技术等。

(一)PCR 技术

PCR 技术具有快速、特异性强和敏感性极高等特点,可从标本中直接检出结核分枝杆菌 DNA,对不能或难分离培养的结核分枝杆菌尤为适用。但常规 PCR 的产物须经电泳检测,容易交叉污染产生假阳性。

(二)实时荧光定量 PCR(RFQ-PCR)技术

RFQ-PCR 技术具有敏感性、特异性高及简便、快速等优点,并且克服了常规 PCR 易污染的缺点,特别适用于难以培养与生长缓慢的结核分枝杆菌的检测。

(三)逆转录 PCR

RNA 在逆转录酶的作用下逆转录为 cDNA,然后对 cDNA 进行 PCR,一个细胞中 rRNA 的数量是 DNA 的 100 倍,因此扩增产物增多,试验的灵敏度大大提高。该法敏感性和特异性均高于经典 PCR,可用于结核病的诊断,但无法区别死、活菌。

(四)巢式 PCR、半巢式 PCR

巢式 PCR 采用内、外两对引物,两次扩增。内引物是针对外引物扩增产物中的某一段序列而设计,即内引物以外引物扩增产物为模板进行第二次扩增,内引物具有菌种特异性,外引物具有分枝杆菌属特异性。通过两次扩增可以提高检测的灵敏度,也可以从临床标本中直接检出结核分枝杆菌。它的特点是快速、敏感性高,而且可用于分枝杆菌种属鉴别。半巢式 PCR 是由巢式 PCR 发展而来,主要是内引物不同,它是利用外引物中的上游引物与第三寡核苷酸链组成了内引物,它同样可以直接检测临床标本,用于结核病的诊断。由上述两种方法发展而来的单管平衡半巢式PCR,提高了扩增的效率,并有效控制了污染等。另外,还有单管巢式逆转录PCR,它的特点是可区分活菌和死菌,但技术还不成熟,有待进一步研究。

（五）免疫酶联反应技术

当检测样品病原菌含量太低时,应用免疫酶联反应技术在体外进行脱氧核糖核酸扩增,不需进行分离培养,样品中混有的其他病原菌也不影响检测结果。该技术常用于结核分枝杆菌、淋病奈瑟菌及产毒性大肠杆菌的检测,也可检测细菌的毒素及细菌的耐药基因。不足之处在于,该技术只能定性,易受污染而造成假阳性。

（六）核酸杂交技术

核酸杂交技术是应用已知序列的核酸单链作为探针,在一定条件下按照碱基互补配对原则,与经处理的标本中未知的单链核酸杂交,通过放射自显影,得知是否有特异序列与已知探针结合。该技术的优点如下。①特异性高:只有高度特异的核酸探针与特定的核酸序列发生特异性互补时,才可检测标本中的特定基因序列。②敏感性高:放射性核素标记的核酸探针具有很高的敏感性,核酸扩增技术可以将靶基因放大上百万倍,达到 ng 或 pg 水平。③检测范围广:可以检测各种病原菌、细菌毒素、细菌的耐药性基因、细菌的培养分离物,也可直接检测临床标本中细菌的基因。④诊断快速:对细菌或标本的鉴定一般可在 2 h 内完成。不足之处在于这类技术尚不能代替微生物培养和各种血清学诊断方法。因为核酸扩增技术虽然能检测出微生物的 DNA 或 RNA,但微生物可能已经死亡,不能显示其生存性及对机体是否存在感染,而微生物培养就可证实其生存性。

（七）生物芯片技术

生物芯片包括基因芯片、蛋白质芯片和抗体芯片。基因芯片技术是将多种病原体特异基因序列以微点阵方式固定于芯片上,使其与标记的样品核酸分子杂交,通过检测杂交信号的强度,获取样品核酸分子的数量和序列信息,从而检测样品中的致病菌类型。该技术的优点:①快速、灵敏、自动化程度高,可以在一张芯片上同时对多个患者进行多种疾病的检测;②无需机体免疫应答反应,能及早诊断,待测样品用量小;③能检测病原微生物的耐药性及病原微生物的亚型;④有极高的灵敏度和可靠性;⑤检测成本低,有利于大规模推广,有广阔的应用和发展前景。但作为一项全新的实验室技术,质控体系有待于建立和完善。

（八）DNA 环介导等温扩增（LAMP）技术

LAMP 技术具有快速、简便、准确、特异性高的特点,而且还彻底解决了"气溶胶"的干扰,实现了扩增后不开盖判读检测结果,有效避免了交叉污染,同时还保护了试验人员和环境的安全。由于该方法利用了核酸扩增,因此极大地提高了灵敏度,通过荧光染色直接目测比色就可以得到清晰的反应结果,缩短了结核分枝杆菌的检测时间,不需要长时间的温度循环及 PCR 仪等昂贵的仪器,适合各级医疗、防疫机构,可作为肺结核病患者早期诊断和鉴别诊断的重要依据。应用 LAMP 技术检测结核分枝杆菌时,应同时进行培养并作菌型鉴定、药物敏感试验。

四、结核分枝杆菌耐药的分子机制

结核分枝杆菌抵制药物活性的机制大致有三种类型:降低细胞膜的通透性和外排泵机制,产生降解或灭活酶类,药物靶位的改变。首先,结核分枝杆菌被其特有的、高疏水性的细胞壁保护,大大降低了化合物的渗透性,构成了结核分枝杆菌对药物的第一道防线。其次,在结核分枝杆菌中发现了活跃的药物外排系统、使药物降解或失活的酶以及与这些功能相关的基因。遗传学的研究表明结核分枝杆菌产生耐药性的根本原因在于基因突变。目前对 MTB 耐药分子机制的研究主要集中在药物的作用靶位及其相关基因的突变上。

(一)利福平的耐药基因

利福平(rifampin,RFP)是作用于结核分枝杆菌 DNA 依赖的 RNA 聚合酶 β 亚单位(RNA polymerase B subunit,rpoB),从而抑制 mRNA 的转录。结核分枝杆菌对利福平耐药是结核病化疗失败的主要原因,利福平耐药性的检测是判断多重耐药结核病(MDR-TB)的标志。rpoB 基因是一单拷贝基因,序列高度保守,全长 3543 bp。当高度保守核心区域(RRDR)发生突变时,利福平不能与 RNA 聚合酶 β 亚单位结合,抑制转录,96%~98% 的利福平耐药菌株编码 RNA 聚合酶 β 亚单位的 rpoB 基因突变导致细菌对利福平耐药。主要的突变集中在编码 27 个氨基酸的 81 个碱基范围内。其中,以 531 位 Ser→Leu 和 Trp 转换,526 位 His→Tyr、Asp、Asn 和 Pro 的突变最为常见,且以上两个位点的突变是引起高水平耐药的主要原因。除上述两位点外,511、516、518、522 位点也有突变,相对 531 和 526 位较少,且是引起低水平耐药的原因。除突变引起耐药外,细胞壁渗透性的改变导致药物摄入量的减少也是导致耐药的原因之一。

(二)异烟肼的耐药基因

结核分枝杆菌对抗结核化疗药物异烟肼(isoniazid,INH)的耐药机制较为复杂,约 92% 的 INH 耐药菌与 katG、inhA 和 ahpC 三个基因突变有关。其中 katG 和 inhA 基因是主要的耐药基因。katG 的丢失或突变导致其编码的过氧化氢-过氧化物酶活性丧失或下降,而 inhA 基因突变减弱了异烟肼对分枝菌酸生物合成的抑制作用。此外,kasA 和 ahpC 基因也与异烟肼的耐药有一定的关系。

1. katG 基因 katG 基因是过氧化氢-过氧化物酶的编码基因。该基因含 2223 个核苷酸,上游隔 44 个碱基与 furA 基因相连,下游离 cmbC 基因 2794 碱基。katG 基因编码的过氧化氢-过氧化物酶是一种热稳定酶,相对分子质量为 80000。引起异烟肼耐药性的主要原因是 katG 基因的点突变、部分缺失、碱基对插入或 7%~24% 的完全缺失,其突变导致过氧化氢-过氧化物酶活性降低或丧失,阻止异烟肼转换成活性形式,从而导致耐药。katG 基因突变的位点为 315 位 Ser→Thr、Asn、Ile 或者 Arg,463 位 Arg→Leu,还可见 104Arg、108His、138Asn、148Leu、270His、275Thr、312Trp、381Asp 密码子突变。

2. inhA 基因 inhA 基因是一种与分枝菌酸生物合成有关的烯酰基还原酶的编码基因。异烟肼进入菌体后,在分枝杆菌过氧化氢-过氧化物酶的作用下氧化脱氢生成亲电子形式,这种形式能与分枝菌酸生化合成途径中的烯酰基还原酶-还原型烟酰胺二核苷酸复合体结合,干扰分枝菌酸合成而发挥抗菌作用。inhA 基因产物为相对分子质量为 32000 的蛋白质。研究发现,inhA 基因的突变率较高的主要在 280 位 Ser→Ala、94 位 Ser→Ala、

90 位 Ile→Pro。

3. *ahpC*基因 *ahpC*基因即烯酰基还原酶编码基因。它控制解毒酶基因的表达，如过氧化氢-过氧化物酶的编码基因 *katG* 和烷基过氧化氢酶的编码基因 *ahpC* 的表达。目前发现 *ahpC* 基因突变可导致 *ahpC* 表达增强，突变一般发生在启动子区域，使得启动子的活性提高，进而导致 *ahpC* 的过量表达。它的过量表达可以补偿因 *katG* 基因突变而造成的过氧化氢-过氧化物酶活性的损失，为菌体提供额外的氧化保护。一般将 *ahpC* 基因突变作为 *katG* 基因损伤的标志。

（三）乙胺丁醇的耐药基因

乙胺丁醇（ethambutol，EMB）是一种阿拉伯糖类似物，作用于分枝杆菌阿拉伯糖基转移酶，抑制阿拉伯糖基聚合入阿拉伯半乳聚糖，影响细胞壁分枝菌酸-阿拉伯半乳聚糖-蛋白聚糖复合物形成，发挥抗分枝杆菌作用。结核分枝杆菌耐乙胺丁醇与阿拉伯糖基转移酶的编码基因 embABC 操纵子突变或 emb 蛋白表达增高有关，该操纵子由 *embC*、*embA* 和 *embB* 三个基因组成，其中 *embB* 基因（尤其是 306 位密码子）突变是耐乙胺丁醇产生的主要分子机制。47%～65%的耐 EMB 菌株与 *embB* 基因突变有关。结核分枝杆菌 *embB* 基因约 3246 bp，编码一个糖基转移酶 *embB* 基因突变使糖基转移酶结构改变，影响了乙胺丁醇和糖基转移酶的相互作用，从而导致耐乙胺丁醇的产生。结核分枝杆菌耐乙胺丁醇分离株 *embB* 基因突变主要发生在 306 位密码子，其为 Met→Val、Ile、Leu 置换。此外，还有 285 位 Phe→Leu，330 位 Phe→Val 和 630 位 Thr→Ile 置换。

（四）链霉素的耐药基因

链霉素（streptomycin，SM）是抗结核治疗中常用的氨基糖苷类抗生素，主要作用于结核分枝杆菌的核糖体，诱导遗传密码的错读，抑制 mRNA 翻译的开始，干扰翻译过程中的校对，从而抑制蛋白质合成。SM 耐药是由于其核糖体 S12 蛋白质编码基因 *rpsL* 或 16S rRNA 编码基因 *rrs* 突变所致，80%耐 SM 结核分枝杆菌临床分离株可见 *rpsL* 或 *rrs* 突变。*rpsL* 基因最常见的是 43 位密码子 Lys→Arg 的突变，88 位密码子也可发生同样的突变，少数可见 43 位 Lys→Thr 的转变。*rrs* 基因突变主要集中于 491 位 C→T、512 位 C→T、513 位 A→C 或 A→T、516 位 C→T、903 位 C→G 或 C→A 和 904 位 A→G 的突变。核糖体蛋白 S12 的正常作用可能是维持读码过程中的一些轻微的不准确性，*rpsL* 基因突变就会导致 S12 蛋白改变，从而严格要求核糖体只使用与每一密码子对应的氨酰 tRNA，更准确地表达 mRNA 的每一个密码子，抑制了 SM 诱导的遗传密码子错误而产生耐药性，并且根据 Morris 以及 Heym 等的研究表明 *rpsL* 基因突变是 SM 耐药的主要机理。

（五）吡嗪酰胺的耐药基因

吡嗪酰胺（pyrazinamide，PZA）结构类似烟酰胺，只对结核分枝杆菌有杀灭作用，对其他细菌无抗菌活性。其抗结核分枝杆菌作用的强弱与环境的 pH 值密切有关，pH5～5.5 时抗菌活性最强。吡嗪酰胺通过被动扩散进入 MTB 细胞内，在 MTB 细胞内由吡嗪酰胺酶（PZase）将其转化为具有抗 MTB 活性形式的吡嗪酸，所以 PZase 活性对吡嗪酰胺表现抗 MTB 活性是必需的。*pncA* 基因的突变造成 PZase 活性降低或丧失是 MTB 产生对吡嗪酰胺耐药的主要原因。72%～97%的吡嗪酰胺耐药菌株编码吡嗪酰胺酶的 *pncA* 基因突变，*pncA* 基因突变的显著特点就是突变位点繁多且分散，至今报道的已经证实的基因突变形式至少有 175 种,突变位点分散在从基因上游调控序列到基因下游序列宽广的范围内,研究发现突变发生在 3~17、61~85 和 132~142 位氨基酸残基的 3 个区域时 PZase 活性降低或丧失而使 MTB 表现对吡嗪酰胺耐药。

(六)氟喹诺酮类的耐药基因

已用于临床抗分枝杆菌的氟喹诺酮类药物有氧氟沙星(Ofioxacin,OFL)、环丙沙星(Ciprofloxacin,CIP)、司帕沙星(Sparfloxacin,SPX)、莫西沙星(Moxifloxacin,MOX)、左氧氟沙星(Levofloxacin,LEV)、加替沙星(Gatifloxacin,GAT)。氟喹诺酮类药物的作用靶位是细菌的 DNA 旋转酶,阻抑 DNA 的复制,最终导致菌体死亡。MTB 耐喹诺酮主要与 DNA 旋转酶的 A 亚单位和(或)B 亚单位基因突变有关。DNA 旋转酶由 gyrA 和 gyrB 两种基因编码的两个 A 亚单位和两个 B 亚单位组成。gyrA 基因长 2517 bp,gyrB 基因长 2060 bp。氟喹诺酮类耐药结核菌中,突变大多发生在 gyrA 基因保守区 67~106 位的密码子区。常见 94 位 Asp→Asn 或 His 或 Ala、90 位 Ala→Val、88 位 Gly→Cys、83 位 Ala→Val 的突变。gyrA 基因突变与药物浓度和结构有关,且导致中、高度耐药,gyrB 基因突变可能是改变胞内药物的积蓄而表现为低度耐药。

(七)结核分枝杆菌耐多药的分子机制

大多数的耐多药菌株是各种药物作用靶分子的编码基因逐步突变累积所致,而且各种突变之间存在一定的关联,即染色体多个相互独立基因自发突变的逐步累加是 MTB 耐多药的分子基础。但目前还未发现由单一突变引起的耐多药菌株。耐多药株的不断增多和传播,给结核病的治疗带来前所未有的挑战,导致对所有药物产生耐药。

五、结核分枝杆菌的耐药基因检测

近年来,结核分枝杆菌(MTB)耐药性问题日趋严重,对其耐药基因的检测在结核病的治疗中有着举足轻重的作用。寻找一种简便、快速、准确的耐药性检测方法成为许多结核科研工作者的重大课题,也是临床实践检验中急需解决的问题。结核分枝杆菌分子生物学检测研究主要集中在结核病的诊断、结核菌耐药性的测定、分枝杆菌菌型鉴定等方面。耐药基因检测的三步骤如下:①DNA 样品的制备;②PCR 扩增已知与耐药性有关的基因片段;③扩增产物的耐药基因分析。结核分枝杆菌耐药基因型鉴定方法不仅能用于细菌基因突变的检测,而且能够确定其突变的部位与性质,是检测基因突变的最可靠的方法。

(一)DNA 测序(DNA sequencing)

DNA 测序是用 PCR 方法扩增待测耐药基因,对其产物纯化提取 DNA 片段之后进行测序,与其标准株的同一片段进行比较。目前 DNA 测序是检测基因突变的最可靠方法,不仅可用于突变的筛选,而且能确定突变碱基的部位和分布,已作为从基因水平进行 MTB 耐药性测定的"金标准"。24~48 h 即可提供精确的序列,判断突变位点准确、及时,还可发现新的突变位点及应用于流行病学研究。但对每一菌株而言,全部测定所有已知突变部位,需要多次反应,且自动测序仪价格昂贵,需多步操作,限制了其在大多数实验室的应用,多用于评价其他检测方法的参考方法,或与其他方法结合应用。

(二)核酸杂交技术

核酸杂交技术的显著特点是高度的特异性,可用于结核病的诊断、菌种鉴定和耐药性检测等方面,但它的灵敏度不够理想,标本中需要 $10^4 \sim 10^5$ 个细菌 DNA 才能检测出来,而且不能直接检测标本,所以一般将它和其他的技术结合起来使用,如将它和敏感性高的 PCR 技术相结合已成为结核病诊断和研究的重要手段。其原理是应用生物素修饰的特异引物扩增 DNA,使 PCR 产物带有生物素标记物,将 PCR 产物变性后与固定在一张膜上的特异寡核苷酸探针杂交,通过酶联免疫显色法显示结果。该方法简便快速、可信度高,但受膜上探针的限制,不能检测出所有的突变类型。通过杂交信号获得序列信息,与基因芯片技术有异曲同工之处,但核酸杂交技术相对基因芯片技术,在制作过程中对仪器要求不高,比基因芯片的应用范围更加广泛。核酸杂交技术不仅可以用于病原微生物耐药基因的检测,而且还用于分型检测。

(三) 实时 PCR 技术

实时 PCR 技术综合了 PCR 的敏感性、分子杂交的特异性和光化学的精确性。用定量 PCR 方法可检测耐药菌株和敏感菌株间 DNA 量的微小差别,以此确定是否耐药。

(四) PCR-单链构象多态性(PCR-SSCP)分析

PCR-SSCP 的原理如下:PCR 产物是两条互补单链,各单链的碱基序列不同而形成不同的空间构象,在非变性聚丙烯酰胺凝胶电泳中,单链 DNA 泳动速度既取决于 DNA 的长度,也取决于其序列组成与空间构象。如果单链 DNA 某一片段的碱基序列发生突变或存在多态性,则在凝胶中的迁移率会发生改变,而在凝胶上显示不同的带型,通过与标准株对照即可确定有无突变,但无法确定突变的部位和性质。SSCP 技术操作简单、快速、不需特殊仪器设备和试剂、技术条件较为成熟并且检出率相对较高,成为检测耐药结核分枝杆菌基因突变的技术之一。但 SSCP 技术影响因素较多,如 DNA 片段长度、胶浓度以及电泳温度等客观因素的影响,而且只能用于确定有无基因突变的分子而不能确定突变的部位和性质,限制了应用范围。

(五) PCR-限制性片段长度多态性(PCR-RFLP)分析

PCR-RFLP 分析的原理是用限制性核酸内切酶作用于 PCR 扩增产物的特定酶切位点,获得特定片段,然后电泳,与对照株比较,观察带型有无异常。这是一种最早使用的基因分型方法,该方法操作简便,分辨能力高,图谱相对稳定,但电泳时往往条带难以区分,实际使用起来比较困难。例如 MTB *rpsL* 基因若无 43 位氨基酸密码子突变的菌株可被限制性核酸内切酶 MboⅡ 消化,产生两个较小的片段(电泳出现两条小分子条带),而有该位点突变的菌株不被消化,电泳仍可见大分子条带。本法通过测定待检菌株,并与药物敏感株带型比较,便可得知是否存在基因突变及突变的部位,但不知突变的性质。

(六) 基因芯片技术

基因芯片技术可用于结核分枝杆菌菌种的鉴定、耐药性的检测、基因组比较分析。目前已发现了针对 5 种抗结核药物(INH、RFP、EMB、SM、PZA)耐药的相关基因,将针对这些相关突变的探针固定在一张芯片上,只需少量样品进行一次杂交,就可获得某菌株对该 5 种抗结核药物的耐药情况。但由于芯片制备比较复杂,样品的处理比较烦琐,又需要昂贵的仪器,检测成本高,临床实验室很难推广使用。

(七) DNA 指纹图谱分析技术

DNA 指纹图谱分析技术的基本原理是用限制性核酸内切酶消化结核菌染色体 DNA

上特定的核苷酸序列,在琼脂糖凝胶中电泳分离,再将限制性片段转移到尼龙膜或纤维素膜上,与带标记的已知 DNA 探针杂交,然后检测与探针同源的限制性片段的数目和大小的变化,以区别菌株。这些片段数目和大小的变化使每株分离株呈现特征性带型,即指纹图谱型。此技术通常用于菌种鉴定,从而可以调查结核病的暴发流行,调查结核病患者是内源性复发还是外源性再感染、药物敏感性的变化等流行病学方面的研究。目前结核分枝杆菌 DNA 图谱分析方法普遍以插入序列(IS)或其他重复序列作为分型标志。常用的有 IS6110、IS1081、间隔子寡核苷酸、串联重复序列、富含 GC 多态性重复序列等,其中应用最广泛的是 IS6110。

 # 第三节　特殊病原体的临床分子诊断

一、衣原体

衣原体(Chlamydia)是一类能通过细菌滤器,严格细胞内寄生,有独特发育周期的原核细胞性微生物。衣原体是既不同于细菌,又不同于病毒的一种微生物。衣原体与细菌的主要区别是其缺乏合成生物能量来源的 ATP 酶,完全依赖被感染的宿主细胞提供。而衣原体与病毒的主要区别在于其具有 DNA、RNA 两种核酸、核糖体和一个近似细胞壁的膜,并以二分裂方式进行增殖,能被抗生素抑制。能引起人类疾病的有沙眼衣原体、肺炎衣原体、鹦鹉热衣原体,这三种衣原体均可引起肺部感染。

（一）衣原体的基因组结构特征

衣原体基因组大小在 1.04～1.23 Mb 之间。其中沙眼衣原体 D 血清型基因组 1.04 Mb,G＋C 占 41.3％,另有 1 个 7493 bp 的质粒。整个基因组有 894 个编码蛋白的基因,存在特别强的 DNA 修复和重组系统,未发现前噬菌体基因。

（二）衣原体的分型

根据抗原构造、包涵体性质和对磺胺的敏感性,衣原体可分为沙眼衣原体、肺炎衣原体、鹦鹉热衣原体三种。沙眼衣原体有三个生物变种,即沙眼生物变种、性病淋巴肉芽肿生物变种和鼠生物变种,其中沙眼生物变种有 A、B、C、D、J、K 等血清型,性病淋巴肉芽肿生物变种有 L1、L2、L3、L2a 四个血清型。用单克隆抗体识别鹦鹉热衣原体抗原,它可分为 4 个血清型。肺炎衣原体只有 1 个血清型。

（三）衣原体的流行病学特征

沙眼衣原体和肺炎衣原体主要在人类之间以呼吸道飞沫、母婴接触和性接触等方式传播。鹦鹉热衣原体可通过感染有该种衣原体的禽类,如鹦鹉、孔雀、鸡、鸭、鸽等的组织、血液和粪便,以接触和吸入的方式传染给人类。

沙眼衣原体引起的泌尿生殖系统感染是一种常见的性传播疾病,近年来其感染率和危害性已超过淋病奈瑟菌而居性传播疾病之首,它专性细胞内寄生,约80％的被感染女性无临床症状,如果不能得到及时治疗会引起尿道炎、宫颈炎、盆腔炎、不孕不育、异位妊娠等疾病。鹦鹉热衣原体是鹦鹉热的病原体,可能是禽类饲养及加工业工人潜在的职业感染因素。肺炎衣原体主要引起人的非典型性肺炎、支气管炎及其他常见的呼吸道感染。

（四）衣原体的核酸检测

实验室检测方法有标本涂片染色显微镜检查、病原体分离培养、血清学实验和核酸检测。涂片检查是一种简便、价廉的诊断方法，可用于新生儿眼结膜刮片的检查，但它不适宜用于生殖道沙眼衣原体感染的诊断，敏感性和特异性均较低。分离培养方法复杂、费时，而且敏感性不高，一般不用于临床诊断。血清学实验主要有免疫荧光试验和酶联免疫吸附试验（ELISA），采用荧光标记或酶标记抗体检测标本中的衣原体。前者主要用于细胞培养中肺炎衣原体的识别，近年也尝试直接应用于临床标本的检验，其敏感性与标本采集有关；后者所用抗体为抗衣原体属特异性抗体，不能直接识别肺炎衣原体。金标法定性检测快速、方便、准确性高，已成为目前沙眼衣原体快速检测的主流。

核酸检测包括核酸杂交和 PCR，核酸杂交检测衣原体的特异性强，但敏感性不高，主要用于 PCR 结果的确证，尚未直接用于临床标本的检测；普通 PCR 由于易产生污染、存在扩增抑制物、试剂盒缺乏规范化和标准化，其敏感性、特异性差异颇大。因此，继 PCR 之后，又出现了几种新的核酸体外扩增技术。

1. 杂交后信号扩增技术　有分支 DNA 探针和 QB 复制酶技术，这些方法敏感性不如靶核酸扩增技术。杂交捕获 2（hybrid capture 2，HC2），采用了与检测乳头瘤病毒一样的信号扩增技术，可以同时检测宫颈拭子中的沙眼衣原体和淋病奈瑟菌，但不能用于检测尿液标本。与传统的培养法相比，其敏感度和特异度分别为 93.8% 和 95.9%。

2. 转录介导的核酸扩增　利用转录扩增特异性的靶 RNA 序列，然后将扩增产物与标记的寡核苷酸探针杂交，通过化学发光反应进行检测。扩增过程恒温而不需要进行温度变换，操作比较简便，对检测尿液和拭子标本具有相当高的灵敏度。

3. 链替代扩增（strand displacement amplification，SDA）反应　以 SDA 技术为基础扩增沙眼衣原体的隐蔽质粒，然后用荧光标记的探针检测其特异的 DNA 靶序列，它能对无症状的男、女尿液和拭子标本进行有效检测。等温的 SDA 技术利用单链 DNA 或 RNA 为模板对靶核苷酸序列进行大量扩增。

4. 依赖核酸序列的扩增（nucleic acid sequence-based amplification，NASBA）　依赖核酸序列的扩增又称自主序列复制系统（3 SR），其基本方法如下：将引物、标本加入扩增反应液，65 ℃ 1 min 使 RNA 分子二级结构打开，降温至 37 ℃，加入逆转录酶、T7 RNA 聚合酶和 RNase H，并在 37 ℃反应 1~1.5 h，其产物经琼脂糖电泳、溴化乙锭染色即可在紫外分析仪下看到条带。NASBA 的特点为操作简便、不需特殊仪器、不需温度循环。整个反应过程由 3 种酶控制，循环次数少，保真性高，其扩增效率高于 PCR，可以将靶 RNA 扩增 10^9 倍，特异性好。针对 3 种不同的引物 16S rRNA、质粒、$omp1$ 基因，NASBA 检测 16S rRNA 引物的敏感性最高，PCR 检测质粒引物最敏感。即便如此，以 16S rRNA 作引物的 NASBA 检测沙眼衣原体比以质粒作引物的 PCR 检测的敏感度高，NASBA 的最低检测限为 10^3/IFU，而 PCR 为 10^2/IFU。如果标本处理能自动化操作，NASBA 有望成为常规检测沙眼衣原体的强有力工具，而且可以大范围地用于流行病学调查和筛选试验。

5. 连接酶链式反应（ligase chain reaction，LCR）　LCR 是利用 DNA 连接酶，特异地将双链 DNA 片段连接，经变性—退火—连接三个步骤反复循环，从而使靶基因序列大量扩增。特异性和灵敏度远远高于细胞培养，但连接酶价格昂贵，难以在临床普及应用。

6. 实时 PCR 技术　该方法特异性非常高,可以完成实时定量检测,相比于传统的终点检测,能够在动态的反应过程中选择最佳的时间点进行检测。

7. 基因分型和检测技术　沙眼衣原体(Chlamydia Trachomatis,CT)分型对于流行病学调查和疫苗研究具有十分重要的意义。目前用于基因分型的分子生物学技术有以扩增 *omp1* 基因为基础的 PCR-RFLP、PCR-反向斑点杂交技术(PCR-RLB)以及针对 *omp1* 基因的 DNA 测序技术等。*omp1* 基因编码外膜蛋白(MOMP),包含 5 个保守区和 4 个可变区(VDI-VDIV),其序列变化对于 CT 的分型具有决定性的作用,常用来作为其分型的靶基因。其中 PCR-RFLP 是一种简单、快速、有效的基因分型技术,它不仅能对所有已知的血清型和血清变异型进行分型,而且能对基因变异型菌株如 Ba/A-7 和 Dv 进行分型,适用于大量临床标本的检测和分型。但是 PCR-RFLP 需要较大的 *omp1* 基因片段(1.1 kb),这就要求样品要有较好质量的 DNA,否则会出现假阴性从而不能对其进行分型,不适用多重感染。PCR-RLB 克服了上述不足,还能对 CT 多重感染进行检测分型,其检测灵敏度高,为 0.01/IFU,与质粒 PCR 相近。PCR-RLB 是一种非常特异、灵敏、简单的基因分型技术,有效实现了对沙眼衣原体快速同步检测和分型。

分子生物学技术特别是核酸扩增技术为 CT 感染的早期诊断、治疗提供了非常有效的检测手段,其灵敏度和特异性高于非核酸扩增技术。但各种不同的分子生物学方法应建立室内和室间质控,包括标本取材、交叉污染、假阳性等。英国微生物室间质评中心自 2002 年、我国临床检验中心自 2003 年开始对 CT 分子生物学试验进行室间质评。这将有利于提高方法的准确性和可靠性,有利于方法的标准化和可比性。针对过去作为"金标准"的传统细胞培养检测,目前也有学者提出扩大化的"金标准",即用两种不同试验同时检测都为阳性的标本即确诊为阳性。

二、人乳头瘤病毒

宫颈癌是女性常见恶性肿瘤之一,发病率仅次于乳腺癌。在发展中国家,宫颈癌发病率位于女性恶性肿瘤之首。据调查,全世界每年约有 50 万人罹患宫颈癌,30 万患者死亡,其中 80% 发生在发展中国家;中国每年新发病例约 10 万,占世界宫颈癌新发病例的四分之一,近年来有年轻化的趋势。在许多发达国家,由于宫颈癌筛查体系的建立及健康教育的普及,宫颈癌发病率已明显下降。但在很多发展中国家,宫颈癌筛查和早期诊断仍未广泛用于临床。人乳头瘤病毒(human papilloma virus,HPV)是导致宫颈癌的病原体,HPV 感染是一种自限性疾病,只有同一型别的持续性感染才可能引起宫颈上皮细胞的非典型增生,如自身免疫力低下和(或)没有得到及时治疗可能发展为原位癌。90% 左右宫颈癌患者可检测到 HPV,其中高危型 HPV(High Risk-HPV、HR-HPV)与宫颈癌密切相关,且随着病变程度的加重,HPV16/18 型检出率升高。开展 HPV 分型检测能很好地预防宫颈癌。

(一)人乳头瘤病毒的基因组特征

HPV 是一种无包膜病毒,由双链闭合环状 DNA 和蛋白衣壳组成,具有严格的嗜上皮性,整个生活周期局限在上皮层。HPV 感染有增殖能力的基底细胞,其生长周期依赖于基底细胞的分化。

(二)人乳头瘤病毒的分型

研究证实,HPV 基因型、亚型和变异型共 200 多种,其中 54 种可感染生殖道黏膜。目前已分出 100 余种 HPV DNA,其中 30 多种与宫颈感染和病变有关。根据其致病力的大小分为高危型和低危型两种,国际癌症研究协会对 9 个国家 11 次病例对照研究资料分析,把 HPV6、HPV11、HPV40、HPV42、HPV43、HPV44、HPV54、HPV61、HPV70、HPV72、HPV81 和 cp6108 12 种归为低危型,主要引起生殖道肛周皮肤和阴道下部的外生性湿疣类病变、扁平湿疣类病变和低度子宫颈上皮内瘤样变(CIN Ⅰ),多呈一过性,可自然逆转;高危型 主要为 HPV16、HPV18、HPV31、HPV33、HPV35、HPV39、HPV45、HPV51、HPV52、HPV56、HPV58、HPV59、HPV68、HPV73 和 HPV82 共 15 种,主要导致 CIN Ⅱ ~Ⅲ级病变和宫颈癌的发生,持续高危型 HPV 感染的 CINⅠ级易进展为 CINⅡ~CINⅢ。

（三）人乳头瘤病毒的流行病学

HPV 亚型分布存在地域性差异,感染宫颈后其致病性和后果也存在地域性差异。HPV16 是全球 HPV 感染的最主要型别,但其他亚型的感染率却存在较大的地域差异。亚洲地区宫颈癌患者 HPV 检出率由高到低依次为 HPV16、HPV58 和 HPV52,不同于非亚洲地区的 HPV16、HPV18、HPV45、HPV31 和 HPV33。我国最常见的前 5 位 HPV 亚型依次是 HPV16、HPV58、HPV18、HPV52 和 HPV33。有些学者认为 HPV52、HPV58 为亚洲型,日本和中国湖南、广州、香港等地区患者以 HPV52、HPV58 型居多。

中青年妇女为高危型 HPV 感染的高峰区。近年来,宫颈 HPV 感染有年轻化趋势,年轻女性宫颈癌发病率也有明显上升趋势,以每年 $2\% \sim 3\%$ 速度增长。另外,HPV 感染对宫颈癌的预后也有影响,有 HPV 感染的宫颈癌患者预后较差。HPV 亚型与宫颈癌组织学分型及临床分期相关,HPV16 在宫颈鳞癌中较为多见,而 HPV18 则在宫颈腺癌中占绝大多数。

（四）人乳头瘤病毒的核酸检测

以上研究结果表明,HPV 分型检测是宫颈癌早期诊断的第一步,即发现 HR-HPV 感染的存在及检测是否为持续性感染,进而根据 HR-HPV 亚型和感染类型判断高危程度,制订诊断和防治策略。除此之外,HPV 分型检测与病理检查结果相结合,有助于发现低度病变中易于转为宫颈癌者,有效降低漏检率。HPV 分型检测的应用对宫颈癌筛查、监控、预后及 HPV 亚型危险性评估意义重大,同时也为研究 HPV 各种亚型在宫颈病变中的作用提供数据支持。

1. HPV 分型检测的必要性

（1）HPV 的感染在治疗前后,有可能存在型别的差异,这可以作为医生评估治疗效果的指标。

（2）连续两次 HPV 分型检测显示单一型别的高危亚型的感染,显示宫颈癌发生的可能性增大,应引起极大重视。

（3）HPV 的感染在不同的地区,占主要地位的型别有所不同,分型检测有利于对于各地研究、使用疫苗进行 HPV 感染的预防控制。

2. HPV 分型检测方法 由于 HPV 在体外不能增殖,也不能诱导易于检测的免疫反应,故不能使用常规培养法进行检测。传统的检测主要是通过形态学和免疫学方法,但特异性和灵敏度较低,存在较高的假阴性和假阳性,并难以对 HPV 进行分型。分子诊断技术的临床应用极大提高了对 HPV 的检测水平,常用的方法有 PCR、核酸杂交技术和基因芯片技术。HPV 分型检测的试剂分为两大类:一种是确定是否感染了高危型 HPV;另一种是确定具体感染了哪种亚型的 HPV,即实现了具体分型。

(1) PCR 目前常用技术为通用引物 PCR 和实时荧光定量 PCR。通用引物 PCR 可与多种杂交技术相结合,用于灵敏度、特异度及准确性有不同要求的检测项目;实时荧光定量 PCR 是一种成熟的核酸定量检测方法,将普通 PCR 的高灵敏度、DNA 杂交的高特异度和光谱技术的高准确性进行了有机结合,是目前较普及的检测技术。

(2) 核酸杂交技术 核酸杂交技术有较强的特异性,但传统的核酸杂交技术直接利用待测标本中的 DNA 杂交,效果较差,降低了检测灵敏度。为克服传统核酸杂交技术的缺陷,开发了杂交捕获法、核酸杂交与扩增相结合的方法、原位杂交以及斑点杂交等,以期取得更好的检测效果。目前应用较广泛的是第二代杂交捕获法(HC),该方法由美国 Digene 公司开发并获得美国 FDA 批准。基本原理是利用探针与 HPV-DNA 杂交,通过抗体捕获化学发光和信号放大,在分子水平对 HPV 进行定量检测。其探针分高危型和低危型,可将感染的 HPV 划分为两大类。目前欧洲某些国家已推荐将 HCⅡ检测 HPV 与宫颈细胞学检查联合应用,对大规模人群进行宫颈癌和癌前病变筛查,可为临床医生提供具有选择性和经济效益的随访计划,更适合于大范围人群的筛查,目前已得到广泛认可。但 HCⅡ检测的不足在于不能对 HPV 进行具体分型,无法判断是否为多重感染,以及由某一亚型引起的持续感染,不能满足 HPV 基因亚型流行病学调查以及对宫颈癌发生和预后进行评估的需要。

(3) 基因芯片技术 基因芯片技术实质上是一种大规模集成的固相核酸分子杂交,即在固相支持物上,合成寡核苷酸或直接将大量 DNA 探针以显微打印的方式有序地固化于支持物表面,然后与标记的样品杂交,通过对杂交信号的检测,分析得出样品的基因序列及表达信息。基因芯片技术除了具有灵敏度高、特异性强、检测结果准确可靠以及可检测多重感染等优点,最突出的优点是针对性强、可检出 HPV 潜伏期感染,在 HPV 检测和分型方面有广阔的应用前景和价值。

宫颈癌的发生、发展是与 HPV 持续感染相伴的过程,由于持续感染状态维持的时间较长,尽早发现 HPV 感染十分重要。HPV 各基因亚型在不同地区的分布特点存在较大差异,混合 HR-HPV 检测已不能满足临床需要,HPV 分型检测成为宫颈癌筛查中不可缺少的内容。

第四节 医院感染的临床分子诊断

一、医院感染的概念和特征

医院感染(nosocomial infection)是指住院患者在医院内获得的感染,包括在住院期间发生的感染和在医院内获得出院后发生的感染,但不包括入院前已开始或入院时已存在的感染。医院感染的对象包括住院患者、医院工作人员、门急诊就诊患者、探视人员和患者家属等,主要是住院患者和医院工作人员。

自从 1861 年 Semmelweis 首先提出医院获得性感染(hospital-acquired infection)以

来,医院感染越来越受到医务人员的重视。医院感染有着较高的发病率和病死率,严重威胁着患者的健康和预后。我国每年大约有 500 万住院患者发生医院感染,直接经济损失达人民币 100 亿～500 亿元。各种微生物都可引起医院感染的发生,其中细菌最为常见,特别是多重耐药菌的感染日益增加,已成为感染控制领域的一大难题和关注焦点。

医院感染的特征有以下三个方面。

（一）医院感染的人群分布

①调查发现,医院感染与年龄有关,婴幼儿和老年人感染率高,主要与婴幼儿和老年人抵抗力低有关。②多数调查发现医院感染与性别无关。③患不同基础疾病的患者医院感染发病率不同,其中以恶性肿瘤患者发病率最高,其次为血液病患者。④有无危险因素的患者医院感染发病率不同,有危险因素的患者医院感染发病率高。

（二）医院感染的地区分布

①不同科室的医院感染率有很大差异,通常认为重症监护病房（ICU）发病率最高,其次为肿瘤血液病科、烧伤科等。②不同级别、性质及床位数的医院感染发病率不同。级别越高,医院感染发病率越高;大医院高于小医院;教学医院高于非教学医院,主要是因为前者收治的患者病情重,有较多的危险因素和侵入性操作。③地区之间的医院感染发病率不同。一般认为,贫穷国家高于发展中国家,发展中国家高于发达国家。

（三）医院感染的时间分布

医院感染发病率的季节变化不明显,也有报道冬季发病率较高,夏季发病率较低。

二、医院感染的分子诊断学内容

要明确医院感染的流行病学情况和建立合理的感染控制措施,必须了解院内病原菌分布和亲缘关系。细菌分型方法大致分为表型和基因型两种。传统的分型方法大多基于细菌的表型特征,如细菌的血清型、抗菌药物敏感谱等,这些方法受多种因素的影响,使其重复性不好、分辨力不强。近年来,随着分子生物学技术在实验诊断中的广泛应用,使得细菌鉴定、耐药基因检测、分子流行病学调查更加准确、简洁和快速,在判定感染的暴发、确定感染病原菌、寻找感染源等方面起着重要的作用。

通常在下列前提条件下才采用基因型方法:怀疑与感染暴发相关的菌株可能是单一菌株或克隆菌株;有亲缘关系的菌株有相同的基因型,且与无关的菌株有不同的基因型。由于菌株可发生基因突变、质粒获得等遗传事件,所以在进行分析时应充分考虑这些情况,选择合适的分型方法以便得出正确的结果。医院感染中常用的基因型方法有以下几种。

（一）脉冲场凝胶电泳（pulsed-field gel electrophoresis,PFGE）

染色体 DNA 是细菌最主要的遗传物质,也是分析研究的首选对象。如用稀有位点的限制性核酸内切酶来消化它,就会产生一系列大小不同的片段。通过 PFGE 周期性改变电场方向,就可使这些大的 DNA 片段得以分离。一般情况下,暴发株间的 PFGE 图谱极其相似,比较容易辨认。如果当染色体发生点突变、DNA 插入或缺失等遗传事件时,就会改变其条带图谱。PFGE 具有重复性好、分辨力强的优点,被誉为基因分型技术的"金标准"。随着方法的不断优化,该技术已适用于许多常见病原体的流行病学调查和耐药克隆菌传播机制的研究,同时还作为评判其他分型方法的一个参考标准。

（二）PCR 分型方法

1. PCR 产物的限制性片段长度多态性（RFLP）分析 PCR-RFLP 是基于细菌 DNA 上存在特异性的基因区域,采用相应的引物进行扩增之后,加入限制性核酸内切酶酶切,并进行电泳分离。如不同菌株所形成的图谱完全相同,说明其来源于共同的克隆。优点在于有很高的分辨力和重复性,但寡核苷酸引物的种属特异性限制了该方法的使用范围。

2. 扩增限制性片段长度多态性（amplified fragment length polymorphism, AFLP）分析 AFLP 技术的原理是对基因组 DNA 进行限制性酶切片段的选择性扩增,然后用双链人工接头与酶切片段相连接,并作为扩增反应的模板,通过接头序列的 PCR 引物进行选择性扩增,再电泳分离。不同的菌株之间由于基因组的序列差异,酶切时产生的片段长度不尽相同,通过扩增便能将片段差异显示出来,从而表现出带型的多样性。AFLP 图谱可以标准化,便于实验室间的相互比较;与 PFGE 相比,AFLP 分型 DNA 用量少,无需特定的内切酶,费时短。但是该方法所用仪器比较贵,且较为费时,限制了该方法的普及。

3. 重复序列 PCR（repetitive sequence-based PCR, Rep-PCR） Rep-PCR 是一种通过扩增细菌染色体中的重复 DNA 片段来获得菌株特异性图谱的方法。目前,最常用的两种重复片段是基因外重复回文序列（REP）和肠杆菌科基因间重复序列（ERIC）。扩增时可以使用其中一种的单一引物或一对引物,也可选用多组复合引物。REP 与 ERIC 对菌株的分辨能力相似,如同时使用 REP 和 ERIC 引物进行扩增,可增强其分辨力。目前,法国生物梅里埃公司的 DiversiLab 系统是应用 Rep-PCR 原理结合微流体电泳技术进行细菌分型。它利用 DNA 片段可与一种插入染色剂结合,并用激光激发分离的片段,产生一个随时间变化的荧光强度图,再将其翻译成样品的指纹图谱。该系统简便、快速、重复性好,并已商品化。

4. 随机扩增多态性 DNA（random-amplified polymorphic DNA, RAPD）分析 RAPD 技术是建立在 PCR 基础之上的一种可对整个未知序列基因组进行多态性分析的分子技术。其原理是人工随机合成的 DNA 引物,在低温退火条件下,与基因组 DNA 上的若干位点结合,当相邻的两个引物结合在 DNA 同一链上,若方向相反,且距离在几千个碱基对之内时,就可得到扩增片段。由于在同种细菌的不同菌株之间与随机引物结合位点的数量和位置不尽相同,因此扩增后产物所产生的条带图谱也有着各自的特征,进而加以区别。该方法相对简便、快捷,无需了解待测基因组的碱基序列,不受 DNA 限制性核酸内切酶的限制。但不同的实验条件对结果有影响,因此必须对实验条件进行严格控制,确定最佳反应条件。

（三）核苷酸序列分析（nucleotide sequence-based analysis）法

随着细菌基因组测序的完成,加快了以测序为基础的分型方法的发展。这些方法主要针对单个或多个染色体位点进行碱基测定,具有很好的重复性和可比性,能提供高度统一的标准和解释,是一种很具潜力的方法。

1. 单一位点序列分型（single-locus sequence typing, SLST） SLST 是根据来源于相同种属的不同菌株间存在特殊区域（如毒力基因、致病基因、耐药基因等）的序列差异进行的序列分析方法。目前,SLST 方法主要用于研究金黄色葡萄球菌 A 蛋白基因（SPA）中多肽性的特殊区域。该方法简便,易于掌握,结果的解释也比其他基因型方法如 PFGE 好。当限制性酶切或 PCR 方法不能有效地检测菌株间的遗传差异时,该方法可以作为其分型的辅助手段。

2. 位点测序分型（multilocus sequence typing，MLST） MLST 是在多位点酶切电泳基础上衍生出来的一种分型方法，主要通过对多个管家基因进行测序，比较不同样品的等位基因多样性。MLST 高度自动化，可进行不同实验室的数据比较，有利于全球范围内流行病学的比较与分析。但该技术要求预先知道待测微生物的基因组序列，以便推测出该物种的决定基因，并进行合理的引物设计，同时所需费用较高。目前，MLST 已成功地用于多种病原菌的流行病学调查研究。各实验室可通过自己所得的序列与已公布的 MLST 数据库进行比较分析，从而使流行病学调查和临床诊断变得更加快捷和准确，并能及时采取有效的控制措施。

任何分型方法都不能单独作为菌株相关性判断的绝对指标。理论上讲，分析染色体 DNA 上核苷酸序列是最为精确的分型方法，但核苷酸序列分析方法还在起步阶段，需进一步的完善。在医院感染的调查中应结合流行病学资料，根据实际情况选择两种或多种方法鉴别菌株，提高细菌分型的分辨能力及结果的可靠性。总之，基因分型方法已成为医院感染监测、控制及治疗的强大工具，有着很好的应用前景。

小 结

感染性疾病是由特定的病原体感染机体后所产生的一类疾病。病原体包括细菌、病毒、衣原体、支原体、立克次氏体、螺旋体、放线菌和寄生虫等。传统的病原学诊断主要通过分离培养、形态学检查、血清学检测等方法进行，但尚存在诸多缺陷。分子生物学检验技术在未知病原微生物感染、有潜在的生物安全危害和难于培养的微生物诊断方面，已逐渐取代传统方法，有的甚至被推荐作为确诊实验或"金标准"。

乙型肝炎病毒感染的实验室诊断主要依赖于血清特异性抗原抗体（ELISA）和 HBV DNA 的检测。荧光定量 PCR 采用全封闭管和实时荧光检测技术，克服了常规 PCR 的弊端。病毒载量以拷贝数为单位，计算每毫升血液有多少病毒量。HBV 在复制过程中，由于其高复制率及校对功能的缺乏，因而具有高变异特性，在长期应用核苷（酸）类药物的情况下，对药物压力适应性强的变异病毒可获得选择性扩增，从而产生耐药性，导致治疗失败。目前 DNA 测序技术是临床上 HBV 耐药基因检测的"金标准"。

丙型肝炎实验室检测技术主要有抗-HCV 检测、HCV RNA 核酸扩增、HCV 核心抗原检测三种类型。HCV RNA 检测分为定性检测和定量检测，其基本原理就是逆转录聚合酶链式反应。

结核分枝杆菌分子生物学检测主要用于结核病的诊断、结核菌耐药性的测定、分枝杆菌菌型鉴定等方面，包括 PCR 技术、免疫酶联反应技术、核酸杂交技术和基因芯片技术等。结核分枝杆菌抵制药物活性的机制，大致有三种类型：降低细胞膜的通透性和外排泵机制、产生降解或灭活酶类、药物靶位的改变。由于结核分枝杆菌无法通过质粒的介导从其他细菌获得耐药性，因此染色体介导的耐药性是 MTB 产生耐药的主要基础。目前，MTB 耐药分子机制的研究主要集中在药物的作用靶位及其相关基因的突变上。耐药基因检测三个步骤如下：①DNA 样品的制备；②PCR 扩增已知与耐药性有关的基因片段；③扩增产物的耐药基因分析。耐药基因型鉴定方法不仅能用于细菌基因突变的检测，而且能够确定其突变的部位与性质,是检测基因突变的最可靠的方法。

衣原体核酸检测包括核酸杂交和 PCR,核酸杂交检测衣原体的特异性强,但敏感性不高,主要用于 PCR 结果的确证,尚未直接用于临床标本的检测。

人乳头瘤病毒的分子生物学检验方法有 PCR、核酸杂交技术和基因芯片技术。HPV 分型检测的试剂分为两大类:一种是确定是否感染了高危型 HPV;另一种是确定具体感染了哪种亚型的 HPV,即实现 HPV 具体分型。

以上分子诊断学技术当前亦已使用到医院感染的诊断、分型和病原学监测中。

思 考 题

1.简述 HBV 核酸检测的常用技术。

2.HBV 耐药性分析的临床意义是什么?

3.HCV 基因型检测的方法有哪些?

4.简述结核分枝杆菌的分子生物学检验与传统检验的区别,有何优点?

5.沙眼衣原体分子生物学检验与传统的检测方法比较有何特点?

6.HPV 分型的分子生物学检验方法和种类有哪些?

(伊正君　李猛)

第十一章　遗传性疾病的临床分子诊断

学 习 目 标

掌握：遗传性疾病的概念、临床分子诊断的概念。
熟悉：连锁分析及关联分析技术的原理及方法。
了解：遗传性疾病分子诊断的应用前景。

▌ 案例分析 ▌

　　今天雷弟博士的诊断室里来了一名患者,他个头中等,衣着朴素,神情有几许不安和羞涩。雷弟博士请他坐下,他犹豫了一下,才下定决心,伸出了他的双手。这双手除拇指以外,其他的手指都是残缺的,均缺少最后一节指节,原来是一位短指畸形症的患者。患者谈到他的父亲小拇指短于常人,他的弟弟也和他一样,除拇指外其他手指均缺少最后一节。而他的儿子则更加严重,除拇指外每个手指缺少两节指骨。患者说他想进行缺陷基因的筛查,明确自己和儿子的遗传缺陷,从而在儿媳怀孕以后,通过产前基因诊断杜绝患儿的出生。通过家系分析,综合临床症状和体征,雷弟博士将缺陷基因局限到 *ROR2* 基因。对基因的外显子筛查发现,这个家系中的患者均携带有此基因的终止突变。这是患者的病因,也是进行产前诊断的重要线索。

　　以上介绍了一个遗传病临床分子诊断的典型例子,遗传病的患者往往陷入自责和愧疚之中,并且迫切地希望不要给后代带来疾病的痛苦。临床分子诊断能够对这样的患者给予最大限度的帮助。

　　那么,我们来看看单基因遗传疾病临床分子诊断的基本流程。

第一节　单基因遗传病的临床分子诊断基本流程

　　单基因遗传病是指符合孟德尔遗传规律,由一对等位基因控制,从亲代向子代垂直传递的疾病。单基因遗传病的分子诊断是临床诊断的重要辅助手段,有少数的单基因遗传病必须由分子诊断的方式确诊,由此可见单基因遗传病分子诊断的重要性。单基因遗传病种类繁多,但是都遵守孟德尔遗传规律,因此虽然是不同种类的遗传病,其分子诊断却遵循一致的基本流程:首先是对遗传病进行家系分析,判断其遗传方式,再进行后续的分子诊断。

一、家系分析

单基因遗传病根据遗传方式的不同可以分为常染色体显性遗传病、常染色体隐性遗传病、性染色体显性遗传病、性染色体隐性遗传病四大类。

(一)常染色体显性遗传(autosomal dominant inheritance,AD)病

致病基因为显性遗传,位于常染色体上,等位基因其中之一发生突变,在杂合状态下就可发病。患者的双亲中有一方患病,子代有 1/2 的概率患病,子女患病概率均等,可见连续数代传递。

(二)常染色体隐性遗传(autosomal recessive inheritance,RD)病

致病基因为隐性遗传,位于常染色体上,等位基因其中之一发生突变不会致病,只在纯合状态下才会发病。常染色体隐性遗传病患者的父母双方均携带致病基因,因此多见于近亲结婚生育的子女。子、女患病概率相同,均为 1/4。

(三)性染色体显性遗传(sex-linked dominant inheritance)病

致病基因为显性遗传,位于性染色体上,无论男女只要存在致病基因就会发病;而且男性发病的症状往往比女性更加严重,因为男性的两条性染色体不同源,无法弥补突变基因造成的功能失调。

(四)性染色体隐性遗传(sex-linked recessive inheritance)病

致病基因为隐性遗传,位于性染色体上,男性患病比例远多于女性,这是因为对于女性来说,同时携带两条含有隐性致病基因的 X 染色体的概率很低,而对男性来说只要带有隐性致病基因就会发病。

单基因遗传病的致病基因可以是生殖细胞发生了新突变而产生,也可以是由双亲任何一方遗传而来的。基于家系调查的连锁分析是目前比较常见的单基因遗传疾病分子诊断的方法。拿到遗传病家系的资料后,往往从系谱分析(pedigree analysis)开始着手。首先从家系的先证者(proband)开始调查,先证者即为所研究的家系中第一个被确诊的患者,是否先证者与年龄、辈分等无关。分析先证者的直系和旁系亲属的数量、各成员之间的关系,详细掌握家族成员的患病情况。收集完临床资料后利用软件(如 Cyrillic)将患者以及其亲属成员之间的关系绘制成图谱。家系图中不仅包括患病成员,也要包括表观健康成员,以便对家系做回顾性分析(图 11-1)。利用系谱分析确定家系中遗传因素的作用,如果确定是遗传性疾病则要进一步认定家系成员所患遗传病是属于单基因遗传病、多基因遗传病还是线粒体遗传病等,如果认定是单基因疾病,则分析疾病/性状属于何种单基因遗传方式。

具体分析一个家系时,还要注意以下几个问题:①无家族史的先证者不一定就是隐性遗传病患者,因为各种遗传病都存在一定的自发突变率;②外显不全可能影响我们分析家系的遗传方式;③由于遗传异质性,有时候我们可能误将不同种类的遗传病确认为同一种遗传病;④遗传模式的概念是相对的,选用的遗传标志不同有时可能得出不同的遗传方式的结论。例如抗维生素 D 佝偻病,若以是否存在活动性佝偻病和佝偻病畸形作为遗传标志,则不符合孟德尔遗传规律;若以该病的早期血液生化表现——低磷酸盐血症为遗传标

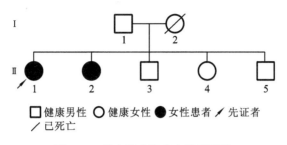

图 11-1　某个地中海贫血家系图谱

志,则呈现 X 连锁显性遗传方式;若以反映骨早期变化的 X 线检查为遗传标志,则本病呈现 X 连锁不完全显性遗传。

通过系谱分析和临床资料整理,我们可以获得家系成员患何种遗传病、遗传病的遗传方式、外显率等信息,之后就需要对该遗传病的致病候选基因进行筛查。

二、候选基因筛查

对于单基因遗传病候选基因的筛查目前主要有三种策略:功能克隆(functional cloning)、定位克隆(positional cloning)、候选基因克隆(candidate gene cloning)。

(一)功能克隆

功能克隆是利用疾病的已知遗传突变引起的某一生化功能的改变来定位基因,进而将其克隆。这需要预先了解已知的疾病相关基因的功能,才能利用其 mRNA 逆转录成 cDNA,再用 cDNA 做探针从基因组中寻找到致病基因。然而研究者在很多时候对所研究的遗传病的致病机制还不了解,更不知道致病基因的表达产物,在这种情况下功能克隆的策略难以应用。

(二)定位克隆

定位克隆是指根据基因在染色体上的遗传或物理位置克隆致病基因,即利用基因组中遗传标记的多态性,用疾病表型代表致病基因来观察疾病与遗传标记之间的连锁分离关系。这种分析方法与连锁分析定位克隆方法原理相同,只是进行连锁分析时采用的是候选基因的遗传标记,而不是全基因组的遗传标记。

基于家系的连锁分析方法,是单基因遗传病定位克隆的核心,它先采用遗传标记对家系成员进行分型,再利用数学统计方法计算遗传标记在家系中是否与疾病产生共分离。

连锁与互换定律是摩尔根和他的同事于 1910 年通过果蝇杂交试验发现的。具体内容为:当两种或两种以上的基因位于同一条染色体时,这些基因在形成配子时并不能自由组合,而是连锁在一起向下传递,如果同源染色体上的等位基因之间未发生交换,称为完全连锁;如果同源染色体上的等位基因之间发生了交换,使原来连锁的基因组合发生了变化,则称为不完全连锁,也称为重组(recombination)(图 11-2)。通过基因的重组,个体变异的范围被扩大了,有利于生物的进化。多数基因之间的连锁程度介于完全连锁和不完全连锁之间,连锁程度一般用遗传距离来表示。

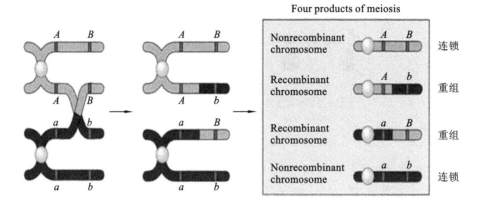

图 11-2　连锁与交换重组

> ▋ **知识链接** ▋━━━━━━━━━━━━━━━━━━━━━━━━━━
>
>
>
> **连锁分析**(linkage analysis)
>
>
>
> 摩尔根于 1910 年提出一个假设:假定沿染色体长度上"交换的发生"(即重组)具有同等的概率,那么两个基因位点间的距离可以决定减数分裂过程中同源染色体重组的发生率,即重组分数。重组分数的数值将随着两位点间距离的增大而增大。它是构建物理遗传图谱的基础,也是利用连锁分析将基因序列从染色体上搜寻出来的位置克隆法的基础。人们规定同一染色体上两个位点间在一百次减数分裂发生一次重组的机会时,即 $Q=1/100$ 时两位点间的相对距离为一个厘摩(centimorgan, cM)。人类基因组平均遗传长度为 3300 cM,染色体上各基因之间的交换率,即发生交换的概率,是不同的。两个基因靠得越近,其间染色体交叉的机会就越少,因而基因的交换率越小,两个基因靠得越远,交换率就越大。因此,基因的交换率反映了两个基因之间的相对距离。根据基因在染色体上有直线排列的规律,把每条染色体上的基因排列顺序(连锁群)制成图称为遗传图谱(genetic map)。
>
> 连锁分析是基于 DNA 标记与某个疾病致病位点非常靠近的假设,即完全连锁,DNA 标记的基因型与疾病/性状在家系中呈共分离。如果 DNA 标记与致病位点之间发生了交换,即发生了重组,重组率是指这个交换发生的概率,也是子代中重组配子的比例,用 θ 来表示。当 DNA 标记与疾病致病位点完全重合时,$\theta=0$;当 DNA 标记与疾病致病位点处于不同染色体上时,$\theta=0.5$,因此 θ 的取值为 0～0.5。$\theta=0.01$ 即表示每代每个配子中两个位点之间发生交换的期望概率为 1%,也就是两个位点间遗传距离为 1 cM。在完成 DNA 标记的基因分型后,通常利用最大似然法来估计家系中连锁情况,DNA 标记位点与致病位点不连锁,$\theta=0.5$ 为 H_0 假设;标记位点与致病位点连锁,$\theta=0$ 为 H_1 假设。研究者们用与似然比存在一对一对应关系的 LOD 值来估算连锁程度,而 LOD 值又是根据重组率 θ 计算的,一般认为 LOD 值小于 -2 时是不连锁的,而 LOD 值大于 3 时是连锁的。

　　以上我们讨论的仅是两位点(DNA 标记位点与致病位点)的连锁方法,并假定我们知道家系的遗传模式,所以可以直接通过计数来得到重组率。但实际的研究中,往往会遇到较为复杂的情况,例如要同时考虑多个标记位点,或发生多于一次重组的可能性,或只有两代的基因型数据,或基因型数据缺失,或有拟表型的存在,或有不完全外显、遗传印迹、扩展家系和遗传异质性等等,都会使得连锁分析复杂化。

通常在完成连锁分析后,还需要进一步对家系成员 DNA 序列进行分析,探索 DNA 标记附近的基因有无突变;如果有突变,确定突变的类型,推测其功能以及在疾病的发生、发展中可能的作用。由于功能基因组学和生物信息学的发展,越来越多的基因的功能得到阐述并且被收录到数据库中,因此家系连锁分析方法可以更加快速地寻找到致病基因及其突变。

(三)候选基因克隆

候选基因克隆是通过准确诊断疾病,研究其可能的发病机制,进而选择已知功能相关的基因作为候选基因,最后通过突变检测技术确定致病基因及其突变。该策略在寻找某些有多基因共同致病及表型复杂的疾病的致病基因时更合适。但其明显的缺陷是只在致病基因的功能已知的家系中有效,而对于新的未知致病基因则无能为力。

候选基因筛查的大致流程是:当收集了家系标本以及临床资料后,往往首先通过查找文献和数据库搜集一些已知其生物学功能和序列的基因,它们参与性状发育过程,或对疾病的发生发展可能产生影响;抑或是它们附近的遗传标记已明确与该疾病有连锁。这些基因可能是结构基因、调节基因或是在生化代谢途径中影响性状表达的基因。通过在家系中检测候选基因邻近的单个或多个 DNA 标记位点与疾病/性状是否发生共分离,我们可以建立家系的基因连锁图。根据基因连锁图,分析连锁的遗传标记,可判断致病基因究竟是哪一个。如果这种做法排除掉了所有的候选基因,表明该遗传病可能具有一个尚未被发现的新致病位点,如图 11-3 所示。

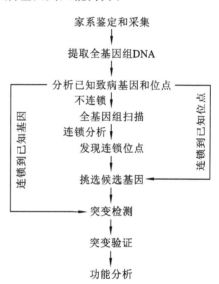

图 11-3 定位候选基因克隆的技术路线

三、地中海贫血

地中海贫血(thalassemia)是一组常见的常染色体隐性遗传的无效造血和溶血性贫血,是由于血红蛋白基因的突变导致珠蛋白肽链(α、β、γ)的合成受到抑制、失衡所造成的,其中以 α 地中海贫血和 β 地中海贫血较为常见。在我国南方,地中海贫血是较为高发的遗传病,重症地中海贫血终身需要输血且死亡率高,给我国医疗领域的资源投入带来沉重负担。目前,对于这类疾病尚无有效的治疗方法,只能通过遗传筛查及产前诊断选择性地淘汰地中海贫血患儿以控制这类疾病的发生和传播。

（一）地中海贫血的分类与分子基础

血红蛋白（hemoglobin，Hb）由血红素和珠蛋白构成，每1个珠蛋白分子是由1对α类链和1对β类链构成的四聚体。健康成人Hb有3种：HbA（α2β2，占总Hb的95%～96%）、HbA2（α2δ2，占总Hb的2%～3%）和HbF（α2γ2，占总Hb的2%以下）。地中海贫血根据其不同肽链的缺陷，分为不同的类型。

1. α地中海贫血 由于α类链的缺陷所致，编码α类链的珠蛋白基因定位于16 p 13.33，包含2个表达基因α1、α2，1个胚胎期表达的ξ基因、3个假基因（φξ1、φα2、φα1）和1个功能未明的θ基因，长约30 kb；这些基因紧密连锁，成人只有α1、α2基因表达。

大多数的α地中海贫血都是由缺失所致，目前世界上至少发现了35种缺失。中国人中发现了7种（3种α+地中海贫血和4种α⁰地中海贫血），最常见的为东南亚型（－SEA型）。少数α地中海贫血由基因突变引起，中国人最常见的3种为HbCS、HbQS和HbWM。

如果1条16号染色体缺失1个α基因称为α+地中海贫血，也称为静止型，基因型为α－/αα或－α/αα。携带者基本无症状，无明显血液学改变；2个都缺失称为α⁰地中海贫血，也称为轻型，基因型为－/αα，有轻微贫血症状，表现为轻度贫血；临床上最常见的α地中海贫血类型是中间型（HbH病），共缺失或相当于缺失三个α基因，患儿从1岁左右即出现贫血，严重者肝脾肿大及黄疸，面黄肌瘦并伴骨骼变化，靠输血维持生命。而重型（巴氏水肿胎儿，Bart's fetus）是4个α基因全部缺失，临床症状最严重，生下来就是死胎或很快就死亡，给产妇带来极大的身心伤害。每种α地中海贫血单体型与正常单体型组合构成各种α地中海贫血杂合子，各种α地中海贫血单体型互相组合就构成各种纯合子或双重杂合子。

2. β地中海贫血 β类链缺陷所致，编码β类链的β珠蛋白基因定位于11 p15.5，包含γ、δ、β这3个基因，长约70 kb，这些基因也紧密连锁。

2条11号染色体上的2个β珠蛋白基因的突变和突变类型决定了β珠蛋白的表达状况，并最终决定了个体的临床表型。迄今发现β地中海贫血存在170多种突变类型，以点突变为主，其中10种为缺失型，其余均为点突变，我国已报道27种点突变。

β珠蛋白完全不能合成者称为β⁰地中海贫血，即两个β基因都发生突变，使它们都不能合成正常的β珠蛋白，从而没有血红蛋白A的合成，患者几乎靠输血维持生命；能合成β珠蛋白但合成量减少称为β+地中海贫血，其中一个基因正常，患者通常仅有轻度的贫血，无明显的临床症状。

（二）地中海贫血的分子诊断

地中海贫血的传统诊断只能应对临床上常见的几种基因缺失或点突变所引起的地中海贫血。20世纪80年代开始应用限制性核酸内切酶结合Southern印迹杂交技术诊断缺失型α地中海贫血。而对非缺失型α地中海贫血的基因诊断主要是利用限制性核酸内切酶酶切片段长度多态性（restriction fragment length polymorphism，RFLP）的连锁分析，这些方法实验周期长，在临床应用中十分不便。随着分子诊断学的不断发展，特别是多种分子诊断技术的应用，使得临床对地中海贫血的诊断更简单、准确。目前常用的检测方法有：PCR反向斑点杂交（PCR- Reverse dot blot hybridization，PCR-RDB）法、等位基因特异性PCR-HRM、基因芯片法等。

1. PCR-RDB 法 结合聚合酶链式扩增和反向斑点杂交的一种分子诊断方法,也是目前地中海贫血临床诊断中应用最多的。首先根据编码 α/β 珠蛋白基因的序列设计出带有生物素标记的引物,扩增出珠蛋白的绝大部分基因区域;然后根据野生型和突变型分别设计 5′端带有"氨基臂"的寡核苷酸探针,使其与尼龙膜发生化学共价结合。探针与扩增产物杂交后,通过酶促反应显示出杂交信号,根据正常及突变基因的杂交情况,确定个体的基因型。该方法具有快速、简便、高灵敏度和特异性强的特点,但在 RDB 检测过程中,斑点信号可能会存在不均一的现象,而且 RDB 检测受到各种试验因素、条件的影响,其稳定性和重复性有待提高。

2. 等位基因特异性 PCR-熔解曲线分析法 是近年来发展迅速的可进行 SNP 分型和多重突变检测的分子生物学方法,这种方法在地中海贫血检测中已有应用。一般在反应体系中加入新型荧光染料 LC Green。LC Green 是一种 DNA 结合染料,可特异结合双链 DNA,当反应体系内无 PCR 扩增产物而只有引物时,基本检测不到荧光信号;而有 PCR 扩增产物存在时,荧光染料会结合双链 DNA 并发出荧光信号;不同的等位基因得到的扩增产物会相差至少一个碱基,而不同碱基的吸收峰的 T_m 值也不一样,可通过熔解曲线加以分辨。于是,将 PCR 得到的产物结合高分辨率熔解曲线分析,可以灵敏、准确、快速地完成多种亚型的地中海贫血基因的突变诊断。

3. 基因芯片法 基因芯片(gene chip)通常指 DNA 芯片,工作原理与经典的核酸分子杂交方法是一致的,利用微流控技术将成千上万的已知寡核苷酸分子固定于面积仅 1 cm² 的支持物上作为探针,然后通过这些探针与标记的待测样品进行杂交,通过检测杂交信号的强弱,可以快速、准确地对组织细胞中的大量靶基因进行定性与定量分析。基因芯片具有微型化、集约化和标准化的特点。

四、假肥大性肌营养不良

假肥大性肌营养不良(duchenne muscular dystrophy,DMD)是一种常见的 X 染色体隐性遗传疾病,也称 Duchenne 型肌营养不良症,发病率大约为 1/3500 活产婴,属预后不良的常见原发性肌肉疾病。由于是 X 连锁隐性遗传,患者通常为男性,女性不发病但可携带隐性突变的基因。患者常常在 4～5 岁发病,病程进展缓慢,初期临床表现是走路笨拙易跌倒,呈特殊的"鸭步"步态。后期主要表现是全身骨骼肌进行性无力、萎缩和腓肠肌假性肥大。该病的致病基因是位于 X 染色体上 Xp21.2～p21.1 的 DMD 基因,基因组长度为 2.4 Mb,cDNA 长度为 14 kb,有 79 个外显子,编码抗肌萎缩蛋白(dystrophin),是目前已知的人类最大的基因。

DMD 基因的突变以 DMD 基因的一个或多个外显子缺失为主,缺失突变占该基因全部突变的 2/3 左右,其余的突变主要是点突变和片段重复。两个基因缺失热区分别位于 DMD 基因外显子 3 号～19 号和外显子 45 号～53 号。

DMD 目前尚无有效的治疗方法,所以检出携带者及对胎儿进行产前基因诊断是有效控制致病基因传递、防止患儿出生及降低发病率的主要措施。目前临床上 DMD 主要依靠病史、临床表型、肌电图及肌肉活检组织化学染色等诊断该病,但因病理生理机制还不十分清楚而且临床表现变异较大,以致难以确诊,有时容易被误诊。唯一有效的预防途径是对高风险的胎儿进行产前分子诊断,确诊后流产。

DMD 由于是 X 连锁的遗传性疾病,可以直接针对 DMD 基因的遗传缺陷进行检测,也可以通过检测缺陷的 X 染色体进行基因诊断。DMD 的突变类型可以分为缺失型和非缺失型两大类。

（一）DMD 基因缺失型突变的分子诊断方法

1. MLPA 技术　多重连接探针扩增(multiplex ligation-dependent probe amplification, MLPA)技术是近年来发展起来的一种建立在 PCR 技术上的新型技术,可对待检 DNA 序列进行定性和半定量分析。MLPA 技术属于高通量 DNA 拷贝数检测技术,其设计探针包含了 DMD 基因所有的 79 个外显子结合序列,原理是针对不同检测序列设计多组专一的探针组,然后利用探针组进行扩增,每组探针长度不同,可与目标序列杂交。所有探针的 5′端都有通用引物结合区 PBS(primer binding sites),3′端都有与待扩增目标序列结合区,在 PBS 区与目标序列结合区之间插入长度不等的寡核苷酸,由此形成长度不一的扩增产物。如果目标序列发生了缺失、突变,则这组探针无法成功连接,也没有相应的扩增反应。如果某组探针可与目标序列完全结合,则连接酶会将这组探针连接成为一个片段,并通过标记的通用引物对连接在一起的探针组进行扩增。最终经过毛细管电泳和激光诱导的荧光标志物来检测扩增产物。MLPA 技术具有操作简便、精密度高、重复性好、设备要求相对低等优点。

2. 探针杂交法　首先从患者身上抽取外周血提取基因组 DNA,然后利用抗肌萎缩蛋白 cDNA 探针与之进行 Southern 印迹杂交,即可检测到 DMD 基因的缺失或重复。抗肌萎缩蛋白 cDNA 探针可以检测出 60%～70% 的患者 DMD 基因的部分缺失或重复突变,不过此方法耗时、费力,有一定的局限性。

3. 表达水平分析　首先从患者的非肌肉组织中提取总 RNA,通过逆转录得到 cDNA,再利用巢式 PCR 获得 DMD 的基因片段,低表达水平可提示 DMD 基因可能的异常转录,另外通过对其 cDNA 序列进行测序分析也可以揭示缺失或重复突变,以及与剪接位点突变相关的异常转录。

（二）非缺失型 DMD 的分子诊断

1. PCR-SSCP 法　对于 DMD 基因发生点突变的情况,可以结合 PCR 和单链构象多态性(single strand conformation polymorphism, SSCP),该技术可以发现已知的点突变,且较为敏感。

2. 逆转录 PCR 结合测序　与检测缺失型 DMD 方法类似,利用逆转录 PCR 得到 cDNA,然后通过扩增获得 DMD 的 cDNA 片段,全长测序检测相应的基因突变和类型。

（三）针对缺陷 X 染色体的诊断

对 X 染色体进行基因分型,常使用 STR 遗传标记,如果受试者所携带的 X 染色体类型和患者不同就可以部分排除患病风险,反之则有较大的患病风险。

五、血友病

血友病(hemophilia)是一组遗传性凝血因子缺乏引起的出血性疾病。凝血因子是人体内一组具有引起血液凝固、具有止血功能的生物活性蛋白,主要的凝血因子有 13 种,常用罗马数字表示。如果血液中缺乏某一种凝血因子,血液就不容易凝固,从而引起出血性疾病。在我国,血友病的社会人群发病率为(5～10)/10万,婴儿发生率约1/5000。典型血友病患者常自幼年发病、自发或轻度外伤后出现凝血功能障碍,出血不能自发停止,从而在外伤、手术时常出血不止,严重者在较剧烈活动后也可自发性出血。由于血友病的遗传模式是X染色体显性遗传,因此通常是女性携带导致下一代男性发病,可以进行妊娠后的产前诊断,达到优生优育的目的。

（一）血友病的临床表现与分子基础

血友病按照缺乏凝血因子种类的不同,可分为以下几种。

1. 血友病A 也称为甲型血友病,是由于Ⅷ凝血因子(抗血友病球蛋白)缺乏引起,是临床上最常见的血友病,占血友病患者总数的80%～85%,在某些高发地区甚至更高。血友病A的主要临床症状是反复自发性或在轻伤之后的出血不止,体表或体内的任何部位都可能出血。临床上可见血友病A患者的活化部分凝血酶时间(activated partial thromboplastin time,APTT)延长,而凝血酶原时间(prothrombin time,PT)正常。Ⅷ凝血因子(FⅧ)基因于1984年被克隆,由位于X染色体长臂末端(Xq28)的AHG(anti-hemophilic globulin)基因编码,基因组长度为186 kb,包含26个外显子,编码抗血友病球蛋白的2332个氨基酸。FⅧ基因转录起始点上游1 kb到下游148 bp范围内存在12个转录因子结合位点。此外,FⅧ基因内和上游还存在抑制子序列。不过目前尚未发现这些FⅧ顺式序列突变所导致的血友病A患者。FⅧ基因突变种类较多,有单个核苷酸的错义突变、移码突变以及小的缺失/插入,其中以缺失突变为多。

2. 血友病B 也称乙型血友病,是由于Ⅸ凝血因子缺乏引起,临床症状与血友病A完全一样,但相比血友病A少见,占血友病患者的15%左右。Ⅸ凝血因子也称为血浆凝血活酶成分(plasma thromboplastin component,PTC),PTC定位于Xq27,长34 kb,包含8个外显子,编码415个氨基酸。导致血友病B的凝血因子Ⅸ基因突变种类十分多,其中点突变约占80%,其余还有短片段缺失、插入,而大片段的缺失和重排相对较少。

3. 丙型血友病 缺乏Ⅺ凝血因子(国外又称为Rosenthal综合征),FⅪ缺乏症在我国极为少见。

4. 获得性血友病(即后天凝血因子缺乏) 常由于自身因素导致某些凝血因子水平下降,或活性降低,如获得性Ⅷ凝血因子缺乏症,常由于自身产生Ⅷ因子抗体,导致凝血功能障碍,导致获得性血友病(血友病A)。

血友病A、B均属于性连锁隐性遗传性疾病,而丙型血友病(遗传性FⅪ缺乏症)则为常染色体隐性遗传性疾病。在我国以血友病A为主,致病基因位于女性X染色体上,也就是女性携带基因,导致下一代男性发病,而下一代女性均为正常人。所以,血友病患者常有家族史,常见的遗传模式是:女性从上一代获得发病基因(携带者,不发病),然后遗传给下一代男性,呈现隔代遗传的特点。

（二）血友病的分子诊断

1. 血友病A的分子诊断 血友病A是由于凝血因子Ⅷ(FⅧ)基因缺陷而引起的,FⅧ含量不足或功能缺陷,导致凝血功能障碍。直接检测FⅧ基因突变不仅可以揭示血友病A的致病机制,还可用于携带者检出及产前诊断。直接检测FⅧ基因突变主要包括以下几种方法。①PCR-单链构象多态性(PCR-single-strand conformation polymorphism,PCR-

SSCP)是基因突变较为常用的有效检测手段,原理是 PCR 产物变性后得到的 2 条互补的单链,若其中任一条存在基因突变,其构象即改变,在非变性聚丙烯酰胺凝胶中电泳的迁移率也改变。因此,可用于 FⅧ基因突变分析,该技术简便、快速,广泛适用于大样品筛查未知新突变及多态性分析等,但对基因突变的具体位置和类型无法确定,对于突变与多态性位点也无法区分。②变性梯度凝胶电泳(denaturing gradient gel electrophoresis,DGGE)利用野生型和突变型基因 DNA 在变性梯度凝胶过程中迁移率的不同来检测基因突变,当被检测片段长度小于 600 bp 时检出率可达 95%。较 SSCP 相比,DGGE 可靠、精确,且检测 DNA 片段长度较长。

另外,有时可以采取间接基因诊断来揭示血友病 A 的致病原因。70%～80%的血友病 A 的 FⅧ基因突变呈高度异质性,完全靠直接基因诊断查找其基因突变,工作量大、时间长,因此间接基因诊断法对 DNA 多态性标志进行连锁分析仍是目前广泛采用的方法。间接基因诊断检测的不是致病基因本身,而是通过紧密连锁的特别是基因内部的 DNA 多态位点的检测,跟踪致病基因的传递。作 DNA 连锁分析,需要患者及其家庭成员的尽可能多的样品,且患者母亲须为多态位点的杂合子以提供足够的多态信息,提高诊断率。一般用 RFLP 或 STR 这两种遗传标记作为连锁分析的媒介:① RFLP 是利用限制性核酸内切酶将 DNA 切成长度不同的限制性片段,在同种生物的不同个体中这些片段呈多态性分布。只要基因突变影响到 RFLP 位点,致病基因就与一种酶切片段长度多态连锁,并遗传给下一代。因此,只要通过家系分析,找到与该家系的致病基因连锁的酶切片段长度,结合遗传规律,即可进行携带者诊断。② STR 广泛存在于人类基因组 DNA 中,是具有重复次数多态性的 DNA 序列,不同数目的核心序列呈串联重复排列,其具有高度多态性及遗传稳定性而被广泛用于血友病及其他遗传病的连锁分析。

2. 血友病 B 的基因诊断　直接基因诊断,与检测血友病 A 类似,是利用 PCR 及测序方法对血友病 B 进行基因突变筛查,直接寻找突变。PCR-SSCP、DGGE 用法与检测血友病 A 完全一样。另外,可以利用变性高效液相色谱法(denaturing high performance liquid chromatography,DHPLC)来检测突变片段,比 SSCP 和 DGGE 准确性更高、更简洁、实用。由于 DHPLC 的分辨率达到 1 bp/1 kb,而且操作可以程序化、大规模化和自动化,实验时间大大缩短,有广泛的应用前景。不过 DHPLC 和 SSCP、DGGE 一样不能确定突变的类型和位置。如果要知道基因突变的确切位置,则需要将 PCR 产物进行直接测序分析。

间接基因诊断与前述血友病 A 一样,是利用 PCR 结合 RFLP 或 STR 多态性标记,进行家系连锁分析,可有效确定血友病 B 的致病 X 染色体。

六、小脑共济失调的分子诊断

常染色体显性遗传小脑共济失调(autosomal dominant cerebellar ataxias,ADCA)是一大组具有遗传异质性的神经变性疾病,由于其特征是以进行性小脑、脑干和脊髓变性为主,所以该病也被称为遗传性脊髓小脑共济失调(hereditary spinocerebellar ataxias,SCAs)。在我国,最多的遗传性共济失调是小脑共济失调,其次是遗传性痉挛性截瘫。

（一）小脑共济失调的分类和分子基础

Harding 于 1982 年提出一种临床分类方法,根据小脑共济失调发病类型的不同,比如是否伴眼肌麻痹、椎体外系症状及视网膜色素变性等,可分为三型:ADCA Ⅰ 型、ADCA Ⅱ

型和 ADCA Ⅲ 型。

1. ADCA Ⅰ 型 除了有小脑共济失调的特征外,还并发多种神经系统症状,如眼肌麻痹、椎体和椎体外病变、周围神经病变和痴呆等,SCA1、SCA2 及 SCA3(或称为 Machado-Joseph 病)均属于 ADCA Ⅰ,这三种是在我国人群中最常见的小脑共济失调亚型,SCA3 占了全部 SCA 的约 50%,其次是 SCA2、SCA1。SCA1、SCA2 和 SCA3 的致病基因位点分别位于 6p24~p23,12q24.1 和 14q32.1,现已证实突变基因编码区的 CAG 异常重复为这三种疾病的共同致病原因;以 SCA3 为例,它的发病是由 ATXN3 基因的 CAG 重复导致的,CAG 重复使得致病基因 ATXN3 编码的产物多聚谷氨酰胺蛋白 ataxin-3 的 C 末端发生多聚谷氨酰胺数目的异常扩增。ataxin-3 在人体内广泛存在,当多聚谷氨酰胺扩增时,蛋白会形成错误折叠。SCA3 的显著特征是 ataxin-3 在脑组织细胞中形成大量泛素化的聚集,这些由 ataxin-3 蛋白异常折叠所引起的聚集常常和分子伴侣、转录因子以及蛋白酶复合体定位在一起,其具体的发病机制仍然不甚清楚。

2. ADCA Ⅱ 型 除去小脑共济失调和一些神经系统病征,还合并有黄斑和视网膜变性。SCA7 属于此类疾病,其致病基因是位于 3p13~p12 的 ATXN7 基因,与 SCA1~3 相同,CAG 异常重复导致了 SCA7 的发生。

3. ADCA Ⅲ 型 它是单纯的迟发小脑共济失调,无其他合并症状。SCA5、SCA6、SCA11 及 SCA31 均属于这一大类。

SCAs 具有高度的临床异质性和遗传异质性,各种亚型之间有临床表现的重叠。从临床表现看,由于病变部位的组合不同,SCAs 表现为多种不同类型和综合征,而各类型与综合征之间又多有重叠和交叉的症状,以致本组疾病在同一综合征中分为不同类型,有亚型、过渡型和变异型,甚至在同一家系中,个体发病的年龄、症状等也可能存在差异。SCAs 的致病原因可全部归结为基因编码区的 CAG/CTG 三核苷酸重复序列扩展,目前临床分型已经逐渐被基因分型所取代,即通过分子生物学手段确定是哪个致病基因的 CAG/CTG 三核苷酸重复序列发生了突变,基因诊断现在成为 SCAs 的诊断中必不可少的手段。

(二)小脑共济失调的分子诊断

不同地域、不同人种的 SCAs 发病类型不同,国外研究发现 SCA1 基因突变占白种人 SCAs 患者的 14%~22%,而占日本人 SCAs 的 3% 左右,其差异与种族和遗传背景不同有关,但较一致的认为 SCA3 是最常见的类型。1997 年,我国学者首次经过分子生物学检测证实中国人存在 SCA1 家系,该型约占南方汉族人 SCAs 患者的 4.9%。在 SCAs 的临床研究中,首先需要确定先证者的主要临床表现是小脑性共济失调,随后进行家系调查,排除非遗传性因素,最后作基因学检测。从中国人 SCAs 发病率较高的 SCA3 和 SCA1 开始检测,然后依次检测 SCA2、SCA6、SCA7、SCA12 和 SCA17 等。

对 SCAs 患者的突变基因进行 CAG 重复数目分析,以 SCA1 突变为例,SCA1 的致病基因于 1993 年被定位于 6 p22,正常人 SCA1 基因的 CAG 重复数应在 17~36 的范围内,对应产物为 164~221 bp,SCA1 患者突变基因 CAG 重复数扩展则为 43~91,对应产物是 242~356 bp。

CAG 重复单位的异常扩增所导致的基因片段差异,可以采用重复区域两翼的 PCR 引物扩增、琼脂糖或聚丙烯酰胺凝胶电泳的方式进行检测,而确定某个个体的具体的 CAG 重复数目则需要进行克隆测序。CAG 重复数增加与发病年龄、病情程度、父系或母系遗传不同及种族等有关。

如果这一系列基因中均未能发现突变,则考虑有以下可能:①疾病诊断有问题,可能家系成员罹患的并非小脑性共济失调;②家系中的致病基因是尚未发现的新位点。由于SCAs涉及的致病基因种类较多,依次筛查存在工作量大的困难,建议先采用候选基因连锁分析定位致病位点,再进一步确认致病基因。

第二节　多基因遗传病的关联分析

多基因遗传(polygenic inheritance)是指生物体的许多表型性状由多个基因协同决定,而非单一基因控制的,有家族聚集性和遗传倾向的疾病。

一、多基因遗传病的遗传特点

多基因遗传时,每对基因的性状效应是微小的,故称为微效基因(minor gene),每对基因彼此不存在显性或隐性关系,是共显性的,有累加效应(additive effect),由此共同决定的性状称为数量性状(quantitative character),又称为多基因性状。此外,多基因遗传效应还受环境因素的影响,因此是基因与环境共同作用形成的一种性状,又称为多因子遗传(multi-factorials inheritance)。

与单基因遗传病相比,多基因遗传病不是只由单一遗传因素决定,而是由多个微效基因协同作用决定。除了微效基因外,某些多基因遗传病还存在一些起主要作用的基因,称为主基因(major gene),这使得多基因遗传更加复杂。在多基因遗传病中,参与决定性状的基因数越多,表型就越多,表型间差别也就越小。因此,多基因遗传性状的变异在群体中的分布是连续的,属于数量性状。而单基因遗传性状属于质量性状(qualitative character),它们之间的变异是不连续的,性状之间的差别显著,中间没有过渡类型。

多基因遗传病的发病风险即易患性(liability)受遗传因素和环境因素的双重影响。其中,遗传因素所起的作用大小程度称为遗传度。如果一种多基因遗传病完全由遗传因素决定,其遗传度就是100%,这种情况极少见。当一种多基因遗传病的遗传度为70%～80%时,表明遗传度较高,其遗传因素在决定易患性变异和发病上起重要作用,环境因素的作用较小;当一种多基因遗传病的遗传度为30%～40%时,表明环境因素在决定易患性变异和发病上有重要作用,而遗传基础所起的作用较小。如精神分裂症,是多基因遗传病,其遗传率为80%,也就是说精神分裂症的形成中,遗传因素起了很大作用,而环境因素所起的作用则相对较小。如果一个个体的易患性达到或超过一个限度即发病阈值(threshold),该个体就患病。易患性的变异呈连续性正态分布,即群体中大多数个体的易患性都接近平均值,易患性很低和很高的个体数量都很少。而阈值将连续分布的易患性变异划分为两部分:大部分为正常个体,小部分为患者。阈值代表在一定的环境条件下,发病所必需的、最低的易感基因(即致病基因)的数量。

多基因遗传病一般有家族聚集倾向,但无明显的遗传方式。患者亲属发病率高于该病的群体发病率,但不符合单基因病的任何一种遗传方式,患者同胞的发病率不是1/2(显性)或1/4(隐性),而是远比这个发病率低,只有1%～10%。

　　多基因遗传病患者亲属的发病率随亲缘关系的疏远而迅速下降(非线性减少),并向群体发病率靠近这一特征在发病率低的疾病中表现更为明显。遗传度在60%以上的多基因遗传病中,患者的第一级亲属(指有1/2的基因相同的亲属,如双亲与子女以及兄弟姐妹之间,即为一级亲属)的发病率接近于群体发病率的平方根。随着亲属级别的降低,患者亲属发病风险率明显下降。例如唇裂,其遗传度76%,人群发病率为0.17%,患者一级亲属发病率4%,近于0.0017的平方根。二级亲属(叔、伯、舅、姨)中约0.7%,三级亲属(堂兄弟姐妹、姑表兄弟姐妹、姨表兄弟姐妹等)仅为0.3%。随亲缘关系的递减,发病率迅速下降,但不是直线式的,尤其是一、二级亲属之间的下降幅度尤为明显。亲属发病率与家族中已有的患者人数和患者病变的程度有关,家族病例数越多,病变越严重,亲属发病率就越高。如精神分裂症患者的近亲中发病率比普通人群高出数倍,与患者血缘关系越近,患病率越高。近亲结婚所生子女的发病率比非近亲结婚所生子女的发病率高50%~100%。

　　有些多基因遗传病的发病率还有性别和种族的差异。如先天性幽门狭窄,男性发病率为女性的5倍;先天性髋关节脱臼,日本人发病率是美国人的10倍。如唇裂的黑人中发病率为0.04‰,白人为1‰,而黄种人为1.7‰,且男性发病率高于女性。常见的多基因遗传病种及其遗传特点见表11-1。

表 11-1　常见的多基因遗传病种及其遗传特点

病　　名	群体发病率/(%)	患者一级亲属发病率/(%)	男:女发病率	遗传度/(%)
唇裂和腭裂	0.17	4	1.6	76
腭裂	0.04	2	0.7	76
先天性髋关节脱臼	0.1~0.2	男性先证者4 女性先证者1	0.2	70
先天性幽门狭窄	0.3	男性先证者2 女性先证者10	5.0	75
先天性畸形足	0.1	3	2.0	68
先天性巨结肠	0.02	男性先证者2 女性先证者8	4.0	80
脊柱裂	0.3	4	0.8	60
无脑儿	0.5	4	0.5	60
各种先天性心脏病	0.5	2.8	—	35
精神分裂症	0.5~1.0	10~15	1.0	80
糖尿病(青少年型)	0.2	2~5	1	75
原发性高血压	4~10	15~30	1	62
冠心病	2.5	7	1.5	65
消化性溃疡	4	8	1.0	37
哮喘	1~2	12	0.8	80
强直性脊柱炎	0.2	男性先证者7 女性先证者2	0.2	70

二、关联分析

由于多基因遗传病不仅取决于两个以上微效基因的累加作用,还受环境因素的影响,因此,也称为复杂疾病(complex disease)。近年来,随着人类基因组计划和基因组单倍体图谱计划的实施,科学家们开始深入探索复杂疾病的遗传特征。短短几年内,已经发现并鉴定了大量与人类性状或复杂性疾病关联的遗传变异,为进一步了解控制人类复杂疾病发生的遗传特征提供了重要线索。

关联分析是基于"常见疾病,常见变异"的假设,主要依据连锁不平衡原理来寻找致病基因。如果检测的遗传标志与致病基因非常接近,那么在群体中它们之间会存在连锁不平衡。关联分析可以检测一个比较小的基因组区域(一般约 100 kb)是否包含致病基因。传统的关联分析通常根据某些间接线索,如基因的功能和在基因组上的位置(如根据连锁分析的结果),选定一个或几个候选基因进行研究,研究的基因数量非常有限。其基本技术路线是:在一定人群中选择病例组和对照组,比较一个或几个候选基因中的单个或多个单核苷酸多态性(single nucleotide polymorphism, SNP)位点的等位基因频率或者基因型频率。如果某个 SNP 位点的等位基因或基因型在病例组中出现的频率明显高于或低于对照组,则认为该位点与疾病间存在关联性,然后根据该位点在基因组中的位置和连锁不平衡关系推测可能的疾病易感基因(图 11-4)。比如某个 SNP 位点的等位基因 A 在糖尿病患者中的频率是 0.416,而在对照组中的频率是 0.113,经过统计分析发现差异有显著性,则说明此基因位点与疾病存在关联性,该位点的等位基因 A 很可能是糖尿病的易感基因。

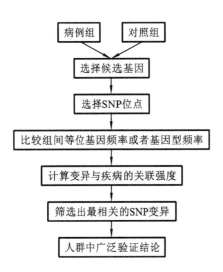

图 11-4　病例对照研究的关联分析流程图

(一)关联分析的研究设计

关联分析的研究设计主要包括病例-对照研究设计(case-control study)和基于随机人群的关联分析(population-based association analysis)两种情况。前者主要用来研究质量性状(是否患病),而后者主要用来研究数量性状(不同的表型)。根据研究设计不同和研究表型的不同,采用的统计分析方法亦不同。

在病例对照研究设计中,比较每个 SNP 的等位基因频率在病例和对照组中的差别可采用 4 格表的卡方检验,计算相对危险度(odds ratio,OR 值)及其 95% 的可信区间,进而可以计算归因分数(attributable fraction,AF)和归因危险度(attributable risk,AR)。需要调整主要的混杂因素,如年龄、性别等,可通过 logistic 回归分析,以研究对象患病状态为因变量,以基因型和混杂因素作为自变量进行分析。

当研究设计是基于随机人群的数量性状的关联研究,如研究某基因 SNP 位点与某一疾病数量表型的关联时,如体重,我们可通过单因素方差分析比较该位点三种基因型携带者体重水平是否有差别,当需要调整混杂因素时,采用协方差分析或者线性回归方程。

此外,关联分析的研究设计还包括基于家系的关联研究。当研究采用家系样品时,可采用传递不平衡检验来分析遗传标记与疾病质量表型和数量表型的关联。传递不平衡的检测原理是分析某个等位基因从杂合子的父母传递给患病孩子的概率是否高于预期值(50%)。其优势之一在于可以避免人群混杂对于关联分析的影响。然而,大多数复杂遗传病由于难以获得大的家系,连锁分析检测致病基因的效力不够,难以检测到外显率较低的致病基因。而病例对照研究不依赖家系,更适合复杂疾病的遗传研究。

但是传统的关联分析每次只能研究少数的几个基因,分析对象有极大的局限性,很难发现常见疾病背后众多的致病基因。近几年发展起来的全基因组关联分析,可以同时检测全基因组的遗传信息,不依赖于疾病的病因或致病基因定位假说,无偏差地分析基因组中遗传变异与疾病的关系,这一方法有望成为研究常见疾病的致病基因的有效武器。

（二）全基因组关联分析

全基因组关联分析(genome-wide association study,GWAS)本质上也属于关联研究,是在全基因组范围内选择遗传变异(如 SNP)进行总体关联分析的方法。GWAS 采用的研究方式与传统的候选基因病例对照关联分析一致,即如果人群基因组中一些 SNP 与某种疾病相关联,那么理论上,在该疾病患者中,这些相关 SNP 等位基因频率应该高于未患病对照人群。因此,采用统计学分析方法,比较病例和对照间每个 SNP 变异频率的差异,并计算变异与疾病的关联强度,在全基因组中筛选出最相关的 SNP 位点进行验证,最终确认与疾病的相关性。

全基因组关联分析这一技术在医学研究中的应用极大地推动了科学家们对人类许多重大复杂性疾病的探索。2005 年美国 *Science* 杂志首次报道了年龄相关性视网膜黄斑变性 GWAS 结果,引起医学界和遗传界极大地轰动,此后一系列 GWAS 研究陆续展开。2006 年,波士顿大学医学院联合哈佛大学等多个研究单位报道了关于肥胖的 GWAS 研究结果;2007 年,Saxena 等多个研究机构联合报道了 2 型糖尿病关联的多个位点,Samani 等则发表了冠心病关联基因;2008 年,Barrett 等通过 GWAS 发现了 30 多个与克罗恩病相关的易感基因位点;2009 年,Weiss 等运用 GWAS 发现了与具有高度遗传性的神经发育疾病——自闭症关联的染色体区域。我国学者则通过对 12000 多名汉族系统性红斑狼疮患者以及健康对照者的 GWAS 发现了 5 个红斑狼疮易感基因,并确定了 4 个新的易感位点。截至 2010 年 4 月,已陆续报道了关于人类身高、体重、血压等主要性状,以及视网膜黄斑、乳腺癌、前列腺癌、白血病、冠心病、肥胖症、糖尿病、精神分裂症、风湿性关节炎等几十种威胁人类健康的常见疾病的 GWAS 结果,确定了一系列疾病发病的致病基因、相关基因、易感区域和 SNP 变异。

不仅如此,随着 GWAS 应用的不断扩大,复杂疾病 GWAS 方法学的研究,例如研究设计、统计分析、结果的解释等,也取得了极大的进步。GWAS 研究设计中的首要问题是确定研究的表型。在进行研究表型的选择时,应当尽可能遵循以下 3 个原则。①选择遗传度较高的疾病或表型:疾病的遗传度表示疾病(或表型)在多大程度上受遗传因素的影响,低遗传度的疾病会降低遗传学关联研究的把握度。②性状优于疾病的原则:疾病的状态有时很难测量,或者模糊不清,有时则多种疾病混在一起而难以判断。因此,研究疾病相关数量表型有时要优于研究疾病状态。③选择测量简单、准确而且遗传度高的数量表型,尽可能选择那些反映疾病危险的数量表型(比如高血压,是冠心病和其他许多疾病的危险因素),

有助于区分疾病临床亚型的表型,或者那些用来诊断疾病的表型(如空腹血糖用来诊断糖尿病)。

GWAS 分为单阶段和两阶段或多阶段设计。单阶段是选择足够的病例和对照样品,一次性在所有研究对象中对选中的 SNP 进行基因分型,然后分析每个 SNP 与疾病的关联,分别计算关联强度,在早期 GWAS 主要采取此类方法。

目前 GWAS 研究主要采用两阶段或多阶段研究:在第一阶段用覆盖全基因组范围的 SNP 进行病例对照分析,通常采用高通量 SNP 分型芯片对样品进行扫描,统计分析后筛选出最显著的阳性 SNP;第二阶段或随后的多阶段中扩大样品进行基因型验证,然后结合两阶段或多阶段的结果进行分析。这种设计需要保证第一阶段筛选与疾病相关的 SNP 的敏感性和特异性,尽量减少分析的假阳性与假阴性的发生,并在第二阶段应用大量样品人群,甚至在多中心人群中进行基因分型验证。

对于 GWAS 研究而言,无论是两阶段研究设计,还是各种遗传统计方法,都无法从根本上解决由于多重比较、人群混杂等带来的假阳性问题。GWAS 研究中不能单靠调整的 P 值水平来判断一个 SNP 是否与疾病真正关联;即使通过不同的遗传统计分析方法也不能完全避免人群混杂导致的假阳性问题;重复研究才是确保我们发现与疾病真关联的必要保证。但当一项研究发现的关联未能得到重复时,理论上有 3 种可能:第一,一个真的假阳性关联正确地没有被重复;第二,一个真的关联在检测效能较低的后续研究中(比如,样品量较小或者病例对照匹配不好)没有得到重复(假阴性);第三,一个真的关联在一个人群里存在,由于复杂疾病的遗传异质性,即由于遗传和环境因素的作用而导致关联在另一个人群里不能被重复。因此,高质量的重复研究能够帮助我们做出正确的判断。

重复研究的方法之一是直接将两个或者几个研究人群联合起来进行分析,通过增大样品量来提高研究的检验效能,提高可能与疾病关联的 SNP 的概率。目前较受推崇的一种重复研究方法是:两个研究人群第一阶段研究分别在所有的研究样品中对所有的 SNP 进行分析;第二阶段则互相重复测量对方研究发现的阳性 SNP。这样做的优点是,第一阶段的研究尽可能保证了检验效能和较低的假阴性率,第二阶段的 SNP 检测的工作量减小而样品量足够大,同时第一阶段的阳性结果在两个独立的大样品人群进行重复,这样就最大限度控制了研究的假阴性率和假阳性率。

总的来讲,决定 GWAS 是否能成功的因素有多方面。其中主要的一个因素在于是否有足够的样品量,是否能够提供足够的统计效能来检测中等效能($OR<1.5$)的遗传变异。而统计效能是样品量、基因效应和基因频率的函数,基因效应和基因频率在发现基因变异以前是未知的,因而样品量是 GWAS 能否成功的一个主要因素。在得到阴性结果或是阳性结果重复性比较差的研究中,样品较少是个共性,统计效能太低,无法检测到中等效应的位点。另外,样品分层(stratification)也是以病例对照为基础的 GWAS 需要认真对待的问题,由于 GWAS 需要大规模的样品,样品分层会影响实验的准确性,产生假阳性的结果。

不仅如此,SNP 的数量以及 Tag SNP 的选择也影响到 GWAS 的统计效能。因为 SNP 的数量以及 Tag SNP 决定了 GWAS 的基因组覆盖率。多个 SNP 位点的单体型分析有可能发现较单个位点-疾病表型之间关联更强的单体型-疾病表型之间的关联。人类基因组计划的完成为我们提供了人类基因组内广泛存在的浩瀚的单核苷酸多态性(SNP)的信息,这使得全基因组关联分析不再仅局限于候选基因或者候选染色体区域,而是针对基因组所有的 SNP。2003 年,由国际单体型图谱计划协作组开展了国际人类单体型计划(HapMap),其目标就是构建人类 DNA 序列中多态位点的常见模式,即单体型图,简称 HapMap。HapMap 的数据将显示常见的人类基因组遗传的多态模式,包括个体间遗传多态位点的数量、人群间具有不同单体型频率的区域和不同染色体区域 SNP 的连锁范围。HapMap 计划的第一阶段提供了人类 4 个种族共 269 个个体基因组超过 100 万个 SNP(大约每 3 kb 一个)以及相关之间 LD 关系的图谱,第二阶段增加了 SNP 的密度(大约每 1 kb 一个),这为 GWAS 提供了强有力的工具。基于 HapMap 数据库平台,研究者可以因此筛选多达250000~500000 个常见 SNP 用于 GWAS 研究,也可以选择功能 SNP 进行研究。而通过 Tag SNP 筛选工具 Hapview 可以筛选覆盖、代表更大范围基因组序列变异的 Tag SNP。单核苷酸多态位点 SNP 和单体型如图 11-5 所示。

知识链接

人类单体型计划(Haplotype Map)

HapMap 是 Haplotype Map 的简称,Haplo 意为单一,在基因组中专指来自父母的一对染色体中的一条。Haplotype 就是单条染色体中的一段,译作单体型或单倍型,描述的是一段单条染色体上的序列差异,由 SNP 位点的顺序排列组成。因此也可以说单体型是分别来自父母的单条染色体上 SNP 的分布和传递模式。根据邻近 SNP 的连锁特性,单体型上的多个 SNP 还可以由少数几个 tag 即标签 SNP 代表。Haplotype Map 是单体型图谱,就是单条染色体上所有 DNA 序列的 SNP 分布和人群频率、标签 SNPs、连锁性质与规律等。

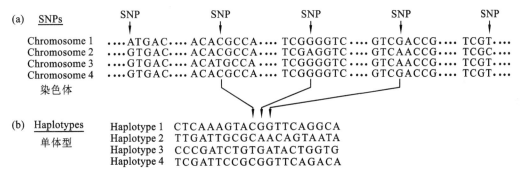

图 11-5 单核苷酸多态位点 SNP 和单体型
注:(a) 在来自 4 个个体的一段 6 kb 序列上,大部分核苷酸相同但有 5 处显示不同(彩色)即 SNPs;
(b) 这段 6 kb 区域的 20 个临近 SNPs 组成单体型

HapMap 计划建立了人类全基因组遗传多态图谱,依据这张图谱我们可以进一步研究基因组的结构特点以及 SNP 位点在人群间的分布情况,为群体遗传学的研究提供数据,为遗传性疾病致病基因在基因组上的定位提供高密度的 SNP 位点。HapMap 的构建分为三个步骤:①在多个个体的 DNA 样品中鉴定单核苷酸多态性(SNP);②将群体中频率大于 1% 的那些共同遗传的相邻 SNP 组合成单体型;③在单体型中找出用于识别这些单体型的标签 SNP。

GWAS 研究为复杂疾病的研究打开了新的篇章,发现了许多我们以前从未了解的未知基因和染色体区域,为了解人类复杂疾病的发病机制提供了更多的线索。然而,GWAS在复杂疾病病因研究中的作用我们也不能过于乐观。GWAS目前仍是一种较昂贵的技术,并且目前很多实验都没有取得重复性良好的结果。而且目前已经报道的分析多局限于单个SNP的关联分析,这些基因如何相互作用,基因与环境之间如何相互作用等类似复杂分析均有待进一步探讨。

第三节　线粒体疾病的临床分子诊断

线粒体(mitochondria)是细胞的能量工厂,约90%的三磷酸腺苷(ATP)来源于线粒体的氧化磷酸化。人体不同组织的细胞所含线粒体的数量不同,在能量需要较高的组织,如脑、骨骼肌、心脏、肝脏和肾脏等的细胞内,有成千上万个线粒体,而在能量需求较低的细胞内,仅有10～100个线粒体。

线粒体DNA(mitochondrial DNA,mtDNA)是指位于线粒体内的DNA。线粒体DNA与一般位于细胞核内的DNA有不同的演化起源,可能是源自早期细菌。虽然现存生物体中绝大多数作用于线粒体的蛋白质,是由核DNA所制造,但这些基因中有一些可能是源于细菌,并于演化过程中转移到细胞核中。

线粒体疾病(mitochondrial diseases)是一组有相似表现和共同发病机制、涉及各年龄段、各组织器官的重要缺陷,主要由位于核外的线粒体基因组突变所引发。近几年,有关线粒体疾病分子诊断的研究取得了很大进展。现就线粒体疾病的遗传特点及线粒体疾病的基因诊断作一介绍。

一、线粒体疾病的遗传模式

线粒体是半自助复制的细胞器,具有独立的遗传装置。每个线粒体内有2～10个拷贝的线粒体DNA,约占细胞总DNA的1%。mtDNA为环状分子,由轻、重两条链互补而成,长16569 bp,是最早被全部测序的基因组之一,虽然在结构上仅编码37个基因,包括2个rRNA,22个tRNA和13个构成呼吸链的多肽,但具有与核基因组不同的一些特点,如多拷贝、无内含子、不等复制、母系遗传、变异的异质性(heteroplasmy)和阈值效应(threshold effect)等。mtDNA的这些特性决定了线粒体疾病的遗传模式。人类线粒体疾病的遗传规律一般可归纳为以下几点。

(一) 母系遗传

正常状况下,线粒体只会遗传自母亲,这是因为受精卵中的线粒体仅来自卵细胞,所以母亲可将这种缺陷传递到所有子代,但只有女儿才能将缺陷传到下一代。一般在受精之后,卵子细胞就会将精子中的线粒体摧毁。研究显示,父系精子线粒体(含有mtDNA)带有泛素(ubiquitin)标记,因而在胚胎中会被挑选出来,进而遭到摧毁。不过某些细胞外的人工授精技术可直接将精子注入卵子细胞内,可能会干扰摧毁精子线粒体的过程。

(二) 异质性(heteroplasmy)

异质性即野生型mtDNA和突变型mtDNA共存于一个细胞、器官组织或个体内。以细胞水平为例,一个细胞内有 1000～10000 个 mtDNA 分子。正常状态下,一个细胞内所有的 mtDNA 分子的碱基组成是一致的,称为同质性(homoplasmy);当发生突变后,一部分 mtDNA 分子携带突变(突变型),另一部分不携带突变(野生型),这种突变型和野生型杂合的状态称为异质性。不同的细胞中突变型 mtDNA 含量可以各不相同,有的突变比例很低,如只有 1%;而有的突变比例很高,如高达 99%。突变比例高的细胞更容易出现能量代谢障碍。异质性也可以指组织水平、器官或个体水平。所以体内突变比例低的个体可能一直不发病,而突变比例高的个体可能很早就出现症状。

(三)阈值效应(threshold effect)

一个细胞内,只有当致病性 mtDNA 突变的比例超过某一最低阈值水平后,才会造成线粒体呼吸链功能缺陷,称为 mtDNA 的阈值效应。mtDNA 的不同突变的致病阈值水平不同,如 mtDNA 的片段缺失超过 60% 可造成呼吸链功能异常,而某些 tRNA 突变的阈值则大于 90%。影响突变阈值的因素除了突变本身外,还有受累组织器官对能量依赖的程度。如脑、心、骨骼肌、视网膜、肾小管和内分泌组织,对氧化代谢高度依赖,所以它们的线粒体功能异常发生的阈值较低,从而对 mtDNA 突变产生的病理效应更为敏感。

(四)有丝分裂分离(mitotic segregation)

线粒体 DNA 的复制以及线粒体的分裂融合与细胞周期无关,称为有丝分裂分离。当一个细胞携有异质性 mtDNA 突变时,因为有丝分裂分离,导致子代细胞中的突变型 mtDNA 的比例互不相同,并且在不同的组织中,可能产生完全不同的 mtDNA 基因型。如分裂旺盛的细胞(如血细胞)往往有排斥突变 mtDNA 的趋势,朝着具有全部正常型的 mtDNA 的方向发展;而分裂不旺盛的细胞(如肌肉组织)则会逐渐累积突变型的 mtDNA,朝着具有全部突变型的 mtDNA 的方向发展,组织间这种基因型的不同进一步导致其表型的不同。所以有丝分裂分离可能是导致个体间表型差异或同一个体不同组织器官受累差异的原因之一。

根据线粒体所涉及的代谢功能,线粒体疾病可分为以下 5 种类型:底物转运缺陷、底物利用缺陷、Krebs 循环缺陷、电子传导缺陷和氧化磷酸化偶联缺陷。根据缺陷的遗传原因,线粒体疾病分为核 DNA(nDNA)缺陷、mtDNA 缺陷以及 nDNA 和 mtDNA 联合缺陷 3 种类型。

目前常见的线粒体疾病(表 11-2)包括 Leber 遗传性视神经病(leber hereditary optic neuropathy,LHON)、线粒体脑肌病(mitochondrial encephalopathy,ME)、线粒体心肌病、帕金森病(parkinson disease,PD),其他与线粒体相关的病变还有衰老、肿瘤、糖尿病、冠心病等。

▌ 知识链接 ▌

线粒体疾病及其发生机制

广义的线粒体疾病指以线粒体功能异常为主要病因的一大类疾病。除线粒体基因组缺陷直接导致的疾病外,编码线粒体蛋白的核 DNA 突变也可引起线粒体疾病,但这类疾病表现为孟德尔遗传方式。目前发现还有一类线粒体疾病,可能涉及 mtDNA 与 nDNA 的共同改变。通常所指的线粒体疾病为狭义的概念,即线粒体 DNA 突变所致的线粒体功能异常。

线粒体 DNA 的突变可分为四类：①mtDNA 编码蛋白基因的点突变；②mtDNA 编码 tRNA 基因的点突变；③mtDNA 的大片段重组包括片段缺失和重复；④mtDNA 丢失（depletion）。这些突变主要从两方面影响线粒体蛋白表达。

1) 蛋白合成异常　在 rRNA 或 tRNA 基因发生单一缺失或点突变所致，突变引起除复合体 II（核编码）外的所有呼吸链复合体缺陷。如与线粒体脑肌病伴高乳酸血症和卒中样发作（mitochondrial encephalopathy-lactic acidosis-stroke like episode，MELAS）相关的 A3243G 点突变因为恰好位于 tRNA Leu(UUR) 基因，而这个基因与合成 rRNA 的转录终止因子的结合有关，此突变的出现可导致终止因子与突变 DNA 模板的结合亲和力下降，导致细胞产生过量的多顺反子前体 RNA，从而影响线粒体蛋白质合成；与伴破碎红纤维的肌阵挛癫痫相关的 A8344G 则影响线粒体编码的 tRNA Lys 基因的 TΨC 环，由此引起线粒体蛋白合成改变，主要是引起复合体 I 和 IV 合成的降低。

2) 蛋白质编码基因突变　因为蛋白质编码基因的致病性点突变改变了某种呼吸链亚单位的结构，如 T8993G 点突变使线粒体编码 ATP 酶亚单位 6 中的亮氨酸变为精氨酸，造成 ATP 酶跨膜结构区的功能破坏，使酶活性大幅度降低（至少 50%）；与 LHON 相关的 ND4 基因的第 11778 位碱基 G→A 突变，使 ND4 上第 340 位的精氨酸被组氨酸替代，从而可能改变 ND4 的空间构型，影响 NADH 脱氢酶活性，导致呼吸链功能障碍。

表 11-2　线粒体 DNA 突变导致的线粒体疾病

母系遗传的 mtDNA 点突变	散发性重组（大片段缺失或重复）
结构蛋白编码基因的点突变	KSS 综合征
LHON	Pearson 综合征
NARP 视神经病变综合征	散发性 CPEO
Leigh 综合征	糖尿病和耳聋
tRNA 编码基因的点突变	
线粒体脑肌病（ME）	
MERRF	
心肌病和肌病	
慢性进行性眼外肌麻痹	
孤立性肌病	
糖尿病和耳聋	
感音神经性耳聋	
肥厚性心肌病	
肾小管病	
rRNA 编码基因的点突变	
氨基糖苷诱导的非综合征性耳聋	

二、线粒体疾病的基因诊断

线粒体疾病为多系统病变,临床表现复杂多样。在不同的年龄,疾病具有不同的临床特点,在相同的年龄段各种线粒体基因突变导致的组织病变也各不相同。其临床表现大致可归为下列几个方面。①中枢神经系统表现:共济失调、运动异常包括肌阵挛、肌张力障碍、脊髓病、偏头痛、认知障碍等。②肌肉表现:肌无力、骨骼肌溶解、眼外肌麻痹或眼睑下垂。③周围神经病:感觉神经病和交感神经病。④视力丧失:皮层盲、色素视网膜病、视神经疾病。⑤其他系统性症状如听力丧失和身材矮小、糖尿病、心脏症状、胃肠道症状、肝功能衰竭等。

近年来随着研究的深入,基因诊断在此类疾病的诊断中的应用得到飞速发展和普及。迄今被线粒体研究专业网站 MITOMAP(http://www.mitomap.ors/)收集的致病突变和多态性位点分别有 620 和 1400 个,几乎覆盖了线粒体基因组的全部区域。常见线粒体遗传病致病突变见图 11-6。

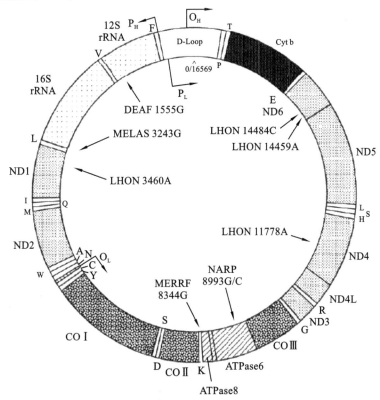

图 11-6 常见线粒体遗传病致病突变

线粒体病的基因诊断主要是应用分子生物学手段检测 mtDNA 的突变,其突变类型主要包括点突变、大片段重组或缺失以及拷贝数量的变异。以下主要介绍几种突变的检测方法。

(一)点突变的检测

目前对线粒体疾病点突变的基因诊断技术有很多,基于聚合酶链式反应(polymerase

chain reaction,PCR)的基因突变筛查方法有:单核苷酸多态性分析、限制性片段长度多态性分析、异源双链分析、单链构象多态性分析、变性与温度梯度凝胶电泳、RNA 酶裂解、化学错配裂解、变性高效液相色谱技术、反向斑点杂交、基因芯片技术、直接测序(活检组织的直接测序能检测出大于 30% 的突变 mtDNA)等。由于目前尚无有关基因诊断这方面的标准,因此,对于未知位点突变的基因筛查比较可靠的方法是做 mtDNA 全长测序。

对已知的点突变筛查可用酶切法或等位基因特异性引物 PCR 技术等。如 tRNALeu(uuR)3243A→G 突变时形成 ApaⅠ和 HaeⅢ酶切位点,因此 PCR 产物经 ApaⅠ或 Hae Ⅲ酶切、凝胶电泳后进行溴化乙啶或银染色即可鉴别。该方法操作简单省时、结果易判断、实验仪器要求不高、便宜,可用于日常临床诊断,但是检测时要加阳性及阴性对照样品,必要时应核实 DNA 直接测序。

基因诊断阳性者应进一步对家系成员行临床及基因诊断,如家系成员内有基因诊断阳性者并符合母系遗传的特点,即可确诊;对不能进行家系调查者,则最好用另一种基因诊断方法如斑点杂交或测序分析核实;对家系内无任何临床表现,但基因诊断阳性者需反复核实并进行长期监测及随访。

（二）mtDNA 基因片段重复、缺失的检测

先用 PvuⅡ、XhoⅠ及 BamH Ⅰ酶等水解细胞总 DNA,然后用线性 mtDNA 作 Southern 印迹杂交进行初步筛查。有缺失者可见短于 16.5 kb 的片段,有重复或插入者则可见大于 16.5 kb 的片段。为进一步确认缺失或重复的位置可用重叠 mtDNA 片段进行 Southern 印迹杂交、引物移动 PCR 技术及测序分析来检测。也可先用长链 PCR 技术扩增 mtDNA 全长作初步筛查,再用限制性酶切及 PCR 技术和序列分析技术确认缺失或重复的确切位置。

（三）拷贝数量变异的检测

针对线粒体突变的异胞质性和阈效应,能够精确定量拷贝数量变异(copy number variation,CNV)具有重要意义。拷贝数量变异可通过实时定量 PCR(Real-time quantitative PCR,RT-PCR)或多重连接探针扩增(multiplex ligation-dependent probe amplification,MLPA)技术进行检测。RT-PCR 针对待检测基因上的序列和对照基因序列设计两对引物和标记不同荧光基团的检测探针,通过对扩增后两个探针信号指示的 Ct 值进行比较从而判断目的基因拷贝数。MLPA 是针对目的基因的序列设计相应的寡核苷酸杂交探针对,分别杂交于 DNA 上相邻的部位。当杂交探针与基因组 DNA 充分杂交后在连接酶作用下连接形成一条可供扩增的完整的杂交探针。这样就将目的基因的拷贝数等比例转化为可供扩增的杂交探针的数目。通用引物扩增后长度各异的 PCR 产物经过毛细管电泳分析,在图谱上通过不同产物峰的相对面积比即可判断目的基因拷贝数。

此外,由于线粒体基因组只有 16569 bp,将其所有变异聚集在一张诊断芯片或测序芯片上成为可能。因此,快速、准确的高通量检测线粒体 DNA 突变的基因芯片技术具有广阔的临床应用前景。

可用于检测线粒体基因组的标本有血液、组织、毛球、咽拭子、尿液等,其中组织的检出率最高,创伤也最大,后三者为非侵入性的诊断,易为患者所接受。研究显示白细胞中突变的线粒体 DNA 比例较其他组织(如胰岛 B 细胞、神经、肾脏、肌肉组织)中低,因此在白细胞中不能

检出突变者可考虑用颊黏膜活检组织或肌肉活检组织抽提 DNA 后进一步筛查突变。

▌知识链接▐

常见的线粒体疾病及其基因诊断

Leber 遗传性视神经病（leber hereditary optic neuropathy，LHON）于 1871 年由 Leber 医生首次报道，因主要症状为视神经退行性变，故又称为 Leber 视神经萎缩。患者多在 18～20 岁发病，男性较多见，个体细胞中突变 mtDNA 超过 96% 时发病，少于 80% 时男性患者症状不明显。临床表现为双侧视神经严重萎缩引起的急性或亚急性双侧中心视力丧失，可伴有神经、心血管、骨骼肌等系统异常，如头痛、癫痫及心律失常等。视神经和视网膜神经元的退化是 LHON 的主要病理特征，另外还有周围神经的退化、震颤、心脏传导阻滞和肌张力的降低。LHON 通常在 20～30 岁时发病，但发病年龄范围可从儿童时期一直到 70 多岁。通常存在性别差异，男女患病率为 5:1。

目前发现至少有 18 种错义突变直接或间接地导致 LHON 表型的出现，第一种类型是指单个线粒体突变就足以导致出现 LHON 表型，如 mtDNA 3460A、mtDNA 11778A、mtDNA 14484C 等位点的突变；第二种类型是指少见的、需要第二次突变或其他变异才产生的临床表型。对于第一种类型的 LHON 来说，90% 以上的病例中存在三种突变，其中，11778A 突变占 50%～70%。又以同质性突变常见，如属异质性突变，mtDNA 的阈值水平≥70%。

利用 LHON 患者的特异性 mtDNA 突变，可进行该病的基因诊断。例如，mtDNA 第 11778 位 G→A 是 LHON 患者最常见的突变类型，该突变可导致原有的限制性核酸内切酶 sfaN I 的切点消失，正常人 mtDNA 经 sfaN I 酶切后产生 915 bp、679 bp 两个片段，而 LHON 患者 mtDNA 经酶切后只产生 1590 bp 片段。由此可将正常人和 LHON 患者区别开来。

由于线粒体疾病关系到能量代谢、细胞凋亡、增殖和肿瘤发生，涉及的基因和环境因素很多，而且基因型和表型的关系复杂。除了线粒体基因组，核内编码线粒体呼吸链、酶、转运蛋白和膜蛋白的基因突变，核基因组的遗传多态性，线粒体基因组本身的多态性，以及构成的单体型对表型的影响也不容忽视，这需要做大量的关联分析才能得出结论。因此大样品、多中心的全方位合作，统一诊断标准，整合病例资源，共享研究结果将是线粒体疾病研究模式的发展趋势。

小 结

本章所介绍的遗传性疾病包括单基因遗传病、多基因遗传病和线粒体疾病。单基因遗传病是指符合孟德尔遗传规律，由一对等位基因控制，从亲代向子代垂直传递的疾病。多基因遗传病是遗传因素与环境因素共同影响的疾病，常涉及多个基因，是多种基因作用的累积结果，具有家族聚集性和遗传倾向。线粒体疾病是一组有相似表现和共同发病机制，涉及各年龄段、各组织器官的重要缺陷，主要由位于核外的线粒体基因组突变所引发的疾病。

连锁分析是基于家系研究的一种方法,是单基因遗传病定位克隆方法的核心,它利用遗传标记在家系中进行分型,研究致病基因与遗传标记的关系,通过数学手段计算遗传标记在家系中是否与疾病产生共分离。关联分析是基于"常见疾病,常见变异"的假设,主要依据连锁不平衡原理来寻找致病基因,关联分析的研究设计主要包括病例-对照研究设计和基于随机人群的关联分析。

　　单基因遗传病致病基因的筛查目前主要有三种策略:功能克隆、定位克隆和候选基因克隆。多基因遗传病一般通过关联分析的方法对疾病的易感基因进行鉴定。线粒体病的基因诊断主要是应用分子生物学手段检测 mtDNA 的突变,如点突变、大片段重组或缺失以及拷贝数量的变异。

　　随着人类基因组计划的实施和逐步完成,GWAS 应用不断扩大,为人类遗传疾病的研究和基因诊断技术的发展带来了新的机遇和挑战,这必将极大地推动遗传性疾病分子诊断技术的应用和普及。

思 考 题

1.单基因遗传病的分子诊断策略有哪些?

2.试述各种血友病诊断技术的原理及优、缺点。

3.多基因遗传病有哪些特点?

4.如何应用关联分析进行多基因遗传病的易感基因分析? 请举例说明。

5.试述线粒体遗传病的遗传方式及特点。

（郑芳　熊陈岭）

第十二章 肿瘤的临床分子生物学检验

学习目标

掌握：癌基因和抑癌基因的基本概念；肿瘤相关基因的基因突变和异常表达的形式及其检测方法；临床分子生物学诊断在肿瘤个体化医疗中的应用。

熟悉：肿瘤药物相关基因的概念；肿瘤相关基因的多态性的形式及其检测方法；常见肿瘤相关基因的检测的临床意义。

了解：循环肿瘤细胞的概念和检测技术；肿瘤相关基因的表观遗传变异、端粒酶活性与肿瘤的关系及其检测方法。

案例分析

患者,女性,56岁,2年前在全麻下行右乳乳腺癌改良根治术。术中冰冻切片显示：浸润性导管癌。病理检验显示：浸润性导管癌Ⅲ级,侵犯乳头及乳晕真皮结缔组织,淋巴结腋中组 0/2,腋下组 16/22,内乳 2/2；免疫组化显示：$VEGF（++）$、$CerB2（+++）$、$Ki67（++）$、$p53（+）$、$PR（-）$和 $ER（-）$。术后分期 pT4N3 M0,Ⅲc 期。术后行艾素 120 mg＋THP 60 mg 辅助化疗 6 个疗程。后因经济原因未予以 Herceptin 治疗及放疗。现因上腹痛就诊,胸腹部 CT 显示肝多发性转移瘤。考虑为右乳乳腺癌术后肝转移,进行 HER2 荧光原位杂交,发现 HER2 过度表达,而 HER2 过度表达是靶向药物 Herceptin 治疗的分子靶点。随后行 Herceptin＋DDP 治疗 4 个疗程。复查腹部 CT 显示：肝多发性转移瘤较前好转。

肿瘤(tumor)是由于细胞内相关基因突变、遗传及表观遗传变异等因素积累而导致的一类复杂性疾病；是机体在遗传因素与环境因素共同作用下,某一个局部组织细胞在基因水平上失去对其生长的正常调控,导致其细胞异常分化和增生而形成的新生物。随着各种高通量的核酸和蛋白质检测技术,以及基因及基因组学、蛋白质组学、药物基因组学、表观遗传学研究的发展,人类对肿瘤的认识不断加深,分子诊断技术和相关理论在肿瘤发生及其机制研究以及肿瘤的临床分子生物学诊断和治疗等方面正发挥着越来越重要的作用。

第一节 肿瘤相关基因

与一般的感染性疾病不同,肿瘤的发生发展是一个多因素、多阶段、多基因变异累积而导致正常细胞恶变的复杂性病变过程。在肿瘤发生发展的过程中,除物理性、化学性和生物性等外源性因素外,常常涉及多种内在因素的转变,包括多个肿瘤基因和肿瘤抑制基因的突变、细胞基因组不稳定性、表观遗传学变异、细胞信号传导和细胞周期调控变异、细胞增殖和凋亡调节紊乱,并涉及肿瘤血管生成、肿瘤转移和免疫逃逸等。从分子水平对肿瘤发生及其机制的研究,特别是肿瘤相关基因的研究,对肿瘤的临床分子诊断具有重要意义。

一、癌基因与抑癌基因

在正常细胞中,调控细胞生长和抑制生长的基因协调表达是调节、控制细胞生长的重要分子机制之一。这两类基因产物相互制约,维持正、负调节信号的相对稳定。当这两类基因产物异常时,均可能导致肿瘤的发生。

(一)癌基因

癌基因(oncogene,onc)或肿瘤基因,是指人类或其他动物细胞以及致癌病毒固有的、具有潜在的转化细胞能力的一类基因,它们一旦活化将能促使人或动物的正常细胞发生癌变。癌基因可分成病毒癌基因和细胞癌基因两大类,细胞癌基因在正常细胞中以非激活的形式存在,又称为原癌基因(proto-oncogene,proto-onc)。

1. 原癌基因产物 原癌基因编码产物(如蛋白质)是正常细胞中的重要调控物质,它们参与细胞生长、增殖、分化、凋亡等环节的调控。依据其编码产物的功能,可分为以下几类:①生长因子(如血小板生长因子);②生长因子受体及蛋白激酶(如酪氨酸蛋白激酶);③信号转导蛋白(如 GTP 结合蛋白);④核内调节蛋白(如转录激活蛋白);⑤细胞周期调节蛋白(如周期素、周期素依赖激酶);⑥抑制凋亡蛋白(如存活蛋白)等。

2. 原癌基因激活 原癌基因可通过点突变、基因易位和重排、基因扩增、插入激活和原癌基因甲基化程度降低等方式激活,使原癌基因编码的蛋白质在数量和功能上发生异常,导致正常细胞具有恶性转化能力,转变为癌细胞。与肿瘤发生相关的原癌基因参见表12-1。

表 12-1 与肿瘤发生相关的原癌基因

功能分类	原癌基因	相关肿瘤
1.生长因子		
PDGF-β	*sis*	Erwing 网瘤、星形细胞瘤、骨肉瘤
纤维母细胞生长因子	*hst-1*	胃癌
	int-2	膀胱癌、乳腺癌、黑色素瘤
血管生长因子	*VEGF*	转移性结/直肠癌
2.生长因子受体		
EGF 受体家族	*erb-B1*	肺鳞癌、星形细胞瘤、唾液腺癌、胶质瘤

续表

功能分类	原癌基因	相关肿瘤
（受体酪氨酸激酶）	*erb-B2*	乳腺癌、卵巢癌、肺癌、胃癌、肾细胞癌
	erb-B2	乳腺癌
集落刺激因子 1 受体	*fms*	髓性白血病
（受体酪氨酸激酶）	*ret*	家族性甲状腺髓样癌、自发性甲状腺乳头状癌、多发性内分泌瘤 B
3.信号转导蛋白		
GTP 结合蛋白（G 蛋白）	*ras*	肺癌、结肠癌、膀胱癌、直肠癌、胰腺癌、白血病
非受体型酪氨酸激酶	*abl*	慢性髓性白血病、慢性粒细胞白血病、急性淋巴细胞白血病
	src	鲁斯氏肉瘤
信号转导连接蛋白	*vav*	白血病
4.核调节蛋白		
转录因子	*c-myc*	Burkitt 淋巴肉瘤、肺癌、早幼粒白血病、神经母细胞瘤
	N-myc	神经母细胞瘤、小细胞肺癌
	L-myc	小细胞肺癌
	myb	结肠癌
	fos	骨肉瘤
	jun	肺癌
	erb-A	急性非淋巴细胞白血病
丝氨酸/苏氨酸激酶	*raf*	腮腺肿瘤、黑色素瘤
5.细胞周期调节蛋白		
周期素	*cyclinD*	套细胞淋巴瘤、乳腺癌、肝癌、食管癌
周期素依赖激酶	*CDK4*	胶质母细胞瘤、黑色素瘤、胰腺癌、胃癌
6.抑制凋亡蛋白		
存活蛋白	*survivin*	肺癌、结肠癌、胰腺癌、前列腺癌、乳腺癌、肝癌、脑胶质瘤

（二）抑癌基因

抑癌基因（anti-oncogene）或肿瘤抑制基因又称为抗癌基因，是一类抑制细胞过度生长、增殖从而遏制肿瘤形成的基因，其功能的丧失可促进细胞的肿瘤性转化。

1. 抑癌基因产物 抑癌基因编码表达产物有许多重要功能，如抑制细胞周期、诱导细胞的终末分化和细胞凋亡等。其产物主要包括：①转录调节因子，如 *Rb*、*p53*；②负调控转录因子，如 *WT*；③周期蛋白依赖性激酶抑制因子（CKI），如 *p15*、*p16*、*p21*；④信号通路的抑制因子，如 ras GTP 酶活化蛋白（*NF-1*）、磷脂酶（*PTEN*）；⑤DNA 修复因子，如 *BRCA1*、*BRCA2*。⑥与发育和干细胞增殖相关的信号途径组分，如 *APC* 等。

2. 抑癌基因失活 同原癌基因的活化相似，抑癌基因可通过基因突变、缺失、重排、表达异常等方式失活，导致细胞恶性转化而发生肿瘤。与肿瘤相关的抑癌基因参见表 12-2。

表 12-2　与肿瘤相关的抑癌基因

功能分类	抑癌基因	相关肿瘤
转录调节因子	Rb	成骨肉瘤、胃癌、小细胞肺癌、乳腺癌、结肠癌
	p53	星状细胞瘤、胶质母细胞瘤、结肠癌、乳腺癌、成骨肉瘤、小细胞肺癌、胃癌、肺鳞癌
	p33	神经母细胞瘤
	DPC4	胰腺癌、结/直肠癌、肺癌、乳腺癌、卵巢癌、胆管癌
	MEN1	垂体腺瘤
负调控转录因子	WT	横纹肌肉瘤、肺癌、膀胱癌、乳腺癌、肝母细胞瘤
GTP 酶激活因子	NF-1	神经纤维瘤、嗜铬细胞瘤、雪旺氏细胞瘤
	NF-2	神经纤维瘤
CDK 抑制因子	p21	前列腺癌
	p15	成胶质细胞瘤
	p16(MTS1)	黑色素瘤
	WAF/CIP1	多种肿瘤
DNA 修复因子	BRCA1	乳腺癌、卵巢癌
	BRCA2	乳腺癌、胰腺癌
	APE1	大肠癌
	XRCC1	食管癌
黏附分子	DCC	结/直肠癌
钙黏附蛋白	E-cadherin	乳腺癌、膀胱癌
WNT 信号转导组分	APC	结肠腺瘤性息肉,结/直肠癌
磷脂酰肌醇 3 激酶	ATM	白血病、淋巴瘤
调节细胞分裂	CDKN2A	黑色素瘤
凋亡调节及细胞周期控制	FHIT	消化道肿瘤、肾癌、肺癌
细胞周期及信号传导调控	PTEN	成胶质细胞瘤

二、肿瘤转移相关基因

在细胞基因组中,具有促进肿瘤细胞浸润或转移潜能的一类基因称为肿瘤转移基因(tumor metastasis genes,TMG),或称为肿瘤转移促进基因(tumor metastasis-enhancing gene,TMEG),如 $CD_{44}v$、S100A4 和 TIAM1 基因产物可促进肿瘤的扩散。能抑制肿瘤细胞的转移而对原发肿瘤生长无影响的一类基因称为肿瘤转移抑制基因(tumor metastasis suppressor gene,TMSG)。如 nm23、WDNM 基因产物可抑制肿瘤转移。目前已经明确的是,肿瘤转移相关基因及其编码蛋白可能通过不同途径(如信号途径),发挥其促进或抑制肿瘤转移的作用。此外,部分癌基因也与肿瘤转移相关,如编码生长因子的 sis 基因;编码酪氨酸酶的 src、fes、fms 基因;编码丝氨酸/苏氨酸激酶的 mos、ras 基因。常见的肿瘤转移相关基因参见表 12-3。

表 12-3　常见的肿瘤转移相关基因

基因	蛋白功能、同源性
nm23	NDP 激酶，信号转导因子
WDNM-2	NAD(P)H 甲萘醌还原酶
$CD_{44}v$	膜糖蛋白，信号转导
KAI-1	CD82，膜糖蛋白
Kiss-1	信号转导结合区
pLm59	酸性核糖体蛋白
pGm21	延长因子-1
mts-1	与 S100 蛋白家族部分同源
mtal	信号转导结合区
stromelysin	金属蛋白酶
pMeta-1	细胞黏附因子
Osteopontin	细胞黏附因子
Tiam-1	GDP/GTP 转换蛋白信号转导
S100A4	钙离子结合调节蛋白
TIAM1	RhoGEFs 家族成员

三、肿瘤血管生成相关基因

肿瘤血管生成是指肿瘤细胞诱发毛细血管新生以及肿瘤中微循环网形成的过程，为实体瘤的后续生长及转移提供物质基础。肿瘤血管生成是肿瘤生长、转移的关键步骤，是一系列内源性促血管生成因子和抑制因子作用失衡的结果。

1. 促血管生成因子　主要是一些经典的肽类生长因子，其中最重要的是血管内皮生长因子(vascular endothelial cell growth factor，VEGF)家族，它在人体生理和病理条件下的血管生成中发挥关键作用。其他促血管生成因子还包括碱性成纤维细胞生长因子(bFGF)、血小板衍生生长因子(PDGF)、胰岛素样生长因子-1(IGF-1)、转化生长因子(TGF)、肿瘤坏死因子α(TNF-α)等。此外，癌基因(如 ras、raf、HER2/erbB2、src 等)的活化或抑癌基因(如 VHL、p53、p16、INK4α 等)的失活，亦可促进新血管生成。

2. 血管生成抑制因子　肿瘤还能分泌多种血管生成抑制因子，如血管抑素、内皮抑素、组织金属蛋白酶抑制剂(TIMP)、血小板因子-4(PF-4)、IL-12、血小板反应蛋白-1(TSP-1)等。其中，以内皮抑素抗血管生成活性最强。

四、肿瘤治疗药物相关基因

药物治疗在肿瘤治疗中占有非常重要的地位，但临床实践的结果存在明显差异。造成个体用药效果差异的原因很多，包括年龄、性别、饮食、胃肠吸收、生活方式、患者对药物的顺应性以及患者自身药靶特性等。其中,调节药物转运、代谢、细胞靶点、信号途径以及细胞反应途径(如凋亡)的基因多态性起到了决定性的作用。

1. 药物转运蛋白基因 药物转运蛋白基因多态性与肿瘤细胞的多药耐药性相关。许多跨膜转运蛋白参与药物在细胞膜或细胞核膜内、外的转运,当它们的表达增加时,可导致药物外排增加,使肿瘤细胞内药物浓度下降,产生耐药性。此类膜糖蛋白主要有:P-糖蛋白(P-glycoprotein,P-gP)、多药耐药相关蛋白(MRP)、肺耐药相关蛋白(LRP)、乳腺癌耐药蛋白(BCRP)、还原型叶酸载体和核苷酸载体等。P-gP 由多药抗药性基因 1(multi drug resistance 1,*MDR1*)编码,过度表达 *MDR1* 的肿瘤细胞往往对细胞毒化疗药物,如多柔比星和紫杉醇、激素及致癌物等多种药物产生耐药。

2. 药物代谢酶基因 药物代谢酶遗传多态性是药物发挥疗效时引发个体差异的重要因素。主要的药物代谢酶包括:细胞色素 P450(cytochrome P450,CYP450)、二氢嘧啶脱氢酶(DYPD)、醛脱氢酶(ALDH)、硫嘌呤甲基转移酶(TPMT)、谷胱甘肽-S-转移酶(GST)、UDP-葡萄糖醛酸转移酶 1A1(UGT1A1)、O^6-烷基鸟嘌呤 DNA 烷基转移酶(AGT)、N-乙酰基转移酶 2(NAT2)和儿茶酚胺氧位甲基转移酶(COMT)等。

根据 *CYP450* 基因编码蛋白质的相似程度,可分为不同家族,其中参与生物转化的主要是 *CYP1*、*CYP2* 和 *CYP3* 家族。参与药物代谢的 *CYP* 家族主要有 *CYP2D6*、*CYP2C9*、*CYP2C19*、*CYP3A5*、*CYP2B6* 和 *CYP2E1* 等。他莫昔芬用于乳腺癌的治疗,体内 90% 的他莫昔芬由 *CYP3A4* 代谢为无活性的产物,而另外 10% 可由 *CYP2D6* 代谢为活性产物 4-OH-他莫昔芬和去甲基他莫昔(endoxifen),而后两者与雌激素受体的亲和力比他莫昔芬强 100 倍。因此,*CYP3A4* 活性降低,可能导致药物在体内蓄积而引起中毒反应;*CYP2D6* 活性降低,则可能导致活性代谢产物的血药浓度降低而使疗效减弱。

3. 药物靶点基因 该类基因的产物常常是抗肿瘤化疗药物发挥其药理作用的特异靶蛋白,其基因多态性与肿瘤细胞的耐药性、药物不良反应等相关。抗肿瘤化疗药物主要是干预细胞信号转导完成以后的生物学事件,例如 DNA 合成、DNA 复制、DNA 转录等。此类基因产物主要有:胸苷酸合成酶(TS)、亚甲基四氢叶酸还原酶(MTHFR)、NA 拓扑异构酶 II(topoisomerase,TOPO II)和 DNA 修复基因等。XRCC1 是碱基切除修复途径的重要组分,对维持基因的稳定性起关键作用。XRCC1 Arg194Trp(C>T)和 Arg399Gln(G>A)基因多态性均位于蛋白质的重要结构域内,可能会影响 XRCC1 蛋白的正常功能。有报道说 Arg399Gln(G>A)与 5-氟尿嘧啶和铂类药物的耐药性相关。

4. 信号转导基因 肿瘤信号转导途径主要包括蛋白酪氨酸激酶信号途径、细胞凋亡信号途径和自噬信号途径。这些途径是人们了解肿瘤发生机制的分子基础,也是抗肿瘤药物(如肿瘤靶向药物)重要的药物作用靶点。信号转导途径中涉及很多重要的信号分子,例如:受体酪氨酸激酶类的 *HER* 家族、*PDGFR* 家族、*FGFR* 家族和血管内皮生长因子受体;非受体酪氨酸激酶类的 *SRC* 家族、*ABL* 家族、*JAK* 家族;细胞凋亡信号途径中的 *bcl-2* 家族以及自噬信号途径中的 *mTOR* 等。这些分子的基因突变和表达失控不仅在肿瘤的发生、发展和转移等过程中起关键作用,还可能是导致肿瘤细胞对药物耐受的原因之一。*bcl-2* 是最重要的抑制细胞凋亡的基因,位于染色体 18q21 上。在多数肿瘤患者中可发生染色体 t(14;18)易位,使 *bcl-2* 基因位于染色体 14q32 上,从而接近免疫球蛋白重链的转录增强子,导致 *bcl-2* 的高度表达。*bcl-2* 基因的过度表达有利于细胞的生存,故又称为"长寿基因"。它能抑制射线、化疗药物诱导的细胞凋亡,因此,*bcl-2* 基因的高水平表达与多种化疗药物诱导的细胞凋亡抑制显著相关。

5. 其他基因机制　蛋白激酶 c(PKC)、顺式调控元件多态性以及细胞膜的变化与肿瘤细胞耐药有关。例如细胞膜的通透性、离子通道、磷酸化水平变化等会影响药物的转运和外排;细胞激素受体量和亲和力的改变以及细胞生活环境变化也与肿瘤细胞耐药有关,尤其是细胞生活环境的变化越来越受到人们的重视。

第二节　肿瘤的临床分子生物学检验

肿瘤的临床分子生物学检验是以 DNA、RNA 或蛋白质分子为检测材料,采用分子杂交、PCR、DNA 测序、基因芯片、免疫组织化学和分子显像等技术和方法对肿瘤细胞的基因异常和/或表达异常作出特异性诊断的过程。其目的是通过对肿瘤标志物(tumor marker,TM)的检验及时获得肿瘤患者体内染色体和基因结构、基因表达水平、基因组稳定性、表观遗传状态、端粒酶活性等改变的情况,从而为肿瘤的诊断、分期与分型、生物学行为预测以及患者个体化治疗方案的制订提供依据。

一、肿瘤相关基因异常表达及其检测

癌基因的激活和抑癌基因的失活是肿瘤发生过程中的关键因素,肿瘤相关基因的激活或失活有多种表现形式,其中,基因产物异常表达为重要的形式之一。

(一)肿瘤相关基因异常表达的形式

1. 基因表达量增加　原癌基因的激活常与肿瘤的发生、发展有关。癌基因一般为单拷贝基因,而在肿瘤细胞内的一些癌基因在 DNA 复制过程中形成多个拷贝。癌基因扩增的染色体结构中可出现双微体(DMS)、均染区(HSR)和姊妹染色单体非均等交换(USCE)等变化,这种基因扩增常产生基因产物过度表达,表现为 mRNA 和蛋白质量的增加。例如:多发性结肠息肉常伴有 *myc* 基因的激活、胶质母细胞瘤常伴有 *erb* 基因的激活、粒细胞增生时常伴有 *abl* 和 *ras* 基因的激活。

抑癌基因在正常情况下维持细胞的正常周期,部分抑癌基因,如 *p53* 和 *p73* 基因的异常表达也和肿瘤的发生密切相关。

2. 基因表达量减少或缺失　研究发现,有些基因在正常组织中和细胞中正常表达,但是在癌细胞或细胞中表达量很少,甚至缺失。如缝隙连接蛋白 43 基因在肝癌、胶质瘤、膀胱癌、胰腺癌等肿瘤中表达减少或缺失。另外,*Tes*、*GNMT* 等基因表达的减少或缺失也常见于一些肿瘤细胞和组织中。

(二)肿瘤相关基因异常表达的检测

1. 蛋白质表达产物的检测　无论是癌基因或抑癌基因,其蛋白质表达产物可以应用相应的抗体采用免疫学方法测定。例如:应用免疫组织化学方法在保持组织结构的条件下,原位检测肿瘤组织中蛋白质产物;应用蛋白质芯片、酶联免疫吸附法(ELISA)、化学发光法(CLIA)和 Western 免疫印迹等方法检测肿瘤组织细胞或血清中的蛋白质产物;应用流式细胞仪测试法或影像细胞测试法检测肿瘤细胞中的蛋白质产物。

2. 基因扩增或转录产物的检测 肿瘤相关基因除了可以产生异常的表达蛋白质外，还可以表现为基因拷贝数的增加和转录产物的增加。这两种变化都可以通过细胞和分子诊断的方法进行检测，经典的方法为核酸分子杂交，包括原位杂交（ISH）和荧光原位杂交（FISH）、Southern 印迹杂交（DNA 杂交）、Northern 印迹杂交（RNA 杂交）、原位 PCR 和逆转录原位聚合酶链式反应（RT-PCR）、基因芯片等方法。

Northern 印迹杂交是测定基因扩增或过度表达的常用方法之一，主要用于检测 mRNA 靶分子大小和丰度，从而了解被测靶基因在细胞内有无过度表达。虽然对某一靶 mRNA 进行绝对定量有困难，但对一定量的总 RNA 进行靶 mRNA 杂交，可以对靶 mRNA 进行相对定量。为了提高其精确性，常需设定参照物作为对照（如 β-Actin 或球蛋白基因探针）。几种常见肿瘤相关基因扩增率见表 12-4。

表 12-4　几种常见肿瘤相关基因的扩增率

基因	肿瘤类型	扩增率/（%）
C-erbB2	乳腺癌	16～33
	胃癌、食管癌	5～13
	卵巢癌	20～33
	胆囊癌	45～58
	肝癌	25～45
C-myc	乳腺癌	25～30
	结/直肠癌	3～6
	胆囊癌	40～60
	肺鳞癌	15～25
	肝癌	25～42
N-myc	肺腺癌	2～11
K-ras	乳腺癌	3～10
	胰腺癌	45
	卵巢癌	4～8
	胆囊癌	30～61
Int2	乳腺癌	4～23
N-ras	肝癌	24
Mdm2	肝癌	15～26
C-fos	肝癌	39
K-sam	胃癌	21
Met	胃癌	19

二、肿瘤相关基因突变及其检测

基因突变(gene mutation)是指由于 DNA 分子中发生碱基对的增添、缺失或替换而引起的基因结构的改变。癌基因和抑癌基因突变是肿瘤发生中出现频率较高的分子事件,突变的结果可使癌基因激活或抑癌基因失活,导致细胞表型发生变化和肿瘤的发生。

(一)基因突变的形式

1. 点突变 点突变(point mutation)指基因内部某一个特定位置上,一个碱基对被另一个不同的碱基对取代所引起的可以遗传的结构改变,它通常可引起一定的遗传表型变化。人类大部分的肿瘤都存在相关基因的点突变,如肺癌、膀胱癌、结/直肠癌、胃癌、乳腺癌、胆囊癌、胰腺癌等肿瘤中存在 K-ras、H-ras、N-ras 的第 12、13 和 61 位密码子的点突变;卵巢癌中 K-ras 第 12 位密码子高频率的点突变等。Ras 基因是肿瘤细胞中突变频率较高的一种癌基因,人类肿瘤中 Ras 基因点突变频率见表 12-5。

表 12-5 人类肿瘤中 Ras 基因点突变频率

Ras 基因类型	肿瘤类型	突变频率/(%)
K-ras	肺腺癌	30
	结肠癌	50
	胰腺癌	90
	胆管腺癌	90
H-ras	宫颈癌	25
	甲状腺癌	60
N-ras	黑色素瘤	20
	精原细胞癌	40
	急性髓细胞白血病	30

结肠癌、家族性腺瘤性息肉病、胃癌的 APC、DCC、MCC 基因也有点突变。抑癌基因(如 p53、p16、p15 等)在多种肿瘤中也存在点突变,且突变点范围很广,例如 p53 基因的点突变在第 4 至第 10 位外显子均可出现。常见肿瘤 p53 基因突变位点见表 12-6。

表 12-6 人类肿瘤 p53 基因突变位点和频率

肿瘤类型	突变频率/(%)	突变位点(密码子)
肺癌	56	157,248,273
结肠癌	50	175,245,248,273
卵巢癌	44	273
胰腺癌	44	273
皮肤癌	44	248,278
头颈部鳞癌	37	248
膀胱癌	34	280
肝细胞癌	45	249

续表

肿瘤类型	突变频率/(%)	突变位点（密码子）
胶质癌	25	175,248
乳腺癌	22	175,248,273
子宫内膜癌	22	248
甲状腺癌	13	248,273
白血病	12	175,248
宫颈癌	7	273

2. 基因缺失突变　基因也可以因为一段较长片段的 DNA 的缺失（gene losses）而发生突变。缺失的范围差别较大，可以是 1～2 个碱基，也可以是一个片段甚至一个外显子的缺失。缺失的范围如果包括两个基因又称为多位点突变。

基因缺失与肿瘤的临床病理及生物学行为密切相关，如乳腺癌的基因缺失与病理分期、侵袭转移存在一定关系。基因缺失中较为频发的分子事件是存在于抑癌基因中的等位基因杂合型或纯合型丢失。基因片段的缺失可使该基因激活、转录异常，使基因正常的生物学功能丧失。常见的缺失位点如乳腺癌的 3p、7q、11p、13q、16q、17p 等；结肠癌的 5q、17 p、18q 等；小细胞肺癌 *FHIT* 基因第 5 个外显子缺失；乳腺癌 *FHIT* 基因第 5 个或第 6 个外显子的缺失。

3. 基因易位或重排突变　肿瘤细胞中某一基因从染色体的正常位置转移到其他染色体的某个位置上称为易位或重排（gene translocation or rearrangement）。易位与重排易使癌基因被激活，或使抑癌基因失活，从而使细胞恶变。例如：所有的 Burkitt 淋巴瘤都存在 8q24 的易位，而 *C-myc* 基因位于 8q24，而编码 Igκ、IgH 和 Igλ 的基因则分别位于第 2、14、22 号染色体，8q24 与这些染色体发生易位后，*C-myc* 基因则有可能发生重排而活化。

除了染色体的基因易位外，基因重排也见于多种肿瘤，如胃癌 *Hst* 基因重排、肝细胞癌的第 4 号染色体基因重排、淋巴造血系统肿瘤的 *C-myc* 基因的重排等。几种常见肿瘤的染色体易位见表 12-7。

表 12-7　几种常见肿瘤的染色体易位

常见肿瘤	染色体易位	涉及的癌基因
小无裂细胞淋巴癌	t(8;14)(q24;q32)	*C-myc*
滤泡性淋巴瘤	t(14;8)(q32;q21)	*Bcl-2*
急性早幼粒白血病	t(15;17)(q22;q12～21)	*C-fes*
急性非淋巴细胞白血病	t(9;22)(q34;q11)	*C-abl*
Burkitt 淋巴瘤	t(8;2)(q24;q11)	*C-myc*
	t(8;14)(q24;q32)	*C-myc*
	t(8;22)(q24;q11)	*C-myc*
Ewing 肉瘤	t(11;22)(q24;q12)	*C-sis*
卵巢囊腺癌	t(6;14)(q21;q24)	*C-myb*

4. 插入突变 某些原癌基因可因获得外源性启动子而突变并被激活。当逆转录病毒的长末端重复序列(含强启动子和增强子)插入原癌基因附近或内部时,启动下游基因的转录,导致细胞癌变。某些不含 *v-onc* 的弱转化逆转录病毒,其前病毒 DNA 插入宿主 DNA 中,引起插入突变。如逆转录病毒 MoSV 感染鼠类成纤维细胞后,病毒两端各有一个相同的长末端重复序列(LTR),它们不编码蛋白质,但含有启动子、增强子等调控成分。病毒基因组的 LTR 整合到细胞癌基因 *c-mos* 邻近,使 *c-mos* 处于 LTR 的强启动子和增强子作用之下而被激活,导致成纤维细胞转化为肉瘤细胞。再如鸟类白血病病毒 ALV 也不含 *v-onc*,但当其插入 *c-myc* 的上游时,可导致基因过度表达。

(二)基因突变的检测方法

染色体分析、基因缺失、移位或重排等突变可采用分子杂交技术检测,例如荧光原位杂交(FISH)、染色体原位杂交、比较基因组杂交(CGH)等。基因点突变可采用 PCR、DNA 测序、基因芯片等方法检测。

目前,绝大多数的基因突变检测的细胞和分子诊断技术都建立在 PCR 基础之上,并由此衍生出许多新方法。突变检测常见方法包括:限制性片段长度多态性(PCR-RFLP)、单链构象多态性(PCR-SSCP)、杂合双链分析法(HA)、突变体富集 PCR 法、变性梯度凝胶电泳法(DGGE)、化学切割错配法(CCM)、等位基因特异性寡核苷酸分析法(ASO)、连接酶链式反应(LCR)、等位基因特异性扩增法(ASA)、RNA 酶 A 切割法(RNase A cleavage)等。

三、肿瘤相关基因多态性及其检测

多态性亦称遗传多态性(genetic polymorphism)或基因多态性,是指在一个生物群体中,同时和经常存在两种或多种不连续的变异型或基因型或等位基因。

(一)基因多态性分类

人类基因多态性既来源于基因组中重复序列拷贝数的不同,也来源于单拷贝序列的变异以及双等位基因的转换或替换。基因多态性通常分为以下三类。

1. 限制性片段长度多态性(RFLP) 是由于 DNA 序列限制性核酸内切酶识别位点上的碱基发生变异,或因 DNA 片段的插入、缺失和重复,而导致基因组 DNA 经限制性核酸内切酶水解后发生片段长度改变的多态性现象。RFLP 分析是肿瘤分子检验的重要方法之一。正常细胞 DNA 中存在两个等位基因,当肿瘤组织 DNA 中仅存在一个等位基因时,这种改变称为杂合型缺失(loss of heterozygosity,LOH)。在人类大多数肿瘤中,可检测到相关基因(特别是抑癌基因)的 LOH。

2. DNA 重复序列多态性 细胞内基因组含有大量的碱基重复序列,重复次数在人群中高度变异,这种可变数目串联重复序列(VNTR)决定了 DNA 长度的多态性;其中,$1 \sim 4$ bp 的串联重复称为微卫星 DNA,又称为简单重复序列(SRS)。SRS 最常见的为双核苷酸重复,即 $(AC)_n$ 和 $(TG)_n$。当 $n \geq 14$ 时,2 bp 重复序列在人群中呈高度多态性。

微卫星不稳定性(microsatellite instability,MI)是指简单重复序列的增加或丢失。在 DNA 错配修复系统(DNA mismatch repair system,DNAMMR)缺损的肿瘤基因组中,常显示大量的 MI。此外,结肠癌、胃癌、胰腺癌、肺癌、膀胱癌、乳腺癌、前列腺癌及其他肿瘤等也发现存在微卫星不稳定现象,是肿瘤细胞的另一重要分子标志物。

3. 单核苷酸多态性　单核苷酸多态性（SNP）是指生物群体中正常个体基因组 DNA 内，散在的单个碱基的变异所引起的多态性现象，包括单个碱基的缺失和插入，但更多见的是单个碱基的置换。SNP 为第三代分子遗传标记，在人类 DNA 多态性中约占 90%。SNP 分析可用于易感基因检测、复杂疾病的基因定位、疾病关联分析、疾病的遗传学机制、指导药物设计等领域。肿瘤相关的 SNP 检测已应用于乳腺癌、前列腺癌等细胞和分子检验等方面。

（二）基因多态性的检测方法

肿瘤基因多态性分析主要是对肿瘤细胞的杂合型缺失、微卫星不稳定性以及 SNP 等进行分析，检测方法与基因突变的检测方法相似，除 Southern 印迹杂交、DNA 测序、基因芯片法外，通常还与 PCR 技术联系在一起，并由此衍生出不同的方法。具体检测方法参见相关章节。

四、肿瘤相关基因表观遗传变异及其检测

肿瘤相关基因的表观遗传异常常易导致肿瘤的发生、发展，这种现象贯穿于细胞癌变的各个环节，表观遗传异常检测不仅有助于揭示细胞癌变的机制，而且能够为肿瘤的预防和治疗提供干预靶点。

（一）肿瘤相关基因的表观遗传变异及种类

1. DNA 甲基化　DNA 甲基化水平和模式的改变是肿瘤发生的一个重要因素。这些变化包括 CpG 岛局部的高甲基化和基因组 DNA 低甲基化状态。正常细胞中，位于抑癌基因启动子区域的 CpG 岛处于低甲基化水平或未甲基化状态，使抑癌基因处于正常的开放状态，不断表达从而抑制肿瘤的发生。而在肿瘤细胞中，该区域的 CpG 岛呈高度甲基化，染色质构象发生改变，抑癌基因的表达被关闭，从而导致细胞进入细胞周期，凋亡丧失，DNA 修复缺陷等，最终导致肿瘤发生。同样，在正常细胞中处于高度甲基化的一些基因，如果其甲基化水平降低，这些基因的表达将被激活，细胞过度增长，最终导致肿瘤发生。

肿瘤细胞中 DNA 甲基化常导致基因表达沉默，这些基因包括：DNA 修复基因（如 $MGMT$、$hMLH1$、$hMLH2$、$BRCA1$）、细胞周期调控相关基因（如 $cyclinD1$、$cyclinD2$、Rb、$p16^{INKa}$、$p15^{INK4b}$、$p14^{ARF}$、$p27$、$p53$、$p73$ 等）、信号转导相关基因（如 $RASSF1$、$LKB1/STK11$、APC）、凋亡相关基因（例如 $DAPK$ 和 $CASP8$）、血管形成相关基因（如 $THBS1$、VHL）、细胞黏附、侵袭和转移相关的基因（如 $E\text{-}cadherin$、$\beta\text{-}catenin$、$TIMP3$、$CDHI$）等。

肿瘤细胞对许多化疗药物的敏感性和耐药性也与 CpG 岛甲基化有关。例如：雌激素受体甲基化失活的乳腺癌对他莫昔芬不敏感，$MGMT$ 去甲基化活化的脑肿瘤对亚硝基脲类烷化剂不敏感，而 MDR 基因去甲基化活化者对许多化疗药物都不敏感。

2. 组蛋白修饰　组蛋白修饰是肿瘤相关基因表观遗传修饰的另一种方式。组蛋白的 N 末端可通过多种形式进行翻译后的修饰，其中组蛋白乙酰化与肿瘤发生有着最为密切的联系。在肿瘤的发生、发展中，组蛋白去乙酰基酶（HDACs）的过度表达及其被转录因子的募集，可导致特定基因的不正常抑制，与包括血液系统、前列腺、乳腺、胃肠道等在内的多种恶性肿瘤相关。在哺乳动物中，$HDACs1$ 的过度表达可以通过对 $p53$ 基因所在的核心组蛋白的去乙酰化，而直接下调肿瘤抑制基因 $p53$ 的表达。

3. 非编码 RNA 调控　具有调控作用的非编码 RNA（Non-coding RNAs，ncRNA）在表观遗传学修饰中扮演了重要的角色，能在基因组及染色体水平对基因表达进行调控，决定细胞分化的命运。ncRNA 按其大小分为短链 ncRNA（包括 siRNA、miRNA、piRNA）和长链 ncRNA（lncRNA）。miRNA 能介导 DNA 甲基化和组蛋白修饰，从而导致转录基因沉默；miRNA 突变或异位表达可能起到癌基因的作用。正常组织和肿瘤组织（肝癌、肠癌、肺癌、卵巢癌等）中 miRNA 具有不同的表达模式，这些特点使之成为肿瘤诊断的新标志物和药物治疗靶标。

（二）DNA 甲基化检测方法

根据 DNA 甲基化研究水平，其检测方法可分为如下三类。

1. 基因组甲基化水平的分析　其方法包括：质谱、高效液相色谱（HPLC）、高效毛细管电泳法（HPCE）等。

2. 候选基因甲基化分析　其方法包括：甲基化敏感性限制性核酸内切酶-PCR/Southern 法、重亚硫酸盐测序法、甲基化特异性的 PCR（MS-PCR）、甲基化荧光法（methylight）、焦磷酸测序（pyrosequencing）、结合重亚硫酸盐的限制性核酸内切酶法（COBRA）等。

3. 基因组范围的 DNA 甲基化模式和甲基化谱分析　其方法包括：限制性标记基因组扫描（RLGS）、甲基化间区位点扩增（AIMS）、甲基化 CpG 岛扩增（MCA）、差异甲基化杂交（DMH）、由连接子介导 PCR 的 HpaⅡ 小片段富集分析（HELP）、甲基化 DNA 免疫沉淀法（MeDIP）等。

（三）miRNA 检测方法

miRNA 检测方法主要有：基于分子杂交的 Northern 印迹杂交等方法是检测 miRNA 表达最主要的手段之一，这些方法敏感度低、耗时长、RNA 的用量较大，且不能进行高通量的检测。基于 PCR 技术的 RT-PCR、实时荧光定量 PCR（real-time PCR）、引物延伸法等是检测 miRNA 表达常用的手段。此外，原位杂交技术可以方便地检测 miRNA 的时空表达差异，芯片技术是一种更快、更广泛、更高通量的研究 miRNA 表达的方法。

五、端粒酶活性及其检测

（一）端粒酶与肿瘤的关系

染色体端粒（telomere）是位于细胞染色体末端的一种由 $2 \sim 20$ kb 串联的短片段重复序列（TTAGGG）$_n$ 及一些结合蛋白组成的特殊结构。端粒在染色体定位、复制、保护和控制细胞生长寿命等方面具有重要作用，并与细胞凋亡、细胞转化和永生化密切相关。在正常组织中，睾丸、卵巢、胚胎、造血细胞、肾、前列腺、肝等部分细胞中有表达，但活性都很低。癌细胞在某些机制的作用下，获得永生化，此时端粒酶检测阳性。人类 85% 左右的肿瘤细胞中可以检测到存在端粒酶高活性表达。端粒酶与人类恶性肿瘤之间的紧密联系使它也成为肿瘤分子标记物之一，端粒酶的检测对肿瘤的早期发现、发展和预后等有重大意义。

（二）端粒酶的检测

端粒酶活性检测的基本方法包括：原始的端粒重复序列延伸法、将端粒重复序列延伸方法同 PCR 技术结合而建立的端粒重复片段扩增（TRAP）法，以及在此基础上的 TRAP

改良方法,如端粒酶重复序列扩增-闪烁亲近法(TRAP-SPA)、荧光素标记的端粒酶重复序列扩增法、TRAP-ELISA 法等。此外,原位杂交法、杂交保护法(HPA)、转录介导的扩增-杂交保护法(TMA-PHA)、实时定量荧光 PCR 方法也可用于端粒酶活性的检测。

六、循环肿瘤细胞及其检测

肿瘤转移是恶性肿瘤细胞从其原发灶迁移到机体其他部位的过程,是一个涉及多步骤、多因素的复杂过程。肿瘤细胞的脱落、侵袭并进入血液循环是实现肿瘤转移的最初阶段,并为最终形成肿瘤转移病灶提供了可能。

(一) 循环肿瘤细胞

自肿瘤原发灶或转移灶脱落进入外周血液循环的肿瘤细胞称为循环肿瘤细胞(circulating tumor cells,CTCs)。CTCs 检测是一种新型的非侵入性诊断手段,已成为肿瘤负荷的实时活检指标,且比传统方法(如临床表现、影像学表现及血清标志物)更为可靠。在肿瘤患者早期转移的诊断、肿瘤患者术后复发与转移的监测、抗肿瘤药物敏感性与患者预后的评估,以及个体化的治疗策略选择等方面具有重要的应用价值。实体肿瘤中的循环肿瘤标志物及其诊断价值参见表 12-8。

表 12-8 实体肿瘤中的循环肿瘤标志物及其诊断价值

实体肿瘤	mRNA 标记	检测率/(%)		
		肿瘤各期	良性肿瘤	健康对照
乳腺癌	CK19	38	0	n. d
	Hmam	8	n. d	0
宫颈癌	SCC	40	13	0
结肠癌	CEA	41	56	0
	EGFR	73	n. d	11
子宫内膜癌	CK20	35	n. d	0
胃癌	CK19+CK20	10	n. d	7
肝癌	AFP	52	13	0
肾癌	MN/CA9	49	n. d	2
	VHL	12	n. d	0
肺癌	CEA	50	0	0
	CK19	36	2	0
口腔癌	CK20	92	0	0
卵巢癌	CK19	84	71	60
前列腺癌	PSA	54	8	n. d
睾丸癌	AFP	33	n. d	0
甲状腺癌	CK20	26	0	0

注:n. d 表示未检出。

（二）循环肿瘤细胞检测技术

由于 CTCs 在肿瘤患者外周血中数量极少，一般在 $10^6 \sim 10^7$ 个白细胞中才会发现 1 个 CTC，且不同组织学类型和分子表型的肿瘤表达不同的标志物，故缺乏具有显著特异性的标志物。因此，CTCs 检测包括细胞学和核酸检测技术，分细胞富集和检测两个步骤进行。

1. CTCs 富集技术 富集细胞是提高 CTCs 检测敏感性的必要步骤。

（1）以细胞形态学为基础的富集 主要利用细胞体积和密度的不同将 CTCs 与血液中其他细胞分离，其方法有上皮肿瘤细胞体积分离法（ISET）和核孔分析技术。

（2）以免疫学为基础的富集 主要采用免疫磁珠法分离细胞。它是基于细胞表面抗原分子能与连接有磁珠的特异性单克隆抗体相结合，在外加磁场的作用下，抗体与磁珠相连的细胞被吸引而滞留在磁场中，而其他细胞因为不带磁性，不能在磁场中停留，从而使细胞得以分离。阴性分选可以通过抗-CD45（一种全白细胞标志物）抗体，或抗-CD61 抗体标记移除血液中的巨核细胞及血小板，其方法有磁性活化细胞分选系统（MACS）等。

2. CTCs 检测技术 富集后的 CTCs 应用细胞学方法和/或核酸检测技术检测。

（1）基于细胞学的检测方法 主要采用细胞计数的方法。它是基于细胞表面表达的特异分子标志物来分离和计数 CTCs。相对于核酸分析的方法，它的优势在于目的细胞未被破坏，能进一步分析其细胞形态学和分子学特性；缺陷是缺乏肿瘤特异性抗体，特异性较差。目前比较常用的细胞角蛋白（Cytokeratin，CK）抗体能与巨噬细胞、浆细胞以及有核造血细胞前体特异或非特异地结合。可通过使用 CD45 的对比染色降低 CTCs 的非特异性富集。多种标志物联合使用能有效提高检测的敏感性和特异性。其方法有流式细胞术（FCM）、光导纤维阵列扫描技术（FAST）、激光扫描细胞计数器（LSC）、自动细胞显像系统（ACIS）等。

（2）以核酸为基础的检测方法 主要通过肿瘤细胞具有的特异遗传学改变或表观遗传学特征检测加以确认。DNA 水平的改变，如原癌基因和抑癌基因突变、微卫星不稳定性及原癌病毒序列均可作为检测指标。其方法有逆转录聚合酶链式反应（RT-PCR）、定量 RT-PCR（qRT-PCR）等。

（3）组合检测技术 它是将富集和检测相结合的一体化 CTCs 检测。CellSearch 是目前美国食品和药品监督管理局（FDA）批准的检测 CTCs 的方法。它是一种半自动技术，通过载有抗 EpCAM 抗体的铁磁流体富集 CTCs；随后 CTCs 用 CK 和 DAPI 荧光抗体染色，其余血细胞用 CD45 对比染色，$CK^+/DAPI^+/CD45^-$ 细胞使用自动荧光显微镜进行计数。这种系统的半自动特性能快速分析样品并具有很好的再现性。

七、常见肿瘤相关基因检验的临床意义

（一）ras 基因

ras 基因家族包括 H-ras、K-ras 及 N-ras 三类成员。各种 ras 基因编码产物的分子质量均为 21 kD，故称为 p21 蛋白。p21 蛋白位于细胞膜内侧，是膜结合的 GTP/GDP 结合蛋白，具有 GTP 酶活性。RAS 蛋白是细胞膜酪氨酸激酶相关受体（如 EGFR）信号转导的"开关"分子，主要调控细胞内 RAS-RAF-MAPK 信号通路，参与细胞的增殖、分化、凋亡、运动等的调控。

1. ras 基因的激活是人类恶性肿瘤形成的关键因素之一 *Ras* 点突变和蛋白质的过度表达出现在许多恶性肿瘤中,其组织器官包括:胰腺(90%)、结肠(50%)、肺(30%)、甲状腺(50%)、膀胱(6%)、卵巢(15%)、乳腺、皮肤、肝脏、肾脏和某些类型的白血病。

2. ras 基因是人类实体瘤中最常被识别的癌基因 它存在于 30% 的人类肿瘤中,其中 *K-ras* 的点突变率约为 85%,*N-ras* 的点突变率约为 15%,*H-ras* 的点突变率<1%。常见的突变点位是 12、13 和 61 位密码子,以第 12 位密码子突变最常见。

3. ras 基因突变与肿瘤类型相关 胰腺癌、结肠癌、肺癌以 *K-ras* 突变为主;在急性淋巴细胞白血病(ALL)、急性与慢性粒细胞白血病(AML 与 CML)等血液系统肿瘤中以 *N-ras* 的突变为主;泌尿系统肿瘤则以 *H-ras* 突变为主。

4. K-ras 基因突变可以预测抵抗 EGFR 单克隆抗体的治疗 在晚期或转移性结/直肠癌(Ⅳ 期)中,40% 的野生型 *K-ras* 患者可从 EGFR 的单克隆抗体治疗中获益,并改善晚期结/直肠癌的 DFS 和 OS,而突变型患者则抵抗 EGFR 单克隆抗体的治疗。

(二) *HER-2/neu* 基因

HER-2 或 *neu* 基因又称为 *erbB-2* 基因,属表皮生长因子受体家族成员,其编码产物是分子质量为 185 kD 的细胞膜糖蛋白,具有酪氨酸激酶活性,能促使细胞生长和分化。该基因的活化主要表现在基因的扩增及产物的高表达。*HER-2/neu* 可促进蛋白水解酶的分泌,增强细胞的运动能力,从而促进肿瘤的侵袭和转移。

1. HER-2/neu 基因及表达异常可出现在许多恶性肿瘤中 如乳腺癌、胃癌、胆管癌、卵巢癌、食管癌、涎腺肿瘤、肺癌、膀胱癌、前列腺癌、结/直肠癌等。

2. 在人类乳腺肿瘤中,HER-2/neu 基因变异方式主要是扩增和 RNA 及蛋白质的过度表达 16%~20% 的乳腺肿瘤患者基因扩增阳性,乳腺癌组织中蛋白表达率可增高至 30%~45%。蛋白的过度表达能够加速乳腺癌细胞 DNA 合成和分裂,促进癌细胞增殖分化,加速癌细胞的转移,从而影响患者预后。

3. HER-2/neu 基因扩增不仅影响肿瘤生长与扩散的能力,也会影响肿瘤对治疗的反应 研究结果显示,乳腺癌患者中,*HER-2/neu* 表达较强的细胞比表达较弱的细胞更易受到化疗药物的影响,肿瘤生长受抑制的程度更为明显。

4. 曲妥单抗(Herceptin) 一种人单克隆抗体,能与 HER-2 蛋白结合,阻断其活性,从而阻止细胞的过度增生。Herceptin 与化疗药物联合使用可以用来治疗 HER-2/*neu* 基因扩增的恶性肿瘤。

(三) *Bcl-2* 基因

Bcl-2 基因称为 B 细胞淋巴瘤白血病基因-2。*Bcl-2* 家族分为两大类:一类为抗凋亡,主要有 *Bcl-2*、*Bcl-XL*、*Bcl-W*、*Mcl-1*、*CED9* 等;另一类是促细胞死亡,主要包括 *Bax*、*Bak*、*Bcl-XS*、*Bad*、*Bik*、*Bid* 等。Bcl-2 蛋白是一个调控细胞凋亡的复杂信号系统的组成部分。*Bcl-2* 过度表达可阻止损伤细胞的凋亡,导致突变细胞系的持续分裂,最终导致恶性肿瘤发生。此外,*Bcl-2* 的过度表达也可导致某些恶性肿瘤的转移。

1. Bcl-2 原癌基因可通过易位激活为癌基因 在许多不同的恶性肿瘤中都有 Bcl-2 蛋白含量升高。约 20% 的非小细胞肺癌可发现 Bcl-2 蛋白的表达,*Bcl-2* 过度表达与非小细胞肺癌预后和无病生存时间相关;80%~90% 的滤泡淋巴瘤患者和 30% 的弥漫性大细胞

瘤患者 *Bcl-2* 过度表达;弥漫性大 B 细胞淋巴瘤如果检测到 *Bcl-2* 的表达就表明预后不良。

2. 凋亡途径是肿瘤治疗的重要靶点之一 若细胞凋亡的控制受到破坏,诱导肿瘤细胞凋亡的抗肿瘤药物的疗效将受到影响。应用药物下调 Bcl-2 蛋白水平,可增强其他抗肿瘤药物的效果。Genasense 为一种反义核苷酸,能降低 *Bcl-2* 的产生,可作为肿瘤治疗的辅助性药物。

此外,全反式维甲酸、紫杉醇、长春新碱、多西紫杉醇等药物能间接地减少 Bcl-2 蛋白的量,可与其他化学治疗药物联合使用。

3. 恶性骨髓瘤患者 *Bclx1* 表达与化疗反应密切相关,*Bclx1* 高表达的患者对强的松、左旋苯丙氨酸氮芥、长春新碱和阿霉素的反应性较差 *Bax* 有促凋亡作用,在耐药的白血病细胞和卵巢癌细胞中 *Bax* 的表达明显减少,慢性淋巴细胞白血病患者其 *Bcl-2/Bax* 的比值与化疗敏感性成反比。*Bax* 低表达的乳腺癌细胞 MCF7 转入 *Bax* 基因后,显著地增加了肿瘤细胞对阿霉素诱导凋亡的敏感性。

（四）*myc* 基因

myc 基因是编码转录因子的癌基因,*myc* 基因家族包括:*C-myc*、*N-myc*、*L-myc*、*P-myc*、*R-myc* 及 *B-myc* 等成员。*myc* 族基因产物主要是能与 DNA 直接结合的核内蛋白,多数是复制转录因子。当机体发生肿瘤时,*myc* 基因家族可以发生染色体基因易位、基因扩增以及过度表达。对 *myc* 基因进行监测分析,在恶性肿瘤基因诊断中具有临床应用价值。

myc 基因的突变已在许多不同的恶性肿瘤中发现。20％神经母细胞瘤有 *N-myc* 扩增;几乎 100％的 Burkitt 淋巴瘤及部分急性 T 淋巴细胞白血病可见 *C-myc* 基因易位;6％~57％乳腺癌、10％~20％结/直肠癌有 *C-myc* 基因扩增;30％的小细胞肺癌中有 *L-myc* 基因的过度表达。*C-myc* 的过度表达与宫颈癌的预后不良相关联,而 *C-myc* 的基因扩增与鳞状细胞癌的进展相关联。

（五）*src* 基因

src 是最早发现的癌基因。Src 蛋白是一种酪氨酸激酶。酪氨酸激酶是一种可将磷酸基团转移到靶分子上的酶,这个过程非常重要,因为去除或增添磷酸基团可使生物分子活性发生改变,从而调节细胞的活动。磷酸基团的增添或去除就像开关一样,以"开"或"关"的形式调控着靶分子的活性。Src 蛋白可改变几种靶分子的活性,从而使信号向细胞核传递,有助于细胞活动的调节。

目前已发现至少有 9 种 *src* 基因。由于这些基因所产生的 mRNA 有不同的剪切修饰方式,所以至少有 14 种不同的蛋白质产生。*C-src* 存在于大多数细胞中,且含量低;但是,在某些类型的恶性肿瘤中过度表达,比如人类神经母细胞瘤、小细胞肺癌、结肠癌、乳腺癌、横纹肌肉瘤。

（六）*p53* 基因

p53 基因是迄今为止与肿瘤相关性最强的基因之一。编码分子质量为 53 kD 的核磷酸蛋白。p53 蛋白作为转录因子,控制靶基因(如 *p21* 基因)的转录,参与细胞分裂与生存过程,在维持细胞正常调控方面起着关键性作用。p53 蛋白位于庞大蛋白网络的中心,监视着细胞和细胞 DNA 的健康情况。当监测到细胞损伤时,p53 蛋白决定帮助修复损伤细

胞或诱导损伤细胞凋亡。

1. *p53* 基因是突变频率最高、最复杂的肿瘤抑制基因 50%～70%的人类肿瘤与 *p53* 基因突变有关。*p53* 基因突变、缺失后,失去抑癌活性,使一些癌基因转录失控导致肿瘤的发生。多见于脑胶质瘤、乳腺癌、小细胞肺癌、结肠癌、肝癌、脑细胞癌、食管癌、神经纤维肉瘤、骨肉瘤、横纹肌肉瘤、卵巢癌等。在遗传性肿瘤高发家族中,常见于肉瘤、乳腺癌、大肠癌和白血病。

2. *p53* 基因结构缺失和重排 见于 25%的慢性粒细胞白血病(CML)急性原始细胞危象和恶变期,极少数发生于慢性期及其他恶性血液病。由此推测 *p53* 基因结构与表达的多种异常可能与 CML 病情的演变有关。在消化系统肿瘤中,50%的肝癌有 *p53* 基因点突变;37%的胃癌有 *p53* 基因突变;35%～44%的食管癌有 *p53* 基因突变。乳腺癌患者中有40%的患者有 *p53* 基因突变,9%的患者血清有 p53 蛋白;50%的卵巢癌有 *p53* 基因突变;75%以上的结/直肠癌可出现染色体 17 p 等位基因的缺失;61%的膀胱癌显示 *p53* 基因突变阳性;33%～76%的骨肉瘤组织中 p53 蛋白阳性;约有 24%的甲状腺癌患者存在 *p53* 基因突变。

(七)*Rb* 基因

视网膜母细胞瘤(retinoblastoma,Rb)基因可编码一种改变转录因子活性的蛋白质。Rb 蛋白通过与转录因子的相互作用,间接调控某些基因表达。除此以外,Rb 蛋白还参与细胞分裂过程的调控。

Rb 基因突变存在于多种恶性肿瘤(肺癌、乳腺癌、膀胱癌等)中,其中视网膜母细胞瘤是研究最多的肿瘤之一。与其他肿瘤抑制基因一样,该肿瘤的基因表型不太明显,除非基因的两个等位基因都受到损伤。该病常见于幼儿,有散发型和家族型两种不同类型。机体(包括眼睛)的许多细胞内可能会出现 *Rb* 基因的继发性突变。散发型患者是患病个体一生中所出现的基因改变所导致的疾病,可影响任何人。家族型患者从父母一方通过遗传而获得缺陷基因的复制本;患者细胞中的基因复制本一个正常,一个出现缺陷。家族型患者可能合并有其他不同形式的肿瘤,尤其是骨肉瘤。

(八)*APC* 基因

结肠腺瘤样息肉病(adenomatous polyposis coli,APC)基因的突变与遗传性和散发性结肠癌的发生有着非常密切的关系。APC 蛋白与其他肿瘤抑制基因一样,可调控细胞分裂过程中关键基因的表达。

正常的 APC 蛋白可以某种方式抑制细胞分裂,功能性 APC 蛋白的缺乏则可导致细胞分裂的加快。APC 蛋白可与转录因子 β 连环蛋白(beta-catenin)形成复合物,导致 β 连环蛋白降解。如果 APC 蛋白缺乏,过多的 β 连环蛋白会在细胞核内积聚,并与细胞核内的另一种蛋白结合而形成一种复合物;该复合物与 DNA 结合,启动多种靶基因的转录。其靶基因包括 *C-myc* 癌基因。而 C-myc 是多种基因的转录因子,它控制着细胞的生长和分裂。因此,*APC* 基因突变可导致一系列的连锁反应,最终导致细胞分裂的加速。

大多数结肠癌被认为是一种进展缓慢的疾病,病程可长达数年。5 号染色体上的 *APC* 基因的失活被认为是导致细胞增生加快,形成结肠息肉的原因。在许多病例中,*APC* 基因的突变被认为是最早的改变之一,产生具有高度增殖性的细胞。由这些细胞形成的息肉,可最终发展成为恶性肿瘤。

（九）*BRCA* 基因

BRCA 蛋白具有修复 DNA 损伤、参与基因表达的调节等多种功能。*BRCA1* 基因与 *p53* 的激活有关，其靶基因是 *p21*；BRCA 蛋白也与转录因子和其他转录成分相互作用，以控制其他基因的活性。

BRCA 基因结构中含有高比例的重复 DNA，可导致基因组的不稳定和重排。当 *BRCA* 基因失活时，DNA 修复和基因调节受到影响；DNA 损伤加重使细胞中一些关键基因产生突变，进而导致恶性肿瘤细胞的形成。

BRCA1 和 *BRCA2* 基因突变与部分乳腺癌和卵巢癌有关。5%～10%乳腺癌病例被认为与 *BRCA1* 和 *BRCA2* 基因突变有关。在一生中，*BRCA* 基因突变的携带者患乳腺癌的可能性为 80%。*BRCA2* 基因突变的携带者患卵巢癌的可能性为 10%～20%，而 *BRCA1* 基因突变携带者则为 40%～60%。这些突变的存在也增加了前列腺癌、胰腺癌、结肠癌以及其他恶性肿瘤发生的可能性。

（十）*XRCC1* 基因

X 线修复交叉互补基因（X-ray repair cross complementing 1，*XRCC1*）是一种重要的 DNA 修复基因，它的表达异常与多种恶性肿瘤的发生相关。

通过对人类 *XRCC1* 基因 DNA 序列的分析，已经发现了 60 多个 SNP 位点，其中约 30 个位于外显子或启动子区。目前研究最为广泛的 3 个 SNP 位点分别为 C26304T、G27466A 和 G28152A，均位于 *XRCC1* 的编码区，分别发生在第 6、9 和 10 个外显子上，分别导致其相应蛋白质的氨基酸残基发生改变，具体为 Arg194Trp、Arg280His 和 Arg399Gln。第 194 和 280 位密码子位于 N 端的功能域和 BRCT-I 域之间，均位于已知的 3 个功能域之外；第 399 位密码子位于 BRCT-I 域上，提示 399 位点氨基酸改变对 *XRCC1* 功能的影响可能更大。

XRCC1 基因多态性与肿瘤易感性相关，这些肿瘤包括头颈部鳞状细胞癌、肺癌、乳腺癌、食管癌、胃癌、肝癌、结/直肠癌、胰腺癌、膀胱癌、前列腺癌、血液系统肿瘤和皮肤癌等。

第三节 临床分子诊断在肿瘤个体化医疗中的应用

个体化医疗（personalized medicine）就是通过对个体携带的信息进行检测，制订针对某些疾病的预防和治疗策略，指导临床开具适合每一个个体治疗的"基因处方"，使患者获得最佳治疗效果，并尽可能避免药物不良反应。随着人类对肿瘤的认识不断加深，分子诊断技术为肿瘤的诊断和治疗提供了新的手段，可为肿瘤的风险评估、早期诊断、肿瘤分型、生物学行为、药物选择、肿瘤负荷检测、治疗方案选择、预后评估等方面提供了重要信息。

一、肿瘤的风险评估和早期诊断

早预防、早诊断、早治疗是防治肿瘤和降低死亡率的最有效方法。分子诊断技术能及时发现肿瘤高风险者,通过采取积极、有效的干预措施,降低肿瘤发生率。

(一)肿瘤遗传易感性评估

部分肿瘤有明显的家族聚集现象,肿瘤遗传相关易感基因检测可为肿瘤性疾病的预防提供依据。目前已明确的肿瘤遗传性易感基因有:*Rb1*(视网膜母细胞瘤)、*WT1*(肾母细胞瘤)、*p53*(Li-Fraumeni 综合征)、*APC*(家族性腺瘤性息肉病)、*HNPCC*(遗传性非息肉病性结肠癌)、*NF1*(神经纤维瘤病)、*VHL*(VonHippel-Lindau 综合征)、*PTEN*(Bannayan-Riley-Ruvalcaba 综合征)、*BRCA*(家庭性乳腺癌、卵巢癌)、*Ret* 基因突变(Ⅱ型多发性内分泌肿瘤)和 *GST* 基因型(判断个体暴露于致癌物时的致癌危险性)等。

BRCA1/BRCA2 基因是对 DNA 损伤进行修复的基因,*BRCA1* 和/或 *BRCA2* 基因突变会导致乳房和卵巢肿瘤。研究资料显示,对有家族性乳腺癌/卵巢癌的高危人群进行 *BRCA1* 和 *BRCA2* 基因突变检测并对有突变者的乳房和/或卵巢-输卵管进行预防性切除。切除的组织进行病理检查,能发现一些乳腺癌或卵巢癌患者,随访证实这种做法能有效降低乳腺癌/卵巢癌发生率。

(二)生物致瘤因素评估

部分肿瘤与病原微生物相关,并往往伴有某种类型的慢性炎症。去除致病因素,阻断细胞癌变也是预防肿瘤发生的关键问题。目前已明确的与肿瘤有关的病原微生物有:人体 T 细胞白血病病毒(human T-cell leukemia virus,HTLV1)(成人 T 细胞性白血病、淋巴瘤)、人类乳头瘤病毒(子宫颈癌)、乙型肝炎病毒和丙型肝炎病毒(肝癌)、EB 病毒(鼻咽癌)、淋巴细胞瘤(Burkitt lymphoma)、幽门螺杆菌 Hp(胃癌)等。

(三)肿瘤的早期诊断

肿瘤的发生发展过程复杂,临床表现多样,涉及多个基因的变化,并与多种因素相关联,临床分子检验有助于肿瘤的早期诊断。在结/直肠癌早期和腺瘤中期,*K-ras* 基因先于 *p53* 突变,检测粪便中 *K-ras* 基因,可协助结/直肠癌的早期诊断,且较结肠镜检具有更高的特异性和敏感性。由于为非侵袭性,可应用于高危人群的大规模调查和追踪。

胆囊癌患者 *p16* 基因的点突变占 61.8%,甲基化占 14.8%,染色体 9 p21～22 缺失占 72.7%;有 *p16* 改变的胆囊癌患者,其平均生存期为 0.07～23.5 个月,无 *p16* 改变的患者为 6.7～36.3 个月。由此可见,*p16* 基因及其表达蛋白的检测对提高胆囊癌早期诊断率,以及评估胆囊癌患者的生存时间有十分重要的意义。

常见肿瘤与肿瘤相关基因的关系参见表 12-9。

表 12-9 常见肿瘤与肿瘤相关基因的关系

肿瘤	肿瘤相关基因
结/直肠癌	*p53*、*PTEN*、*APC*、*KRAS*、*HFE*、*PIK3CA*、*BRAF*、*HMSH2*、*HMLH1*、*MYH*、*MRE11*
乳腺癌	*p53*、*PTEN*、*APC*、*BRCA1*、*BRCA2*、*BRAF*、*KRAS*、*NOEY*、*PIK3CA*、*AKT1*、*mtDNA*、*RB1*、*HRAS*
肺癌	*p53*、*PTEN*、*EGFR*、*NRAS*、*KRAS*、*PIK3CA*、*BRAF*、*β-catenin*、*MEN1*、*FHIT*、*ALK*、*HER2*
肝癌	*p53*、*PTEN*、*NRAS*、*PIK3CA*、*BRAF*、*KRAS*、*β-catenin*、*Bcl-10*、*mtDNA*、*THRA*、*FHIT*

续表

肿瘤	肿瘤相关基因
胰腺癌	$p53$、$EGFR$、$KRAS$、APC、$BRAF$、β-$catenin$、$mtDNA$、$madh4$、$PIK3CA$、$stk11$、$NRAS$
胃癌	$p53$、APC、$PIK3CA$、$CDH1$、$FHIT$、$MRE11$
肾癌	VHL、$PBRM1$、$SETD2$、$PTEN$、$HRAS$、$mtDNA$、$THRA$、$THRB$、$EGFR$、$FHIT$
前列腺癌	$KRAS$、$BRAF$、$PTEN$、$Plexin$
子宫癌	$p53$、RB、$KRAS$、β-$catenin$、$FHIT$、HLA-A
卵巢癌	$p53$、$BRCA1$、$BRCA2$、$KRAS$、$NRAS$、$PIK3CA$、$BRAF$、$AKT1$、$CKIT$
甲状腺癌	$PTEN$、$KRAS$、$NRAS$、$HRAS$、$BRAF$、$THRA$、$THRB$
黑色素癌	$PTEN$、$KRAS$、$NRAS$、$HRAS$、$BRAF$、$THRA$
白血病	$p53$、$IDH1$、$IDH2$、$Notch1$、$KRAS$、$NRAS$、$JAK2$

（四）肿瘤转移的早期诊断

CTCs 聚集后形成的循环肿瘤微栓（CTM）具有高度的转移潜能，且血液中 CTM 存在是发生远处转移的前兆，若依靠传统的检测手段和诊断标准，可能无法对肿瘤早期转移患者确诊。外周血 CTCs 检测在转移性肿瘤早期诊断时有一定的应用价值。

二、肿瘤的鉴别诊断和分子分型

（一）肿瘤的鉴别诊断

采用分子诊断技术检测可靠的分子诊断标志物，可对一些临床上良、恶性增生性疾病进行鉴别诊断。例如：N-myc 和 C-myc 的扩增和表达检测，对鉴别神经母细胞瘤和神经上皮瘤具有应用价值。

（二）肿瘤的分子分型

传统的肿瘤分型大多依赖于显微镜下肿瘤细胞的形态观察，形态观察不能提供肿瘤分子信息，分型比较粗略，对肿瘤治疗提供的信息也比较有限。而利用分子诊断技术对肿瘤进行分型，不仅可以判断肿瘤的预后，还可以依据肿瘤的分子标志选择有效的靶向治疗药物，避免无谓的治疗，提高疗效。

应用分子诊断技术可将乳腺癌可分为 5 个亚型，该分子分型能对乳腺癌的生物学行为、预后、用药提供参考。①基底细胞样型（basal-like type）：基因表达谱类似于乳腺组织基底细胞/肌上皮细胞，ER（－）、PR（－）、HER-2（－），具有高侵袭性。内分泌治疗无效，对化疗敏感，标准治疗为单用化疗，抗 HER-1 单抗新型紫杉醇 ABI-007 和 dasatinib 为有效的靶向治疗药物。病理完全缓解率高，但预后最差。②乳腺腔内 A 型（luminal-like type A）：ER（＋）或 PR（＋）、Her-2（－），内分泌治疗效果佳且预后较好。③乳腺腔内 B 型（luminal-like type B）：ER（＋）或 PR（＋）、Her-2（＋），用他莫昔芬（TAM）效果不如芳香化酶抑制剂（aromatase inhibitor，Als）。④ Her-2 过度表达型（Her-2 positive type）：

ER(-)、PR(-)、Her-2(+),内分泌治疗基本无效,化疗效果好,适合靶向药物赫塞汀(herceptin)治疗。⑤正常乳腺样型(normal breast-like type):基因表达谱类似于乳腺正常组织腺上皮细胞。对化疗最不敏感,但预后较好。

三、疗效和预后评估及其监测

(一)疗效评估及其监测

肿瘤细胞存在表观遗传学(如 DNA 甲基化、乙酰化状态)异常所致的基因表达水平异常,应用分子诊断技术对肿瘤表观遗传学进行检验,可评估监测药物治疗后肿瘤表观遗传学的变化,提高肿瘤治疗效果。DNA 甲基转移酶抑制物肼苯哒嗪(Zebularine)能使抑癌基因 ER、RAR 及 pl6 去甲基化,重新激活这些基因的表达,对宫颈癌治疗有效。

白血病细胞常存在标志性的融合基因或基因重排,能有效进行白血病分型诊断、微小残留病(MRD)监测及疗效评价。例如:M2b 型白血病存在 AML1/ETO 融合基因;N3 型号白血病存在 PML/RARa 融合基因;慢粒白血病存在 bcr/abl 融合基因;急性淋巴细胞白血病存在 IgH、TCRγ、TCRδ 基因重排。

(二)预后评估及其监测

肿瘤预后常常与肿瘤基因突变、扩增及过度表达密切相关,从分子水平上判断肿瘤的生物学行为和预后具有较高的准确性。p53 基因突变与乳腺癌、肝癌、结肠癌等多种肿瘤预后有关。nm23 的状态与肿瘤转移相关。

分子诊断能有效监测肿瘤治疗后残余肿瘤细胞负荷,应用 CTCs 检测技术可动态监测肿瘤细胞及其基因变化,指导个体化肿瘤靶向治疗。如接受 EGFR-TKIs 治疗的非小细胞肺癌患者,CTCs 携带的基因信息与肿瘤组织具有高度一致性,同样存在 EGFR 突变(T790 M)。CTCs 能替代原发组织标本指导靶向治疗,可实时监测服用 EGFR-TKIs 的疗效,避免因耐药基因的出现影响治疗。

四、肿瘤药物个性化治疗中的应用

(一)肿瘤化疗药物个性化治疗

临床医生经常遇到这样一些肿瘤患者:基本情况相似、病理类型及分期相同,但在接受相同剂量的化疗药物治疗后,治疗反应与毒副作用却存在显著差异,这一现象应用传统医学难以作出解释,而应用分子诊断技术对患者肿瘤相关药物基因多态性进行检测,根据检测提供的药物基因组信息则能从分子水平解释化疗药物的敏感性,以及药物对个体的毒性反应等差异现象,并能利用药物基因组信息选择最合适的药物剂量和最佳的药物组合进行治疗,提高患者治疗的有效性,有效降低乃至避免毒副作用的发生,降低治疗费用。

催化 6-巯基嘌呤(6-MP)硫代甲基化反应的硫代嘌呤转甲基酶(TPMT)由于 TPMT 基因多态性,酶活性在不同人群中存在显著差异,携带 TPMT 多态性且具有遗传性 TPMT 功能缺陷的患者,若服用 6-MP 会有严重的血液中毒危险,但若对三个特定的 TPMT 等位基因 TPMT*2(238G>C,A80P,5 外显子)、TPMT*3A(460G>A,719A>G,T514A 和 C240Y,外显子 7 和 10)、TPMT*3C(719A> G,C240Y,外显子 10)进行测定,对具有此三个特定的 TPMT 等位基因患者避免或减少使用 6-MP,能有效预防 6-MP 中毒事件发生。现在美国 FDA 已将 *TPMT* 基因型测试列为接受 6-MP 治疗之前的常规性检测,以减少 6-MP 毒性的发生。

乳腺癌化疗时,检测阿霉素蒽环类药物(TOPⅡ抑制剂)毒效性基因表达,可对部分有效减毒的患者进行分层筛选;结/直肠癌化疗时,检测 *TSmRNA*、*ERCC1 mRNA* 与 *BRCA1 mRNA* 定量表达,可观察铂类、紫杉醇类毒效性。临床分子诊断项目在肿瘤化疗药物个体化治疗中的应用参见表 12-10。

表 12-10 临床分子诊断项目在肿瘤化疗药物个体化治疗中的应用

检测项目及内容		相关肿瘤	预测内容	检测结果	疗效
ERCC1/β-actin	mRNA	肺癌、胃癌、肠癌、卵巢癌、宫颈癌、乳腺癌、胰腺癌、胆囊癌	铂类疗效	低表达	↗
BRCA1/β-actin	mRNA		铂类疗效	低表达	↗
			紫杉醇类和长春碱类药物疗效	高表达	↗
RRM1/β-actin	mRNA	肺癌、胰腺癌、胆管癌	吉西他滨疗效	低表达	↗
TS/β-actin	mRNA	胃癌、肠癌、肺癌、乳腺癌	氟尿嘧啶类药物疗效	低表达	↗
		肺癌	培美曲塞疗效	低表达	↗
TOP-Ⅱ A/CEP17	FISH/mRNA	乳腺癌	蒽环类药物疗效	扩增	↗
			蒽环类药物毒性	扩增、缺失	毒性↘
UGT1A1	启动子区多态性	肠癌、肺癌、胃癌、乳腺癌等	伊立替康毒性	7/7 纯合子	毒性↗
				6/7;6/6	毒性↘

注:↗表示增加,↘表示降低。

(二)肿瘤靶向药物个性化治疗

靶向药物(targeted medicine)也称为靶向治疗药物,是一类只针对某一些特殊组织、细胞起作用的药物。它通过与肿瘤发生、生长所必需的特定分子靶点作用来阻止癌细胞的生长。

▎**知识链接**▎

靶向药物的分类

1.小分子药物　通常是信号传导抑制剂，它能够特异性地阻断肿瘤生长、增殖过程中所必需的信号传导通路，从而达到治疗的目的。例如用于治疗慢性粒细胞白血病和肠胃间质瘤的格列卫（Gleevec）、用于治疗对伊马替尼耐药的慢性粒细胞白血病的施达赛（Sprycel）、以 *EGFR* 为靶点的用于治疗非小细胞肺癌的易瑞沙（Iressa）和特罗凯（Tarceva）等。

2.单克隆抗体　这类药物通过抗原抗体的特异性结合来识别肿瘤细胞。例如用于治疗 *HER2* 基因阳性（过量表达）乳腺癌的赫塞汀（Herceptin），以 *EGFR* 为靶点的治疗结肠癌和非小细胞肺癌药物爱必妥（Erbitux）等。

在临床用药判断上，靶向药物与常规化疗药物不同：患者使用常规化疗药物时，医生一般根据患者的身体状况、症状等条件选择用药，药物的有效性是通过一段时间的治疗观察进行判定。由于靶向药物需与肿瘤细胞特征性位点结合而发挥药效，而肿瘤细胞的多样性，并非所有肿瘤细胞都具有相同的特征性位点，对于某些特定的靶向药物，在使用前需检测患者体内的相关基因，判断其肿瘤细胞上是否存在符合条件的位点，以预测药物的疗效。

K-ras 基因突变检测可用于指导 EGFR 单抗爱必妥靶向治疗结/直肠癌、胃癌、头颈部肿瘤及肺癌；*EGFR* 基因突变检测可用于指导 EGFR 小分子抑制剂易瑞沙和特罗凯靶向治疗肺癌；*Bcr-Abl* 融合基因和 *C-kit*、*PDGFR* 基因突变检测可用于指导小分子类酪氨酸激酶抑制剂格列卫靶向治疗慢性髓样白血病、胃肠道间质瘤。临床分子诊断项目在肿瘤靶向药物个体化治疗中的应用参见表 12-11。

表 12-11　临床分子诊断项目在肿瘤靶向药物个体化治疗中的应用

检测项目及内容		相关肿瘤	预测内容	检测结果	疗效
*EGFR*突变	外显子18,19,21，$(CA)_n$	非小细胞肺癌、食管癌、头颈部肿瘤等	吉非替尼（易瑞沙）、厄罗替尼（特罗凯）、尼妥珠单抗（泰欣生）疗效	突变	↗
				不突变	↘
				$n \leq 16$	短期↗
	外显子20（T790 M）			突变	↘
				不突变	—
*K-ras*突变	密码子12,13,61	肠癌、肺癌、胃癌、甲状腺癌	西妥昔单抗（爱必妥）、帕尼单抗（维克替比）疗效，甲状腺癌辅助诊断	突变	↘
*BRAF*突变	V600E			突变	↘

续表

检测项目及内容		相关肿瘤	预测内容	检测结果	疗效
Her-2/CEP17	FISH	乳腺癌、胃癌	乳头状癌诊断	扩增	↗
			曲妥珠单抗（赫赛汀）疗效	扩增	↗
C-kit 突变	外显子 9,11,17	胃肠间质瘤、肉瘤	伊马替尼（格列卫）疗效	突变	↗
PDGFR 突变	外显子 14、18			突变	大部分降低
JAK-2 突变	外显子 12,14	真性红细胞增多症，原发性骨髓纤维化、原发性血小板增多症	辅助临床诊断	突变	↗
			化疗和 α 干扰素疗效	突变	↗
ABL 突变	酪氨酸激酶区点突变	髓细胞白血病	伊马替尼（格列卫）疗效	突变	↘
VEGF/β-actin *VEGFR*/β-actin	mRNA	肠癌、肺癌、胃癌、乳腺癌、肾癌	贝伐单抗（阿瓦斯丁）、索拉非尼、恩度疗效	高表达	↗

注：↗表示增加，↘表示降低。

（三）肿瘤放射治疗指导

放射治疗是肿瘤治疗的常规手段之一，放射治疗经常伴随有严重的副作用。鉴于肿瘤对放射治疗的敏感性存在显著差异，应用分子诊断技术对放射治疗敏感和抵抗的相关基因进行检测，通过选择适宜于放射治疗的肿瘤患者，可提高放射治疗效果，避免不必要的副作用。

Melanocortin-1 受体（*MC1R*）基因变异与放射治疗的严重副作用紧密相关，应用分子诊断技术对肿瘤患者的 *MC1R* 基因多态性进行检验，对有放射治疗严重副作用的个体，避免使用放射治疗或降低放射治疗剂量，降低放射治疗副作用。

小 结

肿瘤的发生是一个多因素、多阶段、多基因变异累积的复杂性病变过程。肿瘤发生的分子生物学基础是基因及其表达的异常。肿瘤相关基因包括癌基因与抑癌基因、肿瘤转移相关基因、肿瘤血管生成相关基因和肿瘤药物相关基因等。

肿瘤的临床分子检验是以 DNA、RNA 或蛋白质分子为诊断材料，采用分子生物学技术和方法，对肿瘤细胞的异常基因和/或异常表达作出特异性诊断的过程。其目的是通过对肿瘤核酸标志物的检验,及时获得肿瘤患者体内染色体和基因结构、基因表达水平、基因多态性、基因组稳定性、表观遗传状态、端粒酶活性和循环肿瘤细胞等情况,为肿瘤的诊断和个体化治疗方案的制订等提供依据。

常用的肿瘤分子诊断技术包括分子杂交、PCR、DNA 测序、基因芯片、免疫组织化学和分子显像等。常见肿瘤相关基因包括 *ras* 基因、*HER-2/neu* 基因、*bcl-2* 基因、*myc* 基因、*src* 基因、*p53* 基因、*Rb* 基因、*APC* 基因、*BRCA* 基因和 *XRCC1* 基因等。

随着人类对肿瘤的认识不断加深,分子生物学检验技术为肿瘤的诊断和治疗提供了新的手段,可为肿瘤的风险评估、早期诊断、肿瘤的鉴别诊断和分子分型、个性化药物治疗方案选择、疗效和预后评估及监测等方面提供重要信息。

思 考 题

1. 什么是癌基因和原癌基因? 举例说明原癌基因编码产物的功能。

2. 什么是抑癌基因? 举例说明抑癌基因编码产物的功能。

3. 简述肿瘤药物相关基因对肿瘤药物治疗的作用和机制。

4. 什么是肿瘤的临床分子诊断? 常用的技术有哪些?

5. 简述肿瘤相关基因的异常表达形式及其检测方法。

6. 简述肿瘤相关基因的突变形式及其检测方法。

7. 简述肿瘤相关基因的多态性形式及其检测方法。

8. 什么是循环肿瘤细胞? 简述循环肿瘤细胞的检测技术。

9. 简述 *ras* 基因的功能,及其与肿瘤的关系。

10. 简述 *HER-2/neu* 基因的功能,及其在肿瘤中的作用。

11. 什么是个体化医疗? 简述分子诊断在肿瘤个体化医疗中的作用。

12. 举例说明分子诊断项目在肿瘤个体化靶向治疗中的应用。

(刘忠民)

第十三章　分子诊断技术的其他临床应用

学 习 目 标

掌握：移植配型的概念、无创性产前诊断的概念。

熟悉：移植配型、个体识别和亲子鉴定技术的临床应用。

了解：无创性产前诊断的应用前景。

▌ **案例分析** ▌

　　有两位在某医院进行了肾脏移植手术的患者：一位是张某，女，52岁，另一位是李某，男，25岁，手术前均为经透析治疗且身体状况良好的尿毒症患者。张某的移植肾来自尸肾，李某的移植肾来自其母亲，移植术前两人都进行了一系列组织配型项目检验，其中一项HLA基因分型检测结果显示，张某与供者HLA配型不符，血型一致；李某与其母亲HLA配型四点相合，两点错配，血型一致。但由于肾源缺乏，且张某家属移植手术意愿强烈，张某和李某一样都进行了移植手术；张某术后2周出现移植区胀痛、少尿，血液中尿素氮升高、补体水平下降、血小板减少，经医生给予适当的免疫抑制剂治疗后缓解；李某术后植入肾功能良好，没有出现上述类似张某的情况。一年后，张某因多次发生上述移植排斥反应导致肾功能完全丧失而死亡，李某植入肾功能正常，身体状况良好。

　　以上介绍了一个在器官移植中供、受者HLA的基因配型是否匹配对术后移植排斥反应及存活率影响的典型例子，因此医生在进行器官移植手术前一定要依据供、受者HLA是否匹配谨慎决定移植手术是否进行。供、受双方HLA配型良好且受者为直系亲属，移植手术成功率高，排斥反应轻或不发生，受者存活率高。

　　其实，分子诊断技术不仅在感染性、遗传性及肿瘤等疾病的诊断、机制研究以及疗效评估等方面发挥着越来越重要的作用，且在人体器官移植（包括组织、细胞移植）的组织配型、法医学鉴定领域的个体识别和亲子鉴定以及在采用血浆游离DNA分子、有核红细胞的单细胞进行胎儿的单基因遗传病、染色体非整倍体疾病的无创性产前诊断中，也得到越来越多地应用。

第一节　分子诊断技术在移植配型中的应用

广义的器官移植(transplantation)是指应用自体或异体的正常细胞、组织、器官,置换发生病变的或功能缺损的细胞、组织、器官,以维持与重建机体的生理功能。目前应用较多的是实体器官移植和骨髓、造血干细胞移植等,已经成为临床治疗终末期器官功能衰竭的有效方法之一。临床同种异体器官移植中常出现排斥反应,但其发生反应的强弱关键取决于供、受者间组织相容性抗原的差异程度,差异越小,排斥反应越弱,移植的成功率越高。自从1962年器官移植首次成为一种切实可行的临床实践以来,组织配型技术的不断改进、器官保存技术的成熟、完善以及高效免疫抑制剂的陆续问世和个体化医疗原则的确立,使得器官移植的应用范围日趋扩大,同种异体移植物的存活率显著提高。因此,本节主要探讨分子诊断技术在同种异体移植配型中的应用。

▌知识链接▐

同种异体器官移植

同种异体器官移植(allogeneic transplantation)也称为同种异基因移植指同种内遗传基因不同的个体间进行的器官移植,临床移植多属此类型。被移植的细胞、组织、器官称为移植物(graft),移植物的提供者称为供者(donor),移植物的接受者称为受者或宿主(recipient or host)。所植入的移植物能否被受者接受,与供、受者的遗传背景密切相关。如果两者之间的遗传背景存在差异,植入的移植物一般都会发生炎症反应甚至坏死,称为移植排斥反应(graft rejection)。

一、移植配型的基本原理

移植配型就是指在器官移植进行之前对供、受者抗原的相容性进行检测,又称组织配型。凡是由供、受者之间的等位基因差异而形成的多态性产物,均有可能作为组织相容性抗原,诱导机体产生免疫应答以清除"外来"的移植器官,引起移植排斥反应。因此,移植术前必须进行一系列检测,以尽可能选择与受者组织相容性一致的供者。能引起移植排斥反应的抗原主要有人类白细胞分化抗原(human leukocyte antigen,HLA)即人类主要组织相容性抗原(major histo-compatibility complex,MHC)、次要组织相容性抗原、血型抗原和组织特异性抗原。HLA配型在器官移植中具有重要的临床意义,HLA型别匹配程度是决定供、受者间组织相容性的关键因素,其型别差异是导致移植后发生急性排斥反应及影响移植物长期存活的主要因素之一,如在肾、心、肺等实质器官移植中,关联性最密切的是骨髓移植。因此,在供体选择上科学运用移植配型技术提高供、受者间HLA位点匹配率,是提高受者长期存活率的重要因素。

▌知识链接▐

HLA

HLA 位于人第 6 号染色体短臂 p21.31 和 32 区之间,长约 4000 kb,约占人类基因组的 0.1%,分为 HLA Ⅰ类、HLA Ⅱ类、HLA Ⅲ类 3 个区。与移植排斥反应有关的经典 HLA 基因位于 HLA 复合体的 HLA Ⅰ类区和 HLA Ⅱ类区内,分别位于 HLA 复合体的两端。

HLA 基因命名方法为:HLA+连字符(-)+基因所属座位名+星号(*)+ 数字编号。如,HLA-A*0201 代表 HLA-A 座位 0201 基因,HLA-DRB1*0101 代表 HLA-DRB1 座位 0101 基因。

HLA 血清学命名方法为:HLA+连字符(-)+基因所属座位名+数字编号。如 HLA-A3,HLA-DR4。血清学命名中的数字编号与基因命名法数字编号的前两位相对应,例如,HLA-A3 的数字编号相对应的基因命名中的数字 03,凡是 HLA-A 座位基因的前两位数字是 03 者,其表达的产物都是 HLA-A3 抗原,都能够与 HLA-A3 抗体结合。因此,血清学分型是同一分子的,它们的编码基因不一定相同。例如至少有 17 个基因(HLA-A*0201~0217)的编码产物为 HLA-A2 抗原。

目前,国际上通用的器官移植配型标准是 HLA-A、B 和 DR 六抗原无错配标准(zero HLA-A , B, DR antigen mismatch ,0 Ag MM)。最佳的 HLA 配型为 HLA-A、B 和 DR 六抗原分型全相合。世界范围数以万计的器官移植病例资料证明 HLA 六抗原无错配肾移植受者的短期和长期存活率接近亲属间活体供肾的水平。在肾移植中,Ⅰ类抗原主要影响受者长期存活率,尤以 HLA-B 抗原最重要,Ⅱ类抗原对受者的长期和短期存活率均有重大影响,以 HLA-DR 抗原最重要;HLA 配型与移植效果最为密切的是骨髓移植,因移植物中存在大量的淋巴免疫细胞可识别宿主抗原,进而攻击宿主靶组织,产生移植物抗宿主反应(graft versus host reaction,GVHR),且 GVHR 不易被免疫抑制剂所控制,故对 HLA 配型的要求非常高。因此骨髓移植必须有合适的供者才能进行,一般先在受者的同胞中寻找,与受者 6 个检测位点全相合的为首选,其次从父母、子女或近亲及最后从血缘无关志愿者中寻找。而供、受者间良好的配型必须建立在正确的 HLA 分型基础上,因此应用合适的移植配型技术对供、受者进行快速、准确地 HLA 分型是决定器官移植成败的重要环节。

二、移植配型技术

自 1964 年由美国的 UCLA Terasaki 等将 1956 年 Gorer 等创建的补体依赖的淋巴细胞毒试验方法多次改良并使之微量化后首次应用到 HLA 血清学检测中,作为研究 HLA 系统的基本试验方法,HLA 分型技术先后经历了血清学、细胞学分型和基因分型阶段。传统的 HLA 分型技术中以微量淋巴细胞毒实验方法为代表,由于其操作简便快捷、分型结果基本可靠,于 1970 年被美国国立卫生研究院(NIH)确立为国际通用标准技术,曾为提高器官移植成活率和推动 HLA 研究的发展做出过巨大的贡献。但由于受到某些单价抗血清缺乏、标准分型抗体效价不稳定、易发生交叉反应等因素的影响,使得传统分型方法难以提供满意的配型结果。进入 20 世纪 90 年代,随着分子生物学技术的迅速发展与成熟,建立在 DNA 分子水平上的 HLA 基因分型技术由于其分型更加准确,灵敏度更高,重复性更好,不受细胞活力及表达水平等因素的限制,并且能够检出血清学方法无法检出的基因型别,因此逐步取代传统分型技术成为 HLA 的主要分型方法。1999 年起美国骨髓捐赠组织(The National Marrow Donor Program,NMDP)以及世界骨髓供者协会(World Marrow Donor Association,WMDA)都明确规定必须用 DNA 方法对骨髓供者进行 HLA 分型,自此 HLA 血清分型方法已完全退出历史舞台被基因分型方法取代。

（一）常用的 HLA 基因分型技术

1. PCR-RFLP 分型技术　1988 年 Bidwell 等首次报告利用 RFLP 技术对 HLA-DR、DQ 抗原进行 DNA 水平分型并获得成功。随着 PCR 技术的问世,逐步发展成为 PCR-RFLP 技术以代替最初的 RFLP 技术。PCR-RFLP 技术的分型原理是依据 HLA 基因序列在不同部位存在多个不同的酶切位点。PCR-RFLP 技术的具体操作步骤是:首先进行基因组 DNA 提取,然后根据 HLA 基因序列设计组间或位点间特异性引物,应用 PCR 技术扩增出包含多态性序列的目的 DNA,随后应用计算机分析系统选择可以识别 HLA 基因多态性序列的限制性核酸内切酶,并通过核酸内切酶消化切割相应多态性位点的 PCR 产物,最后经琼脂糖凝胶或聚丙烯酰胺凝胶电泳形成酶切图谱的差异进行检测分型。

PCR-RFLP 技术方法简便,无需探针因而免受同位素的污染,可满足一般小样品量的分型需要,理论上能够精确识别单个碱基不同的 DNA 序列及 2 个连锁的位点,从而在临床上得到广泛的应用。但 PCR-RFLP 技术也有其局限性,如操作流程复杂、检测时间长,因而不适用于尸体移植的快速配型检测;难以找到可以消化和区分 HLA 所有等位基因的内切酶;无法检测出多态性位点与酶切位点不符的等位基因;对于高度多态性的等位基因,其酶切产物片段长度接近或等长时电泳图谱难以精确辨认,需要结合其他分型技术来提高分辨率和可靠性。

2. PCR-SSO 技术　PCR 序列特异性寡核苷酸探针（PCR-sequence specific oligonucleotide probe，PCR-SSO）技术对 HLA 的分型原理是:应用位点或组间特异性引物对 HLA 的多态性区域进行 PCR 扩增,扩增过程中对产物进行放射性同位素或非放射性标记,根据碱基配对原则设计系列寡核苷酸探针并将其固定在膜上,PCR 产物与膜上探针进行特异性杂交反应,最后通过放射自显影、显色或化学发光的信号进行结果判断。如果探针与产物 DNA 结合则结果呈阳性,反之,探针在洗膜中被洗脱,结果呈阴性。以上杂交的模式可分为正向和反向两种类型。前者是将 PCR 扩增产物固定在膜上与标记的特异性探针进行杂交,后者是将探针固定在膜上与标记的扩增产物进行杂交。目前反向杂交应用更为广泛。PCR-SSO 分型技术于 1986 年被 Saiki 等人首先报道应用于 HLA-DQA1 分型,随后对 HLA-DRB1、HLA-DQB1、HLA-DPA1 和 HLA-DPB1 的分型相继也获得成功。1991 年由 Allsopp 等首次报道采用 PCR-SSO 技术对 HLA-Ⅰ类抗原 HLA-B35 和 B35 组分型并获成功。目前,对 HLA-Ⅰ类抗原 A、B、C 的 PCR-SSO 分型均已获得成功。

PCR-SSO 技术用于 HLA 基因分型,特异性高、灵敏度好,技术成熟、稳定,应用非放射性如地高辛、生物素、过氧化物酶标记的 PCR-SSO 探针还可避免放射性标记的半衰期限制及污染等因素的影响,曾为临床应用较为广泛的 HLA 分型技术之一。但由于其所用载体大多为膜或微滴定板,不具有集成化的优点,而且点样、洗脱等步骤烦琐,因此不适于大样品的检测及快速配型。

3. PCR-SSCP 技术 PCR 单链构象多态性（PCR-single-strand conformation polymorphism）分析技术是于 1989 年由 Orita 等人建立的一种单链 DNA 的非变性聚丙烯酰胺凝胶电泳分析方法。现已成功地应用于 HLA-A、HLA-DRB1、HLA-DQB1、HLA-DPA1 和 DPB1 及 HLA-DQ4 亚型的 DNA 分型。PCR-SSCP 技术对 HLA 分型原理是使用经同位素标记的特异性引物对 HLA 基因片段扩增，含同位素的扩增产物变性后成为单链 DNA，由于各等位基因间碱基顺序不同，所形成的单链构象有差异，在不含变性剂的中性聚丙烯酰胺凝胶电泳时泳动速度和迁移率也不相同，从而形成 HLA 基因多态性格局。因此，如果供、受者的 SSCP 带型完全一致，则说明两者 HLA 基因相匹配，反之则说明不匹配（图 13-1）。

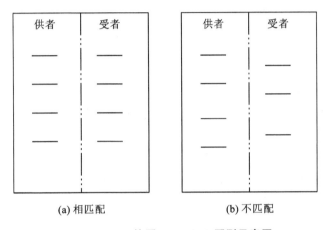

(a) 相匹配　　　　　　　(b) 不匹配

图 13-1　HLA 抗原 PCR-SSCP 配型示意图

PCR-SSCP 分型技术简便、快速、灵敏度高，理论上可检出等位基因单个核苷酸的差异；简单易行，可以同时分析多个样品，不要求目的基因含有能与探针发生特异性杂交的序列或限制性核酸内切酶的酶切位点。但 PCR-SSCP 分型技术影响因素多，如 PCR 扩增及聚丙烯酰胺凝胶电泳的条件要求高且不易掌控，使得实验的重现性不理想；当 PCR 产物片段小于 200 bp 时因产物过短引起的构象变化不明显，用 PAGE 电泳难以检出，从而影响整体检出率；不能确定突变位置和类型，需要特定的电泳装置，自动化程度低；分型过程用时较长，因此不适用于尸体器官移植的快速配型。

4. PCR-SSP 技术 PCR 序列特异性引物扩增（PCR-sequence specific primer，PCR-SSP）技术于 1992 年由瑞典的 Olerup 和 Zetterquist 首次用于 HLA-DRB1 * 04、07、09 的基因分型。PCR-SSP 技术的分型原理是依据 HLA 核苷酸序列多态性及已知等位基因 DNA 序列设计系列等位基因型别特异性引物，即每一型别对应一对特异性引物，然后通过 PCR 反应扩增生成各等位基因型别特异的 DNA 产物条带。纯合子只产生一条与特异引物相对应的扩增带；杂合子则产生两条与两对特异引物相对应的扩增带。

PCR-SSP 技术操作简单，对实验设备要求不高，PCR 扩增后产物处理过程也相对简单；结果容易判定，仅需常规琼脂糖凝胶电泳即可进行；可根据实际调整分辨率水平；分型速度快，整个检测过程仅需几小时，适用于尸体器官移植的快速配型。但 PCR-SSP 技术也存在一些不足，如需要设计大量的引物，且引物设计及 PCR 技术条件要求严格，很难避免 PCR 过程中的污染问题而导致结果的假阳性，样品 DNA 的用量较大；但近年来发展起来的全自动及微量 PCR-SSP 技术可用于全套 HLA-Ⅰ类、Ⅱ类抗原分型,目前逐渐成为临床移植配型最常用的 HLA 分型技术之一。

5. PCR-SBT 技术   PCR 扩增产物碱基序列直接测定分型(sequence-based typing, SBT)技术因其分析软件与直接阅读碱基序列具有完美的契合能力,得以对 HLA 等位基因分析和新基因识别达到高分辨率(﹡后 4 位数)。通过应用 PCR-SBT 技术能够清楚显示 HLA 基因高变区的全部碱基序列,直接可以依据基因多态性区域的测序结果进行等位基因识别,不仅可以大大提高分型的准确性,还能发现新的 HLA 等位基因,指导人工合成等位基因及设计新的引物或探针。

目前 PCR-SSCP、PCR-SSP 和 PCR-SBT 技术是被国际组织相容性协作组推荐的 HLA 分型方法,其中 PCR-SBT 技术更被誉为 HLA 分型的金标准,是迄今为止最可靠、最彻底、最准确的 HLA 分型方法,同时也是发现和鉴定新的 HLA 等位基因的主要途径,但由于其检测成本昂贵、技术复杂,且需要特定设备及配套的软件,因而在 HLA 临床常规分型中较少使用。

6. Flow-SSO 技术   序列特异性寡核苷酸探针结合流式(Flow-SSO)技术是一种结合流式细胞分析技术和 PCR-SSO 技术的高通量 HLA 分型技术,是目前国外在 HLA 分型中应用最多的方法。Flow-SSO 技术所使用的 SSO 探针结合于荧光染料标记的磁珠上,以识别与其序列互补的 HLA 等位基因。目的 DNA 经 PCR 扩增,其扩增产物经解链后与包被了 SSO 探针的磁珠结合,在同一反应管中可与上百种 SSO 探针进行杂交反应,通过专用流式细胞分析仪进行检测,然后应用相应软件分析后获得分型结果。2000 年 3 月开发出的序列微珠综合分析实验系统(LABMAS™),即运用了 Flow-SSO 技术,扩增产物经解链后与包被了 HLA 特异性 DNA 探针的微珠结合,再经缓冲溶液冲洗、彩色荧光素染色后,在一种专用流式细胞仪中检测。

与传统的 PCR-SSO 技术比较,Flow-SSO 技术步骤精简,结果稳定;高通量,高效率;DNA 用量少,分辨率高,较适用于骨髓库和脐血库的 HLA 配型。但目前所需的仪器设备昂贵,只有较大的实验室才应用该技术作为常规 HLA 分型。

7. 基因芯片技术   基因芯片技术是 20 世纪 90 年代兴起的一项前沿生物技术,是一种程序化、规模化基因研究的新技术,具有快速、高效及高通量分析生物信息的特点。HLA 这一迄今为止人体最复杂的多态性系统之一的 DNA 分型需求正好与基因芯片的特点相吻合。其 HLA 分型原理是将大量预先设计好的特定 HLA 寡核苷酸或基因片段有序、高密度地(两点之间距离一般小于 $500~\mu m$)排列固定在采用特殊工艺处理过的玻璃或硅片等载体上,制成芯片,待测的 PCR 扩增产物样品经荧光染料标记后与芯片上互补的探针进行杂交,杂交信号通过激光共聚焦荧光检测系统扫描后,用计算机分析软件系统对每一个探针上的信号进行检测以获取结果数据。

基因芯片技术是在标准的核酸杂交基础上与改进的高密度 DNA 矩阵技术完美结合,一张芯片可同时排列上万个已知位置和顺序的寡核苷酸探针,由于杂交是平行的,因此可一次进行大量靶基因的杂交探测,具有高度集成和并行处理的特点,结果由计算机软件自动分析,可有效解决 HLA 众多等位基因的分型问题,具有其他分型方法不可比拟的高灵敏度、高效率、高标准化程度的优越性,实际应用中可实现一张芯片多人份,分型准确快速,基本能满足临床器官移植的配型需求。但其设备要求较高且价格昂贵,且受一些实验技术要求,如特异性分型探针和扩增引物的设计、合适解链及杂交温度的选择及芯片的稳定性等的限制,近年来,随着基因芯片技术的不断改进,使其越来越得到临床上的广泛应用。

（二）氨基酸残基配型标准 HLA 配型

鉴于目前器官移植执行的 HLA 六抗原无错配标准在临床实际应用中受到诸多客观条件的限制,其中最主要的是难以找到与受者 HLA 匹配的供者。大量临床移植病例的回顾性研究表明:HLA 某些抗原对移植效果具有重要影响,而有些抗原的影响则并不重要;同样是供、受者 HLA 错配,有些错配对受者存活率影响明显,而有些影响则不明显或没有影响。因此,在配型标准上出现了 HLA 氨基酸残基配型标准,其主要依据是在 HLA 分子346 个氨基酸残基中对移植物排斥与存活率具有重要影响的是 HLA 关键部位的氨基酸残基。当供、受者的 HLA 关键部位氨基酸残基相同时,即使受者接受了存在 HLA 抗原错配的供体,但产生的移植排斥反应仍然是低反应或无反应,从而使移植物得以长期存活。目前,氨基酸残基配型标准的应用研究主要集中在肾脏移植领域,此方法不但大幅度提高了供、受者的相配概率,而且移植物的存活率也得到显著改善。

（三）合理运用移植配型技术

因各种移植配型技术对 HLA 分型的原理不同,各有优、缺点(表 13-1),使得各实验室所用方法不尽相同,且同一方法在引物及探针的选择上也存在不同,检测结果的分辨率存在较大差异,缺乏可比性,所以有必要将分型方法标准化,并建立相应的质量控制系统。

表 13-1 常见 HLA 基因配型技术的优、缺点

技术名称	优、缺点
RFLP	方法简便,不需要探针。但依赖限制性核酸内切酶,操作流程复杂,检测时间长
PCR-SSO	特异性高、灵敏度好,技术成熟、稳定。但步骤烦琐,不利于快速配型
PCR-SSCP	简便、快速、灵敏度高。但不能确定突变位置和类型,自动化程度低
PCR-SSP	简单、快捷,实验设备要求低,结果易判定。但对引物设计要求高,容易污染而出现假阳性
PCR-SBT	准确性最高,不但能检测所有已知的等位基因,也能发现新的未知的变异,但价格昂贵,需特定设备及详尽的软件
Flow-SSO	高通量,高效率。但仪器设备昂贵
基因芯片技术	快速、高效、高通量。设备要求较高且价格昂贵

在分辨率方面,就临床实质性器官移植而言,采用中分辨度方法是最佳选择。低分辨水平(HLA 基因型 * 后 2 位数)只能分辨出较宽范围的抗原特异性,不能解决移植排斥问题,因而不符合临床实际;分辨度过高,不但增加分型成本,而且过细的分型也大大增加了寻找合适匹配供、受者的难度;而中分辨度方法能够分辨出所有血清学方法所能分辨出的抗原特异性,并可对部分等位基因的特异性做出分辨,总体上要超过"理想"血清学方法的分辨水平,既有利于快速筛选供者,也能够降低匹配难度。但在骨髓移植中 HLA 配型需要尽量满足高分辨的分型,大量临床实践表明,只有达到高分辨分型才能提高配型效果,使患者的康复更加有保障。目前基于高通量的测序技术、基因芯片技术等使 HLA 高分辨配型,仅仅通过一次实验可获取数以千计样品的 HLA 序列数据,并达到 HLA 分型的最高分

辨率,同时还可以发现新的等位基因。高通量的 HLA 分型技术,其成本不及传统分型技术的一半,在实际应用中既能避免多次配型带给患者的经济负担和精神压力,也为配型和治疗节约宝贵的时间。

HLA 高分辨分型方法的建立,进一步揭示了异基因造血干细胞移植与 HLA 等位基因的关系。有研究表明,单个等位基因的不匹配(如白种人 HLA-A * 0201 和 HLA-A * 0205 亚型)可以引起严重的移植物抗宿主病(GVHD)。也有报道,DRB1 等位基因不同与 GVHD 之间存在强相关性,而且 DRB1 不合与存活期缩短密切相关。因此,在非亲缘性脐血移植 HLA 分型中,对 HLA-DRB1 位点采用 HLA 高分辨分型技术可以显著降低 GVHD 发生率。根据世界骨髓库和各国干细胞移植标准,在同胞 HLA 不全相同、亲代与子代间和无关自愿捐献者的 HSCT 前需要进行 HLA 高分辨基因分型。

随着分子生物学技术的迅速发展,各种移植配型技术也在不断完善与提高的基础上相互结合,涌现出一些新的技术。如以 Luminex xMAP 系统为代表的液态悬浮芯片技术,在对 HLA 分型上其结合 Flow-SSO 和基因芯片技术使得分型更快、更准确。这些新技术的建立与应用将大大加快、加深人类对 HLA 结构与功能的研究,高通量、高速度、高自动化及低成本将是移植配型技术不断发展应用的趋势。

第二节　法医鉴定中的应用

法医学包括法医物证学、法医毒理学、法医病理学、法医临床学、法医毒物分析学、法医精神病学和刑事科学技术等。其中,法医物证学是以法医物证为研究对象,应用免疫学、生物学和其他自然科学的理论与方法,研究并解决司法实践中与人体有关的生物检材的法医学鉴定和亲权鉴定等涉及法律问题的一门综合性应用科学。法医物证学主要研究内容包括:个体识别、亲子鉴定、种族及种属认定、性别鉴定等。近年来,分子诊断技术得到了深入的研究和全面的应用,成为法医物证学发展的主导方向,建立了一系列更灵敏、更准确、更快速的检测方法,可以解决检材腐败程度更高、更微量的难题,达到了单个细胞的分析水平,并在质量控制和标准化方面逐渐与国际接轨。

一、个体识别和亲子鉴定的概念

个体识别(individual identification)又称个人同一认定,是对两份物证材料进行同一性认定。在一些重大的刑事案件如凶杀案、强奸案或交通事故的现场,往往仅能找到一些毛发、血痕、精斑、尿斑、牙齿、唾液、指甲或组织脏器碎片。这种情况下,通过常规的方法,如外貌和体表特征、牙齿排列特点、指纹等办法来辨认个体特征无法解决同一性认定的问题,因此需要对现场的生物检材进行性别和种属鉴定、常染色体和性染色体分型及线粒体测序分析等,以便最终达到个人同一认定的目的。

亲子鉴定(parentage testing)又称亲权鉴定,是通过对人类遗传标记的检测,根据遗传规律来判断有争议的子女与父母间是否存在血缘关系。其常用的基本原理是孟德尔遗传规律,简单地说就是遗传特征由一对同源染色体上的基因控制,子代的遗传物质总是一半来自于亲生父亲,一半来自于亲生母亲。表型上的遗传特征可分为身体遗传特征和血液遗传特征两大类。身体遗传特征主要是指皮肤、毛发、脸型等个体外形外貌特征。血液遗传特征即血液遗传标记,是指能够表明遗传特性的一些血液因子,如血液中的红细胞、白细胞、血浆与血小板,均携带有许多蛋白遗传标记。最常用的是血型遗传标记,可以在部分情况下用于亲子关系的鉴定和个体的识别。然而表型的遗传标记存在不易定量,多态性含量低的缺点,而逐渐为遗传标记的基因型检测所代替。遗传标记的基因型检测,具有多态性信息含量高,一般不受环境因素及年龄的影响的特点,可以为亲子鉴定提供更准确的结果。

> **知识链接**
>
> ### 法医物证学应用参数
>
> 法医物证学采用杂合度(heterozygosity)、个体识别能力(discrimination power,DP)和非父排除率(probability of exclusion,PE)作为评估系统效能的指标。杂合度是指群体中某遗传标记所有基因型中杂合子所占的比例。杂合度越高,证明该遗传标记的杂合性越大,在法医学个体识别中的应用价值就越大。DP指从群体中随机抽取两名个体,其遗传标记表型不同的概率,即该遗传标记可以识别无关个体的能力。DP越高,证明该遗传标记在识别无关个体方面的效能越强。PE是指孩子的非亲生父亲能够被遗传标记系统排除的概率,主要用于评估某遗传标记在亲权鉴定中的实用价值。

二、个体识别和亲子鉴定技术

法医学检测的传统方法有血型鉴定、细胞学、同工酶法、血清学等。随着人类基因组DNA序列的阐明,以核酸分子杂交和PCR技术为核心的分子诊断学的迅速发展,DNA分析已成为法医物证鉴定的主要手段,逐渐取代传统法医物证鉴别法,给个体识别和亲子鉴定带来了革命性的变化。

自20世纪80年代至今,先后运用了DNA第一代遗传标记,即限制性片段长度多态性(restriction fragment length polymorphism,RFLP);第二代遗传标记,即小卫星、微卫星多态性;第三代遗传标记,即单核苷酸多态性(single nucleotide polymorphism,SNP)。

(一)DNA 指纹技术

人类基因组DNA序列中存在众多的多态性遗传标记,除非同卵双生,几乎没有任何两个人的DNA分析图谱会完全相同,正如每个人的指纹一样,因而被称为DNA指纹(DNA fingerprint),它是指某个体基因DNA序列的个人标志性特征,是个体识别的有力依据。

DNA指纹技术于1985年由英国莱斯特大学遗传学家Jeffreys首先用于亲缘鉴定,他成功地鉴定了一起移民的亲权关系,肯定了其血缘关系,给法医学带来了一场技术革命,标志着DNA鉴定技术的诞生。

DNA指纹技术的基本原理:利用可变串联重复(variable number of tandem repeat,VNTR)序列中无切点的限制性核酸内切酶,酶切基因组DNA后,形成许多长短不等的DNA片段。电泳分离不同大小的DNA片段,用VNTR核心序列作为标记探针进行Southern印迹杂交。不同个体出现一系列不同的杂交带型,从而做出个体识别或指证确认罪犯。Jeffreys等研究了20名无血缘关系的白人DNA指纹,如果用一种核心序列作探针,两个个体出现完全相同带型的可能性是$3×10^{-11}$;如果用两种核心序列作探针,则两个个体出现完全相同带型的可能性低于 5×10^{-19}。

由探针杂交产生的 DNA 指纹的特点为：①传统的 RFLP 分析中，一个探针只能检测一个特异性的位点，而一个 DNA 指纹能同时检测十几个甚至几十个位点的变异，因此其反映的基因组信息量更为丰富；②DNA 指纹图谱由多个高变位点上的等位基因形成，因此具有更高的特异性，只有同卵双生的个体才会具有完全相同的 DNA 指纹；③其遗传严格遵循孟德尔遗传规律，遗传性简单稳定，子代 DNA 指纹图谱中，几乎每一条带都能在亲代图谱中找到，其新生代的产生概率仅为 $0.001\% \sim 0.004\%$；④指纹图谱具有体细胞稳定性，即同一个体中的不同组织、血液、肌肉、毛发、精液等所产生的 DNA 指纹是完全一致的。

DNA 指纹将法医物证鉴定引入到分子水平，使法医学第一次能够认定同一性，将鉴定能力由种类认定推进到个体认定程度，克服了血型标记检测的局限性，在案件调查中发挥了重要作用。DNA 指纹要求待检 DNA 分子完整，然而许多案件现场获得的生物检材难以满足 DNA 指纹的检验要求，而且检验方法复杂，实验周期长，需要标本量大，检测灵敏度低，因此限制了其在实践中的应用。

（二）STR 分析技术

短串联重复序列（short tandem repeat，STR）又称为微卫星 DNA，是以 $2 \sim 6$ 个碱基为核心序列串联重复而形成的一类 DNA 序列，广泛存在于人类基因组中，为具有高度多态性的遗传标记，每 $6 \sim 10$ kb 即会出现一个 STR，重复次数达 $10 \sim 60$ 次，其来源丰富，是近年来群体遗传学和法医学研究中的主要遗传多态标记位点。理想的 STR 标记的条件是：PCR 扩增产物长度在 400 bp 以下；重复单位为 4 个核苷酸；等位基因数 $8 \sim 10$ 个；位于不同染色体；基因频率分布均匀，无高频基因出现；高杂合度。STR 位点检测步骤包括：DNA 的提取；将多个 STR 位点的引物加入同一反应体系进行同步扩增；扩增产物进行毛细管电泳并用 GeneScan 软件扫描，然后通过 Genotyper 软件分析扩增产物的基因型。亲子鉴定中，如果三个及以上 STR 基因型不符合遗传规律，即可得出排除亲生血缘关系的结论。STR 基因型符合遗传规律时，需计算亲权指数（paternity index，PI）和亲权相对机会（relative chance of paternity，RCP）。STR 用于法医学检测，具有以下优点：①不需要杂交，只要设计出 STR 两侧 DNA 引物，对待检样品 DNA 进行简单的 PCR，即可根据电泳条带认定或排除罪犯；②由于 STR 广泛分布于整个基因组，可分析部分降解的 DNA；③STR 序列较短，各位点 STR 扩增条件相差不大，可对几个位点进行同步扩增，即 STR-PCR 复合扩增技术，能更省时、节约检材、提高识别概率。拟父、拟母和孩子的 STR 遗传标记亲子鉴定电泳图谱见图 13-2。

目前美国联邦数据库 CODIS 公布的 STR 位点有 13 个，包括：D3S1358、VWA、FGA、D8S1179、D21S11、D18S51、D5S818、D13S317、D7S820、D16S539、TH01、TPOX、CSF1PO，外加一个性别确定基因 AMEL。其优势在于：CODIS 已经广泛地应用于法医 DNA 分析；STR 等位基因分析可以采用商品化试剂盒进行快速检测；其数字化信息适于建立计算机资料库；全球化的实验室可以促进分析不同人群的等位基因频率；可以用很微量的 DNA 进行 STR 分析；通过比较基因频率，可以确定某一个人在人群存在的比例。

刑事案件中的性别鉴定以往是通过对性染色体染色鉴定的，但是不够准确和可靠。随着分子生物学的发展，已经可以采用分子杂交技术检测 Y 染色体长臂的 DYZ1 基因和 SRY 基因，使性别鉴定从染色分子水平深入到 DNA 分子水平。目前，已经有商业化基因

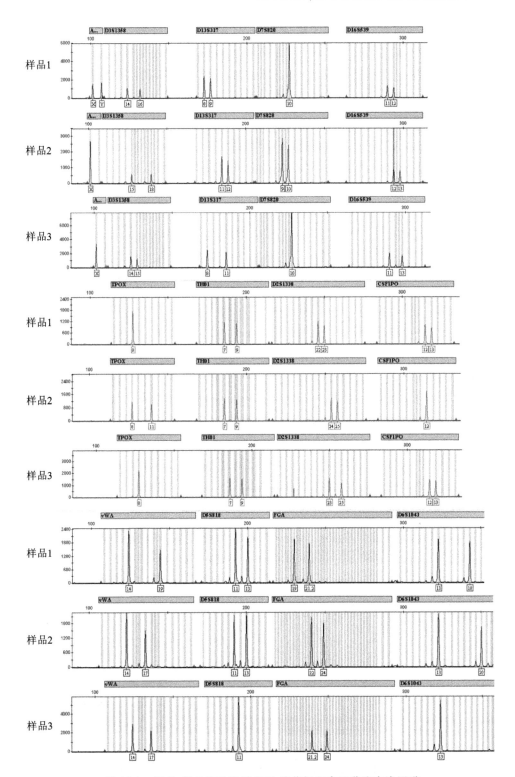

图 13-2 拟父、拟母和孩子的 STR 遗传标记亲子鉴定电泳图谱

注:图中样品 1 为拟父,样品 2 为拟母,样品 3 为孩子;由图可见孩子的 STR 位点的基因型和拟父、拟母的基因型分布是符合孟德尔遗传规律的,也就是孩子的 STR 位点等位基因型分别来源于拟父、拟母 STR 位点等位基因型

检测试剂盒,可以同时在一个反应中检测 7 个 Y 染色体多态性位点,这 7 个位点分别是:DYS390、DYS389Ⅰ、DYS389Ⅱ、DYS385、DYS19、DYS391、DYS392。该技术能够更科学地识别人种和族谱;帮助识别亲属关系,包括远亲;能快速识别混合样品中的男性基因,对强奸案件特别有价值;并可利用法医基因数据库进行基因物证比对。

（三）SNP 技术

SNP 是指基因组 DNA 上特定的核苷酸位置上存在两种不同碱基,是由单个核苷酸变异而导致的序列多态性,其中较低频率者在群体中的频率不小于 1%。SNP 在人类基因组中分布广泛,是最常见的基因突变,虽然其变异程度不如 STR,但是约每 1000 bp 即有一个碱基突变,所以就整体而言,在人类基因组中 SNP 多态位点频率较 STR 要高得多,美国 NCBI 数据库中已经收集了超过 500 万个经过确认的 SNP 记录,能提供更全面的基因信息。理论上某一特定核苷酸位置可有 4 种碱基变异形式,但实际上 SNP 通常只表现为双等位基因,即二态的遗传变异,包括单碱基的转换、颠换、插入、缺失等形式,其中大多数为转换,即嘌呤碱基之间的互换或嘧啶碱基之间的互换等。

SNP 作为新一代法医学遗传标记具有诸多优点,包括:虽然 SNP 多态信息含量不如多等位基因的 STR,但分布的高密度弥补了信息量的不足;同时 SNP 被认为是一种能稳定遗传的早期突变,突变频率较低,较 STR 等多态性遗传标记具有更高的遗传稳定性;在开发检测技术上,过去一般是建立在凝胶电泳基础上对多个个体进行分析,通量较小,而 SNP 基于自身的双等位标记这一特点,在检测样品时不像检测 RFLP、STR 标记那样测量片段的长度,而是通过测序直接进行序列比对来发现差异,结果只有阳性和阴性两种,易于分型和确定基因频率。因此 SNP 在技术上有着较大的比较优势,可以摆脱电泳分型的瓶颈,加上近年来各种新兴的技术层出不穷,提高了自动化检测水平,也提高了检出率,因而促进其快速发展;而且 SNP 序列较短,尤其适用于高度腐败、降解、陈旧的法医生物检材。

（四）线粒体 DNA 分析

人类细胞内存在两套基因组,一套是细胞核内的基因组,即核 DNA（nuclear DNA, nDNA）;另一套是位于细胞质线粒体内的基因组,即线粒体 DNA（mitochondrial DNA, mtDNA）。mtDNA 长度为 16569 bp,由编码区和非编码区构成。编码区包括 37 个基因;非编码区又称为控制区或 D 环区,除 D 环以外,相邻基因排列紧密,几乎不含内含子,其全部核苷酸序列已经测定。

mtDNA 的主要特点有:①母系遗传。由于精子的线粒体都在精子的尾部而受精时只有精子的头部进入卵子,因而线粒体是以母系遗传方式遗传的。在没有突变的情况下,母系直系亲属间 mt DNA 序列完全一致,适用于单亲的亲子鉴定及同一认定。②拷贝数多。人体有（35～100）万亿个细胞,每个细胞平均含有 10～1000 个线粒体。多数线粒体内有多个拷贝的 mtDNA。因此对 mtDNA 的检测比对 nDNA 的检测具有更高的检出率,适合陈旧、降解检材,尤其是毛干、骨骼、牙齿的检验。结合了 PCR 技术的 mtDNA 分析大大提高了反应的灵敏性,可以检测极微量的检材,如以单根毛发即可达到检测的目的。③单体型。mtDNA 基因型单一,避免了细胞核基因组两条姊妹染色体为杂合子时的相互干扰。④多态性丰富。mtDNA 的 D 环区在物种之间相对保守,在同一物种之间又存在很大差异,此特点构成了鉴别研究的基础。D 环区较强的多态性,可以为识别个人差异提供一个很好的分子遗传标记,进而为科学选材和准确评估个体信息开辟新的途径。⑤异质性(heteroplasmy)。mtDNA 异质性是指同一个线粒体、同一细胞或同一个体内存在着 2 个或 2 个以上的 mtDNA 亚群。它包括点异质性和长度异质性。法医 DNA 委员会提出异质性的出现并不会使 mtDNA 的分析失效,相反,当两检材都出现了同样的异质性,则更加强了同一性的证据作用。⑥进化速度快,突变率高。mtDNA 的进化速度是 nDNA 的 5 ~10 倍,因此其不同母系个体的个体识别率高。

mt DNA 序列多态性的主要表现形式是点突变,多数为碱基的转换,少数是颠换,其次还有碱基的插入或缺失等。故理论上检测点突变和其他序列变异的技术都可用于 mt DNA 的序列分析。应用于法庭科学检验的主要可分为两大类:一为精确测序的方法,二为筛选方法。

1. 精确测序技术

(1) DNA 测序 DNA 测序是检测 mtDNA 序列多态性最常用的方法之一,基本原理为 Sanger 的双脱氧末端终止法。其采用的标记物分两类:一是放射性同位素;另一种是荧光染料。同位素标记具有放射性污染,荧光染料标记全自动测序技术目前较常用,该方法具有准确度、灵敏度高,结果稳定等特点。但此技术是以聚丙烯酰胺凝胶垂直电泳为基础,难以实现大规模、自动化的检测,且其方法烦琐、工作量大、费用昂贵。基于此,一些学者于1998 年建立了毛细管电泳结合激光诱导荧光检测技术(capillary electrophoresis-laser induced fluorescence,CE- LIF)检测了 mtDNA HVⅠ 和 HVⅡ,大大地节省了时间和降低了成本。随着应用 CE 技术设计的新一代测序仪(如 PE3700)的出现,荧光 CE 无疑是 DNA 测序技术的又一进展。

(2) 杂交技术 序列特异性寡核苷酸探针分析(sequence-specific oligonucleotide,SSO)是较早建立的检测 DNA 序列变异的杂交技术。设计一段 15~20 bp 的寡核苷酸片段,其中包括多态性位点,当与固定在膜上的样品 DNA 杂交时,由于在 20 bp 中的一个碱基的差异会导致 T_m 值下降 5 ~7.5 ℃,因此通过严格控制杂交条件,可鉴定出 DNA 样品中是否存在多态性位点,其检测可采用放射性同位素或荧光免疫检测系统。随着新技术的发展,形成了许多新的杂交分析方法。如一些学者建立的非流动性 SSO 探针分析技术,即将 mtDNA 的 HVⅠ、HVⅡ全序列扩增产物与 27 个 SSO 探针形成的线形阵列杂交,但由于该方法个体差异检出率仅为 47 %,只能作为检测 mt DNA 单体型的一种快速筛选方法。DNA 芯片技术是 20 世纪 90 年代初发展起来的另一新的杂交技术。该技术结合了计算机、半导体、激光共聚焦扫描、照相平版印刷、寡核苷酸合成、荧光标记、DNA 分子杂交及分子生物学的其他技术,可通过 DNA 芯片上固定的探针或样品组成的密集分子阵列,快速准确地获得 DNA 序列信息。应用此技术进行杂交测序有其他方法无可比拟的优越性,准确率可达 99 %。该技术在法医 DNA 检测技术中具有良好的发展前景,将会取代那些基于凝胶和薄膜的方法。

2. 筛选方法

(1) 单链构象多态性(single strand conformational polymorphism,SSCP) SSCP 基于此原理:单链 DNA 在中性条件下会形成二级结构,此二级结构与 DNA 一级序列密切相关,即使是一个碱基的不同,也会形成不同的二级结构并引起在非变性聚丙烯酰胺凝胶电泳条件下电泳迁移率的不同。SSCP 的主要优点是简单、快速,符合法医检测方法的要求,因此备受青睐。该方法主要不足是会漏检一些突变,各实验室报道的突变检出率从 35%～95%不等。而且该方法只适合检测小于 300 bp 的 DNA 片段,DNA 片段较长时检出率降低。同时 SSCP 突变检出率受温度、胶中是否含甘油、凝胶浓度、缓冲溶液的浓度等一系列条件的影响,需多次摸索适用条件。尽管如此,由于 SSCP 操作简单,科研工作者对其进行了不断的改进,如采用非连续性的凝胶,与限制性酶切联合使用,将大片段切割为小片段后检测,采用 CE-SSCP 等。

(2) 变性梯度凝胶电泳(denaturing gradient gel electrophoresis,DGGE) DGGE 的原理是:双链 DNA 分子在含有一定变性剂的凝胶中电泳时,会在一定时间发生部分解链,导致电泳迁移率下降,当两个 DNA 分子序列不同,即使只有一个碱基对的差异,也会在不同时间发生解链,致使电泳迁移率不同而被分成两条带。为了检测 mt DNA 的异质性,可在电泳前先进行异源双链分析,即变性后复性,如果存在异质性,可产生两条同源双链和两条异源双链共四条带。此方法检测异质性的灵敏度可达 1%,而且大部分异质性的百分含量都较低,使用直接测序技术是无法检测到的。该方法的缺点:当检测序列变异位点在高熔点区,则难以检测到变异,需在一个 PCR 引物的 5′末端加上一段 GC 夹,方可解决此问题,但如果变异发生在 GC 富集区,仍难以检测到。而在 DGGE 原理基础上发展起来的变性高效液相色谱分析技术克服了上述缺点,具有自动化程度高、价格便宜等优点,而且通过其 DNA 样品池,可对大量样品进行快速检测和筛选,变性高效液相色谱分析技术将会成为 mt DNA 序列多态性高通量的检测方法之一。

(3) 序列特异性 PCR(sequence-specific PCR) 该方法通过设计两个 5′端引物,分别与 mtDNA 多态性位点特异结合,然后分别加入这两种引物及 3′端引物进行平行 PCR。如果无异质性存在,只有与所测 DNA 序列完全互补的引物才可延伸获得 PCR 产物;如果存在异质性,则需定量分析。如果错配位于引物的 3′末端导致 PCR 不能延伸,则为扩增抗突变系统;如果错配发生在引物之间而影响引物退火,则称为竞争性寡核苷酸引物延伸。该方法不需要价格昂贵的检测设备,操作简单、方便,成本低廉。但也存在明显的缺点:①引物与靶 DNA 错配时仍可能错误延伸,因此需要一个较长的条件优化过程;②一个样品需经两次 PCR 扩增,耗费器材、试剂。对此国内一些学者建立了单管双向等位基因专一性扩增技术,该方法在一个 PCR 反应体系中包含两个 3′端分别与 DNA 多态序列特异结合的引物,它们延伸方向相反,产生长度不同的扩增产物,同时在两个引物 3′端第 3 个碱基引入不配对碱基以增加特异性,减少非特异性延伸,使反应条件的优化简单化。

(4) 其他新技术 随着第三代遗传标记 SNP 的出现,SNP 高通量的检测技术层出不穷,理论上这些新技术都可应用于检测 mtDNA 序列多态性。如一系列基于酶反应的分析方法,寡核苷酸连接分析、连接酶链式反应、固相微测序、同源杂交中的 TaqMan 荧光探针和分子灯塔基因分型技术以及滚环扩增技术等。

近年来的调查研究表明,mtDNA 在同一群体内部具有高度序列多态性而同一地域不同群体间差异较小,并且 mtDNA 可对那些 DNA 严重降解或不能提供足够核 DNA 的检材进行分析,这些说明 mtDNA 是法医物证检验中理想的遗传标记。但应用过程中发现从法医物证的严谨性、科学性分析,目前 mtDNA 序列分析中仍存在一些问题有待进一步研究解决。① mtDNA 序列多态性分析鉴别能力相对低下,而且目前计算 mtDNA 型匹配概率的依据是计数基础上的单体型频率,由于相应的 mtDNA 人群数据的种类和数据库的样品、序列信息量都较少，使得实际案件的同一性概率较低，从而限制了 mtDNA 的应用，因此应建立数量更大、序列信息更多的 mtDNA 数据库。②mtDNA 高突变率使得不同代间出现序列差异或异质性。但目前异质性出现时仍无合理的分析解释，其形成原因、匹配判断标准、法医学意义都尚未统一，需进一步研究解决。③mtDNA 基因组各变异碱基之间是否保持遗传独立性目前尚无法确定。

总之，随着各种高通量检测技术的不断涌现，法医 mtDNA 检验必将采用自动化检测手段，从而大大降低污染和其他人为因素引起的错误发生的概率。mtDNA 作为法医物证检验的一种遗传标记必将发挥更大的作用。

（五）全基因组扩增（whole genome amplification，WGA）技术

近年发展起来的 WGA 技术是一种对全部基因组序列进行非选择性、均匀扩增的技术，可以在保持基因组原貌的基础上最大限度地增加基因组 DNA 的量。2005 年，Moore 将 WGA 技术美名曰"DNA 复印机"。应用该技术可对痕量的残留组织、甚至单个细胞的全基因组进行扩增，为后续的多基因、多位点分析及基因组的全面研究提供足量的 DNA 模板，在解决痕量检材分型方面效果突出，检测灵敏度可达 5 pg。

WGA 主要是从引物设计和改变扩增条件来达到全面扩增基因组的目的。根据引物和扩增条件的不同，全基因组扩增的方法分为以下几种。

1. 连接子-适配子 PCR（linker-adaptor PCR，LA-PCR）技术　由于适合 PCR 扩增的 DNA 片段最佳长度为 0.2~2.0 kb，因此将基因组 DNA 用限制性核酸内切酶（如 MseI，识别 TTAA）酶切，产生 100~1500 bp 的 DNA 片段，并在片段的两端连接特定性的 DNA 序列，并以与该序列互补的 DNA 序列作为引物扩增修饰的 DNA 片段，从而达到扩增整个基因组的目的。LA-PCR 扩增的效率较高，不受产物长短的影响，而且扩增产物的序列选择性偏移较少，但是扩增前操作烦琐，在单细胞操作时可能丢失部分基因组 DNA。

2. 简并寡核苷酸引物 PCR（DOP-PCR）技术　DOP-PCR 是一种部分随机引物法，其引物构成为 3'-ATGTGG-NNNNNN-CCGACTCGAG-5'，主要利用 3' 端 ATGTGG 这 6 个在人体中分布频率极高的碱基作为引导，以 6 个碱基的随机序列来决定特异的扩增起始位点，从而达到扩增整个基因组的目的。DOP-PCR 是最具代表性的 WGA 技术之一，但是其扩增效率低，最低的扩增起始模板量在 80~100 ng 之间，如果低于这个量扩增偏差较大，不适用于 STR 基因分型，大大限制了其使用范围。为了提高 DOP-PCR 的检测灵敏度和反应产物片段长度，Kittler 等改进了该方法，并命名为 long products from low DNA-DOP-PCR（LL-DOP-PCR）。LL-DOP-PCR 主要通过增加一种校正读码酶及延长复性和延伸时间，从而可获得更长的产物片段，但仍然无法解决其对模板量的要求，故此法不适用于扩增痕量 DNA。Lee 等用 25 个染色体微卫星标记对 DOP-PCR 的扩增产物进行检测时发现其扩增错误率高达 33%。因此，DOP-PCR 在法医学中的运用比较少，经常联合矩阵比较基因组杂交技术运用于遗传诊断、肿瘤检测等研究中。

3. 扩增前引物延伸反应（primer extension pre-amplification，PEP）　PEP 以随机组成的 15 个碱基寡核苷酸为引物，引物的序列为 5'-NNNNNNNNNNNNNNN-3'，这种引物在理论上有 4^{15} 种排列顺序，在低温（37 ℃）条件下随机与基因组 DNA 的大量位点退火，55 ℃延伸，并且每个循环的退火温度都是由 37 ℃ 连续升至 55 ℃，确保不同组成的引物与尽可能多的基因组序列退火，随机扩增整个基因组 DNA。这些引物或序列经过低强度退火延伸,50 个循环后,可扩增出大约 75% 的基因组 DNA,其基因拷贝数至少增加到 30 倍。PEP 扩增产物的琼脂糖凝胶电泳结果为一范围较宽的柱状物,含有各种大小的 DNA 片段。取 1/10 或 1/30 体积 PEP 产物进行特异基因座扩增,可使原有的只能进行一次 PCR 反应的标本量 DNA 能进行 6~10 次 PCR 反应。

4. 多重置换扩增(multiple displacement amplification,MDA)技术   链替代扩增(strand displacement amplification,SDA)是应用滚环扩增的方法,既可用于信号的放大也可用于目的基因的扩增。Dean F. 等基于 SDA 原理创建了 MDA,用于扩增全基因组。该方法利用最早由 Salas 和 Cowokers 报道的 Phi29 DNA 聚合酶和随机六聚体引物通过链取代方式来指数扩增单、双链线性 DNA 模板。这一方法利用了 Phi29 DNA 聚合酶的独特性质,主要如下。①具有非常高的向前延伸的活性,且与模板结合紧密,能够高效合成 DNA,每一次结合到 DNA 链上可以引导 70000 个碱基掺入。这样随机起始合成有代表性的基因组 DNA 不会受序列本身的碱基组成、短串联重复序列或二级结构影响,使得即使在复杂的一级和二级结构的情况下 PCR 反应仍能顺利进行高效的 DNA 合成,最大限度减少了链转换和二级结构形成。②支持链取代 DNA 合成。下游的互补链被酶取代出来成为单链,并可以作为下一步随机六碱基引物的起始模板。③Phi29 DNA 聚合酶还具有 $3' \rightarrow 5'$ 核酸外切酶高保真纠错功能,报道的错误率仅为 5×10^{-5},约比 Taq DNA 聚合酶低 100 倍。MDA 方法可以直接从生物样品如全血、组织培养细胞中扩增,在常温下扩增,避免了高温下 DNA 降解对扩增产物质量的影响。

5. 标记随机引物 PCR(tagged random primer PCR,T-PCR)   T-PCR 引物 $3'$ 端为 9~15 个碱基的随机序列,$5'$ 端为 17 个碱基的标记序列。反应分 2 步进行:第一步进行 5 个循环,第一个循环引物的 $3'$ 随机序列与模板 DNA 在 30~40 ℃随机退火,在 Taq 聚合酶的引导下延伸,使 $5'$ 端带上标记序列;第 2~5 个循环以新合成链为模板,使其两端均带有标记序列;离心除去未结合的引物和引物二聚体;第二步加入与标记序列互补的引物,特异性扩增第一步的扩增产物,共 60 个循环。T-PCR 的扩增效率和产物特异性均较高,但扩增产物对基因组 DNA 的覆盖率偏低,一般情况仅 37%,使其应用受到限制。

6. 基于引物酶的全基因组扩增(primase-based whole genome amplification,pWGA)技术   pWGA 技术是最近报道的基于等温反应的一种全基因组扩增技术,其主要利用 T7 噬菌体 gp4 引物酶合成引物,免去了额外合成引物的需求。这项技术基于体外再造自然状态下 T7 噬菌体细胞内 DNA 的复制过程。T7 噬菌体有一套极其简单的 DNA 复制系统,主要依赖 4 种蛋白就可以复制合成 40 kb 的线性 T7 基因组。其中 T7 gp4 是一个双功能的蛋白,提供了 DNA 解旋酶和引物酶。DNA 解旋酶利用脱氧胸腺嘧啶核苷三磷酸水解释放的能量展开双链 DNA 模板,引物酶可以识别核苷酸序列:$3'$-CTGG(G/T)-$5'$ 或 $3'$-CTGTG-$5'$,同时产生短的引物对后随链进行复制。另外一个不可或缺的蛋白是 T7 DNA 聚合酶全酶,T7 DNA 聚合酶全酶为异源二聚体,由 T7 gp5 蛋白和大肠杆菌硫氧还蛋白两部分组成。其中 T7 gp5 编码具有 $5' \rightarrow 3'$ 聚合活性的 DNA 聚合酶和有 $3' \rightarrow 5'$ 外切酶活性的核酸外切酶。而大肠杆菌硫氧还原蛋白具有提高 DNA 聚合酶持续合成的能力。T7 噬菌体 DNA 复制还需要单链 DNA 结合蛋白的辅助,它主要由 T7 gp 2.5 基因编码,它不仅可以结合单链 DNA 模板,还和 DNA 聚合酶、解旋酶、引物酶相互作用完成对模板 DNA 的复制。

pWGA 反应条件不需要热循环、热变性和添加外源引物,在这个反应体系中分离双链 DNA 模板由 T7 DNA 解旋酶来实现,T7 DNA 引物酶合成引物并启动合成反应,T7 DNA 聚合酶全酶有效地完成模板链的扩增,这些反应只需在 37 ℃孵育 1 h 即可完成,十分方便快捷。

pWGA 检测灵敏度可达 100 fg,在 100 g 到 1 ng 范围内扩增产量可达起始模板量的 10^4 倍约 1 μg,扩增偏差与 MDA 技术相差无几,是标准 DNA 的 11 倍,是 MDA 技术的 2.5 倍。相对于 MDA 和 PEP 技术,pWGA 技术既具有了 MDA 技术的高产率、高保真性,还具有了 PEP 技术的高灵敏性。pWGA 试剂盒的开发将使其操作简便,提升扩增效率,其反应时间仅需 1 h 左右,比 MDA 技术更快捷(MDA 法需 4~6 h),另外 pWGA 技术不需要外源引物的加入,避免了引物复性时带来选择喜好性偏差,降低扩增时等位基因失衡和等位基因丢失现象,可得到准确的 STR 和 SNP 基因分型结果。

但是,目前 WGA 技术仍存在一些不足:①对实验操作及环境要求较高,全基因组扩增技术主要应用于解决低拷贝模板和混合斑中的单细胞分型问题,由于模板量本身较低,而全基因组技术灵敏度较高,因此,在扩增前处理时,必须防止外源的 DNA 混入,以确保扩增结果的真实性;②扩增有效性问题,WGA 最主要的问题是人为的假象,因此在做结论前应慎重,尽可能增加模板量,并尽可能多次独立检测,以期减少人为假象的出现。随着 WGA 技术不断发展,WGA 运用于个体识别中存在的问题将会逐步得到解决,有一定的发展前途和应用前景。

第三节 产 前 诊 断

产前诊断(prenatal diagnosis)又称宫内诊断或出生前诊断,是指在遗传咨询基础上,通过各种检测手段及方法,对先天性疾病或遗传性疾病在胎儿期的诊断。目前医学上对绝大多数的出生缺陷性疾病如单基因遗传病、染色体非整倍体疾病等尚无可靠、有效的治疗方法,因此产前诊断既是避免有残疾或畸形等缺陷患儿出生的重要手段,也是我国实现优生优育的重要途径。

▍知识链接▍

出 生 缺 陷

出生缺陷(birth defects)也称先天异常(congenital anomalies),是指在胚胎或胎儿发育过程中所发生的结构或功能的异常。出生缺陷实质上是一大类疾病的统称,包括宫内发育迟缓、先天畸形、先天发育残疾、先天性代谢性缺陷、染色体异常、遗传性疾病等。我国是出生缺陷的高发国家,在 2011 年国家卫生部首次公布的《中国妇幼卫生事业发展报告》中显示:我国人口出生缺陷率呈高幅上升趋势,已由 1996 年的87.7‰上升至 2010 年的 149.9‰,增长幅度高达 70.9%。出生缺陷以及由此造成的残疾给社会和家庭带来很大的经济负担和精神折磨,因此我国政府非常重视出生缺陷防治工作,提出以婚前保健、产前诊断、新生儿筛查为主要内容的三级综合性防治策略。

一、单基因遗传病的产前诊断

单基因遗传病是产前诊断的主要适应病种,目前我国临床上主要通过羊膜腔穿刺术、绒毛膜取样术及脐静脉穿刺术等采样方法,以源自胎儿的羊水脱落细胞、胎儿绒毛细胞及胎儿血细胞等含有胎儿遗传信息的细胞成分为检测标本,通过应用分子诊断技术来检查致病基因是否存在异常,进而对胎儿是否患有某种遗传性疾病作出产前诊断,有效地减少了遗传病患儿的出生率。但在实际操作中,上述取材方式不仅对孕妇造成一定创伤,而且存在可能导致流产、感染和胎儿发育畸形等发生的风险。近年来迅速发展起来的以母体外周血及血浆为检测标本,针对胎儿有核红细胞、游离 DNA 的无创性产前诊断(noninvasive prenatal diagnosis)将为临床单基因遗传病产前诊断开辟了一个新的途径。

(一)单基因遗传病产前诊断的标本类型

1. 羊水 羊水中含有胎儿脱落细胞,在孕 16～20 周通过羊膜腔穿刺术经腹抽取羊水,经体外培养后,可进行 DNA 提取作基因分析或染色体分析。近年来,羊水也可不经体外培养,应用分子生物学微量检测技术对其进行基因分析。

2. 胎儿绒毛细胞 绒毛细胞是由受精卵发育分化而成的滋养层细胞和绒毛间质的胚外中胚层细胞所组成,其与胎儿组织同源,具有相同的遗传学特性,通过绒毛细胞检测,可反映胎儿的情况。一般可在妊娠早期 7～9 周,通过绒毛膜取样术从宫颈或腹部吸取绒毛组织,取样最好在 B 超监护下进行。

3. 胎儿脐静脉血细胞 一般在孕中期(妊娠 18 周)B 超监视引导下,采用脐静脉穿刺术经孕妇腹壁抽取胎儿脐静脉血后,进行脐血细胞核型分析或提取 DNA 用于单基因遗传性疾病的产前诊断,如地中海贫血、血友病等。

4. 母体外周血胎儿细胞 目前为止孕妇母体外周血中已分离出 4 种胎儿细胞:淋巴细胞、粒细胞、滋养细胞及有核红细胞(nucleated red blood cell,NRBC)。在孕早期,NRBC 是胎儿血中数量最多的细胞,因其具有完整的核物质,含有胎儿全部遗传信息,且产后从母血循环中消失较早,可以免受既往妊娠的影响,从而被认为是一种进行无创性产前诊断的理想细胞来源。目前已有利用母血胎儿细胞诊断 β 地中海贫血及镰状红细胞贫血的成功报道。但胎儿细胞在孕妇外周血中的数量较为稀少,必须通过复杂的血细胞富集技术,且价格昂贵,效率低,灵敏度也有待提高,因此一定程度上限制了其在临床上的推广应用。

5. 母体血浆 DNA 1997 年母体血循环中胎儿游离 DNA 的发现,又为无创性产前诊断提供了一个获取胎儿遗传物质的新选择。孕妇血循环中存在的胎儿 DNA 有两种形式,一种是存在于进入母体血循环中的完整胎儿细胞内,另一种是游离于母体血浆中。母体血浆胎儿游离 DNA 出现较早,孕 7 周即可稳定检出,其浓度随孕周增加而升高,产后 2 h 内即从外周血中消失,且孕妇血浆中胎儿游离 DNA 的量要远高于从等量母体血浆中提取的胎儿细胞中的 DNA 量,因此,母体血浆胎儿游离 DNA 被认为是未来最具潜力的无创伤产前诊断新途径。但因母体血浆中含有的胎儿游离 DNA 只是一些 DNA 片段,而非整个基因组,且富集技术、相应基因突变位点的扩增及检测技术仍处于探索阶段,离最终真正走向临床还需要一段时间的深入探索与研究。

（二）单基因遗传病的产前诊断技术

基因诊断是单基因遗传病产前诊断的主要手段,可用于单基因遗传病的产前基因诊断技术主要有 PCR 及其相关技术、DNA 测序技术、基因芯片技术及 MLPA 技术等。

1. PCR 及其相关技术 PCR 技术是产前基因诊断的最主要和最常见的技术之一,由其衍生出的多种技术是目前诊断单基因遗传病的常用方法,如 PCR-SSCP、多重 PCR、PCR-RFLP 连锁分析、PCR-ASO 探针杂交技术、巢式 PCR(nest PCR)、实时荧光定量 PCR技术、PCR-STR 连锁分析、DNA 指纹技术及甲基化特异性 PCR 等。通过 PCR 技术首先扩增可疑待检基因或其片段,然后利用 SSCP 等方法对 PCR 产物进行分析,进而对某种单基因遗传病进行产前诊断。

下面以几种 PCR 相关技术对常见单基因遗传病的产前诊断为例,进一步认识单基因遗传病的产前基因诊断方法。

（1）PCR-SSCP 技术 PCR-SSCP 技术是基因突变较为常用的有效检测手段,因此,可用于单基因遗传病的产前分子诊断,如应用 PCR-SSCP 技术能较好地检测出可疑苯丙酮尿症(PKU)胎儿的苯丙氨酸羟化酶(phenylalanine hydroxylase, PAH)基因的外显子 5 是否发生突变,从而可用于产前诊断;PCR-SSCP 技术还可用于地中海贫血、ACH 等的产前诊断。该技术简便、快速,适用于大样品筛查未知新突变及多态性分析等,但对基因突变的具体位置和类型无法确定,也不能正确区分基因突变和多态现象。

（2）PCR-ASO 探针杂交技术 PCR-ASO 探针杂交技术是通过合成等位基因特异性寡核苷酸探针,并用放射性同位素或非放射性标记后用于检测已知点突变。如可用于PKU、β 地中海贫血、血友病等的产前诊断。PCR-ASO 探针杂交技术操作复杂、假阴性率偏高,较适用于基因突变类型已知家系的检测。

（3）PCR-RFLP 连锁分析 PCR-RFLP 是检测基因点突变的常用分析技术,PCR-RFLP 连锁分析较为简单,可用于 PKU、乙型血友病等单基因遗传病的产前诊断。如人类PKU 基因存在大量的限制性核酸内切酶酶切位点(Bgl Ⅱ、EcoR I、EcoR V、Msp1、Xmn1等),通过对 PKU 家系成员的 DNA 用相应限制性核酸内切酶消化后,进行 RFLP 分析,再结合家系分析,找出苯丙氨酸羟化酶基因突变与产物片段大小的连锁关系,妊娠时根据胎儿 RFLP 分析结果即可作出明确的产前诊断。PCR-RFLP 连锁分析具有较为明显的局限性:①常因先证者缺乏或多态位点无阳性杂合遗传信息而使连锁分析无法进行,因此只适用于已有先证者家系的产前诊断;②可因突变位点与多态位点之间发生交换而导致诊断错误。

（4）多重 PCR 技术 多重 PCR 技术将多对引物放于同一反应体系中,可以同时对多个不同的靶基因进行扩增。因其实验简单、快速而成为诊断缺失型突变的首选方法,如可对 DMD 多个外显子的基因缺失突变进行检测,能够检测到 98% 的 DMD 基因缺失型突变。对于有 DMD/BMD 家族遗传史的育龄妇女,当其妊娠后或准备生育时需进行 DMD/BMD 致病基因检测以确定其是否为携带者,如为携带者需首先对胎儿进行性别检测,若胎儿性别为男性,则需继续通过多重 PCR、Southern 印迹杂交等技术进行突变基因的分析以确诊是否为患儿。

2. DNA 测序技术 通过 DNA 测序可为产前诊断遗传性疾病的基因结构与功能奠定

基础,可以用来确定基因突变的具体部位与类型,被视作检测基因突变的"金标准"。如通过对胎儿基因组 DNA 直接测序来对人类成纤维细胞生长因子受体 3(fibroblast growth factor receptor 3,FGFR3)基因跨膜区的突变进行检测,将测得的序列与正常人 FGFR3 基因第 10 个外显子的序列相对照,若能发现胎儿第 1138 位核苷酸发生 G 转换为 A 或 C,则可确诊胎儿为软骨发育不全(achondroplasia,ACH)。

3. 基因芯片技术　基因芯片技术因其可将大量的寡核苷酸分子或 DNA 样品同时固定在载体上,一次可对大量基因的表达水平、突变及多态性进行检测分析,同时解决了传统印迹杂交技术普遍存在的操作复杂、自动化程度低、效率低、成本高等多种缺陷。因此,应用基因芯片技术可以对胎儿进行单基因遗传病相关基因的产前检测与诊断,如目前已研制出用于 ACH 基因诊断的电化学芯片。基因芯片诊断既能明确基因有无突变及其发生突变的类型,也能确定患者是杂合子还是纯合子;高密度的基因芯片诊断能达到与基因测序一样的准确性,且产业化的芯片技术相对基因测序更易在临床普及。

4. MLPA 技术　多重连接探针扩增(multiplex ligation-dependent probe amplification,MLPA)技术是近年来发展起来的一种建立在 PCR 技术上的新型技术,可对待检 DNA 序列进行定性和半定量分析。MLPA 技术因其具有操作简便、精密度高、重复性好、设备要求相对低等优点,目前已被广泛应用于基因片段缺失与重复、点突变及甲基化检测等相关遗传性疾病的产前基因诊断,如应用于 DMD/BMD、地中海贫血、血友病等单基因遗传病的产前诊断。

(三)植入前遗传学诊断

随着分子生物学技术的迅速发展,尤其是 PCR 技术及其衍生的多种分子诊断技术的不断涌现,为遗传性疾病的产前诊断开辟了广阔前景,人们已不再满足于对确诊患遗传性疾病的胎儿进行选择性流产这一被动的产前诊断方式,而且我国因各种原因导致的不孕不育夫妇的数量也在逐年增长,于是主动选择生殖方式的植入前遗传学诊断(preimplantation genetic diagnosis,PGD)应运而生,使产前诊断又进入了一个新的时代。

1. 植入前遗传学诊断的概念　植入前遗传学诊断主要是指采用分子或细胞遗传学技术对体外受精的胚胎进行遗传学诊断,选择无遗传学疾病的胚胎植入宫腔,进而获得正常胎儿的诊断方法。PGD 被称为第三代"试管婴儿"技术,是针对夫妻双方或一方本身具有遗传学异常,其子代也存在遗传学异常的高度风险,但又不愿意接受当发现胎儿异常时进行选择性流产而发展起来的一种新型辅助生殖技术(assisted reproductive technique,ART)。

PGD 主要应用于 X-连锁单基因遗传病的性别判断、某些单基因遗传病以及染色体异常等疾病的诊断。近年来 PGD 也尝试应用于对人类肿瘤易感基因的分析、一些迟发性疾病的基因检测以及为已存患儿进行 HLA 配型的胚胎检测等方面。

2. 单基因遗传病植入前遗传学诊断的基本技术

(1)卵裂球活检　一种目前最常应用的 PGD 取材途径,是在胚胎达 6～8 个细胞期时,通过显微操作技术取出 1～2 个细胞进行 PGD。卵裂球活检不会影响胚胎的进一步发育,可以同时分析来自父母双方的遗传信息,也有较宽裕的实验分析时间。

┃ **知识链接** ┃

试管婴儿

试管婴儿是由于早期的体外受精以及受精卵的培养是在试管内进行而得名。一般将体外受精-胚胎移植(in vitro fertilization and embryo transfer, IVF-ET)称为第一代"试管婴儿"技术,主要适用于因输卵管阻塞、子宫内膜异位症等导致的不孕症患者;卵泡浆内单精子注射(intracytoplasmic sperm injection, ICSI)被称为第二代"试管婴儿"技术,主要解决男性不育症的问题;PGD 被称为第三代"试管婴儿"技术,主要解决遗传病及优生问题;卵细胞核移植技术被称为第四代"试管婴儿"技术,主要适用于年龄较大的患者;此外,还有主要适用于卵细胞发育障碍者的未成熟卵细胞体外成熟技术。以上生殖技术的不断更新,并非一代比一代更好,而是需根据患者情况选择最适合的,但最终目的都是能够得到正常、健康的下一代。

(2) 单细胞 PCR 技术　单基因遗传病的 PGD 主要依靠单细胞 PCR 技术来完成,通过检测单细胞靶基因的结构有无异常来加以诊断。由于单个细胞 DNA 模板数量十分有限,常规 PCR 不能扩增出足以检测的产物,为了解决这一问题,目前普遍采用多重巢氏 PCR 技术来提高检测的敏感性和特异性。第一轮采用多重 PCR 扩增,第二轮以首轮 PCR 产物为模板,采用常规 PCR 分别扩增不同外显子,通过两轮 PCR 扩增出足量产物。

二、染色体非整倍体疾病的产前诊断

细胞的染色体发生了数目或者结构变异,统称为染色体异常。由染色体数目或结构异常所引起的疾病称为染色体病,是导致新生儿出生缺陷的重要原因之一。染色体数目异常有整倍体(euploid)数目异常和非整倍体(aneuploid)数目异常两大类。人类体细胞为二倍体(diploid),含有 46 条染色体,任何不成倍增加或者减少的染色体异常个体均统称为非整倍体。

(一) 常见染色体非整倍体疾病

临床上最为常见的非整倍体疾病多为三体型和单体型染色体数目异常。三体型是指人体细胞某对染色体多了一条,即细胞内染色体总数有 47 条,可分为常染色体三体型和性染色体三体型,前者最为常见的有 21、18、13 三体型,相对应的染色体非整倍体疾病分别为 21 三体综合征、18 三体综合征、13 三体综合征;后者如 Klinefelter 综合征、X 三体综合征。单体型是指人体细胞某对染色体少了一条,即细胞内染色体总数为 45 条。由于基因剂量的严重失衡,导致常染色体单体型难以存活,所以临床上只能见到 X 染色体单体型,其中多数也早期流产,少数能够发育出生,表现为 Turner 综合征。上述染色体非整倍体疾病的共同临床特征为:患者常表现为智力障碍及多器官多系统发育畸形。

1. 21 三体综合征　又称唐氏综合征或先天愚型,是 Kohn Langdon Down 在 1866 年首先对其进行描述,因此,也称 Down 综合征。其病因是由于人体细胞基因组额外多出一条 21 号染色体所致,多余的 21 号染色体破坏了正常基因组遗传物质间的平衡,导致胎儿发育异常。21 三体综合征是产前遗传性诊断中最常见的疾病,在新生儿中的发病率为 $1/800 \sim 1/600$,也是新生儿中最常见的一种染色体非整倍体疾病。主要核型为 47,XX

（XY），+21。21 三体综合征的发生与孕妇年龄有关，年龄越大，发病率越高。

2. 18 三体综合征　此病是由于人体基因组多出一条 18 号染色体所致。此病最早由 Edward 在 1960 年报道，因此，又称 Edward 综合征。在新生儿中发病率为 1/8000～1/3500，是产前诊断中常见的一种染色体三体综合征。主要核型为 47，XX(XY)，+18。

3. 13 三体综合征　发病率为 1/10000～1/4000。又称 Patau 综合征，是 Patau 等在 1960 年发现该疾病由于体细胞多出一条 13 号染色体而得名。主要核型为 47，XX(XY)，+13。

4. Klinefelter 综合征　由额外多余的 X 染色体引起的男性性功能低下的一种疾病，发病率约占男性 1/800。患者外表为男性，具有男性外生殖器，但阴茎、睾丸均明显小于正常，由于不能产生精子，因而无生育能力，青春期可出现乳房女性发育等女性化特征。主要核型为 47，XXY。

5. X 三体综合征　最为常见的女性性染色体数目异常疾病，在新生女婴中占 1/1000。患者表型均为女性，约有 1/4 存在某些先天异常，如精神薄弱，性紊乱，不孕等。主要核型为 47，XXX。

6. Turner 综合征　常见性染色体异常疾病，98% 以上胚胎在 28 孕周前流产死亡。在新生女婴中占 1/5000～1/2500。患者表型均为女性，具有女性外生殖器，但发育不良。主要核型为 45，X 或 45，XO。

（二）染色体非整倍体疾病的产前分子诊断

产前诊断染色体非整倍体疾病是避免染色体数目异常患儿出生的重要技术手段。传统的细胞遗传学产前诊断（cytogenetic prenatal diagnosis）是通过细胞遗传学技术对胎儿来源的细胞标本进行染色体数目和结构的分析检查，从而对其是否存在染色体异常做出诊断。这种传统染色体核型分析方法可以准确检出胎儿染色体的数量和结构异常，成为公认的产前诊断染色体非整倍体疾病的"金标准"。

目前，随着高龄产妇的增多、孕妇外周血清学筛查的广泛开展及超声技术的迅速普及，需要进行产前诊断的人数在逐年增加，而传统诊断方法因其需要进行细胞培养，细胞培养操作技术要求高、易出现失败，且只适用于中期染色体，整个检测过程耗时长等，已不能很好地满足临床需要。近年来建立起来的分子诊断技术因其不需细胞培养，具有快速、准确的特点，因而在染色体非整倍体疾病的产前诊断中得到越来越广泛的应用。

1. 荧光原位杂交技术　荧光原位杂交（fluorescent in situ hybridization，FISH）技术是 20 世纪 80 年代末发展起来的一种结合细胞遗传学和分子生物学的新型技术。目前用于染色体非整倍体数目异常的 FISH 检测探针主要采用多色荧光法标记，可以检出被检标本 21、18、13、X、Y 染色体的非整倍体异常。针对上述染色体异常检测的一种 FISH 探针包含 CSP18/CSPX/CSPY 和 GLP13/GLP21 两组探针。前一组包含三种分别标记 18、X、Y 染色体 p11.1～q11 的 DNA 探针，覆盖整个染色体着丝粒区域，标记颜色分别为天蓝色、绿色和橘红色；后一组包含两种 DNA 探针，GLP13 标记 13q14，覆盖 13 号染色体长臂整个 DLEU2 基因，标记颜色为绿色，GLP21 标记 21q22，覆盖 21 号染色体长臂整个 DSCR2 基因，标记颜色为橘红色。用第一组 CSP18/CSPX/CSPY 探针进行 FISH 分析，如果结果显示在间期细胞核内出现天蓝色荧光信号 2 个，绿色和橘红色荧光信号各 1 个，则提示为正常男性胎儿（见文后彩图 4）；如果核内出现 2 个天蓝色荧光信号，2 个绿色荧光信号，则提示为正常女性胎儿(见文后彩图 5)。用第二组 GLP13/GLP21 探针进行 FISH 分析,如果结果显示在间期细胞核内出现绿色和橘红色荧光信号各 2 个,则提示为正常胎儿(见文后彩图 6);如果核内出现 3 个橘红色荧光信号则提示为 21 三体综合征胎儿(见文后彩图 7)。

与传统细胞遗传学技术相比,FISH 技术应用于染色体非整倍体疾病的产前诊断具有明显的优势,如不需进行细胞培养,既能显示染色体中期分裂象,也可对间期核进行分析;整个检测过程一般在 1 天内完成,具有快速、特异性强的特点;研究证实 FISH 技术对涉及染色体第 21、18、13、X 和 Y 数目异常的检出率与细胞遗传学金标准检查没有区别。

2. 比较基因组杂交技术 比较基因组杂交(comparative genomic hybridization,CGH)技术于 1992 年由 Kallioniemi 等在 FISH 技术基础上建立。CGH 只需一次杂交即可对整个基因组或细胞全套染色体进行检测,并可对异常位点进行初步染色体的定位,因此可用于染色体非整倍体疾病的产前分子诊断。CGH 检测原理是采用 2 种不同的荧光染料分别标记待检患者细胞 DNA 和正常对照 DNA 样品,形成 2 种不同颜色的荧光标记探针,将此两种探针等量混合后,与正常人淋巴细胞的有丝分裂中期染色体杂交,如果待检患者某一染色体或染色体的某一片段存在重复,则其 DNA 荧光标记探针优先与正常人中期染色体杂交;如果待检患者某一染色体或染色体的某一片段存在缺失,则正常对照 DNA 荧光标记探针优先与正常人中期染色体杂交;如果待检患者的染色体正常,不存在缺失或重复,则两种颜色 DNA 标记探针与中期染色体等量杂交。用 CGH 相应软件进行分析处理,根据每条染色体每个位点 2 种颜色荧光信号的强度比值,制作 CGH 拷贝数核型模式曲线图,以该曲线与正常值区间(阈值)的关系来判断待检 DNA 拷贝数的改变,并在染色体上定位,以确定待检患者染色体核型。

CGH 技术不需进行细胞培养,不需制作特殊探针,不需预先知道染色体畸变发生的部位,仅需一次杂交实验即可对整个细胞全套染色体进行检测,且结果比较客观准确,因此其在产前诊断中的应用具有独特的优势。但 CGH 技术也存在一定的局限性:①检测的灵敏度较低,只能检出较大片段的异常,且 CGH 技术对染色体扩增检测的灵敏度低于缺失检测,如对扩增的分辨率在 10~20 Mb,对缺失的分辨率只需在 2 Mb 左右;②核型分析时易受诸多因素的影响,如受核型的质量、分辨率以及诊断者的鉴别能力等的影响。因此,为了进一步提高检测的分辨率和准确性,在 CGH 技术的基础上,近年来又发展出以基因芯片或微阵列代替中期染色体的微阵列比较基因组杂交(array comparative genomic hybridization, array -CGH)检测技术,以其具有高灵敏度、高通量、高自动化程度的特点,在很大程度上弥补了经典的 CGH 技术的不足。

3. 引物原位杂交(primed in situ labeling,PRINS)技术 PRINS 技术是在 FISH 技术的基础上结合 PCR 发展起来的,其基本检测原理是将特异的寡核苷酸引物与已变性的原位 DNA 模板退火,在 Taq DNA 聚合酶及 dNTP(其中一种已被标记)存在的条件下使特异引物延伸,延伸同时被标记,以便于检测。PRINS 技术可同时检测多个胎儿细胞染色体,如可同时检测细胞 21 号和 Y 染色体。

PRINS 技术作为一项新的分子诊断技术,因其不需要复杂、昂贵的探针制备,短时间内即可完成实验,结果直观,易于分析,因而被认为是替代 FISH 技术的有效手段,具有良好的应用前景。

4. 实时定量 PCR(real-time quantitative PCR,RT-PCR)技术 RT-PCR 技术对常见

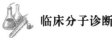

染色体非整倍体疾病检出的准确性已在大量研究中被证实与 FISH 接近。它通过扩增染色体上特异性的 STR,然后分析这些 STR 的拷贝数来进一步判断检测样品的特定染色体数目是否正常。STR 位点是 RT-PCR 及 QF-PCR 中检测染色体数目异常最适合的标记,其不仅数量多、稳定,而且具有高度的多态性,能提供较多的信息量,遵循孟德尔共显性遗传定律。RT-PCR 技术操作简便,敏感性、准确率高,可应用于较大规模的产前诊断。同时,也有研究显示荧光定量 PCR 技术将在以从母体外周血中获取的胎儿细胞或游离 DNA 为检测样品进行无创性产前诊断中发挥巨大的作用。

5. 高通量测序技术　高通量测序技术是以高通量、低成本为主要特征的第二代测序技术,如以 Roche 公司推出的 454 测序技术为例,该技术采用焦磷酸合成测序法,利用乳胶系统对 DNA 分子进行扩增,通量可达 Sanger 测序技术的几百倍,而成本却只有其几十分之一,且实现了大规模并行测序。新一代高通量测序技术凭借其对微量 DNA 物质灵敏的捕捉能力,使得基于孕妇外周血标本,进行无创性产前筛查染色体非整倍体疾病及其他遗传疾病分析,如 21 三体综合征筛查和某些肿瘤易感基因的检测成为可能。

6. 基因芯片技术　基因芯片技术能够高通量、平行检测胎儿 DNA,一次检测千碱基对级的染色体重复或缺失,因此可以用于染色体非整倍体疾病的产前诊断。与传统的染色体核型分析相比,基因芯片技术不但具有较高的分辨率及敏感性,而且由于其高度自动化、不需进行细胞培养,大大缩短了检测周期。目前,基因芯片技术在产前诊断中的应用还处于探索阶段,还没有具体的操作规范指南,且许多技术问题仍有待进一步完善与发展,如芯片检测的特异性、标准化、重复性、定量等。但相信随着技术的不断提高,基因芯片技术将在产前诊断中发挥重要作用。

7. 数字化 PCR(digital polymerase chain reaction,dPCR)技术　dPCR 技术作为 DNA 定量的新技术,是基于将单个 DNA 分子样品反应液分别进行数以百计的反应,并且对每个反应分别进行扩增检测,因此,dPCR 不同于传统的 RQ-PCR,其采用直接计数目标分子数,而不依赖任何校准物或外标,通过计数单个分子而实现对 DNA 的绝对定量,是一项具有可重复性定量微量 DNA 分子的优良技术。dPCR 技术操作简便,检测高通量特异性、灵敏度高,而且定量准确,使其成为目前分子生物学研究中的重要工具。在产前诊断中,基于胎儿核酸 dPCR 方法推进了无创性产前诊断新领域的发展,补充了唐氏综合征等染色体非整倍体疾病产前诊断方法,为孕妇及胎儿提供了更加安全、可靠的诊断。

小　结

在人体器官移植的组织 HLA 配型、法医学鉴定领域的个体识别和亲子鉴定以及胎儿的单基因遗传性、染色体非整倍体疾病的无创性产前诊断中,人们也越来越多地应用分子诊断技术对人类白细胞分化抗原基因进行分型、个体遗传标志的多态性进行识别以及胎儿 DNA 分子、有核红细胞的单细胞进行产前检验,使临床分子诊断的应用更为广泛。本章重点阐述了分子生物学技术在组织配型、个体识别与亲子鉴定及产前诊断的临床应用,主要内容包括:①HLA 配型;②亲子鉴定;③产前诊断。同时也简要地介绍了相关技术前沿以及前景展望。

思 考 题

1. 何谓移植配型?
2. 试述各种配型技术 HLA 分型原理及优、缺点。
3. 用于个体识别和亲子鉴定的 DNA 分析技术有哪些? 其原理如何?
4. 何谓产前诊断?
5. 单基因遗传病的产前基因诊断技术主要有哪些?
6. 染色体非整倍体疾病的产前基因诊断技术主要有哪些?

(刑少姬 庄文越)

中英文名词对照

ZHONGYINGWENMINGCIDUIZHAO

adenomatous polyposis coli，APC	结肠腺瘤样息肉病
alkaline phosphatase，ALP	碱性磷酸酶
allogeneic transplantation	同种异体器官移植
AMP	一磷酸腺苷
amplified fragment length polymorphism，AFLP	扩增片段长度多态性
anti-oncogene	抑癌基因
ATP	三磷酸腺苷
avidin，A	亲和素
bacillus stearothermophilus	嗜热脂肪芽孢杆菌
bacterial artificial chromosome，BAC	细菌人工染色体
basic fibroblast growth factor，bFGF	碱性成纤维细胞生长因子
beta-catenin	β连环蛋白
biochip	生物芯片
bioinformatics	生物信息学
candidate gene cloning	候选基因克隆
capillary electrophoresis-laser induced fluorescence，CE- LIF	毛细管电泳结合激光诱导荧光检测技术
chemical degradation method	化学降解法
chromosome	染色体
chromosome in situ suppression，CISS	染色体原位抑制
chromosome painting techniques	染色体涂染技术
circulating tumor cells，CTCs	循环肿瘤细胞
colony hybridization	菌落杂交
comparative genomic hybridization，CGH	比较基因组杂交
cosmid	黏粒
cytochrome P450，CYP450	细胞色素 P450
DAPI	4,6-联脒-2-苯基吲哚
degenerate oligonucleotide primer PCR，DOP-PCR	简并寡核苷酸引物 PCR
denaturation	变性
denaturing gradient gel electrophoresis，DGGE	变性梯度凝胶电泳
DEPC	焦碳酸二乙酯
dideoxy chain-termination method	双脱氧核苷酸末端终止测序法
digital polymerase chain reaction，dPCR	数字化 PCR
discrimination power，DP	个体识别能力
differential methylation hybridization，DMH	差异甲基化杂交
DNA	脱氧核糖核酸

DNA chip	DNA 芯片
DNA fingerprint	DNA 指纹
DNA methylation	DNA 甲基化
DNA microarray	DNA 微阵列
DNA mismatch repair, DNAMMR	DNA 错配修复
DNase	脱氧核糖核酸酶
dNTP	脱氧核糖核苷三磷酸
dot blot hybridization	斑点杂交
dT	寡聚 T
electrospray ionization mass spectrometry	电喷雾质谱
epigenetic	表观遗传学
European molecular biology network, EMB Net	欧洲分子生物学网络
expression chip	表达谱芯片
FAM	羧基荧光素
family of structurally similar proteins, FSSP	蛋白质家族数据库
fluorescein isothiocyanate, FITC	异硫氰酸荧光素
fluorescence difference gel electrophoresis, DIGE	荧光差异凝胶电泳
fluorescence in situ hybridization, FISH	荧光原位杂交
fluorescent automatic sequencing technologies	荧光自动测序技术
fluorescent quantitative PCR, FQ-PCR	荧光定量 PCR
forward phase protein microarray	正相蛋白质芯片
fragment library	片段文库
functional genomics	功能基因组学
functional proteomics	功能蛋白质组学
gene polymorphism	基因多态性
genetic map	遗传图谱
genetic polymorphism	遗传多态性
genome-wide association study, GWAS	全基因组关联分析
genomics	基因组学
graft	移植物
graft rejection	移植排斥反应
graft versus host reaction, GVHR	移植物抗宿主反应
horseradish peroxidase, HRP	辣根过氧化物酶
heteroplasmy	异质性
heterozygosity	杂合度
HEX	六氯-6-甲基荧光素
homology derived secondary structure of proteins, HSSP	同源蛋白质数据库
human immunodeficiency virus, HIV	人类免疫缺陷病毒
human leukocyte antigen, HLA	人类白细胞分化抗原
human telomerase reverse transcriptase, hTRT	人端粒酶逆转录酶
hyperchromic effect	增色效应
hypochromic effect	减色效应
individual identification	个体识别
IPTG	异丙基-β-D-硫代吡喃半乳糖苷
isobaric tagging for relative and absolute quantitation, iTRAQ	同位素标记相对和绝对定量

isoelectric focusing, IEF	等电聚焦
isotope-coded affinity tag, ICAT	同位素亲和标记
lab on chip	芯片实验室
laser capture microdissection, LCM	激光捕获显微切割
ligase chain reaction, LCR	连接酶链式反应
linkage analysis	连锁分析
linker-adaptor PCR, LA-PCR	连接子-适配子 PCR
liquid chromatography, LC	液相色谱
long interspersed repeated segments, LINES	长散在重复序列
long terminal repeat, LTR	长末端重复序列
loop-mediated isothermal amplification, LAMP	环介导等温扩增
loss of heterozygosity, LOH	杂合型缺失
major histo-compatibility complex, MHC	主要组织相容性抗原
mass spectrum, MS	质谱
massively parallel signature sequencing, MPSS	大规模平行信号测序
mate-paired library	配对末端文库
matrix-assisted laser desorption/ionization time of flight mass spectrometry, MALDI-TOF-MS	基质辅助激光解吸电离-飞行时间质谱
melting temperature, Tm	熔解温度
metabolomics	代谢组学
microRNA	微小 RNA
microsatellite DNA	微卫星 DNA
microsatellite instability, MI	微卫星不稳定
minor gene	微效基因
mitochondrial DNA, mtDNA	线粒体 DNA
multicolour fluorescence in situ hybridization, mFISH	多色荧光原位杂交
multigene family	多基因家族
multilocus sequence typing, MLST	多位点测序分型
multiple displacement amplification, MDA	多重置换扩增
multiplex ligation-dependent probe amplification, MLPA	多重连接探针扩增
multiplex PCR	多重 PCR
NAD	烟酰胺腺嘌呤二核苷酸
NCBI	美国国家生物技术信息中心
nick translation	切口平移
nitrocellulose, NC	硝酸纤维素
non-coding RNAs, ncRNA	非编码 RNA
noninvasive prenatal diagnosis	无创性产前分子诊断
Northern blotting	Northern 印迹杂交
nosocomial infection	医院感染
nuclear DNA, nDNA	核 DNA
nucleated red blood cell, NRBC	有核红细胞
nucleic acid hybridization in situ	核酸原位杂交
nucleic acid sequence-based amplification, NASBA	依赖核酸序列的扩增
OMIM	在线人类孟德尔遗传
P1 artificial chromosome, PAC	P1 人工染色体

parentage testing	亲子鉴定
paternity index，PI	亲权指数
PCR-SSO	PCR 序列特异性寡核苷酸探针
PCR-SSP	PCR 序列特异性引物扩增
pedigree analysis	系谱分析
peptide mass fingerprinting，PMF	肽质量指纹图谱
personalized medicine	个体化医疗
P-glycoprotein，P-gP	P-糖蛋白
physical map	物理图谱
plasmid	质粒
point mutation	点突变
polygenic inheritance	多基因遗传
polymerase chain reaction ，PCR	聚合酶链式反应
preimplantation genetic diagnosis，PGD	植入前遗传学诊断
prenatal diagnosis	产前诊断
primase-based whole genome amplification，pWGA	基于引物酶的全基因组扩增
primed in situ labeling，PRINS	引物原位杂交
probability of exclusion，PE	非父排除率
prokaryote	原核生物
propidium iodide，PI	碘化丙啶
protein information resource，PIR	蛋白质信息资源
protein microarray	蛋白质微阵列（芯片）
proteomics	蛋白质组学
proto-oncogene，proto-onc	原癌基因
pseudogene	伪基因
pulsed-field gel electrophoresis，PFGE	脉冲场凝胶电泳
pyrosequencing	焦磷酸测序
quantitative character	数量性状
random priming	随机引物法
random-amplified polymorphic DNA，RAPD	随机扩增多态性 DNA
real-time quantitative PCR，RQ-PCR	实时定量 PCR
recipient or host	受者或宿主
relative chance of paternity，RCP	亲权相对机会
relaxed plasmid	松弛型质粒
repetitive sequence-based PCR，Rep-PCR	重复序列 PCR
restriction fragment length polymorphism，RFLP	限制性片段长度多态性
retinoblastoma，Rb	视网膜母细胞瘤
reverse phase protein microarray	反相蛋白质芯片
reverse transcription PCR，RT-PCR	逆转录 PCR
rhodamine B200，RB200	罗丹明
RNA	核糖核酸
RNase	核糖核酸酶
saccharomyces genome database，SGD	酵母基因组数据库
SDS	十二烷基硫酸钠
sequence-specific PCR	序列特异性 PCR

sequence-specific oligonucleotide probe，SSO	序列特异性寡核苷酸探针
sequencing by hybridization	杂交测序
sequencing by synthesis	边合成边测序
sequencing chip	测序芯片
serial analysis of gene expression，SAGE	基因表达系列分析
severe acute respiratory syndromes，SARS	严重急性呼吸综合征
short interspersed repeated segments，SINES	短散在重复序列
short tandem repeat，STR	短串联重复序列
single molecule real-time sequencing technologies	单分子实时测序技术
single molecule sequencing technologies	单分子测序技术
single nucleotide polymorphism，SNP	单核苷酸多态性
single strand conformational polymorphism，SSCP	单链构象多态性
single-locus sequence typing，SLST	单一位点序列分型
slot blot hybridization	狭缝印迹杂交
Southern blotting	Southern 印迹杂交
stable isotope labeling with amino acids in cell culture，SILAC	细胞培养氨基酸稳定同位素标记
strand displacement amplification，SDA	链替代扩增
streptavidin	链霉亲和素
stringent plasmid	严紧型质粒
structural genomics	结构基因组学
surface-enhanced laser desorption /ionization	表面增强激光解吸电离
tagged random primer PCR，T-PCR	标记随机引物 PCR
tandem mass spectrometry，MS-MS	串联质谱
telomerase	端粒酶
telomere	端粒
tetramethyl rhodamine isothiocyanate，TRITC	四甲基异硫氰酸罗丹明
TMR	四甲基罗丹明
transcriptomics	转录组学
tumor metastasis genes，TMG	肿瘤转移基因
two-dimensional electrophoresis，2DE	双向凝胶电泳
variable number of tandem repeat，VNTR	可变串联重复
vascular endothelial cell growth factor，VEGF	血管内皮生长因子
X-gal	5-溴-4-氯-3-吲哚-β-D-半乳糖苷
X-ray repair cross complementing 1，XRCC1	X 线修复交叉互补基因
yeast artificial chromosome，YAC	酵母人工染色体
yeast two hybrid system	酵母双杂交系统

参考文献

CANKAOWENXIAN

[1] 樊绮诗,吕建新.分子生物学检验技术[M].2版.北京:人民卫生出版社,2007.

[2] 府伟灵,黄君富.临床分子生物学检验[M].北京:高等教育出版社,2012.

[3] 尹一兵.分子诊断学[M].北京:高等教育出版社,2007.

[4] 胡维新.临床分子生物学[M].北京:人民卫生出版社,2011.

[5] 吕建新,尹一兵.分子诊断学[M].北京:中国医药科技出版社,2004.

[6] [美]Robert F. Weaver.分子生物学[M].郑用琏,马纪,李玉花,等译.北京:科学出版社,2013.

[7] 陈执中.蛋白质组学研究的新分析技术及其应用[M].北京:中国医药科技出版社,2011.

[8] [英]R. M. 特怀曼.蛋白质组学原理[M].王恒樑,袁静,刘先凯,等译.北京:化学工业出版社,2007.

[9] 屈伸,刘志国.分子生物学实验技术[M].北京:化学工业出版社,2008.

[10] 伍欣星,聂广,胡继鹰,等.医学分子生物学原理与方法[M].北京:科学出版社,2000.

[11] 魏群.生物化学与分子生物学综合大实验[M].北京:化学工业出版社,2007.

[12] 王翼飞,史定华.生物信息学[M].北京:化学工业出版社,2006.

[13] Galperin M. Y. ,Fernández-Suárez X. M. The 2012 Nucleic Acids Research Database Issue and the online Molecular Biology Database Collection[J]. Nucleic Acids Research,2012,40:1-8.

[14] 郑仲承.寡核苷酸的优化设计[J].生命的化学杂志,2001,21(3):254-256.

[15] 林万明.PCR 技术操作与应用指南[M].北京:人民军医出版社,1993.

[16] 赵国屏.生物信息学[M].北京:科学出版社,2002.

[17] 张革新.简明生物信息学教程[M].北京:化学工业出版社,2006.

[18] Bouakaze C. ,Keyser C. ,De Martino S. J. ,et al. Identification and Genotyping of Mycobacterium tuberculosis Complex Species by Use of a SNaPshot Minisequencing-Based Assay[J]. Journal of Clinical Microbiology,2010,48(5):1758-1766.

[19] Eldering E. ,Spek C. A. ,Aberson H. L. ,et al. Expression profiling via novel multiplex assay allows rapid assessment of gene regulation in defined signalling pathways [J]. Nucleic Acids Research, 2003,31(23):e153.

[20] Nygren A. , Ameziane N. , Duarte H. , et al. Methylation-Specific MLPA （MS-MLPA）: simultaneous detection of CpG methylation and copy number changes of up to 40 sequences[J]. Nucleic Acids Research,2005,33(14):e128.

[21] 卢圣栋,马清钧,刘德培,等.现代分子生物学实验技术[M].2 版.北京:中国协和医科大学出版社,1999.

[22] [美]F. M. 奥斯伯,R. 布伦特,R. E. 金斯顿,等.精编分子生物学实验指南[M].金由辛,包慧中,赵丽云,等译.5 版.北京:科学出版社,2008.

[23] 药立波.医学分子生物学实验技术[M].2 版.北京:人民卫生出版社,2011.

[24] 吕建新,王培昌.检验与临床诊断:分子诊断学分册[M].北京:人民军医出版社,2010.

[25] 王伯沄,李玉松,黄高昇,等.病理学技术[M].北京:人民卫生出版社,2000.

[26] 吕建新,樊绮诗.临床分子生物学检验[M].3 版.北京:人民卫生出版社,2012.

[27] 梁国栋.最新分子生物学实验技术[M].北京:科学出版社,2001.

[28] [美]M.谢纳.生物芯片分析[M].张亮,等译.北京:科学出版社,2004.

[29] 乔婉琼.DNA甲基化检测基因芯片方法的研究[D].南京:东南大学,2007.

[30] 刘晓为,张海峰,王蔚,等.芯片实验室技术及其应用[J].测试技术学报,2006,20(6):471-479.

[31] 林炳承,秦建华.微流控芯片实验室[J].色谱,2005,23(5):456-463.

[32] 赵亮,黄岩谊.微流控技术与芯片实验室[J].大学化学,2011,26(3):1-8.

[33] 岳志红,张正.微流控芯片技术及其在检验医学中的应用[J].现代仪器,2004,10(5):14-16.

[34] 邹志青,周天,赵建龙,等.芯片实验室的制备技术[J].功能材料与器件学报,2003,9(4):493-498.

[35] 禚洪庆,张辉,王杉.微小RNA微阵列芯片在肿瘤研究中的应用[J].中华实验外科杂志,2013,201(1):28.

[36] 解增言,林俊华,谭军,等.DNA测序技术的发展历史与最新进展[J].生物技术通报,2010(8):64-69.

[37] 王升跃.新一代高通量测序技术及其临床应用前景[J].广东医学,2010,31(3):269-272.

[38] 孙海汐,王秀杰.DNA测序技术发展及其展望[J].科研信息化技术与应用,2009,2(3):19-29.

[39] 周晓光,任鲁风,李运涛,等.下一代测序技术:技术回顾与展望[J].中国科学:生命科学,2010,40(1):23-37.

[40] 王镜岩,朱圣庚,徐长法.生物化学(下册)[M].3版.北京:高等教育出版社,2002.

[41] 冯作化.医学分子生物学[M].北京:人民卫生出版社,2009.

[42] 杨芳.核苷(酸)类似物相关HBV逆转录酶耐药突变的焦磷酸测序及个体化治疗[D].济南:山东大学,2011.

[43] 徐东平,刘妍.结合基因型耐药突变检测与表型耐药分析探索乙肝病毒耐药的新认识[J].解放军医学杂志,2012(6):535-538.

[44] 李盛陶,夏雪山,段海平.丙型肝炎病毒实验室检测技术的发展及其在不同病程的适用性[J].中国生物制品学杂志,2012(2):246-250.

[45] 张立营,冯玉奎,梁冰,等.丙型肝炎病毒实验室检测技术的研究进展[J].热带医学杂志,2011,11(9):1094-1096.

[46] 殷继明,朴正福.抗丙型肝炎病毒药物治疗失败与丙型肝炎病毒耐药性[J].北京医学,2011,33(9):767-780.

[47] 成军.慢性丙型肝炎直接抗病毒药物耐药研究进展[J].首都医科大学学报,2012,33(4):115-118.

[48] 宛宝山,张秋芬,周爱萍,等.结核分枝杆菌基因组学与基因组进化[J].生物化学与生物物理进展,2012,39(7):595-604.

[49] 王华钧,孙小军,金法祥,等.4种结核分枝杆菌检测方法的比较[J].中华医院感染学杂志,2012,22(11):2472-2474.

[50] 闫雪梅,张朝霞.结核分枝杆菌耐药机制研究进展[J].新疆医科大学学报,2012,35(2):249-255.

[51] 潘祖汉,戈立秀,吴尚为.人乳头瘤病毒分型检测应用于宫颈癌筛查研究进展[J].国际检验医学杂志,2012,33(6):740-743.

[52] 张莉萍.应用分子生物学技术研究医院感染[J].重庆医学,2011,40(3):209-210,214.

[53] 韩建文,张学军.全基因组关联研究现状[J].遗传,2011,33(1):25-35.

[54] 严卫丽.复杂疾病全基因组关联研究进展——研究设计和遗传标记[J].遗传,2008,30(4):400-406.

[55] 严卫丽.复杂疾病全基因组关联研究进展——遗传统计分析[J].遗传,2008,30(5):543-549.

[56] Suomalainen A..Mitochondrial DNA and disease[J].Annals of medicine,1997,29:235-246.

[57] 增益新.肿瘤学[M].2版.北京:人民卫生出版社,2003.

[58] 夏建川.肿瘤生物治疗基础与临床应用[M].北京:科学出版社,2011.

[59] 何小平,朱人敏.肿瘤血管生成与抗肿瘤血管生成基因治疗的进展[J].医学研究生学报,2005,18(6):559-563.

[60] 白丽荣,牛玉璐.副突变、表观遗传变异及表观遗传学[J].生物学教学,2008,33(2):4-6.

[61] 邓大君.表观遗传变异与肿瘤防治研究中的几个常见问题[J].北京大学学报:医学版,2006,38(6):571-574.

[62] 张海元,刘娟.肿瘤相关基因的表观遗传修饰研究进展[J].长江大学学报:自然科学版,2007,4(2):202-204.

[63] 王晓红.肿瘤转移相关基因的研究进展[J].医学综述,2008,14(21):3246-3248.

[64] 符伟玉,梁念慈.肿瘤转移相关基因及因子的研究进展[J].广东医学院学报,2006,24(4):423-427.

[65] 王辉,崔泽实.肿瘤耐药基因的研究进展[J].国际病理科学与临床杂志,2007,27(3):239-244.

[66] 金先庆.儿童肿瘤耐药基因检测的临床意义[J].实用儿科临床杂志,2008,23(11),887-888.

[67] 蒋蔚峰,张贺龙.外周血循环肿瘤细胞检测的研究进展[J].临床肿瘤学杂志,2010,15(10):944-947.

[68] 周长春,范传波,宋现让.循环肿瘤细胞的检测和应用[J].分子诊断与治疗杂志,2012,04(1):38-45.

[69] 平伟,付向宁,孙威.循环肿瘤细胞的研究进展[J].医学与哲学:临床决策论坛版,2011,32(12):37-38,49.

[70] 刘文静,刘毅,刘晓晴.CellSearch系统检测循环肿瘤细胞及其分子标记的研究进展[J].临床肿瘤学杂志,2012,17(2):182-186.

[71] 周红桃,符生苗.分子诊断与肿瘤的个体化治疗[J].海南医学,2010,21(22):5-8.

[72] 巫晓芳,刘充.基因诊断技术进展[J].检验医学与临床,2010,7(20):2287-2288.

[73] 廖明星,周新颖,李晓琴,等.基因诊断的进展[J].现代中西医结合杂志,2006,15(17):2441-2442.

[74] 周建光,曹海涛,杨梅.基因诊断技术临床应用及研究进展[J].医疗装备,2010,23(8):34-36.

[75] 刘清霞,陈汉春.人类疾病的基因诊断策略与技术[J].实用医学杂志,2005,21(14):1601-1603.

[76] 张传宝,郭健,张克坚.端粒酶检测方法研究进展[J].中国实验诊断学,2005,9(3):477-480.

[77] 秦一雨,全志伟,李济宇.miRNA检测方法学的研究进展[J].医学研究生学报,2007,20(11):1198-1201.

[78] 蔡乐.药物代谢酶基因多态性与抗肿瘤药物疗效和毒性反应的研究进展[J].中国执业药师,2009,6(6):7-9.

[79] 何维.医学免疫学[M].2版.北京:人民卫生出版社,2010.

[80] 郭刚,张瑞,张明新.人类白细胞Ⅰ、Ⅱ类抗原的中分辨度基因芯片分型技术研究[J].中华医学杂志,2006,86(32):2261-2265.

[81] 罗枚,郑忠伟,陈强.HLA测序分型方法及其在造血干细胞移植中的应用[J].中国输血杂志,2007,20(3):258-260.

[82] 杨昕,廖灿,李焱,等.HLA-DRB1高分辨测序分型与48例非亲缘性脐血移植者GVHD相关性分析[J].中国实验血液学杂志,2006,14(1):116-118.

[83] 黄宪章,胡波,邓建平,等.分子生物学检验基础与临床[M].武汉:湖北科学技术出版社,2006.

[84] 于萍,王和,袁粒星.产前诊断技术及其临床应用[J].中国优生与遗传杂志,2007,15(4):14-17.

[85] 孟梦,段涛.无创性产前诊断单基因病的研究进展[J].中国产前诊断杂志:电子版,2009,1(1):43-47.

[86] 黄锦,刘平.单基因疾病的植入前遗传学诊断研究进展[J].中国妇产科临床杂志,2007,8(3):238-240.

[87] 黄艳仪.染色体疾病的产前诊断[J].中华临床医师杂志:电子版,2012,6(11):2853-2856.

[88] 汪广杰,张晓莉,罗阳,等.应用荧光原位杂交技术对50例羊水标本产前诊断的研究[J].第三军医

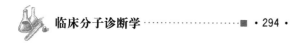
大学学报,2009,31(8):729-732.

[89]　王升越.新一代高通量测序技术及其临床应用前景[J].广东医学,2009,31(3):269-271.

[90]　柴红娟,施薇.基因芯片在产前诊断中的应用进展[J].实用医学杂志,2012,28(5):697-698.

[91]　李亮,隋志伟,王晶,等.基于数字 PCR 的单分子 DNA 定量技术研究进展[J].生物化学与生物物理进展,2012,39(10):1018-1023.

彩　图

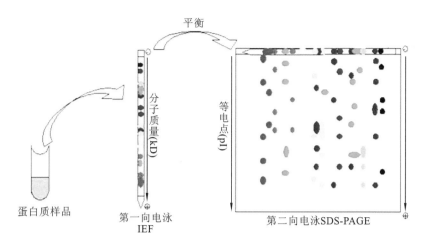

平衡

分子质量(kD)

等电点(pI)

蛋白质样品

第一向电泳
IEF

第二向电泳SDS-PAGE

彩图 1　双向凝胶电泳原理示意图

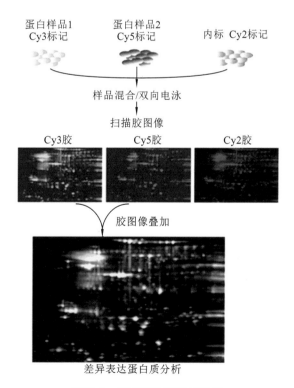

蛋白样品1
Cy3标记

蛋白样品2
Cy5标记

内标　Cy2标记

样品混合/双向电泳

扫描胶图像

Cy3胶　　　Cy5胶　　　Cy2胶

胶图像叠加

差异表达蛋白质分析

彩图 2　2D-DIGE 原理示意图

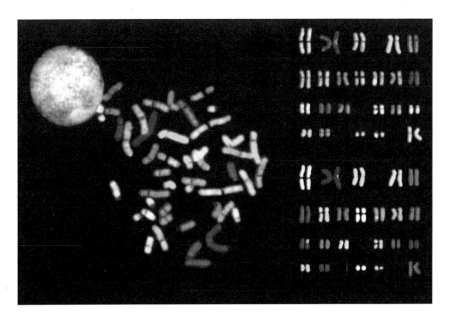

彩图 3   24 色人类染色体图像

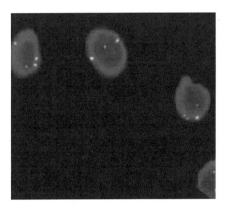

彩图 4   正常男性胎儿

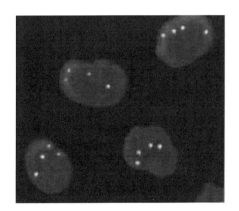

彩图 5   正常女性胎儿

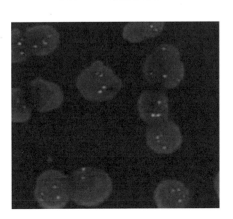

彩图 6   正常胎儿

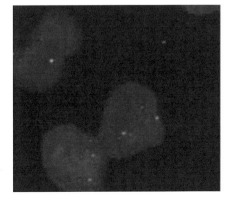

彩图 7   21 三体综合征胎儿